W0253663

Männliche Infertilität

Springer
Berlin
Heidelberg
New York
Barcelona
Budapest
Hongkong
London
Mailand
Paris
Santa Clara
Singapur
Tokio

F.R. Ochsendorf H.A. Beschmann

Männliche Infertilität

Klinik, Diagnostik, Therapie

Mit 55 Abbildungen und 31 Tabellen

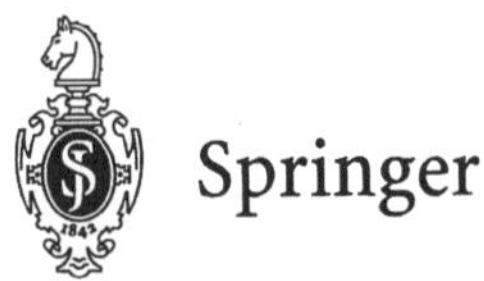

Springer

Priv.-Doz. Dr. med. Falk R. Ochsendorf
Dipl.-Biol. Heike A. Beschmann

Klinikum der Johann Wolfgang Goethe-Universität
Zentrum der Dermatologie und Venerologie
Abteilung für Dermatologie II, Bereich Andrologie
Theodor-Stern-Kai 7
60590 Frankfurt/Main

ISBN-13:978-3-642-64660-7

Die Deutsche Bibliothek-CIP-Einheitsaufnahme
Ochsendorf, F.R.:
Männliche Infertilität: Klinik, Diagnostik, Therapie/
F.R. Ochsendorf; H.A. Beschmann - Berlin; Heidelberg; New York;
Barcelona; Budapest; Hong Kong; London; Milan; Paris;
Santa Clara; Singapore; Tokyo; Springer, 1996
ISBN-13:978-3-642-64660-7 e-ISBN-13:978-3-642-61022-6
DOI: 10.1007/978-3-642-61022-6

NE: Beschmann, Heike A.:

Softcover reprint of the hardcover 1st edition 1996

Umschlaggestaltung: Design & Production GmbH, Heidelberg

Satz: Scientific Publishing Services (P) Ltd, Madras

SPIN: 10500882 23/3134/SPS - 5 4 3 2 1 0 - Gedruckt auf säurefreiem Papier

1. Geleitwort

Der Begriff "Andrologie" wurde Mitte der fünfziger Jahre durch den Bonner Gynäkologen Hardald Siebke geprägt. Siebke hatte erkannt, daß die Gynäkologie zur Betreuung kinderloser Ehepaare einen gleichberechtigten komplementären Partner benötigte, der für Diagnostik und Therapie männlicher Fertilitäts- und Sexualstörungen verantwortlich zeichnen sollte. Da es sich bei der Komplexität andrologischer Fragestellungen um ein interdisziplinäres klinisches Fach handelt, müssen Dermatologie, Urologie, Endokrinologie und Gynäkologie in enger Zusammenarbeit mit Mikrobiologie, Immunologie, Humangenetik, Neurologie/Psychiatrie und Psychosomatik ihren Teil beitragen, um eine qualifizierte andrologische Diagnostik und Therapie zu ermöglichen. Dies ist um so wichtiger, wenn man bedenkt, daß die Häufigkeit des männlichen Sterilitätsfaktors zwischen 30 und 50% liegt und damit die andrologische Betreuung von Kinderwunschpaaren, die gegenwärtig auf mehr als 1, 5 Mio. in der Bundesrepublik Deutschland geschätzt werden, einen nicht unerheblichen medizinischen Bedarf darstellt. Historisch interessant ist, daß die Andrologie in den fünfziger bis siebziger Jahren in Deutschland überwiegend von Dermato-Venerologen wissenschaftlich und klinisch bearbeitet wurde und mit Namen wie Döpfmer, Heinke, Borelli, Schirren und anderen verbunden ist. Das vorliegende, von einem Dermatologen und einer Biologin geschriebene Kompendium knüpft daher an diese Tradition an. Besonders erfreulich ist aber, daß hier erstmals ein Leitfaden der Andrologie vorgestellt wird, den es bisher weder im deutschsprachigen Raum noch in der englischsprachigen Literatur gab!

Das Buch faßt in knapper Darstellung alle wesentlichen Informationen zur Klinik, Diagnostik und Therapie der männlichen Infertilität zusammen und stellt somit ein praxisorientiertes Nachschlagewerk dar. Es schließt ein gut gegliedertes Inhaltsverzeichnis und eine repräsentativ ausgewählte Literatursammlung mit ein und sollte daher für den in Weiterbildung befindlichen Arzt ein unverzichtbarer Begleiter sein.

Aus didaktischer Sicht sind neben einer knappen Darstellung physiologischer und biochemischer Grundlagen und der Klinik andrologischer Störungen tabellarische Übersichten, Schemata, Laborvorschriften, Merksätze, Anmerkungen und Statements zur klinischen Relevanz zahlreicher Befunde besonders hervorzuheben.

Die Autoren sind in Klinik und Laborpraxis erfahren. Sie tragen als Vertreter der konservativen Andrologie durch ihren Leitfaden dazu bei, einen wichtigen Auftrag zur Qualitätssicherung im Bereich der klinischen Medizin zu erfüllen.

Inhaltlich ist das Buch inklusive detaillierter Dosierungsanweisungen mit Angaben von Handelsnamen und Hinweisen auf die Therapiekosten auf dem aktuellsten Stand und besticht durch knapp präzise Angaben einschließlich Hinweisen auf Kontraindikation und Nebenwirkungen. Dieser Leitfaden ist für die Praxis exzellent geeignet, so daß zu hoffen ist, daß er eine weite Verbreitung finden wird. Dies wäre für die Autoren eine Bestätigung ihrer engagierten Bemühungen, zur Verbreitung und Vertiefung des Wissensgutes der klinischen Andrologie beizutragen.

Gießen, im Frühjahr 1996

Prof. Dr. Dr. med. habil. W.-B. Schill
Präsident der
Deutschen Gesellschaft
für Andrologie

2. Geleitwort

Gelegentlich hört man Kassandra-Rufe, der Andrologie sei keine Zukunft beschieden. Durch Methoden wie ICSI oder Gametentransfer hätte die Reproduktionsmedizin Möglichkeiten, auch in Fällen einer schwersteingeschränkten Fertilitätschance des Mannes, dem Ehepartner den bis dahin unerfüllten Kinderwunsch zu ermöglichen. Es wird auch auf die Grenzen einer Aussage über den Fertilitätsindex aufgrund der klassischen makro- und mikromorphologischen Parameter verwiesen sowie auf die Tatsache, daß viele Therapieschemata empirisch in vielen Fällen über eine Verbesserung der Ejakulationskriterien zu einer gestiegenen Fertilitätschance führen. Eine statistisch signifikante Steigerung der Schwangerschaftsrate wird m.W. nicht nachgewiesen.

In der Abteilung II im Zentrum der Dermatologie in Frankfurt am Main ist die Andrologie einer der Forschungsschwerpunkte. Wir sind fest überzeugt, daß jede Art von Skeptizismus über die Zukunft dieses Gebietes unnötig ist. Wissenschaftliche Erkenntnisse aus der Grundlagenforschung mehren sich und werden zunehmend in die Praxis umgesetzt.

Es war die ursprüngliche Idee meines langjährigen Oberarztes, Priv.-Doz. Dr. Ochsendorf, und Frau Beschmann, Dipl.-Biologin, unseren jungen Kolleginnen und Kollegen im Rahmen der Weiterbildung einen "handfesten" gedruckten Leitfaden über die Physiologie und Pathophysiologie der Andrologie an die Hand zu geben, um so ein einheitliches Procedere in der Nomenklatur, Diagnostik und Therapie in unserem Haus zu gewährleisten.

Dank einer außerordentlichen Initiative hatten sich die fundierten andrologischen Kenntnisse bald in einem ansehnlichen Nachschlagewerk niedergeschlagen.

Da es m.W. im deutschsprachigen Raum keine analoge Publikation gibt, war ich der Meinung, daß die langjährige Arbeit von Herrn Ochsendorf und Frau Beschmann eine Verbreitung über Frankfurt/Main hinaus verdient hat. Ich bin sicher, daß die Mühen der Autoren durch die interessierte Aufnahme des Lesers gelohnt werden.

Frankfurt am Main,
im März 1996

Prof. Dr. R. Milbradt
Leiter Abt. II des Zentrums
der Dermatologie und Venerologie
der J.W. Goethe-Universität Frankfurt/Main

Vorwort

In den Entwicklungsländern wächst die Bevölkerung jährlich um 2–3 %, die Wachstumsrate in Europa und Nordamerika dagegen liegt bei weniger als 1 %. In den westlichen Industrieländern bleiben mehr als 10 % der Paare ungewollt kinderlos. Während Diagnostik und Behandlung weiblicher Sterilitätsfaktoren den Gynäkologen obliegt, ist die entsprechende Versorgung des Mannes keinem speziellen Fachgebiet zugeordnet. Eine Zusatzbezeichnung „Andrologie" gibt es bislang nicht. Entsprechend finden sich spezielle Aspekte der Andrologie in den Lehrbüchern verschiedener Disziplinen.

Aus historischen Gründen betreut in Deutschland u. a. der Dermatologe den männlichen Partner. Die Andrologie ist daher Lehrstoff der Dermatologie und Bestandteil der dermatologischen Facharztausbildung. Als Lehrmaterial für diese andrologische Aus- und Weiterbildung entstand in den vergangenen Jahren in der Frankfurter Hautklinik eine lose Sammlung von Darstellungen und Zusammenfassungen einiger Teilprobleme der Andrologie, die sog. „Andrologischen Blätter".

Diese zeigten sich jedoch in jeder Hinsicht unvollständig und überarbeitungsbedürftig. Der Versuch, sie zu aktualisieren und zu ergänzen, endete im vorliegenden Werk. Dieser Leitfaden soll keineswegs bekannte Lehrbücher oder das Studium von Übersichts- oder Originalarbeiten ersetzen, vielmehr ist er für die tägliche Praxis gedacht: als Einführung für Assistenten in der Weiterbildung, zum Rekapitulieren von Zusammenhängen oder Interpretieren von Befunden in der Sprechstunde und/oder um im Labor praktische Hilfe zu geben.

Analog zu anderen Erkrankungen kann auch bei der männlichen Infertilität oft keine erfolgreiche konservative Behandlung angeboten werden. Die folgenreiche Entscheidung über die Möglichkeit oder Unmöglichkeit einer Therapie erfordert Kenntnisse der Anatomie, der pathophysiologischen Hintergründe, die Interpretation von Befunden und das Wissen über die Art ihres Zustandekommens. Dies soll das vorliegende Buch ermöglichen. Bei der Erarbeitung wurde uns bewußt, daß noch weit mehr Aspekte der männlichen Infertilität besprochen werden müßten. Hier möchten wir auf die hervorragenden andrologischen Lehrbücher sowie Originalarbeiten verweisen. Um den Zugang zu erleichtern, wurden umfangreiche Literaturverweise in den Text eingefügt. Wir haben versucht, eine praktische Hilfe für die tägliche andrologische Arbeit als Nachschlagwerk auf dem Schreibtisch bzw. im Labor zusammenzustellen. Für Anregungen seitens der Nutzer sind wir dankbar.

Wir hoffen, daß dieser Leitfaden dem Leser (und damit dem Patienten) bei der täglichen Arbeit hilft, ihm bewußt macht, wie schwierig - aber auch faszinierend - die Andrologie ist und ihn zum Studium ergänzender Lektüre motiviert.

F.R. Ochsendorf
H.A. Beschmann

Inhaltsverzeichnis

1 Einleitung

Der Begriff „Infertilität“ umfaßt sowohl die „Sterilität“ (von Mann oder Frau) als auch die „verminderte Fertilität“ (= Subfertilität) des Paares. Während die WHO Infertilität als das Ausbleiben der Konzeption binnen 12 Monaten ungeschützten Geschlechtsverkehrs definiert, liegt nach Kriterien der „European Society for Human Reproduction and Embryology“ aus dem Jahre 1992 eine Infertilität erst nach 2 Jahren regelmäßiger, koitaler Exposition ohne Eintritt einer Schwangerschaft vor. Die ungeklärte („idiopathische“) Infertilität bezeichnet dabei den unerfüllten Kinderwunsch eines seit mindestens 2 Jahren vergeblich versuchenden Paares mit unauffälligen Befunden der Standarduntersuchungen. Primäre männliche Infertilität liegt vor, wenn die Partnerin noch nie schwanger war, eine sekundäre männliche Infertilität dann, wenn irgendeine Partnerin dieses Mannes schwanger war, unabhängig vom Ausgang der Schwangerschaft (Crossignani et al. 1992).

1.1 Inzidenz

Die Inzidenz von Infertilitätsproblemen in einer Population anzugeben ist schwer. In den westlichen Industrieländern sollen mehr als 10 % der Paare ungewollt kinderlos bleiben (Forti und Serio 1993), in Deutschland etwa 10–15 % (Bruckert 1991). Nach dieser Erhebung waren in den alten Bundesländern damit pro Jahr etwa 600 000 Paare von einer ungewollten Kinderlosigkeit betroffen. Dabei sollen, wie Studien an Populationen mit sehr hoher Reproduktionsrate zeigten, bei ca. 3 % der Paare rein biologische Faktoren als Infertilitätsursache vorliegen (Eaton und Mayer 1953). Weit wichtiger scheint dagegen die frei- oder unfreiwillige Infertilität durch sozioökonomische Faktoren zu sein. Die relativen Anteile dieser beiden Infertilitätsursachen zu differenzieren ist jedoch kaum möglich.

In den letzten Jahren mehren sich Berichte über eine Abnahme der durchschnittlichen Spermatozoenkonzentration (Carlsen et al. 1992; Auger et al. 1995). Als Ursache wird eine Beeinflussung der männlichen Embryonalentwicklung durch die stetig zunehmde Menge an strogenen in unserer Umwelt diskutiert (Sharpe und Skakkebaek 1993). Aufgrund zahlreicher methodischer Probleme derartiger Untersuchungen kann gegenwärtig nicht entschieden werden, welchen tatsächlichen Stellenwert diese Beobachtungen haben (Sherins 1995; Olsen et al. 1995).

1.2 Wechselbeziehung zwischen männlicher und weiblicher Fertilität

Auch heute noch werden zur Beurteilung der männlichen Fertilität in erster Linie Parameter des „Routinespermiogramms“, wie Spermatozoenkonzentration, -motilität und -morphologie, herangezogen, wobei eine eindeutige Differenzierung zwischen fertil und infertil jedoch nicht möglich ist. Die Wahrscheinlichkeit uneingeschränkter Fertilität ist bei normalen Parametern zwar höher, subnormale Werte schließen aber eine Befruchtungsfähigkeit nicht aus (Holland-Moritz und Krause 1992; Bartoov et al. 1993). Dabei zeigt sich immer mehr, daß vor allem die Spermatozoenfunktion, die im üblichen Spermiogramm nicht erfaßt wird, für eine Prognose von Relevanz ist. Doch auch bei Einbeziehung von Spermatozoenfunktionstests kann bislang nicht eindeutig zwischen fertil und infertil differenziert werden (Krause 1993).

Zum Verständnis ist es daher essentiell, sich den Zusammhang zwischen männlicher und weiblicher Fertilität zu vergegenwärtigen. In der Gesamtpopulation kann die Subfertilität eines Partners weitgehend durch die normale Fertilität des anderen kompensiert werden (s. Tabelle 1.1). Diese Paare stellen sich folglich in der Regel nicht in einer Infertilitätssprechstunde vor.

Als praktische Konsequenz resultiert, daß bei Patienten, die sich in einer andrologischen Ambulanz vorstellen, die Wahrscheinlichkeit des Vorliegens einer Störung der reproduktiven Funktionen auch beim weiblichen Partner erhöht ist (WHO 1987). Dies gilt naturgemäß auch umgekehrt und muß zur Folge haben, daß *stets beide Partner untersucht werden.*

Tabelle 1.1. Gegenseitige Beeinflussung männlicher und weiblicher reproduktiver Funktionen. (Nach Nieschlag und Knuth 1989)

		Weibliche reproduktive Funktionen		
		fehlend	eingeschränkt	optimal
Männliche reproduktive Funktionen	optimal	↓	–	+
	eingeschränkt	↓↓↓	↓↓	–
	fehlend	↓↓↓	↓↓↓	↓

Erläuterungen:
+, Die Paare dieser Gruppe werden den Arzt nicht aufsuchen, da beide Partner optimale Funktionen aufweisen.
–, Bei diesen Paaren werden die suboptimalen Funktionen des einen Partners in vielen Fällen wahrscheinlich durch die optimalen Funktionen des anderen kompensiert. Der Anteil solcher Paare an der Gesamtbevölkerung ist vermutlich viel höher, als es ihre Häufigkeit in der Fertilitätssprechstunde vermuten läßt.
↓, Bei diesen Paaren wird sich die Behandlung ganz auf einen der beiden Partner konzentrieren. Es wird ausreichen, wenn nur der Gynäkologe bzw. der Androloge tätig wird.
↓↓ bzw. ↓↓↓, Problematisch dagegen ist die Behandlung von Paaren, bei denen beide Partner gestörte Reproduktionsfunktionen aufweisen. Hier bedürfen beide Partner der Behandlung. Der therapeutische Erfolg (= Schwangerschaft) stellt sich um so eher ein, je intensiver und koordinierter die ärztliche Betreuung ist. Gerade diese Paare profitieren am stärksten von einer Betreuung in einem reproduktionsmedizinischen Zentrum, in dem Gynäkologen und Andrologen eng zusammenarbeiten. Der Anteil dieser Patienten an den die Fertilitätssprechstunde aufsuchenden Paaren beträgt 21–28 % (Cates et al. 1985).

1.3 Prognose

Die Entscheidung, weitergehende diagnostische oder therapeutische Schritte zu unternehmen, hängt von der Wahrscheinlichkeit einer spontanen Konzeption ohne jede Intervention ab. Hierzu liegen unterschiedliche Angaben in der Literatur vor.

Bei einem „normalen" Paar ist bei regelmäßigem, ungeschütztem Geschlechtsverkehr innerhalb von 6 Monaten in 50–78 % , binnen 12 Monaten in 85 % eine Schwangerschaft zu erwarten. Das Alter des weiblichen Partners ist dabei für die Konzeptionsrate von großer Bedeutung: mit zunehmendem Alter sinkt die Wahrscheinlichkeit einer Konzeption. Während bei Frauen unter 25 Jahren die Konzeptionschance pro Zyklus bei 15 % liegt, fällt sie bei Frauen im Alter von über 35 Jahren auf 5 % pro Zyklus (bersicht: Hanker und Schneider 1989). Bei Frauen im Alter von über 25 Jahren beträgt daher der Zeitraum, bis 80 % der Frauen schwanger sind, bereits 20–28 Monate (Bender 1953).

Bei Paaren, die in der Infertilitätssprechstunde vorsprechen, liegt dagegen, die spontane Konzeptionsrate mit etwa 1 % pro Zyklus deutlich niedriger (WHO 1992; Comhaire et al. 1995). Nach Studien von Hargreave werden dabei im ersten Jahr pro Zyklus durchschnittlich 3 % der Frauen und 2 % pro Zyklus im 2. Jahr der Betreuung spontan schwanger. Dieser Prozentsatz fällt nach 4 Jahren auf 1 % bzw. 0,5–1 % nach 6 Jahren (Hargreave 1994a). Legt man diese Konzeptionsrate von 1 % pro Zyklus zugrunde, ist binnen 5 Jahren bei 47 % der Paare einer Infertilitätssprechstunde mit einer spontanen Konzeption zu rechnen.

Betrachtet man dabei jedoch nur die Patienten mit idiopathischer Infertilität, so soll es ohne jegliche Behandlung bei etwa 15–40 % der Paare zur Schwangerschaft kommen (Glass und Ericsson 1979). Grundsätzlich ist bei solchen berlegungen jedoch zu berücksichtigen, daß die Konzeptionswahrscheinlichkeit mit zunehmendem Alter der Partnerinnen drastisch absinkt (s. Tabelle 1.2).

Darüber hinaus wird die Konzeptionswahrscheinlichkeit in Abhängigkeit des Grades der Fertilitätsstörung des Mannes sowie der bereits bestehenden Dauer des unerfüllten Kinderwunsches vermindert (Hargreave und Elton 1983; s. Tabelle 1.3).

Tabelle 1.2. Schwangerschaftsrate pro Zyklus bei Frauen verschiedener Altersgruppen unter assistierter Reproduktion. (Nach Pryor 1994)

Alter (Jahre)	Schwangerschaftsrate [%]
20–29	41
30–34	29
35–39	25
>40	15

Tabelle 1.3. Prozentuale Wahrscheinlichkeit einer spontanen Kozeption innerhalb der nächsten 12 Monate in Abhängigkeit von Infertilitätsdauer und Konzentration motiler Spermatozoen (alle Partnerinnen wiesen unauffällige Untersuchungsergebnisse bezüglich Ovulation und Tubendurchgängigkeit auf)

Zahl motiler Spermatozoen [Mio/ml]	Dauer der Infertilität (Monate)			
	12	24	48	96
Azoospermie	0	0	0	0
0,5	16	12	9	6
1	25	19	14	9
2	34	26	19	13
5	36	28	21	14
>10	37	28	21	14

1.4 Ethische Probleme

Kulturelle, religiöse und gesetzliche Regularien der Gesellschaft werfen sowohl für den betreuenden Arzt als auch für den Wissenschaftler, der sich mit der Thematik der Infertilität beschäftigt, zahlreiche ethische Probleme auf. So beurteilen einzelne Glaubensrichtungen die Probleme im Rahmen von Infertilität und Fortpflanzung unterschiedlich (Verspieren 1994; Hübner 1994; Massaras 1994; Jakobovits 1994; Oner und Arkan 1994).

Die Anwendung ethischer Prinzipien auf die einzelnen beteiligten Gruppen, wie die Gesellschaft, in der das Paar lebt, das Paar selbst (ggf. eine Frau allein), eventuell dritte Parteien (z.B. Samenspender, Leihmütter) sowie die Produkte der Konzeption (Präembryo, Embryo, Fetus, Kind) kann zur Problemlösung beitragen. So sollen nach Beauchamp (1983) folgende *Prinzipien* ethische berlegungen leiten:

1) Respekt der Autonomie, d.h. Individuen sollten über ihr Tun frei entscheiden, solange ihre Handlungen anderen keinen (schweren) Schaden zufügen oder die „Freiheit" anderer (deutlich) limitieren.
2) Prinzip der Fürsorge, d.h. Fürsorge für andere, ohne dritten zu schaden.
3) Prinzip der Gerechtigkeit, d.h. gerechte Verteilung von Freiheit, Nutzen und Schaden.

Da es kein allgemein akzeptiertes Prinzip gibt, nach welchen Kriterien Resourcen verteilt werden sollen (z.B. nach den allgemeinen Verdiensten, Bedürfnissen, gleichermaßen an alle oder entsprechend individueller Verdienste), kann dieser Punkt zu Kontroversen führen.

Ethische berlegungen zu Fragen der assistierten Reproduktion wurden von der Ethikkommission der American Fertility Society vorgelegt (1994).

2 Befunderhebung

Der Kinderwunsch entspricht i. allg. dem Wunsch nach Selbsterfüllung, dem Bedürfnis, Leben zu geben und sich selbst und seinen Partner im Kind wiederzuerkennen und damit selbst in indirekter Weise weiterzuleben (Frick-Bruder 1984; Stauber 1989). Ein nicht erfüllter Kinderwunsch ist eine erhebliche Störung im Selbstwertgefühl der Paare und führt nicht selten zu einer depressiven Stimmungslage. Dies gilt es beim Gespräch mit dem Patienten zu berücksichtigen.

2.1 Psychische Aspekte des unerfüllten Kinderwunsches

In der Praxis fielen drei Gruppen von Paaren auf, die sich hinsichtlich der Ausprägung ihres Kinderwunsches unterscheiden (nach Stauber 1989).

1) Sterile Paare mit „überwertigem" Kinderwunsch

Charakteristika:

- Leidensdruck +++ (anfallsweiser „Kinderhunger", Spezialistensuche),
- Agieren v. a. der Patientinnen (Ärzteverschleiß),
- erschwerte Arzt-Patient-Beziehung (die psychologische Führung ist hier sehr wichtig).

Diese Paare reisen meistens von Arzt zu Arzt und scheuen keine finanziellen Opfer. Der übermäßige Kinderwunsch sowie die Unangemessenheit der Reaktion auf den versagten Kinderwunsch lassen sich anamnestisch feststellen. Ziel der ärztlichen Führung ist die Bearbeitung des überwertigen Kinderwunsches und der Versuch, Verarbeitungshilfen näherzubringen, wie z. B. anderen Zielen im Leben der Paare eine höhere Priorität einzuräumen. Bei Bemerken der eigenen Grenzen ist eine begleitende psychosomatische Behandlung anzuraten.

2) Sterile Paare mit „starkem" Kinderwunsch

Charakteristika

- Leidensdruck ++ (Drängen auf invasive medizinische Eingriffe),

- depressive Reaktionen und negative soziale Resonanz,
- in vertrauensvoller Arzt-Patient-Beziehung gut führbar.

Hier findet man Patienten, die sich aufgrund der erfolglosen Bemühungen in einer tiefen Lebenskrise befinden. Alle ärztlichen Möglichkeiten sollen auf jeden Fall ausgeschöpft werden, bevor man sich mit dem unerfüllbaren Kinderwunsch abfindet. Dadurch wird schon frühzeitig auf die Durchführung invasiver medizinischer Eingriffe (Insemination, Operation, IVF) gedrängt. Andererseits können in einer vertrauensvollen Arzt-Patient-Beziehung die Probleme bearbeitet werden, wodurch schließlich auch die Einstellung der ärztlichen Bemühungen erreicht werden kann.

Eine begleitende, psychosomatische Betreuung des Paares kann hilfreich sein.

3) Sterile Paare mit „gesundem" Kinderwunsch

Charakteristika:

- Leidensdruck + (Zögern gegenüber invasiven Eingriffen),
- frustraner Kinderwunsch wird sozial untergebracht,
- ausgewogene Arzt-Patient-Beziehung.

Diese Patienten leiden zwar unter dem unerfüllten Kinderwunsch, sind jedoch kritisch und realistisch gegenüber den Grenzen der Behandlungsmöglichkeiten. Sie zögern daher, invasive medizinische Eingriffe durchführen zu lassen. Früh werden Fragen nach Adoptionsmöglichkeiten gestellt und andere Lebensziele erlangen einen höheren Stellenwert.

Eine therapeutisch nicht beeinflußbare Fertilitätsstörung (z. B. primärer Hodenschaden) stellt offensichtlich für viele Patienten eine kaum zu verarbeitende Kränkung dar. Dies spiegelt sich in einer nachlassenden Freude am Beruf oder dem Auftreten von psychosomatischen Beschwerden, insbesondere auch von Sexualstörungen wider. Der nicht erfüllbare Kinderwunsch stellt damit häufig einen schwer lösbaren Konflikt für das betreffende Paar dar. Dies muß bei der Beratung berücksichtigt werden.

Zur Abwehr der durch den unerfüllten Kinderwunsch erfahrenen Kränkung dienen die Mechanismen der Verleugnung, die sich in unrealistischen Hoffnungen trotz mitgeteilter pathologischer Befunde äußert, und der Projektion, d. h. der Verschiebung der inneren Unzufriedenheit auf andere Personen, wie z. B. (insuffiziente) Ärzte oder den subfertilen Partner (Stauber 1989).

Der nicht erfüllbare Kinderwunsch stellt damit häufig einen schwer lösbaren Konflikt für das betroffene Paar dar, der bei der Beratung berücksichtigt werden muß. Zudem können die langjährige Ungewißheit und erfolglose Therapieversuche zu Frustration und psychischen Folgen führen. Man sollte dem Paar daher die Tür für weitere Gespräche offenhalten, und sei es nur als Anlaufstelle zur Überweisung zu einer weiteren Betreuung bei einem Kollegen (Psychosomatik).

Umgekehrt können aber auch eine gestörte Partnerbeziehung, pathologische Streßsituationen, Angst und/oder ein ambivalenter Kinderwunsch Ursache der

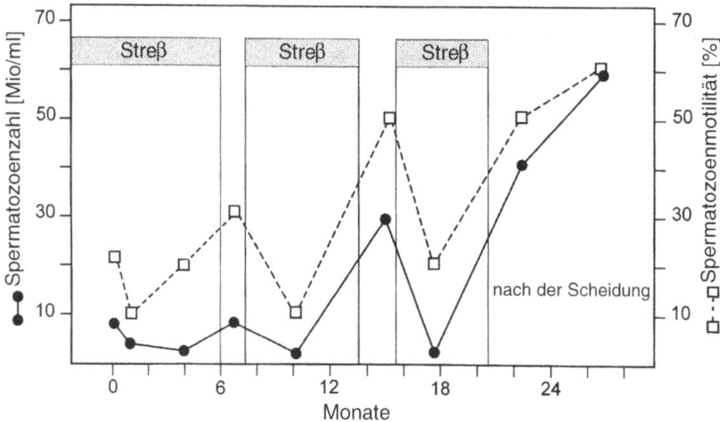

Abb. 2.1. Beeinträchtigung von Spermatogenese und Spermatozoenmotilität durch emotionalen Streß (gestörte Partnerbeziehung). Phasen der gestörten Partnerbeziehung wechseln mit Phasen der zeitweiligen Partnertrennung. Nach der Scheidung Normalisierung der Spermiogrammparameter (nach: Schill, Gießen).

Infertilität sein. Abbildung 2.1 zeigt beispielhaft die Beeinflussung der männlichen reproduktiven Funktion durch emotionalen Streß.

Eine retrospektive Studie zeigte, daß bei bis zu 1/3 der Paare einer Sterilitätssprechstunde mit psychosomatischen Konzeptionshindernissen gerechnet werden muß. Dies erklärt, warum oft während Behandlungspausen, im Urlaub, nach Adoption oder nach Aufgabe der Besuche von Infertilitätssprechstunden spontan eine Schwangerschaft eintritt. In diesen Fällen lagen passagere funktionelle Sterilitäten vor.

Die Kenntnis des offenbar vorliegenden Zusammenhangs zwischen Spermaqualität und subjektiv erlebtem psychosozialem Streß hilft, im Rahmen der Sprechstunde pathologische Spermiogrammparameter des Patienten zu relativieren (und damit auch wieder Streß abzubauen) und ggf. Verhaltensänderungen herbeizuführen.

Aber auch bei einer erfolgreichen Sterilitätsbehandlung ist die Schwangerschaft, insbesondere bei funktioneller Sterilität, häufiger als üblich mit Komplikationen belastet (die Inzidenz für Hyperemesis gravidarum ist z. B. 5fach erhöht). Dies spiegelt das Problem eines inneren Konflikts einer ambivalent erlebten Schwangerschaft wider.

2.2 Anamnese

Ruhe ist unabdingbare Voraussetzung für die Erhebung der andrologischen Anamnese und die körperliche Untersuchung. Für ein vertrauensvolles Arzt-Patient-Verhältnis ist es gerade in der Andrologie mehr als schädlich, wenn die Gedanken des Arztes offensichtlich ständig woanders sind oder äußere Faktoren permanent stören. Beides läßt sich bis zu einem gewissen Grad durch Organisation vermeiden.

Am günstigsten ist es, wenn beide Partner bei der Konsultation anwesend sind. So kann die Interaktion des Paares besser verstanden werden, und die nötige medizinische Information bezüglich Diagnostik, Therapie bzw. das geplante Vorgehen kann beiden Partnern verständlich gemacht werden. Zumindest aber muß bei der Erhebung der Anamnese nach evtl. Störungen bei der Partnerin gefragt werden (ggf. Bericht vom Gynäkologen anfordern). In den meisten Fällen ist jedoch nach den Angaben des Patienten bei der Partnerin „alles normal", wobei aber in der Regel weder eine exakte Diagnostik noch eine Klärung des Tubenfaktors erfolgt sind. Anläßlich der körperlichen Untersuchung empfiehlt sich dann eine räumliche Trennung des Paares, um jedem Partner die Möglichkeit zu geben, sensible Informationen, wie frühere Geschlechtskrankheiten, Schwangerschaften mit anderen Partnern etc., mitzuteilen.

Vor allem zu Anfang der andrologischen Tätigkeit empfiehlt es sich, die Anamnese anhand eines standardisierten Fragebogens zu erheben (Schirren 1978; Hargreave 1990; WHO 1993). Im folgenden werden die wichtigsten Punkte näher besprochen, anhand derer man sich einen eigenen Fragebogen erstellen kann.

2.2.1 Relevante Fragen

Dauer des Kinderwunsches

Bei einem Kinderwunsch von weniger als 12 Monaten ist es vertretbar, sich auf eine Minimaldiagnostik zu beschränken und weitergehende Untersuchungen auf einen späteren Zeitpunkt zu verschieben. Ausnahme hiervon ist ein Alter der Partnerin von über 35 Jahren. Je länger der Kinderwunsch besteht, um so ungünstiger ist die Wahrscheinlichkeit der Spontankonzeption und um so wahrscheinlicher das Vorliegen einer biologischen Störung bei mindestens einem der Partner (s. Kap. 1, Tabelle 1.3).

Vorhandensein eigener Kinder

Bei positiver Antwort läßt sich die Störung ggf. einem der Partner zuordnen. Dabei sollte auch nach früherer Heirat/längerem Zusammenleben mit einem anderen Partner, insbesondere ohne Kontrazeption, gefragt werden. Hat der Mann bereits ein Kind, ist eine angeborene Erkrankung oder eine schwere primäre Beeinträchtigung der Spermiogenese unwahrscheinlich.

Die gleichen Aspekte sind bei der Partnerin zu berücksichtigen, wobei die Anamnese bei sekundärer Sterilität der Frau oft unauffällig ist.

Frühere Untersuchungen/Behandlungen

Die Kenntnis früherer Untersuchungen bzw. der Art und Ergebnisse früherer Behandlungen helfen, unnötige Wiederholungen zu vermeiden oder aber

Veränderungen zu erfassen. Länger zurückliegende Resultate sollten jedoch zurückhaltend beurteilt werden.

Potentiell den Hoden schädigende Vorerkrankungen

Maldescensus testis

Es ist zu klären, ob sich die Hoden des Patienten nach der Geburt im Skrotum befanden (evtl. Nachfrage bei den Eltern). Falls eine Fehllage angegeben wird, müßen deren Art (rechts/links/beidseits), der Zeitpunkt und die Art ihrer Behandlung geklärt werden. Ein doppelseitiger, unbehandelter Maldescensus hat meist eine Infertilität, ein einseitiger Maldescensus eine Subfertilität zur Folge. Nicht deszendierte Hoden haben vermutlich ein erhöhtes Entartungsrisiko (8–53 %), möglicherweise selbst nach Fixierung im Skrotum. Regelmäßige Kontrollen werden daher empfohlen (Westenfelder 1984).

Mumpsorchitis

Nur eine Mumpserkrankung nach der Pubertät und dann nur bei Auftreten einer Orchitis kann die Fertilität vermindern. Durch andere Viren, wie Coxsackie-Viren, verursachte Orchitiden können die Spermiogenese für bis zu 2 Jahre stark schädigen, in einigen Fällen bleibt der Patient lebenslang steril.

Hodentrauma

Kleinere Hodentraumen werden häufig angegeben, sind aber meist ohne Relevanz für die Fertilität. Schwere, insbesondere bilaterale Hodenverletzungen, die mit Hämatomen, Hämatospermie oder Hämaturie einhergingen, können jedoch von Bedeutung sein, insbesondere dann, wenn sie nachfolgend zu einer Hodenatrophie führten. Einseitige Hodentraumen können zur Obstruktion oder Bildung von Spermatozoenantikörpern führen.

Hodentorsion

Dieses seltene Ereignis kann zum Verlust der Hodenfunktion führen, wenn nicht innerhalb von 6 h nach Einsetzen der Symptome eine Operation erfolgt (s. 4.3.11).

Varikozele

Wurde eine Varikozele bereits im Kindesalter saniert, sind Verletzungen des Ductus deferens mit nachfolgender Obstruktion denkbar.

Allgemeine Vorerkrankungen

Jede schwere Erkrankung kann über generalisierte metabolische Veränderungen die Fertilität beeinträchtigen (s. 4.3.14). Am einfachsten ist es daher, jedes

Organsystem bezüglich einer vorhandenen Störung abzufragen [„Sind Erkrankungen der Lunge, des Herzens, des Magens usw. bekannt“ (= „review of systems“)] und bei einer positiven Antwort genauer nachzufragen.

Dies gilt insbesondere für fieberhafte Erkrankungen (> 38 °C), die die Spermiogenese für einen Zeitraum von 6 Monaten, teilweise auch länger, beeinträchtigen können. Bei einer eingeschränkten Samenqualität muß daher nach fieberhaften Erkrankungen im letzten halben Jahr gefragt werden und die Ejakulatuntersuchung ggf. in 4–6 Monaten wiederholt werden.

Direkt sollte man nach Erkrankungen der Atemwege, dem Geruchssinn, nach Kopfschmerzen oder Sehstörungen fragen, da derartige Symptome vom Patienten nicht als relevant für die Fertilität angesehen und daher ohne Nachfrage nicht mitgeteilt werden.

Aktuelle Therapien

Zahlreiche Medikamente können die Spermiogenese beeinflussen. Eine Übersicht findet sich in 4.3.15. Aber auch Libido und/oder Erektion können beeinträchtigt werden (s. Kap. 6, Tabelle 6.2).

Frühere Operationen

Jede in Allgemeinanästhesie durchgeführte Operation kann zu einer vorübergehenden Beeinträchtigung der Spermiogenese führen. Aufgrund der Lage des Operationsgebietes sind jedoch die in Tabelle 2.1 aufgeführten Eingriffe hinsichtlich evtl. bleibender Schädigungen besonders relevant.

Infektionen/Entzündungen

Obwohl Harnwegsinfektionen in der relevanten Altersgruppe selten sind, sollte nach Dysurie, Ausfluß, Hämaturie, Häufigkeit der Miktionen und Schmerzen im Dammbereich gefragt werden. Subklinische sexuell übertragbare Erkrankungen (STD) oder Infektionen der akzessorischen Drüsen können so erfaßt werden.

Die Frage nach früheren Geschlechtskrankheiten und sexuell übertragbaren Erkrankungen muß je nach der Situation (Partner anwesend?) so erfolgen, daß eine glaubhafte Antwort möglich ist. Dabei sollten Zeitpunkt (wie lange her?) und Behandlung (adäquate Therapie?) notiert werden.

Allgemein muß bedacht werden, daß die Differenzierung zwischen einer Epididymitis und einer Orchitis für den Patienten nicht möglich und auch für den Kliniker nicht einfach ist. Akuter, generalisierter, heftiger Schmerz im gesamten Skrotum spricht für eine Epididymo-Orchitis, rezidivierende umschriebene Schmerzen dagegen für eine chronische Epididymitis.

Berufsanamnese

Obwohl die Kenntnisse über potentiell schädliche Umweltfaktoren sehr lückenhaft sind, sollte man Informationen über das berufliche Umfeld einholen

Tabelle 2.1. Operationen, die zur Einschränkung der Fertilität führen können. (Nach Hargreave 1994b)

Chirurgischer Eingriff	Eventnell resultierende Schädigung
Urethralklappenoperation in der Kindheit	Retrograde Ejakulation
Prostatektomie bei Prostatitis	Retrograde Ejakulation
Blasenhalsinzision bei Obstruktion des Abflusses	Retrograde Ejakulation
Y-V Plastik in der Kindheit	Retrograde Ejakulation
Korrektur einer Harnröhrenstriktur, Korrektur einer Hypospadie, Korrektur einer Epispadie, Korrektur einer Extrophie,	Ansammlung von Ejakulat im schlaffen Segment der Urethra und Kontamination mit Urin (oder wiederkehrende Strikturen)
Leistenbruchoperation, Hydrozelenoperation, andere Eingriffe genital oder inguinal, Vasektomie	Schädigung des Vas deferens mit partieller oder kompletter Obstruktion; evtl. Bildung von Spermatozoenantikörpern
Lymphadenektomie, größere Operationen retroperitoneal	Lumbale Sympathektomie mit retrograder Ejakulation oder mit Anejakulation
Skrotale Ligatur einer Varikozele, Hodentorsion Operation eines Maldescensus testis	Schädigung des Hodens, sekundäre Devaskularisation

(s. 4.3.15). Über den möglichen Einfluß von Schadstoffen hinaus lassen sich Streßfaktoren (Arbeitszeiten etc.) sowie längere Trennungen aus beruflichen Gründen als Fertilitätshindernisse erkennen.

Genußgifte

Die Bedeutung von Genußgiften wie Alkohol und Nikotin für die Infertilität werden kontrovers diskutiert (s. 4.3.15). Derartige Faktoren müssen erfaßt werden, um ihre Relevanz im Einzelfall abschätzen zu können.

Häufigkeit des Geschlechtsverkehrs

Der Koitusfrequenz kommt eine große Bedeutung zu: bei unauffälligen Ejakulatparametern und regelrechten weiblichen Befunden ist das Intervall bis zur Konzeption um so kürzer, je höher die Koitusfrequenz ist. Bei 2 Kohabitationen pro Woche ergibt sich statistisch innerhalb von 6 Zyklen der Partnerin nur ein einziger Koitus zum Zeitpunkt des Konzeptionsoptimums. Ein Maximum der Konzeptionsrate zeigte sich bei einer Koitusfrequenz von 3–4 Kohabitationen pro Woche (MacLeod et al. 1955).

Natürlich können aber auch Kohabitationen geringer Frequenz, die um den Ovulationszeitpunkt herum erfolgen, ebenfalls zur Schwangerschaft führen. Sehr häufiger Geschlechtsverkehr dagegen (Angaben bis zu mehrmals täglich) kann zu einer Reduktion der Spermatozoenzahl führen, was durch Untersuchung von Ejakulaten sowohl nach der üblichen Karenz als auch nach dem in der Partnerschaft üblichen Intervall erfaßt werden kann.

Bemerkenswert ist zudem die weit verbreitete Unkenntnis der Männer - und manchmal auch der Partnerinnen - über das Konzeptionsoptimum (Vogt 1990). Hier sollte man den Kenntnisstand erfragen und ggf. beraten (s. auch 3.1 und 4.4.2).

Potenzprobleme

Hierunter fallen nicht nur Erektionsstörungen, sondern auch schmerzhafter Koitus, beispielsweise bei Vorliegen einer Phimose, eines Frenulum breve oder einer Induratio penis plastica (s. Kap. 6).

Daneben muß dem Patienten auch ermöglicht werden, Ejakulationsstörungen, wie eine Anejakulation, eine Ejaculatio praecox, eine extravaginale Ejakulation bei extremer Hypospadie oder eine retrograde Ejakulation, anzusprechen.

2.2.2 Anamnestische Angaben der Partnerin

Für eine korrekte Beurteilung des Fertilitätsstatus des Paares bzw. zur Festlegung der nächsten diagnostischen oder therapeutischen Maßnahmen sind Angaben über den Fertilitätsstatus der Partnerin unerläßlich. Da die Angaben des Patienten seine Partnerin betreffend oft ungenau sind, sollte diese, sofern möglich, direkt befragt werden. Ist dies nicht möglich, empfiehlt es sich, die relevanten anamnestischen Angaben mittels eines Fragebogens von der Partnerin oder des behandelnden Gynäkologen zu erhalten. Von besonderem Interesse dabei sind folgende Fragen:

- Alter der Partnerin?
- War die Frau bereits einmal schwanger, wenn ja mit dem jetzigen Partner oder mit einem anderen? Wieviele Extrauteringraviditäten, Fehlgeburten oder Geburten traten auf und wann? Wie lange dauerte es damals bis zur Schwangerschaft?
- Wurden Operationen durchgeführt? Liegen Allgemeinerkrankungen (z. B. Adipositas) vor oder bestanden Unterleibsentzündungen?
- Ist die Periode regelmäßig, wurde die Basaltemperatur gemessen, und tritt ein Eisprung auf (z. B. Temperaturmessung)? Wurde die Tubendurchgängigkeit untersucht, wurden Hormonbehandlungen durchgeführt? Welche diagnostischen Maßnahmen hat der Gynäkologe mit welchen Ergebnissen durchgeführt (Nachweis ovulatorischer Zyklen, hormonelle Störungen, Qualität des Zervixmukus, Postkoitaltest, Tubendurchgängigkeit, Hormonbehandlungen).

Zur grundlegenden Fertilitätsdiagnostik bei der Frau, die dem andrologisch tätigen Arzt ebenfalls bekannt sein sollte, gehören:

- gynäkologische Untersuchung (einschließlich Zervixabstrich auf Chlamydien, Papanicolaou-Färbung, Brustuntersuchung),
- vaginale Ultraschalluntersuchung zum Ausschluß von Anomalien des Endometriums, des Myometriums, des Uterus oder der Ovarien,

- Blutuntersuchung (Blutgruppe, Rhesus-Faktor, Röteln- und Toxoplasmoseantikörper; Ausschluß von Lues, Hepatitis B, HIV-Infektionen; Schilddrüsenhormone, Prolaktin, FSH/LH-Verhältnis),
- um Zyklustag 21: Bestimmung der Progesteronkonzentration, Hysteroskopie (Beurteilung der tubaren Ostien, Endometrium, Endozervix), Laparaskopie (Beurteilung des Uterus, der Ovarien, Nachweis von Endo- metrioseherden, Beurteilung der Tuben einschließlich Durchgängigkeitsprüfung) (Puttemanns et al. 1995).

Letztgenannte Verfahren sind gegenwärtig noch nicht allgemein akzeptiert. Statt dessen werden Hysterosalpingographie, Postkoitaltests, Endometriumsbiopsie und Laparaskopie eingesetzt. Diese Verfahren sollen jedoch in ihrer Fähigkeit, zwischen fertil und infertil zu unterscheiden, nur begrenzt aussagefähig sein (Guzick et al. 1994; Glatstein et al. 1995).

2.3 Untersuchung

Jeder sich neu vorstellende Patient muß körperlich untersucht werden. Auch bei länger betreuten Patienten ist ab und zu eine Kontrolle (z. B. Suche nach einer inzwischen vorhandenen Varikozele, Nebenhodenentzündung, Entwicklung eines Hodentumors etc.) durchaus sinnvoll. Selbst wenn auswärts bereits Untersuchungsbefunde erhoben wurden, sollte man sich ein eigenes Bild vom Patienten machen. Nicht selten werden bei niedergelassenen Kollegen/Kolleginnen nur Spermiozytogramme angefertigt, der Patient aber wurde noch nie körperlich untersucht! Dadurch können relevante Befunde übersehen werden, nicht zuletzt ein Hodentumor (Honig et al. 1994). Da die Altersgruppe der Patienten mit unerfülltem Kinderwunsch dem Alter der höchsten Inzidenz von Hodenkarzinomen entspricht und bei Vorliegen eines Hodentumors die Samenqualität oft reduziert ist (s. 4.3.10), ist die Wahrscheinlichkeit des Vorhandenseins eines Hodentumors bei einem andrologischen Patienten erhöht.

2.3.1 Körperliche Untersuchung

Der entkleidete Patient sollte sowohl stehend als auch liegend untersucht werden. Körperbau, Fettverteilung, Behaarungsmuster etc. sollten beurteilt werden; eine reine Inspektion der Genitalregion ist unzureichend. Die Bestimmung von Körpergröße und -gewicht sowie des Blutdrucks kann Hinweise auf Allgemeinerkrankungen geben.

Allgemeinbefund

Zu achten ist auf die Körperproportionen (große Spannweite der Arme im Vergleich zur Körpergröße als Hinweis auf ein Klinefelter-Syndrom; s. 4.3.1), die Fettverteilung, das Vorliegen einer Gynäkomastie (s. Abb. 2.2), auf den Behaarungstyp und Symptome eines Androgenmangels (s. 4.3.1). Starkes

Übergewicht ist in der Regel mit einem verminderten Hodenvolumen und einer eingeschränkten Spermatogenese assoziiert (WHO 1987).

Gynäkomastie

Definition

Die Gynäkomastie ist keine eigenständige Erkrankung, sondern ein Symptom, das die Ausbildung eines Mammadrüsenkörpers beim männlichen Geschlecht bezeichnet. Sie beruht auf einer Verschiebung des Gleichgewichtes zwischen den Wirkungen von Östrogenen und Androgenen zugunsten der Wirkungen der weiblichen Sexualhormone und tritt meist beidseitig, selten einseitig auf. Besteht lediglich eine Fettansammlung im Brustbereich ohne Ausbildung eines Drüsenkörpers, liegt dagegen eine Lipomastie vor (Abb. 2.2).

Ätiologie

Physiologische Gynäkomastie

Feminisierungserscheinungen treten bei Jungen häufig während der Pubertät (mit ca. 14 Jahren) auf; in dieser Entwicklungsphase des männlichen Organismus steigt der Östrogenspiegel oftmals vorübergehend schneller an als der Androgenspiegel (La Franci et al. 1975). Innerhalb von 1–3 Jahren kommt es dann in der Regel zum spontanen Verschwinden der Gynäkomastie. Begleitende Adipositas verstärkt und verlängert die Symptomatik! Die Gynäkomastie des alternden Mannes ist dagegen durch den Abfall der Testosteronbildung im Alter, bei gleichzeitig erhöhter peripherer Konversion des Testosterons bedingt (Wilson et al. 1980).

Pathologische Gynäkomastie

Gynäkomastien finden sich v. a. bei primären Hypogonadismen (bei hypophysär-hypothalamischen Hypogonadismen wird sie selten ausgeprägt) oder bei hormonaktiven Tumoren, die vermehrt Östrogene bilden (Chorionkarzi-

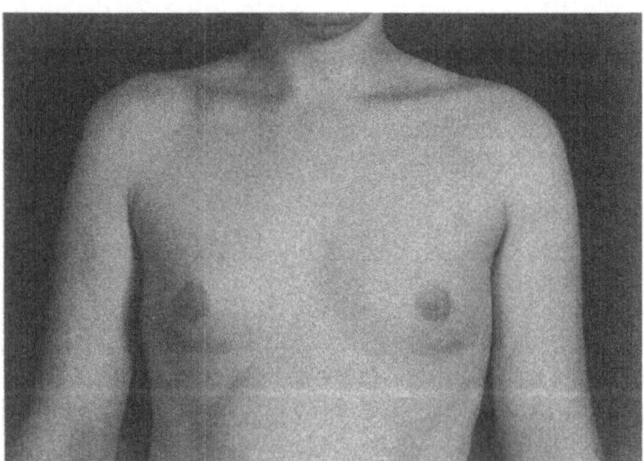

Abb. 2.2. Gynäkomastie: beidseitige Vergrößerung der Brustdrüsen beim Mann

nom, manche Seminome; Eversmann et al. 1984). Zu den Allgemeinerkrankungen mit sekundärem Hypogonadismus und Gynäkomastie als Begleiterscheinungen gehören z. B. die chronische Niereninsuffizienz sowie chronische Lebererkrankungen (Wilson et al. 1980).

Vielen Gynäkomastien liegt in erster Linie jedoch kein pathologisches Geschehen, sondern vielmehr eine durch *Medikamente* bedingte Verschiebung des Gleichgewichtes zwischen Östrogenen und Androgenen zugrunde. Zu diesen Wirkstoffen, deren Verabreichung eine Gynäkomastie mit sich bringen kann, zählen: Östrogene, Inhibitoren der Testosteronwirkung (wie z. B. Spironolacton, Cimetidin), alkylierende Substanzen (schädigen die Leydig-Zellen), trizyklische Antidepressiva, ACE-Hemmer, Amiodarone, Digitalis, Cannabis, Morphin, Isoniazid, D-Penicillamin sowie α-Methyldopa (s. auch Tabelle 4.10). Die Mechanismen der medikamentös hervorgerufenen Gynäkomastien sind vielfach unklar.

Diagnostik

- Anamnese: Auftreten, Dauer, Symptomatik, Leber-, Nierenerkrankungen, Tumorerkrankungen, *Medikamentenanamnese*!
- Labor: Leber- und Nierenfunktionsparameter, Östradiol, β-hCG, FSH, LH, Testosteron, Prolaktin, Schilddrüsenhormone, TSH (TRH-Test), ggf. Chromosomenanalyse.
- Untersuchung: Palpation und Sonographie des Hodens, Palpation der Brustdrüsen (am besten durchzuführen, wenn der Patient die Hände hinter seinen Kopf legt), evtl. Mammographie.

Einteilung (Stadien nach Tanner)

- B 1: kein Drüsenkörper,
- B 2: lediglich Brustknospe, Warzenhof vergrößert, Drüse in diesem Bereich vorgewölbt,
- B 3: Drüsenkörper überschreitet die Grenze des Warzenhofs,
- B 4: Mamma grenzt sich als eigenes Organ vom übrigen umgebenden Integument ab,
- B 5: weibliche Brust.

Differentialdiagnose

- Hyperprolaktinämie,
- kleine feste Testes: Verdacht auf Klinefelter-Syndrom bzw. andere Formen des primären Hypogonadismus und Defekte der Androgenzielorgane,
- chronische Systemerkrankungen (z. B. Leberzirrhose, terminale Niereninsuffizienz mit Hämodialyse, Hyperthyreose),
- besonders schnell sich entwickelnde Gynäkomastien: Ausschluß endokrin aktiver Hodentumoren (Leydig-Zelltumor, embryonales Karzinom, Teratokarzinom, Chorionkarzinom, Kombinationstumor; Mechanismus: direkt oder über hCG: Anregung der Leydig-Zwischenzellen zur vermehrten

Östrogenproduktion; charakteristisch ist die Trias: Gynäkomastie, Libidoverlust und Hodentumor),
- Nebenwirkung von Medikamenten.

Behaarungstyp

Obwohl die Behaarung, bedingt durch genetische und hormonale Faktoren, sehr variabel ist, spricht eine spärliche Körperbehaarung für einen Androgenmangel. Haare am Stamm, den Extremitäten und vom Pubesdreieck bis zum Nabel sind sekundäre Geschlechtsmerkmale und von Dihydrotestosteron abhängig, Haare der Axillen und im Pubesdreieck abhängig von der Bildung von Testosteron oder Östradiol (Abb. 2.3).

Penis

Für die Inspektion des Penis muß die Vorhaut retrahiert werden. Dabei läßt sich das Vorliegen einer Phimose (schmerzhafte Kohabitation), Balanitis, einer Hypo- oder Epispadie oder einer Urethrastriktur (Störung der Ejakulation) erkennen. In der Literatur finden sich unterschiedliche Angaben bezüglich der Bedeutung solcher Fehlmündungen der Urethra für die Infertilität. Nach Hargreave (1994b) sollen nur extreme Fehlbildungen, die zur Deposition des Samens außerhalb der Vagina führen, relevant sein. Die eigene Ansicht ist, daß auch gering ausgeprägte Fehlmündungen der Urethra ein Fertilitätshindernis darstellen können (s. 4.3.13, Samendepositionsstörungen).

Ein subjektiv als zu klein empfundener Penis ist kein Fertilitätshindernis. Hier hilft eine entsprechende Aufklärung des Patienten.

Wird in der Anamnese eine Abknickung des Penis während der Erektion angegeben, kann dies Folge früherer Operationen, einer Induratio penis plastica (Palpation!) oder einer verkürzten Urethra sein und zu Kohabitationsproblemen führen.

Skrotale Schwellungen

Auftreibungen des Skrotum können folgende Ursachen haben:

- Hernie (Ausdehnung der Auftreibung bis in den Leistenkanal),
- akute/chronische Epididymitis (schmerzhaft, Hoden nicht beteiligt, solider Tastbefund),
- tuberkulöse Epididymitis, Tumor (schmerzlos, Hoden nicht beteiligt, solider Tastbefund),
- Orchitis durch Hodentorsion (schmerzhaft, solide, Hoden beteiligt),
- Hodentumor (solide, schmerzlos, Hoden beteiligt),
- Hydrozele (zystischer Tasteindruck, Schwellungen vor den Hoden),
- Spermatozele, epididymale Zyste (zystischer Tasteindruck, über oder hinter den Hoden),

Eine genauere Zuordnung dieser Befunde ist durch Sonographie möglich.

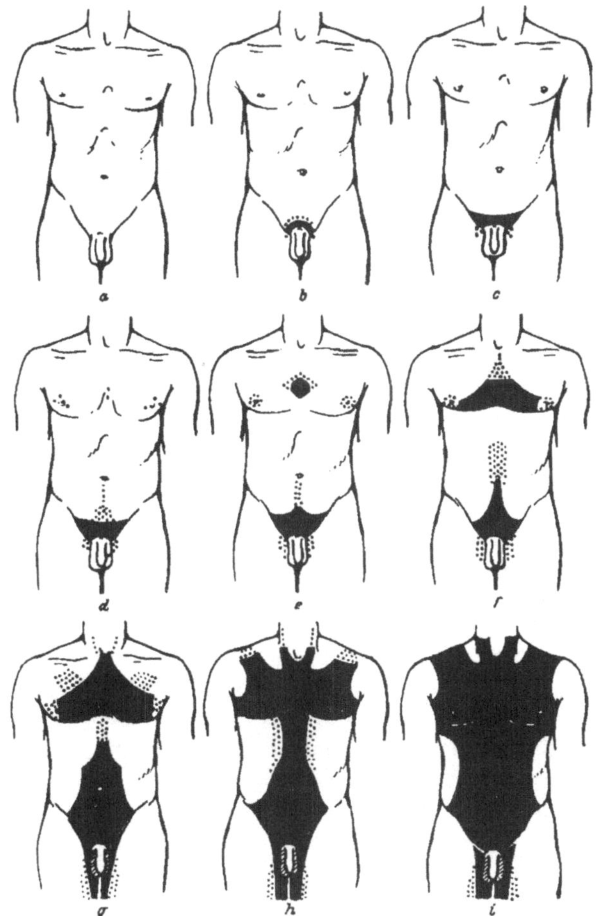

Abb. 2.3. Schema der Stammbehaarung beim Mann. Die Ausprägungen **a–c** weisen auf eine Hypoandrogenämie hin. (Nach Krause und Rothauge 1991)

Hoden

Die Hoden werden am besten am stehenden Patienten untersucht. Normalerweise befindet sich der Hoden vertikal im Skrotum, der Nebenhoden liegt dorsal oder medial (s. 3.2). Ist das Skrotalfach leer, kann bei stark ausgeprägtem Cremasterreflex der Hoden in den Leistenkanal gezogen worden sein und durch Ausstreichen des Leistenkanals doch getastet werden. Mögliche Lageanomalien werden in 4.3.9 besprochen.

Wegen der Gefahr der Synkope bei der Palpation von Hoden/Nebenhoden sollte die Untersuchung am liegenden Patienten durchgeführt werden. Die Hodengröße wird durch Palpation und Vergleich mit den Ellipsoiden eines Prader-Orchidometers (Abb. 2.4) oder aber sonographisch bestimmt. Physiologischerweise ist der linke Hoden etwa 1 ml kleiner als der rechte.

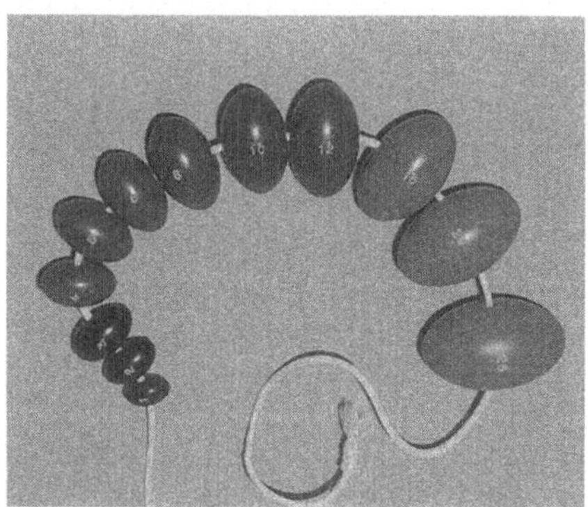

Abb. 2.4. Orchidometer nach Prader

Da die Hodengröße in erster Linie durch die Masse der Samenkanälchen bestimmt wird, welche etwa 80 % des Hodenvolumens ausmachen, korreliert die Hodengröße mit der Spermatozoenkonzentration im Ejakulat. Die durchschnittliche Hodengröße liegt bei 18 ml. Eine Hodengröße unter 15 ml weist auf eine Schädigung des samenbildenden Epithels hin (s. Tabelle 2.2).

Beidseitig große Hoden sind offenbar Normvarianten mit besonders guter Spermiogenese (Meschede et al. 1995). Einseitig große Hoden können Zeichen eines Hodentumors sein.

Durch leichten Druck läßt sich die Hodenkonsistenz erfassen, die normalerweise als fest, prall-elastisch (gummiähnlich) zu beschreiben ist. Weiche Hoden weisen auf eine gestörte Spermatogenese (fehlende FSH/LH-Stimulation) hin. Bei sehr harter Konsistenz mit Seitendifferenz und höckriger Oberfläche muß ein Hodentumor ausgeschlossen werden. Eine Hydrozele kann zu einem fluktuierenden bis prall-elastischen Tasteindruck führen.

Nebenhoden

Normalerweise tastet man den Nebenhoden als weichen, teils kaum tastbaren Gang kraniodorsal des Hodens, der in den festen Ductus deferens übergeht (Abb. 2.5). Die Palpation ist nicht schmerzhaft. Man untersucht die Lage in bezug auf den Hoden, auffällige Befunde (Tabelle 2.3) werden dem Caput, Corpus oder der Cauda epididymis zugeordnet. Eine Klärung pathologischer Tastbefunde ist dann bei entsprechender Erfahrung durch Sonograpie möglich (Hamm 1994).

Tabelle 2.2. Beurteilung der Hodengröße

Befund Hodengröße	Beurteilung
Beidseits >26 ml	Megalotestes, Normvariante
Einseitige Vergrößerung	Verdacht auf Hodentumor
15–26 ml	Normalbefund
15–26 ml, Azoospermie	Verdacht auf Verschluß Ductus deferens
<15 ml	Schädigung des samenbildenden Epithels
5–12 ml, weich	Verdacht auf hypogonadotrope Stimulation
<3 ml, sehr fest	Verdacht auf Klinefelter-Syndrom

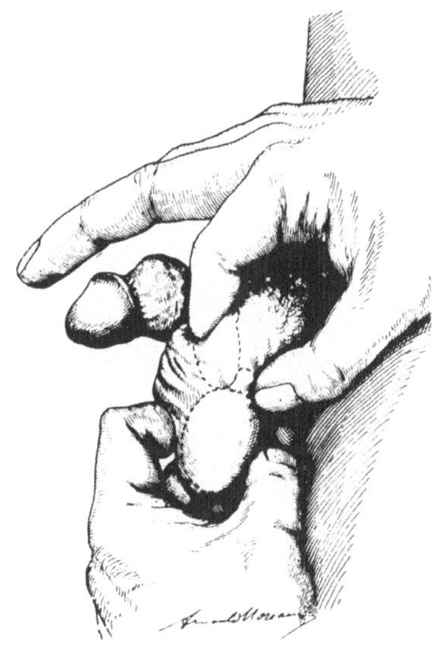

Abb. 2.5. Technik der Palpation des Nebenhodens. (Aus Leger und Nagel 1978)

Ductus deferens

Beide Ductus deferentia sollten als „kabelähnliche“ Strukturen tastbar sein. Bei Azoospermie trotz normaler Hodengröße muß auf das beidseitige Fehlen geachtet werden. Verdickungen, knotige Auftreibungen oder Druckschmerz können auf Entzündungen hinweisen.

Varikozele

Ergeben Inspektion und Palpation des Genitale am stehenden Patienten keine Hinweise auf eine Erweiterung des Plexus pampiniformis (Abb. 2.6), sollte ergänzend zum Ausschluß einer Varikozele eine Dopplersonographie und ggf. eine Thermographie durchgeführt werden (s. auch 4.3.11).

Tabelle 2.3. Beurteilung des Nebenhodens

Tastbefund Nebenhoden	Mögliche Ursache
Knoten, schmerzhaft	Verdacht auf akute oder chronisch entzündliche Prozesse; bei kaudaler Lokalisation und Zustand nach Vasektomie: v. a. Spermagranulom
Schwellung, schmerzhaft	Caput: Chlamydien? Cauda: Gonokokken? E. coli?
Verhärtungen	Verdacht auf Verschluß (z. B. nach gonorrhoischer Epididymitis)
Knoten: schmerzlos, prallelastisch, kugelig, Caputbereich	Verdacht auf Spermatozele
Schwellung, tumorös: diffus oder knotig, weich	Verdacht auf Tuberkulom (Ejakulat auf säurefeste stäbchenförmige Bakterien untersuchen)
Zystische Erweiterungen, weich	Verdacht auf distalen Verschluß

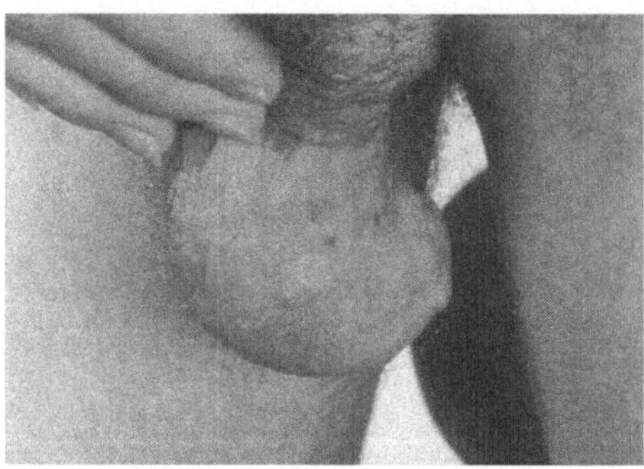

Abb. 2.6. Varikozele: sichtbare Erweiterung des Plexus pampiniformis ("Regenwürmer unter der Haut")

Die klinische Einteilung einer nachgewiesenen Varikozele unterscheidet:

- subklinische Varikozele: klinisch unauffällig, aber mittels Thermographie oder Doppleruntersuchung nachweisbar,
- Grad I: klinische/palpatorische Auffälligkeit bei Valsalva-Manöver,
- Grad II: tastbare, aber nicht sichtbare Varikozele,
- Grad III: sichtbare und leicht tastbare Varikozele.

Darüber hinaus sollte auch auf den Hodenbefund geachtet werden: tiefliegende oder aufliegende Hoden, in der Konsistenz verminderte Hoden oder relativ kleine Hoden deuten mit in dieser Reihenfolge zunehmender Wahrscheinlichkeit eine Schädigung an (Hofmann 1988).

Prostata

Die Untersuchung kann in Linksseitenlage oder Knie-Ellenbogen-Lage des Patienten durchgeführt werden. Hinweis auf eine Entzündung der Prostata ist ein brennender Schmerz entlang der Urethra während der Palpation (s. Tabelle 2.4).

Vesiculae seminales

Diese lassen sich normalerweise nicht ertasten und werden am besten mittels transrektaler Sonographie untersucht (Jarow 1993).

Tabelle 2.4. Beurteilung der Prostata

Tastbefund Prostata	Beurteilung
Glatte Oberfläche, Größe einer Roßkastanie, zentrale Einsenkung, Konsistenz entsprechend dem kontrahierten Daumenballen	Normal
Klein	Verdacht auf Hypogonadismus
Teigig-weich	Verdacht auf Prostatitis
Allgemeine Vergrößerung	Verdacht auf benigne Prostatahyperplasie
Höckrige Oberfläche und harte Konsistenz	Verdacht auf Karzinom

2.3.2 Apparative Untersuchung

Thermographie

Durch Auflegen thermosensibler Kontaktstreifen (Abb. 2.7) kann eine Überwärmung des Hodens erfaßt werden. Dabei muß der Patient vor Auflegen des Thermostreifens zunächst 2–5 min mit unbekleideter Genitalregion in einem Raum mit einer Umgebungstemperatur unter 22 °C stehen (Comhaire 1986). Alternativ kann das Skrotum mit einem Fön gekühlt werden. Der Kontaktstreifen wird dann von vorn auf das etwas nach vorn gehaltene Skrotum aufgelegt. Üblicherweise liegt die Skrotaltemperatur auf beiden Seiten unter 32,5 °C. Eine Seitendierenz von $\geqslant$ 1 °C weist ebenfalls auf eine Varikozele hin. Wird eine Überwärmung festgestellt, muß durch Inspektion eine Entzündung der Haut oder der Subkutis, die ebenfalls zur Temperaturerhöhung führt, ausgeschlossen werden. Ein Kontaktstreifen erlaubt etwa 100 Untersuchungen.

Sonographie

Durch Ultraschalluntersuchung lassen sich Hoden und Nebenhoden sowie mit transrektalen Schallköpfen auch Prostata und Bläschendrüsen untersuchen (Übersicht: Martin 1992). Die Hauptindikation stellt die Überprüfung eines auffälligen Palpationsbefundes der genannten Organe dar. Weiterhin dient die Methode zur Überwachung von Prostata und Bläschendrüsen bei kontinuierlicher Testosteronsubstitution.

Normale Hoden und Nebenhoden zeigen im Ultraschallbild ein homogenes Echo, die beiden Organe lassen sich gut voneinander abgrenzen. Die Gefäße stellen sich als echofreie Zonen dar.

Neben der Bestimmung der Hodengröße erlaubt die Ultraschalluntersuchung die Bestätigung einer durch Diaphanoskopie vermuteten Hydrozele (echoarme Struktur). Sie ist wesentlich zur Diagnostik von Hodentumoren, die sich als hyperechogene, hypoechogene oder gemischte Areale darstellen (Differentialdiagnose: Abszesse, Hämatome, intratestikuläre Zysten) (Staehler et al. 1987; Kleinschmidt et al. 1987; Hamm 1994).

Bei einer akuten Epididymitis zeigt sich ein vermindertes Binnenecho, der Nebenhoden erscheint aufgelockert, und die Hodenhüllen sind verdickt; oft findet man eine Begleithydrozele. Durch Fibrosierung entsteht ggf. später eine

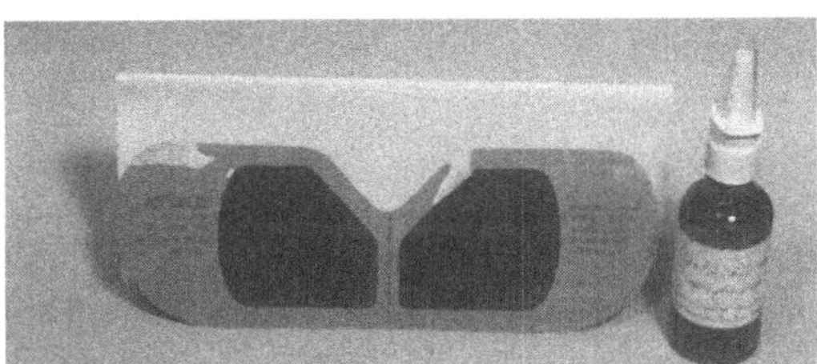

Abb. 2.7. Kontaktthermographiefolie

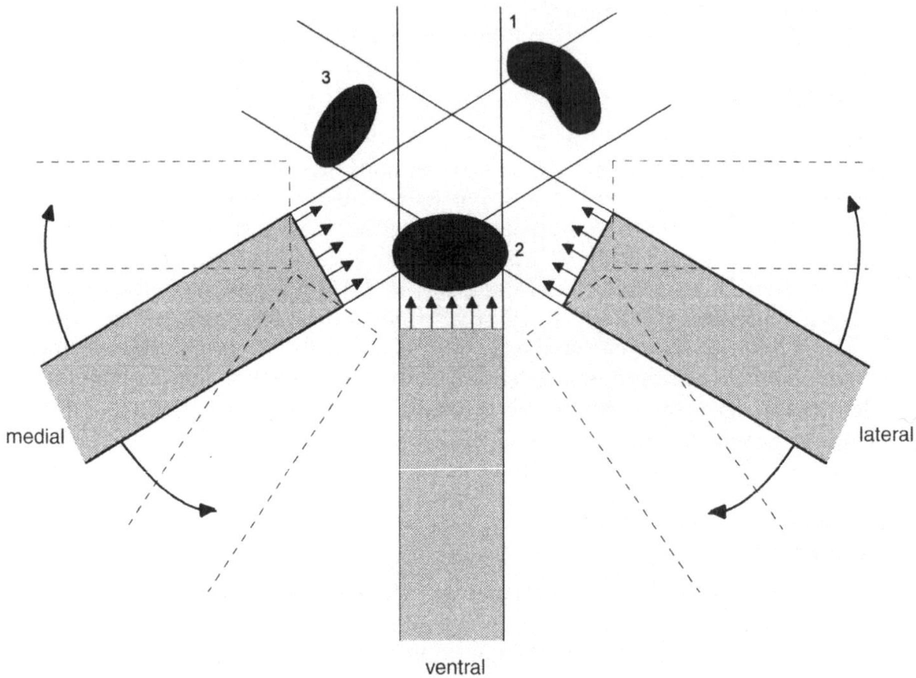

Abb. 2.8. Topographie des Funiculus spermaticus. *1* V. cremasterica, *2* V. spermatica interna, *3* V. ductus deferentis (Transversalschnitt). Die eingezeichneten *Linien* zeigen die Schallausbreitung bei den jeweiligen Sondenpositionen an. Während die ventrale Sondenposition die V. spermatica interna erfaßt, werden von lateral und medial neben Teilen der V. spermatica interna zusätzlich die seitlichen Gefäße erfaßt. Je weiter dorsal die Sonde plaziert wird, um so selektiver werden die seitlichen Gefäße erfaßt. (Aus Gall 1987)

echodichte Strukturierung des Nebenhodens. Eine Spermatozele ist durch ein echofreies Areal im Nebenhoden charakterisiert.

Im Bereich der Prostata und des Nebenhodens lassen sich Entzündungen und Verkalkungen (bei Verdacht auf chronische Prostatitis oder bei Hämatospermie), benigne Hyperplasien und Karzinome diagnostizieren (Jantos et al. 1987).

Indikationen zur Ultraschalluntersuchung der Bläschendrüsen sind: Hyposemie, verminderter Fruktosegehalt im Seminalplasma, ggf. Hämatospermie.

Dopplersonographie

Die Untersuchung der Venen des Plexus pampiniformis mittels Dopplersonographie ist schematisch in Abb. 2.8 dargestellt. Am stehenden Patienten wird bei ruhiger Atmung der Funiculus spermaticus mittels Daumen und Zeigefinger der linken Hand des Untersuchers dicht unter die Skrotalhaut geführt. Oberhalb dieses durch die Finger gebildeten Rings wird die Sonde (am besten eignen sich 8-Mhz-Sonden) hochskrotal in einem Winkel von 45° an den Funikulus gesetzt. Um verschiedene Gefäße erfassen zu können, braucht der Untersucher neben einer Sonde mit schmalem Strahlungsfeld große Erfahrung. Die Sonde wird hierzu sowohl von ventral (erfaßt die V. spermatica interna) als auch von latero-dorsal (erfaßt die V. ductus deferentis) und von medio-dorsal (erfaßt die V. cremasterica) aufgesetzt.

Beurteilung:

- kein Rückfluß = Normalbefund,
- kurzer retrograder Blutstrom = "Stop-Typ" einer Varikozele,
- langgezogenes Signal = "Shunt-Typ" einer Varikozele, meist bei ausgeprägten Befunden (Sigmund et al. 1987; Gall 1987; s. 4.3.11).

Das heißt, wird ein spontaner Reflux nachgewiesen, liegt eine Varikozele vom Shunt-Typ vor (im bidirektionalen Doppler je nach Sondenposition ortho- (V. cremasterica und V. ductus deferentis) oder retrograde (V. spermatica interna) Strömung. Ist der Reflux dagegen nur nach einem Valsalva-Manöver nachzuweisen, liegt eine Varikozele vom Druck- oder Stopp-Typ vor (der Blutstrom stoppt und fließt nicht ab; im bidirektionalen Doppler: fast nur retrograde Strömung) (Gall 1987).

3 Biologie der Fortpflanzung

Als Individuen haben die Organismen eine begrenzte Lebensdauer. Die Fortpflanzung sichert jedoch die kontinuierliche Existenz ihrer Art. Bei der Befruchtung im Rahmen der sexuellen Fortpflanzung vereinigen sich geschlechtlich unterschiedlich differenzierte, haploide Keimzellen (Gameten) zu einer diploiden Zygote, der Urzelle des neuen Individuums. Dabei wird die Erbsubstanz der zwei Elternindividuen zum Genotypus einer neuen Generation kombiniert.

3.1 Ontogenetische Geschlechtsentwicklung

Beim Menschen sind um den 20. Tag der Schwangerschaft erstmals Geschlechtszellen im hinterdarm- und allantoisnahen Bereich des Dottersacks erkennbar. Um den 25. Schwangerschaftstag beginnen diese „primordialen Geschlechtszellen" aktiv in Richtung auf die sich ausbildende Gonadenanlage des Embryos zu wandern, die sie etwa in der 5. Woche der Schwangerschaft erreichen.

> Die Zahl der erfolgreich in die Gonadenanlage gewanderten primären Keimzellen ist der erste bestimmende Faktor für die Fertilität des Individuums!

Die embryonale Gonadenanlage, die sich zu Beginn in Form zweier primärer Genitalstränge pro Seite darstellt, ist zunächst noch sexuell indifferent. Durch die genetisch determinierte Bildung von Sexualhormonen in der sich differenzierenden fetalen Gonade, welche etwa mit der 6./7. Woche der Embryonalentwicklung beginnt, wird dann die weitere Entwicklung der Keimdrüse sowie der sekundären Geschlechtsmerkmale in Richtung eines weiblichen oder männlichen Phänotypus gelenkt, d. h. die sexuelle Differenzierung der Gonade wird von der Konstellation der Geschlechtshormone des Individuums bestimmt. Nur wenn sich in dieser Phase ein funktionsfähiger Hoden ausbildet, kommt es durch seine testosteronbildende Aktivität im Verlauf der weiteren Entwicklung des Individuums zur Ausbildung männlicher Merkmale!

Bei beiden Geschlechtern vermehren sich die in die Gonaden eingewanderten primären Geschlechtszellen (2n) zunächst exponentiell in einer festgelegten Anzahl von mitotischen Teilungsschritten. Während dieser Zeit können störende Einflüsse (z. B. durch Zytostatika, Strahlung oder sonstige Noxen) zur direkten Schädigung dieser primären Geschlechtszellen führen. Die geschädigten Stammkeimzellen werden dann entweder eliminiert (Folge: verminderte Spermatogenese bis hin zum „Sertoli-cell-only-syndrome") oder mitsamt ihres Schadens vervielfältigt (Folge: Bildung zahlreicher fehlgebildeter, befruchtungsunfähiger Spermatozoen). Die weitere Reifung der Keimzellen (2n) in den folgenden Entwicklungsphasen des Embryos zu den letztendlich zur Fortpflanzung erforderlichen haploiden Gameten differiert je nach Geschlecht des Fötus.

Reifung der Gameten beim weiblichen Embryo

Die erste und einzige Proliferationsphase der primären Geschlechtszellen des weiblichen Individuums endet zwischen der 12. und 20. Woche der Embryonalentwicklung. Die dabei gebildeten, zunächst noch diploiden Pro-Oozyten (2n) durchlaufen anschließend die initialen Phasen der ersten meiotischen Reifeteilung (Leptotän, Zygotän, Pachytän, Diplotän), um dann in der abschließenden Ruhephase der ersten Prophase, dem Dictyotänstadium (4n-Stadium), bis zu ihrer endgültigen Reifung (= Vollendung der Meiose) im Rahmen des weiblichen Zyklusgeschehens im Erwachsenenalter zu verharren (Haseltine 1989; Wassarman 1988). In dieser Zeit, d. h. von der Embryonalentwicklung an bis zur endgültigen Heranreifung der Eizellen im Erwachsenenalter der Frau, sind die Keimzellen nicht nur natürlichen Alterungsprozessen unterworfen, sondern auch einer Vielzahl endogener und exogener schädigender Noxen ausgesetzt (und dies in einer Phase erhöhter Anfälligkeit, (inmitten der meiotischen Zellteilung). Um den 140. Tag der Embryonalentwicklung erscheinen die ersten Primordialfollikel. Im weiblichen Organismus werden die Keimzellen also bereits im Verlauf der frühen Embryonalentwicklung in ihrer endgültigen Zahl angelegt.

Reifung der Gameten beim männlichen Embryo

Während sich die primären Keimzellen (2n) in definierten Gewebesträngen der sich entwickelnden Gonade konzentrieren, differenzieren sich die Leydig-Zellen in dem zwischen diesen Keimsträngen liegenden, proliferierenden Blastem. Über die erste, pränatale Proliferationsphase (= mitotische Teilungen) der primären männlichen Geschlechtszellen ist wenig bekannt. Vermutlich wird die Keimzellvermehrung wie im weiblichen Organismus zwischen der 12. und der 20. Woche der Embryonalentwicklung eingestellt. Für den Rest der Embryonalentwicklung steht dann die Proliferation der somatischen Anteile des Hodens, v. a. der Sertoli- und Leydig-Zellen, im Vordergrund. Die Zahl der Leydig-Zellen nimmt ab der 8. Woche der Embryonalentwicklung rapide zu, erreicht zwischen der 12. und 22. Woche ihr Maximum, um dann auf einen etwas niedrigeren Wert abzufallen. Über ihre androgenbildende Aktivität steuern sie die Differenzierung des männlichen Genitale. Ab etwa der 8. Woche der Schwangerschaft werden dann die sekundären Geschlechtsorgane und Gänge des Embryos ausgebildet, ein Prozeß, der v. a. in der Anfangsphase störanfällig ist.

Während der ersten 2–3 Monate nach der Geburt tritt dann ein zweiter mitotischer Proliferationsschub der primären Geschlechtszellen (2n) beim männlichen Säugling auf. Zur gleichen Zeit beobachtet man auch den zweiten Gipfel der hormonellen Aktivität der Leydig-Zellen (dieser wird für die männliche Prägung der Persönlichkeit verantwortlich gemacht). Nach dem 6. Lebensmonat bis zu Beginn der Pubertät erlöschen dann sowohl die mitotische Aktivität der primären Geschlechtszellen als auch die hormonproduzierende Aktivität der Leydig-Zellen. Auch die Proliferation der künftigen Sertoli-Zellen endet. Spätere Verluste an Sertoli-Zellen können demnach nicht mehr kompensiert werden. Im Pubertätsalter des männlichen Individuums nehmen die Stammzellen der Gameten ihre mitotische Aktivität wieder auf. Gleichzeitig tritt nun ein Großteil der primären Keimzellen in die Meiose ein, in deren Verlauf pro Stammzelle 4 gleichwertige haploide Spermatozoen (n!) gebildet werden. Für eine detaillierte Übersicht über die Embryologie der Gonaden s. Byskov und Høyer (1988).

Geschlechtsunterschiede in der Keimzellreifung – Zusammenfassung

Während die Keimzellen im weiblichen Organismus im Verlauf der Embryonalentwicklung in einer endgültigen, nicht mehr zu verändernden Zahl angelegt werden, nehmen die primären Keimzellen des männlichen Individuums im Pubertätsalter ihre mitotische Aktivität wieder auf. Letztere sind also nicht von Anfang an in einer endgültigen Zahl angelegt. Darüber hinaus ist der Zeitpunkt, zu dem die primären Keimzellen in die Meiose eintreten, bei den Geschlechtern unterschiedlich: im Gegensatz zu der Situation beim weiblichen Organismus, wo die Meiose der Oozyten bereits während der frühen Embryonalentwicklung initiiert wird und die Oogonien bis ins fortpflanzungsfähige Alter hinein in der Meiose verharren, treten die primären Keimzellen des männlichen Individuums erst im Pubertätsalter in die meiotischen Reifeteilungen ein. Während bei letzteren dann aus jeder primären Keimzelle vier gleichwertige haploide Spermatozoen gebildet werden, resultiert aus der Meiose einer weiblichen primären Geschlechtszelle nur eine einzelne haploide Oozyte. Die anderen Abkömmlinge der weiblichen Stammzelle gehen als sog. Polkörperchen verloren.

3.1.1 Geschlechtsunterschiede

Frau

Das weibliche Individuum weist eine begrenzte, im Verlauf der ersten 20 Wochen der Embryonalentwicklung angelegte Zahl von Eianlagen (deren maximale Zahl wird im 4.–5. Monat der Embryonalentwicklung erreicht) auf.

Die endgültige Heranreifung einzelner Eianlagen erfolgt dann im Rahmen des zyklischen Geschehens (Menstruationszyklus).

Die weiblichen Geschlechtszellen sind ab der frühen Phase der Schwangerschaft fertig, vollendet ⇒ ihre Zahl ist begrenzt!

Voraussetzung für eine Befruchtung ist das Zusammenkommen befruchtungsfähiger Samen- und Eizellen. Letztere reifen periodisch im Rahmen des weiblichen Menstruationszyklus heran (Übertritt von der meiotischen Prophase in die Reifeteilungen, Eisprung = Ovulation, anschließend Aufnahme der Eizelle vom Fimbrientrichter des Eileiters, Wanderung bis zur Ampulle, dem Ort der Befruchtung, zuvor 2. Reifeteilung und Ausstoßung des Polkörperchens). Unter dem Wechselspiel verschiedener Faktoren (FSH, LH, Östrogene etc.) kommt es dabei zunächst zur Heranreifung eines Follikels. Dieser Prozeß endet etwa 1–2 Tage vor dem Anstieg der Basaltemperatur und ca. 30 h nach dem sprunghaften Anstieg des Serum-LH-Spiegels (sog. ovulatorischer LH-Gipfel; s. 3.1) mit dem sog. Eisprung, der Freisetzung der Eizelle. Die anschließenden Veränderungen der Follikelwandung führen letztendlich zur Bildung des Gelbkörpers, eines Progesteron bildenden Organs, welches die Atresie einleitet.

Die durch den Eisprung aus dem Follikel freigesetzte Oozyte ist nur wenige Stunden befruchtungsfähig. Nur wenn innerhalb dieser Zeit die männlichen Keimzellen die Eizelle erreichen, ihre Schutzhüllen durchdringen und an die Zellmembran binden, ist eine erfolgreiche Befruchtung möglich. Ist eine Konzeption erwünscht, sollten sich idealerweise zum Zeitpunkt des Eisprunges bereits Spermatozoen in den Tuben des weiblichen Genitaltraktes befinden. Der günstigste Zeitpunkt für eine erfolgreiche Befruchtung ist somit an den beiden Tagen vor Erhöhung der Basaltemperatur. Aufgrund der längeren Lebensdauer der männlichen Keimzellen (im weiblichen Genitaltrakt 1–2 Tage) sind daher Kohabitationen ein oder zwei Tage vor dem erwarteten Eisprung (und damit 2–3 Tage vor dem erwarteten Anstieg der Basaltemperatur, einen regelmäßigen Zyklus der Frau vorausgesetzt) zu empfehlen (Vogt 1990).

Der Zusammenhang zwischen der Eizellreifung, dem Auf-/Abbau der Gebärmutterschleimhaut und den zyklischen Schwankungen der Serumspiegel an LH und FSH und der basalen Körpertemperatur der Frau ist in Abb. 3.1 dargestellt.

Mann

Im Gegensatz zu der weiblichen Keimdrüse hat die männliche Gonade (Hoden) eine Doppelfunktion; sie ist:

1. Produktionsort von Androgenen (die zur Ausbildung und Aufrechterhaltung der physischen und psychischen Charakteristika des Mannes notwendig sind): *endokrine Funktion*
2. Ort der Bildung der männlichen Keimzellen zur Fortpflanzung, wobei

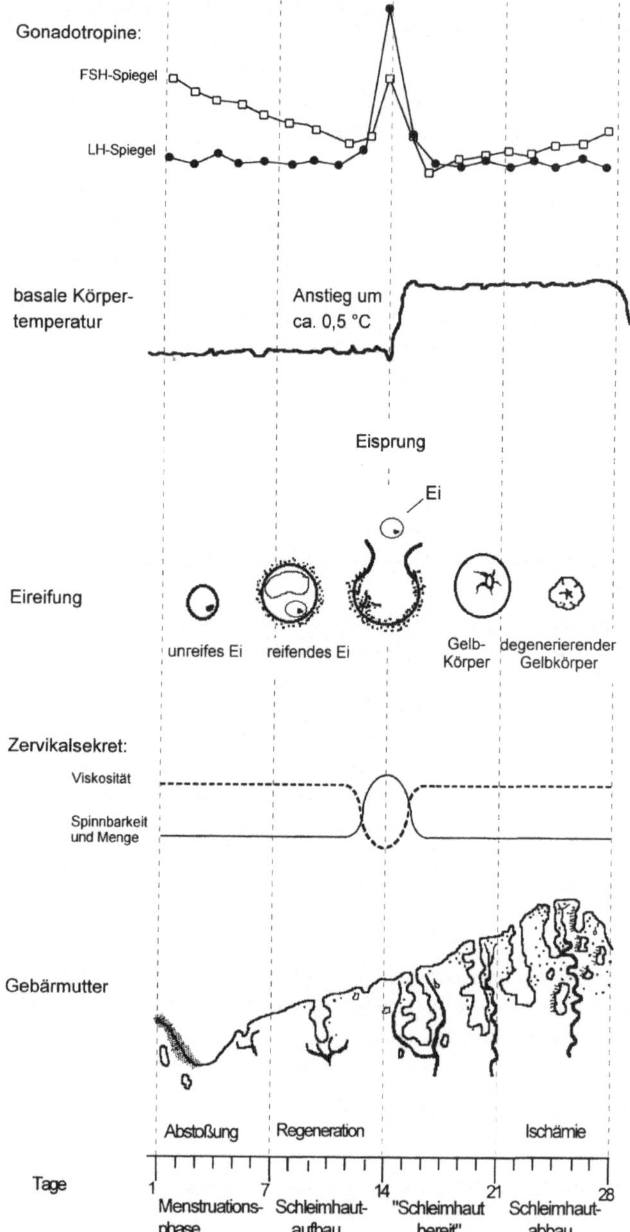

Abb. 3.1. Schematische Darstellung des zeitlichen Zusammenhangs zwischen der Eizellreifung, den Schwankungen der basalen Körpertemperatur, den Serumspiegeln an LH und FSH, dem Auf- und Abbau der Uterusschleimhaut im Rahmen des Menstruationszyklus und den zyklischen Veränderungen der Eigenschaften des Zervikalsekretes

- eine große Zahl an Geschlechtszellen hergestellt werden muß, um die Wahrscheinlichkeit einer Befruchtung zu realisieren und

- die männliche Geschlechtszelle zu einer höchst spezialisierten Zelle mit einer Eigenmotilität umgewandelt, sozusagen „somatisiert", werden muß: *exokrine Funktion.*

Diese Anforderungen an die männliche Gonade bedingen Zeiten der Umstellung des Hodens, wobei während dieser Phasen eine erhöhte Störanfälligkeit gegeben ist. Zu diesen Phasen zählen:

- die embryonale, fetale Entwicklungsperiode während der Schwangerschaft,
- die perinatale Umstellungsphase (postnatal bis zum 1. Lebensjahr) und
- die Pubertät.

Bei Vorliegen einer testikulären Insuffizienz wird aufgrund des funktionellen Dualismus des Hodens unterschieden, welche Funktion der Gonade die Leistungsschwäche betrifft:

Infertilität bezeichnet eine ungewollte Kinderlosigkeit eines Paares trotz ungeschütztem, regelmäßigem Geschlechtsverkehr über ein Jahr. Ursache kann eine rein exokrine oder eine exo- und endokrine Funktionsstörung des Hodens sein.

Hypogonadismus bezeichnet dagegen die rein endokrine Insuffizienz der Testes, die stets mit einer Infertilität verbunden ist.

Nach dem Real-Lexikon der Medizin bezeichnet der Begriff „Hypogonadismus", wie oben angegeben, nur die endokrine Insuffizienz der Gonade. Da die endokrine Unterfunktion stets mit einer Einschränkung der exokrinen Funktion der Keimdrüse einhergeht, wird der Ausdruck „Hypogonadismus" in der Literatur teils auch zur Beschreibung einer eingeschränkten Samenqualität verwendet. Hierbei wird nicht differenziert, ob es sich um eine endo- (und exo-)krine oder um eine rein exokrine Unterfunktion der Gonaden handelt. Es wird dabei ignoriert, daß nicht jede exokrine Funktionsstörung gemeinsam mit einer endokrinen auftritt. Der Leser sollte sich beim Studium von Originalarbeiten dieser Problematik bewußt sein. In dem hier vorliegenden Werk wurde versucht, den Begriff „Hypogonadismus" ausschließlich gemäß der strengen, oben angegebenen Definition zu verwenden.

3.2 Makroskopische Anatomie des männlichen Genitale

Für klinische Belange ist es von Bedeutung, ob die Organe einer direkten Untersuchung zugänglich sind, oder ob die Befunderhebung eines sonographischen oder gar endoskopischen Aufwandes bedarf. In Anlehnung an den Weg der Spermatozoen kommt man zu folgender Einteilung der männlichen Genitalorgane (Abb. 3.2):

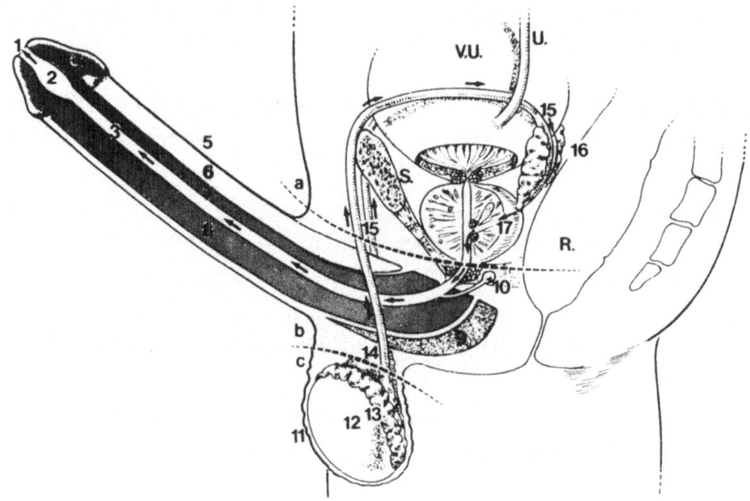

Abb. 3.2. Das männliche Genitale; schematische Übersicht. (Aus Heite und Wokalek 1980).

a	Pars pelvina	*11*	Skrotum
b	Pars penis	*12*	Testis, Hoden
c	Pars scrotalis	*13*	Epididymis, Nebenhoden
1	Ostium urethrae externum, Harnröhrenöffnung	*14*	Ductus deferens sinister, Samenstrang links
		15	Ductus deferens dexter, Samenstrang rechts
2	Fossa navicularis	*16*	Vesiculae seminales, Bläschendrüsen
3	Urethra pars penis, Harnsamenröhre	*17*	Prostata
4	Glans penis	*V.U.*	Vesica urinaria, Harnblase
5	Penisschaft	*U.*	Ureter, Harnleiter
6	Corpus cavernosum penis	*S.*	Os pubis, Symphyse
7,8	Corpus spongiosum penis	*R.*	Rektum
9	Musculus bulbocavernosus	→	Weg der Spermatozoen bei der Ejakulation
10	Glandula bulbourethralis, Cowpersche Drüse		

Pars scrotalis

- Skrotum (Hodenhülle),
- Testis (Hoden),
- Epididymis (Nebenhoden),
- Funiculus spermaticus (Samenstrang),

Pars pelvina

- Ductus deferens (Samenleiter),
- Vesiculae seminales (Bläschendrüsen),
- Prostata (Vorsteherdrüse),
- Urethra posterior (hintere Harnröhre),

Pars penis

- Urethra anterior (vordere Harnröhre),
- Schwellkörper mit Tunica albuginea,
- Glans und Praeputium.

Demnach ist lediglich zur Untersuchung der Pars pelvina ein besonderer diagnostischer Aufwand erforderlich, Pars scrotalis und Pars penis dagegen sind einer direkten Untersuchung zugänglich.

3.2.1 Pars scrotalis

Hoden und Nebenhoden liegen in einem sackförmigen Gebilde, dem Skrotum, welches aus funktionell verschiedenen Schichten besteht (s. Abb. 3.3). Alle Gefäße vom Körperstamm zu Hoden, Nebenhoden und Skrotum verlaufen gemeinsam mit dem Samenleiter im sog. Funiculus spermaticus, der vom inneren Leistenring bis zum hinteren Hodenpol reicht. Von besonderer Bedeutung ist, daß die Venen im Bereich des Samenstranges ein weitmaschiges Geflecht bilden, den Plexus pampiniformis. Ist dieser krampfaderähnlich erweitert, wird er als Varikozele bezeichnet. Eine Varikozele kann zur Beeinträchtigung der Hoden- und Nebenhodenfunktionen führen (s. 4.3.11)!

Skrotum

Hoden und Nebenhoden sind von einer gemeinsamen, mehrschichtigen Hodenhülle, dem Skrotum, umgeben (s. Abb. 3.3). Bei einer Hodenbiopsie durchschneidet man von außen nach innen der Reihe nach folgende Schichten:

- die Skrotalhaut mit ihrem fast vollständigen Mangel an subkutanem Fett (reich an Pigment, mäßig behaart),
- die Tunica dartos (Fleischhaut), eine Hülle aus fettfreiem, lockerem Bindegewebe, in die eine Schicht glatter Muskelfasern eingelagert ist,
- die Fascia spermatica externa, eine feste Bindegewebshaut mit dem Musculus cremaster und

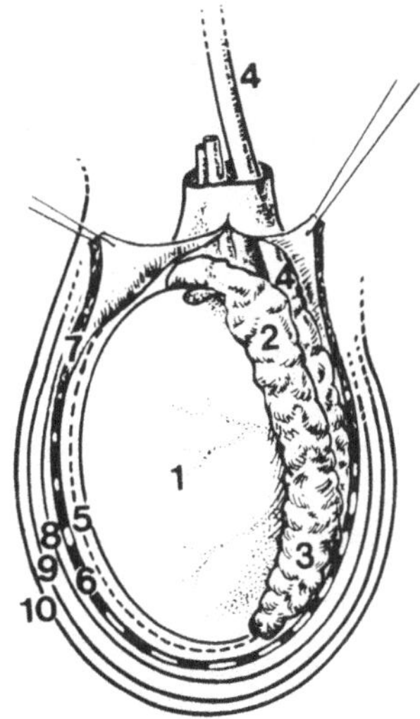

Abb. 3.3. Halbschematische Darstellung des Nebenhodens, des Hodens und seiner Hüllen. (Aus Heite und Wokalek 1980)

1 Testis, Hoden: Blick auf die den Hoden vollständig umgebende Tunica albuginea
2 Caput epididymis, Nebenhodenkopf
3 Cauda epididymis, Nebenhodenschwanz
4 Ductus deferens, Samenleiter
5 Fascia spermatica interna
6 Fascia cremasterica
7 Musculus cremaster
8 Fascia spermatica externa
9 Tunica dartos, Fleischhaut
10 Cutis et tela subcutanea, Haut und Unterhaut

- die zweischichtige Peritonealkapsel (= Fascia spermatica interna) mit der Lamina parietalis und der Lamina visceralis, zwischen denen sich eine mit wenig seröser Flüssigkeit angefüllte Spalthöhle befindet (Cavum serosum testis; Bedeutung bei der Hydrozele!).

Testis

Bei den Hoden handelt es sich um 2 längliche, ellipsoide Körper, die mit dem oberen Pol leicht nach vorn geneigt im Hodensack pendelnd aufgehängt sind. Die straffe, den Hoden umgebende bindegewebige Kapsel, die Tunica albuginea, sorgt dafür, daß der Hoden unter erhöhtem Druck steht. Ihr liegt außen das Epiorchium auf, welches auch große Teile des Nebenhodens umfaßt. Die Matrix des Hodens ist von zarten, radiär auf das Rete testis zulaufenden Septen unterteilt, zwischen denen in lockeres Bindegewebe eingebettet die zahlreichen Samenkanälchen (Tubuli seminiferi, Orte der Keimzellbildung) und die Leydig-Zwischenzellen liegen (Abb. 3.4). Die 30–80 cm langen Samenkanälchen (Durchmesser 180–280 μm) bilden Schlaufen, deren beide Enden Anschluß an das Rete testis (s. unten) finden. Selten sind blinde Enden zu beobachten. Die Gesamtlänge aller Tubuli seminiferi eines Hodens beträgt etwa 300–350 m. Dorsal ist der Hoden über das Mesorchium mit den Gefäßen und Nerven des Samenstranges verbunden. Das *Gewicht* (incl. Nebenhoden) beträgt 20–30 g; das *Volumen* 12–30 ml (im Mittel 18 ml); der linke Hoden ist in der Regel etwa 1 ml kleiner als der rechte. Exokrine Hodenfunktion: Spermatogenese; endokrine Hodenfunktion: Androgenbildung.

Rete testis (Hodennetz)

Dieses im dorsokranialen Abschnitt des Hodens gelegene Netzwerk von Spalträumen, die zusammen mit Blut- und Lymphgefäßen in den Bindegewebskörper eingebettet sind, bildet die Verbindung zwischen den Tubuli seminiferi des Hodens und den Ductuli efferentes des Nebenhodens (Roosen-Runge und Holstein 1978). Die von Epithel ausgekleideten Spalträume sind

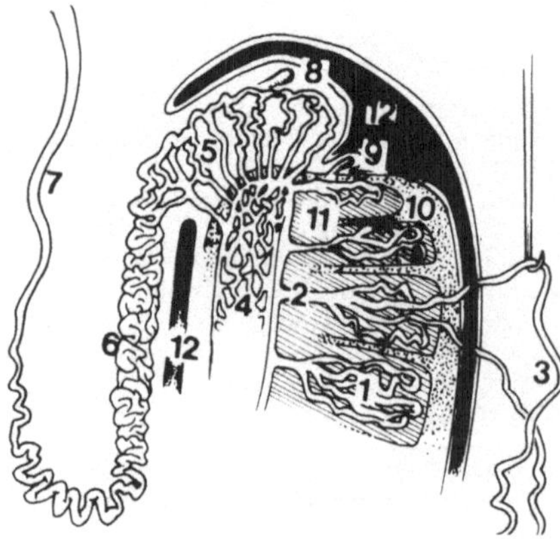

Abb. 3.4. Halbschematische Darstellung des Aufbaus von Hoden und Nebenhoden; Ausschnitt. (Aus Heite und Wokalek 1980)
1 Tubulus seminiferus contortus
2 Tubulus seminiferus rectus
3 Tubulus seminiferus (zur Demonstration der Länge mit einem Haken ausgezogen)
4 Rete testis
5 Ductuli efferentes testis
6 Epididymis (Nebenhoden)
7 Ductus deferens (Samenleiter)
8 Appendix epididymis
9 Appendix testis (Morgagni'-Hydatide)
10 Septum testis
11 Lobulus testis
12 Cavum tunicae vaginalis testis

teils von epithelial ummantelten Bindegewebssträngen (= Chordae retis testis) durchzogen. Durch die Resorptions- und Sekretionsaktivität des sich über die große innere Oberfläche des Hodennetzes ausbreitenden Epithels wird die Zusammensetzung der die Samenzellen umgebenden Flüssigkeit im Verlauf der Passage des Rete testis stark verändert. Liegengebliebene Spermatozoen werden hier phagozytiert.

Epididymis

Der Nebenhoden liegt dem Margo posterior des Hodens eng an und umgreift dessen apikalen und kaudalen Pol. Es handelt sich um einen länglichen keulenförmigen Körper, der sich in Caput (Kopf), Corpus (Körper) und Cauda (Schwanz) gliedert (Abb. 3.4). Er ist von einer dünnen Bindegewebshülle überzogen und über diese am Hoden fixiert. Die Verbindung zwischen Hoden und Nebenhoden bilden die Ductuli efferentes testis (durchschnittliche Länge 10–12 cm), die im Rete testis entspringen und im Nebenhodenkopf die kegelförmigen Lobuli epididymidis bilden. Sie sind von einem mehrschichtigen Epithel aus Bindegewebe, Myofibroblasten, Basalzellen, sekretorischen Zellen sowie Flimmerzellen (Funktion beim Spermatozoentransport) ausgekleidet. Durch Resorptions- und Sekretionstätigkeit der Epithelzellen wird die Zusammensetzung der die Spermatozoen umgebenden Flüssigkeit im Verlauf der Nebenhodenpassage verändert. Im distalen Abschnitt des Nebenhodenkopfes vereinigen sich die Ductuli efferentes zum Ductus epididymidis (Nebenhodengang, Gesamtlänge ca. 6 m), der Corpus und Cauda des Nebenhodens bildet. Es handelt sich hierbei um einen einzigen, von einem zweireihigen Epithel ausgekleideten durchgehenden Gang mit muskulöser Wand. Seine Unterbrechung führt unweigerlich zur Azoospermie! In distaler Richtung ändert sich die Struktur des Ductus epididymidis: der Anteil der Muskelzellen in der Wand nimmt zu, die Höhe des Epithels ab, das Lumen des Ganges wird weiter. Aus der Cauda geht der Ductus epididymidis in den Ductus deferens (Samenleiter) über. Die Funktion des Nebenhodens ist *von* dessen *Androgenversorgung* abhängig (Orgebin-Crist und Jahad 1978).

Nebenhodenfunktionen:

- Speicherung und Transport der Spermatozoen [die mittlere Aufenthaltszeit im Nebenhoden beträgt ca. 1 Woche (2–12 Tage). Nach Entleerung der epididymalen Speicher nimmt die Spermatozoenkonzentration im Nebenhoden zunächst über eine Dauer von 10 Tagen stetig zu, die Samenzellmotilität bleibt dabei über mindestens 14 Tage erhalten; Cooper 1996].
- Resorption der testikulären Primärflüssigkeit (v. a. im proximalen Nebenhodenabschnitt).
- Sezernierung der Nebenhodenflüssigkeit; dadurch bedingt:
  - Ausreifung der Spermatozoen (Erlangung der Fähigkeit zur Akrosomreaktion, weitere Kondensation des Zellkörpers durch den höheren osmotischen Druck des epididymalen Milieus),
  - Bildung von Sekreten, die die Spermatozoen im Bereich des Nebenhodens immotil halten und ihre vorzeitige Kapazitation verhindern (nicht

zuletzt wird dies auch durch die hohe Viskosität der Nebenhodenflüssigkeit selbst erreicht).

Neben den Funktionen des Spermatozoentransportes und der Samenzellspeicherung ist der Nebenhoden demnach ein Organ der *Spermatozoenreifung*. Mit seiner Passage gehen Änderungen der Eigenschaften der Spermatozoenmembranen einher (Übersicht: Bedford 1975; Cooper 1991). In erster Linie kommt es hierbei zu einer starken Verminderung des Gehaltes der Membranen an Phospholipiden, Proteinen und Cholesterin, welche durch (aus dem Nebenhodenepithel sezernierte) Carnitinmoleküle und Steroide ersetzt werden; der Anteil mehrfach ungesättigter Fettsäuren nimmt deutlich zu (Jones 1989). Die hiermit einhergehenden Veränderungen der Eigenschaften der Spermatozoenmembran (Permeabilitätserhöhung, Resistenzabnahme etc.) stehen im Dienste einer Vorbereitung der Spermatozoenmotilität.

Im Bereich des Nebenhodens sind die Spermatozoen noch unbeweglich!

Gefäßversorgung der Testes

Der Verlauf der die Testes versorgenden Nerven- und Blutbahnen ergibt sich aus den Lageveränderungen des Organs während des Descensus testis.

Die der Aorta abdominalis entspringende A. testicularis (früher A. spermatica interna) verläuft im Samenstrang zum Hoden, wo sie nach Abgabe eines mit der A. ductus deferentis anastomosierenden Astes für den Nebenhoden in die Tunica albuginea eintritt und sich in einen medialen und einen lateralen Ast teilt. Zahlreiche Aufzweigungen dieser Äste (sog. Rami recurrentes) verlaufen in den Septula testis, biegen vor Erreichen des Mediastinum testis wieder um und gehen in die Venen der Tunica albuginea bzw. die Venen des Mediastinums über. Im Hilusbereich vereinen sich die beiden Venensysteme und gehen in den Plexus pampiniformis über, der in die V. cava inferior (rechte Körperseite) bzw. die V. renalis sinistra (linke Körperhälfte → Bedeutung bei der Varikozele!) mündet.

Funiculus spermaticus (Samenstrang)

Die den Pars scrotalis versorgenden Nervenfasern, Lymph- und Blutgefäße bilden gemeinsam mit dem Ductus deferens den von Ausläufern oben genannter Hodenhüllen umgebenen Samenstrang.

3.2.2 Pars pelvina

Vesiculae seminales (Bläschendrüsen)

Füllvolumen des Organs: ca. 4,5 ml.

Organ, dessen Schleimhaut teils auf ekkrine, teils auf apokrine Weise ein gelatinöses, fruktosehaltiges, schwach alkalisches Sekret produziert, welches die Hauptmenge (50–75 %) der Samenflüssigkeit bildet (Abb. 3.5). Die Höhe

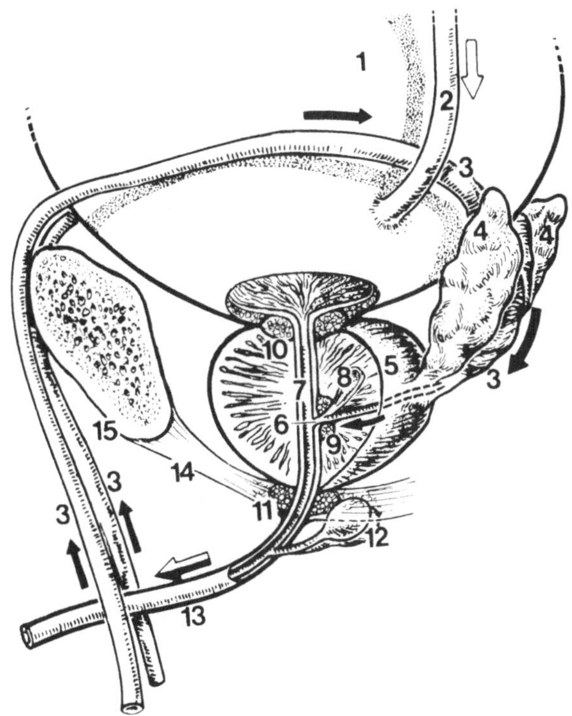

Abb. 3.5. Männliches Genitale, Pars pelvina; schematische Schnittzeichnung. (Aus Heite und Wokalek 1980)

1 Vesica urinaria, Harnblase
2 Ureter, Harnleiter
3 Ductus deferens, Samenleiter
4 Vesiculae seminales, Bläschendrüsen
5 Prostata, Vorsteherdrüse
6 Colliculus seminalis, Samenhügel
7 Urethra pars prostatica
8 Utriculus prostaticus
9 hypothet. Schließmuskel, wegen fehlenden morpholog. Substrats in der Literatur nicht durchgehend beschrieben
10 Musculus sphincter vesicae
11 Musculus sphincter urethrae
12 Glandulae bulbourethrales, Cowpersche Drüsen
13 Pars penis, Harnsamenröhre
14 Diaphragma urogenitalis, Beckenboden
15 Os pubis, Symphyse

des drüsigen Epithels und damit die Sekretionsleistung des Organs ist *von* dessen *Androgenversorgung* abhängig! (Übersicht: Cavazos 1977).

Prostata (Vorsteherdrüse)

Die Prostata ist ein dorsoventral abgeplattetes, unpaariges Organ, das proximal mit dem Boden der Harnblase verwachsen ist (Abb. 3.5). Sie besteht aus einem bindegewebigen Gerüst mit radiär vom periurethralen Muskelmantel bis in die derbe Kapsel reichenden Strängen glatter Muskulatur. In dies fibromuskuläre Stroma sind 30–50 tubuloalveoläre Drüsen eingelagert, die seitlich des Colliculus seminalis in die Harnröhre münden und mit der ersten Fraktion des Ejakulates ein saures, zitratreiches Sekret abgeben. Das Prostatasekret macht etwa 15–30 % des Ejakulatvolumens aus und dient dem Schutz der Urethraoberfläche sowie – aufgrund des Gehaltes an Proteasen – der Verflüssigung des koagulierten Samens (Übersicht: Cavazos 1977).

Cowper-Drüsen

Das paarig angelegte, etwa erbsengroße Organ ist dem Diaphragma urogenitalis (Abb. 3.5) von dorsal auf- bzw. teils eingelagert. Es besteht aus tubulösen bis tubuloazinösen Abschnitten und einem dünnen ca. 5 cm langen Ausführgang, der in die Ampulla urethrae der Pars spongiosa der Urethra mündet. Bei sexueller Stimulation geben die Cowper-Drüsen ein klares Sekret ab, das die Urethra mit einem dünnen Film überzieht (Schutzfunktion). Die darin enthaltenen Glykoproteide verhindern eine vorzeitige Koagulation des Samens.

Urethra posterior (hintere Harnröhre)

Von einem feinzelligen Übergangsepithel ausgekleideter Abschnitt der Harnröhre zwischen dem Ostium urethrae internum im Boden der Harnblase und dem Musculus sphincter urethrae. Er ist von großer klinischer Bedeutung, da in ihn Samen- und Harnwege münden und in seinem Bereich drei wichtige Schließmuskeln liegen, die den koordinierten Ablauf des Miktions- bzw. Ejakulationsvorganges regeln.

Ductus deferens (Samenleiter)

Paarig angelegt; 25–35 cm lang, Durchmesser 3 mm.

Er ist von einem 2reihigen Epithel ausgekleidet, welches Flüssigkeiten resorbiert und Spermatozoen phagozytieren kann. Seine muskulöse Wand, die durch Kontraktion (Peristaltik) die Spermatozoen transportiert, wird durch eine große Zahl adrenerger Nerven innerviert.

Verlauf: Topographisch unterscheidet man den im Samenstrang verlaufenden Pars funiculi spermatici und den durch den Leistenkanal ziehenden Pars inguinalis. Bevor der Samenleiter von dorsal an die Prostata herantritt, mündet seitlich in ihn die Bläschendrüse. Dieser letzte Abschnitt des Samenleiters wird als Ductus ejaculatorius bezeichnet, der auf dem Samenhügel (Colliculus seminalis) in die Harnröhre mündet.

> Sowohl das Epithel als auch die Wandmuskulatur des Ductus deferens sind *Zielgewebe* der Androgene: ein Androgenmangel kann daher zu Kontraktionsstörungen führen!

3.2.3 Pars penis

Urethra anterior (vordere Harnröhre)

Sie ist der längste Teil der männlichen Harnröhre. An der Grenze zwischen Bulbus penis und dem eigentlichen Corpus penis tritt sie unter einem Winkel von 30° in das Corpus spongiosum des Schwellkörpers ein, an dessen vorderem Ende sie nach vorheriger Aufweitung (Fossa navicularis) mit dem schlitzförmigen Ostium urethrae externum auf der Eichel mündet. Sie ist von einem mehrschichtigen Zylinderepithel ausgekleidet (Abb. 3.6).

Schwellkörper

Er besteht aus zwei funktionellen Einheiten:

- *Corpora cavernosa*
  - Paarig angelegt.
  - Während die beiden Corpora cavernosa im proximalen Abschnitt des Corpus penis durch ein Bindegewebsseptum (Septum pectiniforme) voneinander getrennt sind, sind sie im distalen Abschnitt miteinander verwachsen.
  - Beide Corpora sind von einer gemeinsamen kollagenartigen Kapsel umgeben, der Tunica albuginea, die der bei sexueller Erregung stattfindenden Blutfüllung des ansonsten kavernösen, schwammartigen Gewebes den für die Erektion notwendigen Widerstand bietet.

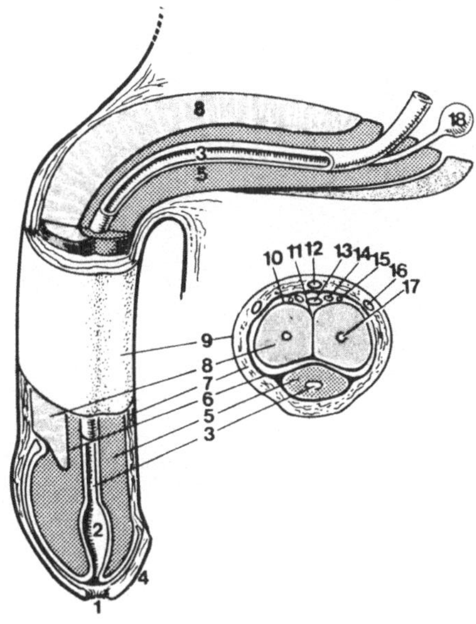

Abb. 3.6. Das männliche Genitale, Pars penis; schematische Schnittzeichnung. (Aus Heite und Wokalek 1980)

1 Ostium urethrae externum, äußere Harnröhrenöffnung
2 Fossa navicularis
3 Urethra, Pars pelvina
4 Praeputium
5 Corpus spongiosum
6 Fascia penis profunda
7 Tela subcutanea
8 Corpus cavernosum
9 Penishaut
10 Tunica albuginea corporum spongiosum
11 Septum penis
12 Vena dorsalis penis superfacialis
13 Vena dorsalis penis profunda
14 Arteria dorsalis penis
15 Nervus dorsalis penis
16 V. dors. penis superfac. lateralis
17 Arteria profunda penis
18 Glandula bulbourethralis, Cowpersche Drüse

- Schwellgewebe: unregelmäßige, sich nach allen Raumrichtungen verzweigende, von Endothel ausgekleidete venöse Bluträume; zentral im Corpus cavernosum sind die Räume (= Vv. cavernosae) weiter als in der Peripherie (= Rete venosum). Die Bindegewebsbalken zwischen den kavernösen Sinus enthalten glatte Muskulatur, die Aufzweigungen der A. profunda penis und markarme Nervenfasern. Funktion: Gliedsteife herstellen und aufrechterhalten.
- *Corpus spongiosum*
  - Nicht paarig.
  - Von weniger kräftiger Tunica albuginea umgeben.
  - Wenig verzweigte, vorzugsweise in Längsrichtung orientierte, mit Endothel ausgekleidete Bluträume. Funktion: Die in ihm verlaufende Harnsamenröhre trotz erigiertem Zustand des Penis weit und durchgängig halten.

Das Corpus spongiosum und die Corpora cavernosa sind gemeinsam von einer kräftigen Gewebeschicht, der Fascia penis profunda umgeben, welche ihrerseits von der zarten Fascia penis superficialis umschlossen wird. Beide Fascien wirken bei der Erektion als Verschiebeflächen zwischen Haut und Schwellkörper.

Gefäßversorgung der Pars penis

Arterielle Versorgung

Die Pars penis wird aus der A. pudenda interna, die aus der A. iliaca interna entspringt, versorgt. Nach Abgang der A. perinealis wird diese zur A. penis, die das Diaphragma urogenitale durchzieht und sich dann in folgende Äste aufspaltet (Abb. 3.7 und 3.8):

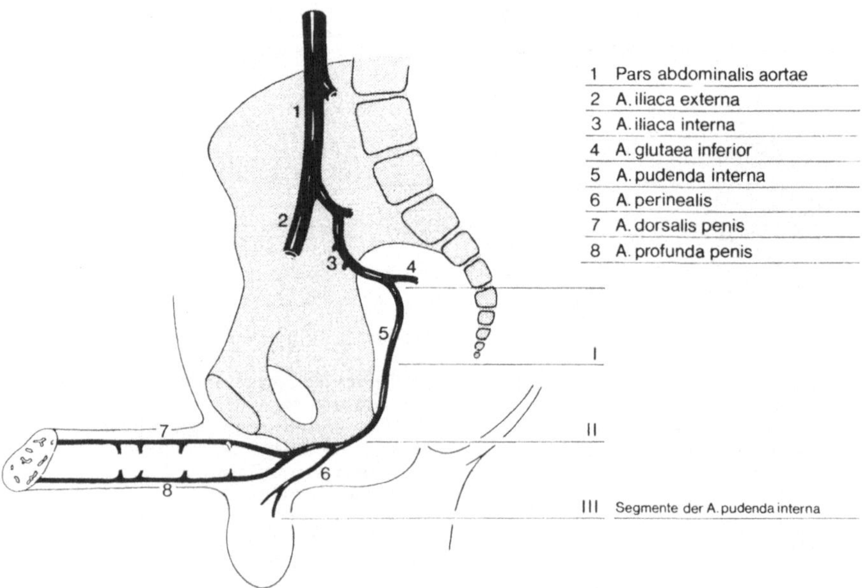

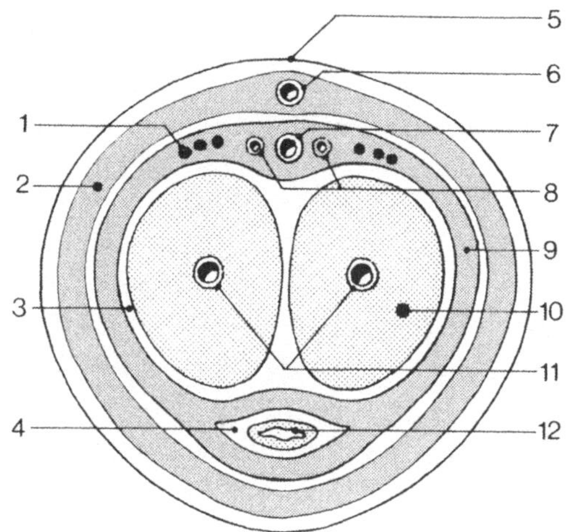

Abb. 3.8. Schematische Darstellung der arteriellen Versorgung des Penis; Querschnitt (Aus Krause und Rothauge 1991)

1 Nn. dorsales penis
2 Fascia penis superficialis
3 Tunica albuginea
4 Corpus spongiosum urethrae
5 Penishaut
6 V. dorsalis superficialis
7 V. dorsalis profunda penis
8 Aa. dorsales penis
9 Fascia penis profunda
10 Corpus cavernosum penis
11 Aa. profundae penis
12 Urethra

- die paarig angelegte A. dorsalis penis, welche längs des Penis bis zur Glans penis zwischen Tunica albuginea und Fascia penis profunda parallel zur unpaaren V. dorsalis penis verläuft sowie
- die paarig angelegten, zentral innerhalb der Corpora cavernosa ziehenden Aa. profundae penis (Lierse 1982), die in ihrem weiteren Verlauf viele kleine Arterien (Aa. helicinae) abgeben, welche frei im Bindegewebe liegen und in die kavernösen Räume der Schwellkörper münden (Bedeutung bei der Erektion!). Kurz vor der Mündung der Aa. helicinae in die venösen Kavernen verliert das Gefäß abrupt seine Muskulatur und setzt sich als einfacher Endothelschlauch in die Kavernen fort.

Die für die arterielle Versorgung des Schwellkörpersystems nur untergeordnet bedeutende A. urethralis tritt von oben in das Corpus spongiosum ein und verläuft unterhalb der Urethra bis zur Glans penis.

Abb. 3.7 Schematische Darstellung der arteriellen Versorgung des Penis; Längsschnitt. (Aus Krause und Rothauge 1991)

1 Pars abdominalis aortae
2 A iliaca externa
3 A. iliaca interna
4 A. glutaea inferior
5 A. pudenda interna
6 A. perinealis
7 A. dorsalis penis
8 A. profunda penis

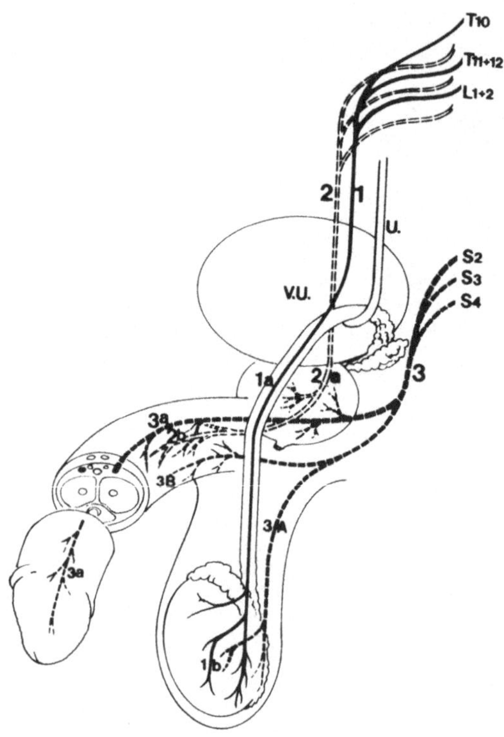

Abb. 3.9. Schematische Darstellung der nervalen Versorgung des Penis. (Aus Heite und Wokalek 1980)

U. Urethra
V.U. Vesica urinaria
T Thorakalsegment
L Lumbalsegment
S Sakralsegment
1 Nervus ilioinguinalis
1a Plexus spermaticus (Plexus testicularis), ein bis an die Testes reichendes sympathisches Nervengeflecht (1b).
2 Plexus hypogastricus (Nervengeflecht mit sympathischen und parasympathischen Anteilen)
2a Plexus prostaticus (reicht bis zur Pars membranacea der Urethra)
2b Nervi cavernosi penis (Nervenäste des Plexus prostaticus, die an die Schwellkörper des Penis ziehen)
3 Nervus pudendus (aus dem 2.–4. Sakralsegment; von parasympathischen Fasern aus S3 und S4 begleitet)
3a Nervus dorsalis penis
3A Nervi scrotales posteriores
3B Nervi inferiores perinei

Venöse Drainage

Das Blut aus den großen zentralen Kavernen wird in die peripheren kleinen Spalträume des Schwellkörpers fortgeleitet. Letztere werden durch die dünnwandigen Vv. emissariae drainiert, die die Tunica albuginea durchziehen und an der Schwellkörperunterseite in die Vv. circumflexae münden, die ihrerseits von der V. dorsalis penis superficialis (weist Klappenapparat auf; Fitzpatrick 1980) aufgenommen werden. Ein weiteres bedeutendes Drainagesystem der Corpora cavernosa stellen die beiderseits aus den divergierenden Crura entspringenden Vv. profundae penis dar. Der weitere venöse Abfluß erfolgt dann über die V. dorsalis superficialis, den Plexus pudendalis und den Plexus prostatovesicalis. Auch die V. dorsalis penis profunda mit dem venösen Blut des Corpus spongiosum mündet in die V. dorsalis penis superficialis.

Nervale Versorgung der Pars penis

Bei der Erektion ist das Zusammenspiel des parasympathisch gesteuerten reflexogenen Erektionszentrums im Sakralmark (S 2–S 4) und des psychogen-sympathischen Erektionszentrums (Th 12–L 2) erforderlich, die über den Seitenstrang und den Plexus pelvicus zum Penis ziehen. Die somatisch-sensible Versorgung des Penis erfolgt über den N. pudendus (Abb. 3.9).

Als Neurotransmitter sind cholinerge und adrenerge Überträgersubstanzen, möglicherweise auch das vasoaktive intestinale Polypeptid (VIP) beteiligt (Adaikan et al. 1986).

3.3 Gametogenese beim Mann

3.3.1 Histologischer Aufbau der männlichen Gonade

Testikuläres, spermiogenetisches Epithel

Das ca. 60–80 μm hohe Keimepithel der Tubuli seminiferi besteht nach der Pubertät aus den Keimzellen in ihren verschiedenen Differenzierungsstadien und den Sertoli-(Stütz-)zellen. Die Reifung der Keimzellen geht von der Basalmembran der Tubuli lumenwärts vor sich (Schulze und Rehder 1984). Dabei treten nachfolgend beschriebene Zelltypen auf.

Spermatogonien (= Stammzellen der Spermatozoen)

Diploid; kugelförmig bis polygonal; Durchmesser 10–15 μm; Kerndurchmesser 8–10 μm.

Stammzellen mit Ruherhythmus, die in direkter Linie von der Urkeimzelle abstammen. Sie liegen der Basalmembran der Tubuli seminiferi breitbasig an und sind vom Zytoplasma der Sertoli-Zellen mit deren spezieller Strukturierung umhüllt (stellen somit ein eigenes Kompartiment dar).

Einzelne Spermatogonien scheiden periodisch aus ihrer Ruhephase aus und durchlaufen mitotische und meiotische Teilungen, die letztendlich zur Bildung von Spermatozoen führen. Gleichzeitig kommt es hierbei u. a. zu einer Wanderung der sich differenzierenden Keimzellen in luminaler Richtung, wobei auch die dichten Kontaktzonen der Sertoli-Zellen (Zonulae occludentes = Kompartimentsgrenze) passiert werden. Man unterscheidet A-pale-Spermatogonien, die eigentlichen Stammzellen, die durch einen im mikroskopischen Bild aufgrund des gleichmäßig verteilten Chromatins hell erscheinenden Zellkern und das Vorliegen zweier Vakuolen gekennzeichnet sind, von den A-dark-Spermatogonien, die sich durch das Vorhandensein nur einer Vakuole und eines dunkel erscheinenden Kerns auszeichnen. Letztere werden als Reservezellen der Spermatogenese gedeutet, ohne die zwar ein vollständiger Ablauf der Spermatozoenbildung durchaus stattfinden kann, die aber durch eine ständige Regeneration des Pools an A-pale-Spermatogonien, aus denen die Spermatozoen hervorgehen, sicherstellen, daß auch über die lange Periode der Fertilität des männlichen Individuums eine ausreichende Zahl an Spermatozoen gebildet werden kann.

> Klinische Relevanz: Ein Schaden der Spermatogonien kann durch keine Therapie behoben werden!

Spermatozyt 1. Ordnung

Diploid; kugelförmig; Durchmesser 18–20 μm; Kerndurchmesser 10–13 μm.

Dies sind die größten Keimzellen des Samenepithels.

Spermatozyt 2. Ordnung

Sie gehen durch Meiose aus den Spermatozyten 1. Ordnung hervor; haploid; kugelig.

Nach der 1. Reifeteilung: Präspermatiden 1. Ordnung, Durchmesser 10–12 μm; oft in Zweiergruppierung.

Nach der 2. Reifeteilung: Präspermatiden 2. Ordnung, Durchmesser 10–12 μm; Kerndurchmesser 8–10 μm; oft typische Vierergruppierung.

Spermatide

Haploid; kugelförmig; Durchmesser 7–10 μm; Kerndurchmesser 5–6,5 μm.

Spermatiden sind die häufigsten Zellelemente an der adluminalen Oberfläche des Epithels der Tubuli seminiferi. Sie gehen aus den Präspermatiden 2. Ordnung durch Differenzierung hervor. Dabei kommt es zu einer Polarisierung der Zellen: an einem Pol entwickelt sich das Akrosom; der Kern wandert zum entgegengesetzten Pol, an dem sich das Flagellum ausbildet. Es folgt dann eine Phase der Elongation der Zellen verbunden mit einer starken Kondensation des zellulären Kernmaterials. Während der Phasen der Differenzierung der Spermatiden zum Spermatozoon tauchen die Zellen tief in das Zytoplasma der Sertoli-Zellen ein.

Spermatozoon

Haploid; ellipsoid; 5 μm lang, 2,5–3 μm breit, Schwanzlänge 45–50 μm, im Bereich der Tubuli seminiferi noch unbeweglich (Morphologie s. 3.4 und Anhang A).

Sertoli-Zellen

Polymorph; variable Größe: bis zu 60/70 μm lang.

Diese polar differenzierten Zellen sitzen der Tubuluswand breitbasig auf und reichen bis zur Tubuluslichtung hinauf, wo sie mit fingerartigen Fortsätzen enden (Abb. 3.10). Über desmosomale Strukturen (sog. Haftplatten) stehen sie mit der Basalmembran der Tubuli in Kontakt. Sie sind charakterisiert durch das Verteilungsmuster ihrer Zellorganellen: im basalen Drittel der Zelle liegt der basal abgerundete, adluminal gelappte Zellkern; die zahlreichen Mitochondrien (meist vom Cristaetyp) sind unregelmäßig verteilt; großflächige Areale werden von glattem endoplasmatischen Retikulum, freien Ribosomen und Polysomen eingenommen (Tindall et al. 1985). Die Sertoli-Zellen weisen einen hohen Gehalt an Aktinfilamenten auf, welche sich v. a. in den apikalen Zellausläufern, in denen die Spermatiden sitzen, konzentrieren.

Die für die normale Reifung der Samenzellen notwendige enge Beziehung zwischen den heranreifenden Keimzellen und den Sertoli-Zellen (Übersicht: Russell 1980) ist in Abb. 3.11 dargestellt.

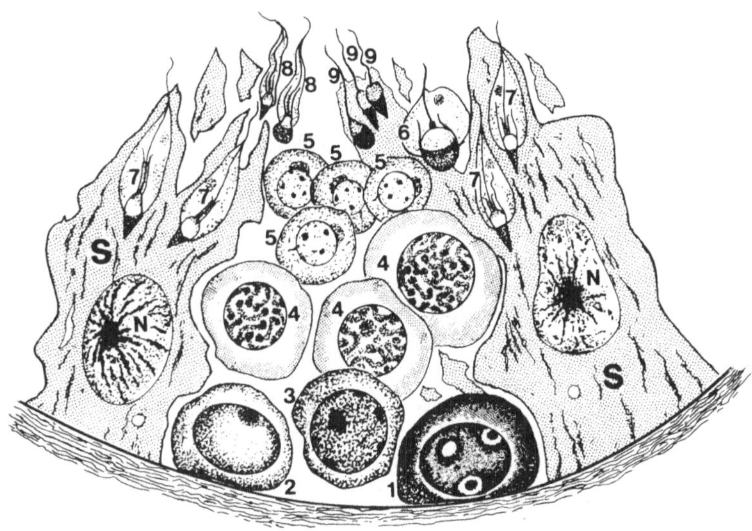

Abb. 3.10. Schematische Darstellung eines Tubulssektors. Die besondere Betonung liegt auf der Darstellung der Sertolizellen und ihrer Beziehung zu den verschiedenen Stadien der Spermatogenese. (Aus Heite und Wokalek 1980)

S Sertolizelle
N Kern der Sertolizelle
1 Spermatogonie (dunkel)
2 Spermatogonie (hell)
3 Spermatozyt 1. Ordnung (präleptotän)
4 Spermatozyt 1. Ordnung (pachytän)
5 Spermatozyt 2. Ordnung (Präspermatiden in typischer Vierergruppierung)
6 Spermatide mit beginnender Kernkondensation
7 Spermatiden mit fortgeschrittener Kernkondensation
8 nahezu reife Samenfäden
9 reife Samenzellen

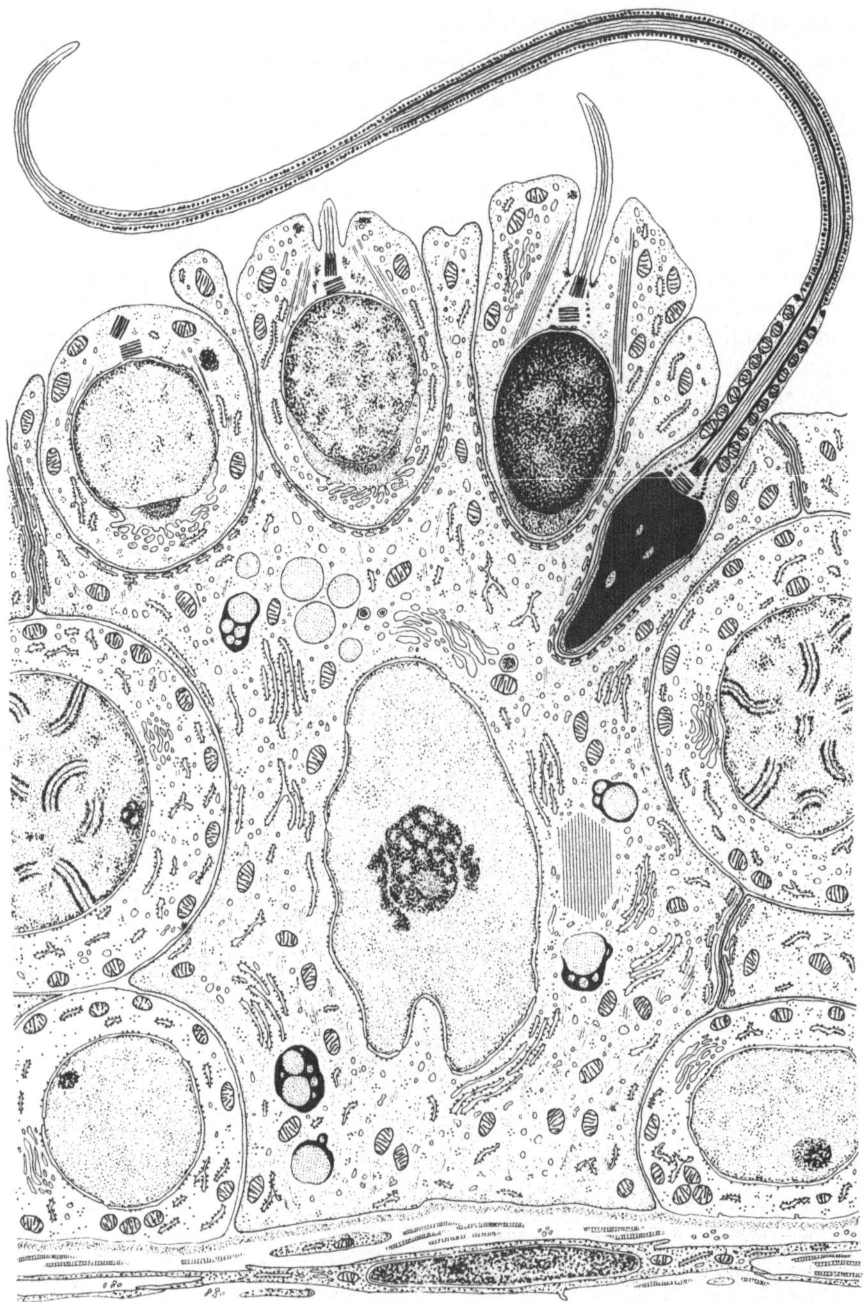

Abb. 3.11. Schematische Darstellung der Beziehung zwischen der Sertolizelle und den heranreifenden Samenzellen. Links und rechts unten, der Basalmembran aufsitzend, je eine Spermatogonie; darüber je ein Spermatozyt. An der freien Oberfläche- von links nach rechts- verschiedene Umbildungsstadien von der Spermatide zur Samenzelle. Vergrößerung ca. 5600fach (Aus Bucher 1977)

Oberhalb der Spermatogonienebene im Tubulus weisen die lateralen Zellwände der Sertoli-Zellen ausgedehnte Areale außergewöhnlich dichter Zonulae occludentes („tight junctions") auf, die sich gleichzeitig mit der Entwicklung des Tubuluslumens während der Pubertät ausbilden. Da diese lateralen Sertoli-Zellkontaktzonen für den extrazellulären Raum Diffusionsbarrieren darstellen, kann man die Tubuli seminiferi in zwei Kompartimente einteilen:

1. basales Kompartiment zwischen der Basalmembran und den Zonulae occludentes der Sertoli-Zellen: Lageort aller Spermatogonien,
2. adluminales Kompartiment zwischen den Zonulae-occludentes-Strukturen der Sertoli-Zellen und dem Tubuluslumen: Ort der Entwicklung und der Reifung der Spermatozoen.

Funktion der Sertoli-Zellen: Über die Modulation hormoneller Stimuli sowie durch Resorption und Sekretion bieten sie das für die Differenzierung und Umformung der Spermatiden zu den Spermatozoen notwendige Mikromilieu. Durch ihre zytoskeletalen Strukturen tragen sie zur asymmetrischen Elongation der Spermatiden bei. Die Sertoli-Zellen mit ihren Strukturen tragen zur Blut-Testis-Schranke (s. oben) bei: *Schutzfunktion* vor Toxinen! Darüber hinaus phagozytieren sie den Residualkörper der Spermatozoen und steuern die Spermiation. Zu ihren Sekretionsprodukten zählen u. a. das negativ auf die hypophysäre FSH-Sekretion rückwirkende Inhibin (Verhoeven und Franchimont 1983) sowie androgenbindende Proteine (Skinner und Griswold 1980).

Die Sertoli-Zellen sind sehr widerstandsfähig gegen pathogene Einflüsse; ihre Funktion hinsichtlich der Spermatogenese ist jedoch in hohem Maße störanfällig. Selbst geringe schädigende Einflüsse können daher zur Beeinträchtigung der Keimzellreifung, insbesondere zur übermäßigen Elongation und damit zur Bildung von Überstreckungsformen (= Mittelstückveränderungen; s. Anhang A), führen. Werden die störenden Einflüsse nicht beseitigt, so resultiert ein Schädigungsengramm, das ab einem bestimmten Schädigungsmaß nicht mehr repariert werden kann.

Lamina propria (Wand der Tubuli seminiferi)

Dicke 7–10 μm.

Die Kanälchenwand ist eine homogene Basalmembran. Sie ist außen von einem Mantel aus Peritubulärzellen (u. a. kontraktile Myofibroblasten → Peristaltik) und kollagenen sowie elastischen Fasern umgeben. Die Basalmembran steht anatomisch mit den innen an sie grenzenden Sertoli-Zellen in Verbindung, mit denen sie eine Systemeinheit („Schleusensystem") bildet. Bei einer Schädigung versucht die Kanälchenwand, die gestörte Schleusenfunktion durch den Einbau von Gefäßen und Leydig-Zellen zu kompensieren.

Die Abfolge einer Schädigung der Kanälchenwand läßt sich wie folgt beschreiben:

Zunächst erfolgt eine Auflockerung der Kanälchenwand → die myofibrösen Strukturen schwellen an → die Kanälchenwand wird starr → die Basalmembran verquillt hyalin → die Faserbündel sklerosieren ⇒ die Schleusenfunktion ist behindert. An diesen Prozessen sind u. a. auch Mastzellen beteiligt (Narbenbildung durch Typ-I-Kollagen und Lyse des veränderten Retikulins sowie Typ-3-Kollagen).

Klinische Relevanz: Therapiemöglichkeiten am Anfang durch nichtsteroidale Antiphlogistika und Ketotifen (Hofmann 1988).

Leydig-Zwischenzellen

Rundlich bis ellipsoid; Durchmesser15 μm.

Volumenanteil am Hodengewebe: 10–12 %.

Zahl und Gestalt dieser im interstitiellen Bindegewebe des Hodens lokalisierten Zellen (Haider 1988) unterliegen erheblichen Schwankungen. Nach ihrer Lage unterscheidet man perikapilläre bzw. peritubuläre Leydig-Zellen. Sie sind in argyrophile und kollagene Fasern eingebettet; benachbart finden sich Makrophagen, Fibrozyten und vereinzelt Mastzellen. Sie sind in ein kompliziertes Wechselspiel para- und autokriner Sekretion hormonal aktiver Peptide eingebunden.

Funktion der Leydig-Zellen: Androgensynthese. Sie stellen also das wesentliche endokrine System der Testes dar.

Klinische Relevanz: Bei entzündlichen Schädigungen der Testes treten im interstitiellen Bindegewebe vermehrt Mastzellen auf. Vor allem bei chronischen Entzündungen führt dies zur Minderung der Testosteronbiosynthese durch die Leydig-Zellen. Nach Abklingen der Entzündung normalisiert sich deren Funktion wieder. Ein Schaden der Leydig-Zellen manifestiert sich demnach als:

- durchgehende Minderung aller Stufen der Steroidbiosynthese
- Vermehrung der Aktivität von Testosteronvorstufen durch Blockierung der 3-β-Hydroxysteroid-Dehydrogenase (= letzter Schritt der Testosteronbiosynthese). Dieser Block läßt sich weder durch hCG noch durch hCG/hMG durchbrechen (Hofmann 1988).

Die intratestikuläre Testosteronkonzentration ist bis zu 100fach höher als im peripheren Blut!

3.3.2 Spermatogenese

Aus den der Basalmembran der Tubuli vollständig anliegenden Stammzellen (Spermatogonien Typ A dark; 2n) gehen durch mitotische Teilung Spermatogonien Typ A pale (2n) und weiter Spermatogonien Typ B (2n) hervor. Letztere haben nur noch schmalen Kontakt mit der Basalmembran. Sie differenzieren sich dann in Spermatozyten 1. Ordnung um, aus welchen durch

Meiose die Spermatozyten 2. Ordnung (Präspermatiden 1. Ordnung nach der 1. Reifeteilung; Präspermatiden 2. Ordnung nach der 2. Reifeteilung) hervorgehen. Dieser Zyklus wiederholt sich – ausgehend von den Spermatogonien – etwa alle 16 Tage. Noch vor Beginn der Meiose (nach Abschluß der DNS-Synthese) wird ein enger Kontakt zwischen den Spermatozyten und den benachbarten Sertoli-Zellen hergestellt, indem sich letztere mit ihren Ausläufern unter die Spermatozyten schieben und über „tight junctions" Verbindung zu ihnen aufnehmen. Die Präspermatiden (n!) differenzieren sich nun zu Spermatiden (Entwicklung von Akrosom und Flagellum), die sich unter Elongation und starker Kondensation des Kernchromatins zu den Spermatozoen (n!) weiterentwickeln. Während dieser Differenzierung bleibt zunächst der enge Kontakt zu den Sertoli-Zellen bestehen ⇒ sowohl die Spermatozyten 1. bzw. 2. Ordnung als auch die Spermatiden sind in ihrer Ernährung von den Sertoli-Zellen abhängig.

Ein kompletter Spermatogenesezyklus dauert über 2 Monate (74 Tage)! Hinzu kommen etwa 2 Wochen der Heranreifung der Spermatozyten im Bereich des Nebenhodens! In dieser Zeit haben dann ausgehend von einer Stammzelle wenigstens 3 Generationen von Spermatogonien (nämlich alle 16 Tage) ihren Entwicklungszyklus aufgenommen.

Der geschilderter Ablauf steht unter hormoneller Kontrolle der Gonadotropine. Für eine quantitativ normale Spermatogenese werden sowohl FSH als auch Testosteron (und damit auch LH) benötigt. Während FSH die Sertoli-Zellen stimuliert (Bildung der Blut-/Hodenschranke, Sekretion tubulärer Flüssigkeit u. a. Substanzen) und damit die Mitosen der Spermatogonien fördert und die Zahl degenerierender Keimzellen vermindert, ist Testosteron, das unter LH-Stimulation von den Leydig-Zellen gebildet wird, für spezifische Schritte der Meiose und der Spermatozoenreifung verantwortlich.

Im Verlauf eines Spermiogenesezyklus gehen rund 50 % der gesamten Keimzellen „unterwegs" verloren!

3.3.3 Ablauf der Spermatozoendifferenzierung

Akrosombildung und Kernkondensation

Beide Differenzierungsschritte sind von den Funktionen der Geschlechts- sowie der Leydig-Zellen abhängig.

Das Akrosom wird aus dem Golgi-Apparat der runden Spermatide gebildet. Dieser lagert sich im Verlauf der Zelldifferenzierung dem Zellkern an und wird unter intensiver Syntheseleistung zum Enzymlager mit seiner äußeren und inneren Ummantelung. Es folgt die Kondensation des Kernchromatins, wobei sich der Nukleolus auflöst. An seiner Stelle bildet sich eine große zentrale Vakuole im Spermatozoenkopf. Aus dem hinteren Zentriol entwickelt sich das

Axonema, das über das vordere Zentriol am Kopfende der Zelle implantiert wird. Die Mitochondrien der Zelle formieren sich im Bereich des Mittelstücks und umgeben dieses als Mitochondrienwulst.

Elongation der Spermatiden

Mit fortschreitender Kondensierung und Akrosombildung wird das Kopfsegment zu einer gestreckten, „elongierten" Form gepreßt. Hierbei sind die zirkulär angeordneten Filamente der Sertoli-Zellen von entscheidender Bedeutung. Dieser Differenzierungsschritt ist somit abhängig von der Funktion der Sertoli-Zellen!

Der Ablauf der Elongation wird teils durch die zellimmanenten Anlagen und Strukturen der Spermatozoen, teils durch die zugehörigen Sertoli-Zellen gesteuert [letztere sammeln die heranreifenden Spermatiden in ihrem Zytoplasma und unterstützen deren Umformung und Reifung („Ammenfunktion der Sertoli-Zellen")]. Die Funktion der Sertoli-Zellen wird dabei durch Hormone (FSH, LH, Testosteron) und weitere, bislang nicht identifizierte Substanzen gesteuert. Diese müssen während der sich in spiraligem Wendelkreis im Epithel der Tubuli vollziehenden Spermatozoenreifung an definierten Stellen zu definierten Zeitpunkten wirken (s. unten).

Abb. 3.12. Synoptische Darstellung von Faktoren mit endokriner u. potientiell parakriner Wirkung innerhalb des Hodens. Schematisch dargestellt sind 2 Samenkanälchen-Segmente (mit peritubulären Zellen, Keimzellen und großen Sertolizellkernen); dazwischen zwei runde angeschnittene Blutgefäße, 8 angeschnittene Leydigzellen und 2 Makrophagen. LH/FSH gelangen über die Blutbahn in die Testes: LH wirkt indirekt über das in den Leydig-Zellen gebildete Testosteron, FSH wirkt direkt auf die Samenkanälchen. Parakrine Interaktionen wurden nachgewiesen zwischen: Leydig-Zellen und peritubulären Zellen, Leydig-Zellen und Makrophagen, Leydig- und Sertoli-Zellen, peritubulären Zellen und Sertoli-Zellen, Keim- und Sertoli-Zellen. *Pfeile* indizieren die Wirkrichtung; + stimulierend, - inhibierend; *5-HT* 5-Hydroxytryptamin; *ABP* androgenbindendes Protein; *ACE* angiotensinkonvertierendes Enzym; *ACTH* adrenokortikotropes Hormon; *ANF* atrialer natriuretischer Faktor; *AVP* Vasopressin; *Cae*-Cu Caeruloplasmin-Kupfer-Komplex; *cAMP* cycl. Adenosinmonophosphat; *CP* zykl. Protein; *CRH* kortikotropinfreisetzendes Hormon; *cRPB* zelluläres retinolbindendes Protein; *E2* Östradiol; *EGF* epidermaler Wachstumsfaktor; *EGF*-BI Bindungshemmer für EGF; *Enk* Enkephaline; *Fbs* Bindungsstellen für FSH; *Fe* Eisen; *FGF* Fibroblastenwachstumsfaktor; *FSH* follikelstimulierendes Hormon; *FSH*-BI Bindungshemmer für FSH; *Ged* Keimzellreifung; *GCP* Keimzellprodukt(e); *GFs* Wachstumsfaktoren; *GH* Wachstumshormon; *Glu-up* Glukoseaufnahme; *Glyc* Proteinglykosylierung; *GnRH* Gonadotropin-Releasing-Faktor; *IF* Faktoren der interstitiellen Flüssigkeit des Hodens; *IGF*-I und II insulinähnliche Wachstumsfaktoren I u. II; *IL*-I Interleukin I; *LF* Leukozytenfaktor; *LH* luteinisierendes Hormon; *LH*-BI Bindungshemmer für LH; *M&MIS* Mitose- u. Meiose-induzierende u. inhibierende Substanzen; *MPF* Makrophagenfaktor; *α-MSH* α-Melanozyten-stimulierendes Hormon; α2-MG α2-Makroglobulin; *Oxy* Oxytozin; *PA* Plasminogenaktivator; *PA*-I Inhibitor des PA; *PG* Prostaglandine; *PK* Proteinkinase; *PModS* Regulatorsubstanz peritubulären Ursprungs; *PyrLc* Pyruvat-Laktat-Metabolismus; *SC&GCDNA-syn* Sertoli- u. Keimzell-DNAsynthese; *Sed* Sertoli-Zellteilung; *SCF* Sertoli-Zellwachstumsfaktor; *SCSGF* Wachstumsfaktor aus der Sertolizelle; *SGP* Glykoproteinsulfat; *sRBP* retinolbindendes Protein; *βENDO* β-Endorphin; β-*NGF* Nervenwachstumsfaktor β; *T* Testosteron; *T4* Thyroxin; *TGF a u. b* transformierender Wachstumsfaktor a u. b; *Thy*-up Thymidin-Inkorporation; *Tr* Transferrin; *Tr*-Fe Transferrin-Eisen-Komplex; *TRH* Thyreotropin freisetzendes Hormon; *TRH*-DE TRH-abbauendes Enzym; *Vit* A Vitamin A. (Aus Weinbauer und Nieschlag 1993)

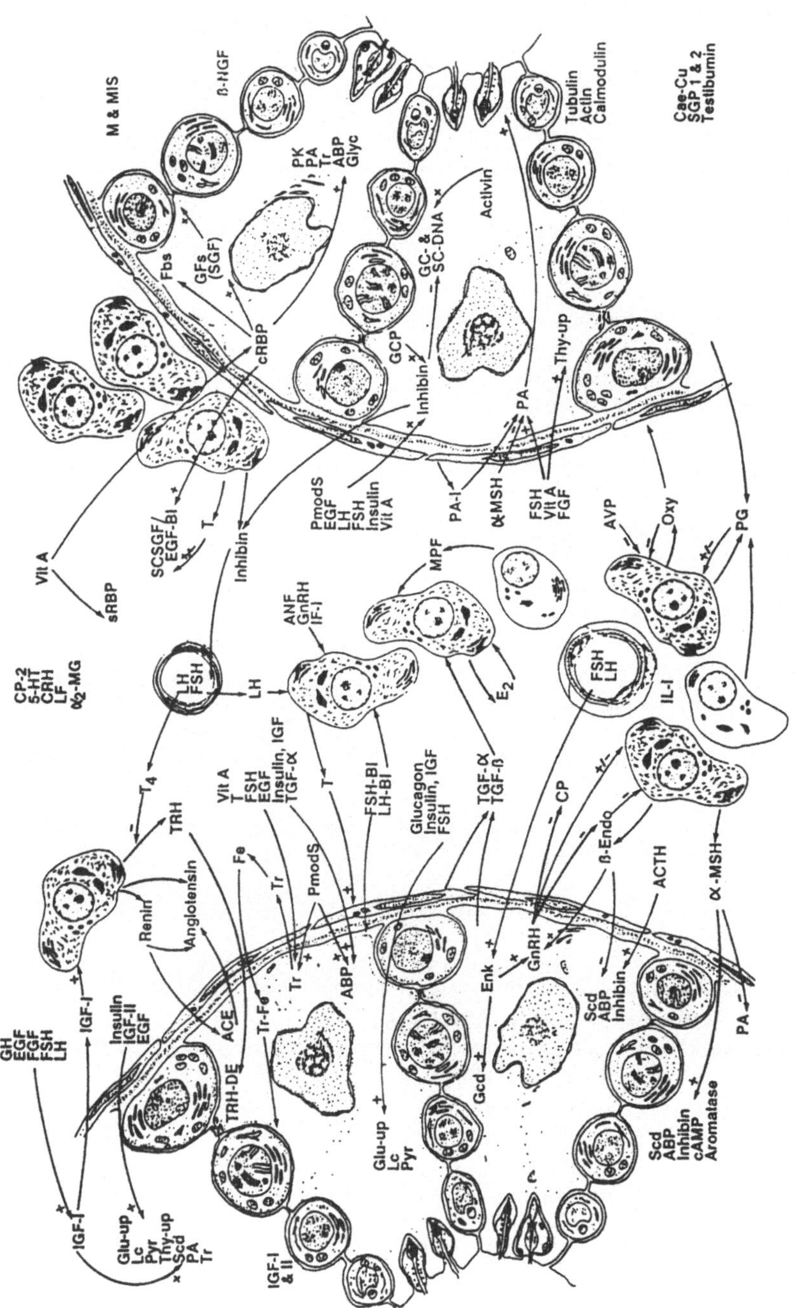
GH
EGF
FGF
FSH
LH
IGF-I
IGF-I
Insulin
IGF-II
EGF
Glu-up
Lc
Pyr
Thy-up
Scd
PA
Tr
Renin
Angiotensin
TRH
T4
ACE
TRH-DE
Tr-Fe
Fe
Tr
Tr
IGF-I
& II
PmodS
ABP
Vit A
T
FSH
EGF
Insulin, IGF
TGF-α
T
FSH-BI
LH-BI
Glu-up
Lc
Pyr
Glucagon
Insulin, IGF
FSH
TGF-α
TGF-β
Gcd
Enk
GnRH
CP
Scd
ABP
Inhibin
β-Endo
ACTH
Scd
ABP
Inhibin
cAMP
Aromatase
α-MSH
PA
CP-2
5-HT
CRH
LF
α2-MG
LH
FSH
LH
ANF
GnRH
IF-I
MPF
E2
FSH
LH
IL-I
AVP
Oxy
PG
Vit A
sRBP
SCSGF/
EGF-BI
T
Inhibin
cRBP
Fbs
GFs
(SGF)
PK
PA
Tr
ABP
Glyc
PmodS
EGF
LH
FSH
Insulin
Vit A
GCP
Inhibin
GC- &
SC-DNA
Activin
PA-I
α-MSH
PA
FSH
Vit A
FGF
Thy-up
M & MIS
β-NGF
Tubulin
Actin
Calmodulin
Cae-Cu
SGP 1 & 2
Testibumin

Charakteristikum der menschlichen Spermatogenese

Analysen von Serienschnitten durch Samenkanälchen zeigten, daß die Ausreifung der Keimzellen in Verlaufsrichtung der Tubuli gesehen in sich überkreuzenden konisch zulaufenden Schraubenwindungen stattfindet. Alle 200–250 μm beginnt eine neue Schraube, die gegenüber der vorangegangenen um 140 ° versetzt ist. Die ortsbezogene zelluläre Zusammensetzung des spermiogenetischen Epithels ist jedoch nicht statisch, sondern unterliegt vielmehr einem zyklischen Wandel: an jedem Ort im Keimepithel wird in wiederkehrender Folge alle 16 Tage (nach Durchlaufen aller Stadien der Spermatogenese) wieder dieselbe Assoziation von Zellgruppen aufgebaut. Im mikroskopischen Bild des Querschnittes durch das Samenkanälchen beobachtet man gleichzeitig bis zu 3 verschiedene Phasen der Keimzellentwicklung. Infolgedessen sind in ein und demselben Bereich des Tubulusepithels gleichzeitig unterschiedliche Anforderungen an die Hormonspiegel etc. gestellt (Wirksubstanzen, die für das eine Entwicklungsstadium gut sind, können für ein anderes Stadium schädlich sein) ⇒ sehr empfindliche Gleichgewichte, die u. a. Ursache dafür sind, daß im menschlichen Ejakulat eines fertilen Mannes neben normalen Spermatozoen stets auch eine Reihe pathomorpher Samenzellen zu finden sind! Störungen dieser Gleichgewichte wirken sich vielfältig aus!

Darüber hinaus bestehen zahlreiche komplexe, in Regelkreisen gekoppelte Wechselwirkungen zwischen den somatischen Zellen einerseites (Leydig- und Sertoli-Zellen) und den heranreifenden Keimzellen andererseits. Zahlreiche parakrine Faktoren sind an der Regulation der Spermatogenese beteiligt (Sharpe 1990; Spiteri-Grech und Nieschlag 1993). Die Komplexizität der auf die Spermatogenese wirkenden Faktoren ist zusammenfassend in Abb. 3.12 dargestellt.

3.3.4 Spermatozoen-Outlet

Die Ausschleusung der Spermatozoen aus dem Reproduktionstrakt wird gewährleistet durch

- den bestehenden Druckgradienten zwischen dem Lumen der Tubuli seminiferi und dem Ductus epididymidis,
- die Kontraktion der myofibrösen Lamina propria (= Peristaltik der Samenkanälchen; Niemi und Kormano 1965),
- die Zilien der Flimmerzellen, die die Wände der ableitenden Samenwege besetzen, und
- die Kontraktion der Tunica albuginea in Zusammenspiel mit der gesteuerten An- und Abflutung der venösen Gefäße der Tunica vasculosa.

Die genannten Funktionen sind vom peripheren Androgenspiegel, vom Sympathikotonus, von der Anwesenheit von Prostaglandinen sowie der Funktion des Kallikrein-Kinin-Systems abhängig. Stockt die Ausschleusung, so kommt es zur „Versumpfung“, in deren Folge die Funktion der Sertoli-Zellen als Produzenten der Primärflüssigkeit gestört wird.

3.4 Morphologie des Spermatozoons

Das reife Spermatozoon besteht aus Kopf, Hals, Mittelstück und Schwanz. Beobachtungen an Spermatozoen, die nach Durchdringen des Zervikalsekretes aus dem weiblichen Reproduktionstrakt isoliert wurden, halfen dabei, das Erscheinungsbild eines morphologisch normalen Spermatozoons zu definieren. Der Samenzellkopf ist ca. 5,5 μm lang und 2,5–3 μm breit; die Gesamtlänge der Zelle einschließlich Flagellum beträgt 55–65 μm (Abb. 3.13).

Kopfsegment

Der Spermatozoenkopf besteht aus Kern (n!), Kernmembran, perinukleärem Raum, subakrosomalem Spalt und dem Akrosom. Im mikroskopischen Bild besonders auffallend ist das große, hyalin erscheinende *Akrosom* (= Enzymlager mit äußerer und innerer Ummantelung) im vorderen Bereich des Kopfsegmentes. Es enthält die für die Penetration der Samenzelle in die Eizelle notwendigen Enzyme (v. a. das proteolytische Akrosin, dessen Vorstufen sowie Hyaluronidasen). An dieses, in der Seitenansicht der Samenzelle stark abgeflacht erscheinende, sehr stabile Akrosom schließt sich (im Bereich des sog. *Äquatorialringes*) das weit stärker verformbare, optisch dichtere, bauchige Ende des Kopfes, das postakrosomale Segment, an. Dieses wird nahezu ausschließlich vom *Zellkern*, der zur Hälfte aus DNS (haploider Chromosomensatz; extrem verdichtetes osmiophiles Chromatin) und zur anderen Hälfte aus Proteinen besteht, eingenommen. Der mittlere DNS-Gehalt eines Spermatozoenkopfes beträgt 1,35 pg (Frajese et al. 1976).

Zirka 2 % aller Spermatozoen eines Ejakulates sind diploid.

Hals- und Mittelstück

Das Halsstück der Samenzelle ist ca. 1 μm lang und mit der Basalplatte am unteren Teil des Kopfsegmentes gelenkig verbunden. In ihm liegen die beiden Zentriole (9+0-Muster), die Ausgangspunkte der den Achsfaden des Spermatozoenflagellums aufbauenden Filamente. Das distal anschließende Mittelstück (Durchmesser 1 μm, Länge 5–7 μm) ist charakterisiert durch eine *Mitochondrienscheide*. Sie besteht aus einer spiralig in 10–15 Windungen um den *zentralen Achsfaden* (9+2-Muster) angeordneten Hülle, welche zahlreiche, dicht gepackte Mitochondrien enthält, die die Energie für die kontraktilen Elemente liefern. Hals- und Mittelstück der Samenzelle sind demnach *Lokalisationsorte* des Motors der Schwimmbewegung der Zelle. Ein Teil des postakrosomalen Segmentes, das Halsstück und ein Teil des Mittelstücks sind oft von Zytoplasmaresten der Sertoli-Zellen, dem sog. Zytoplasmatropfen, umgeben.

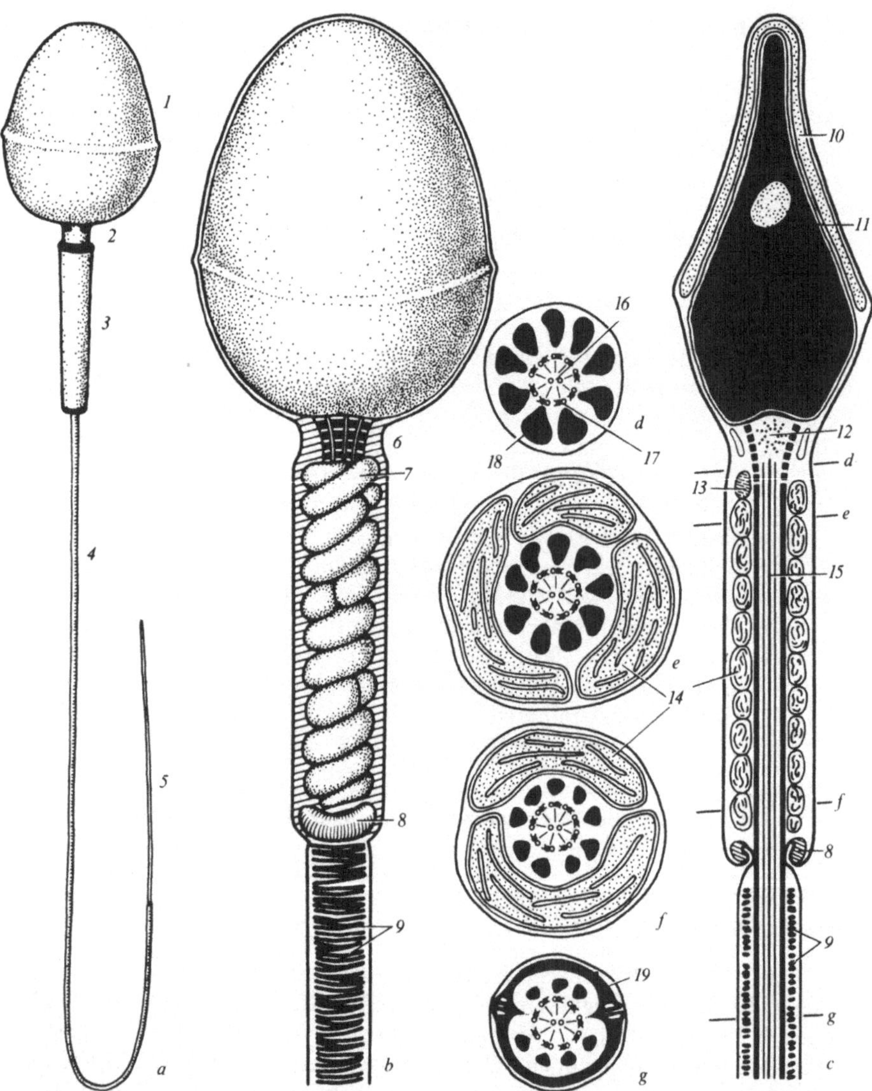

Abb.3.13. Schematische Darstellung eines menschlichen Spermatozoons. Die Querschnitte gelten für die entsprechenden Regionen. **a** ganze Samenzelle: *1* Kopf, *2* Hals, *3* Mittelstück, *4* Hauptstück, *5* Endstück; **b** Aufsicht auf die abgeflachte Seite des Kopfes: *6* Struktur des Halses in Aufsicht, *7* spiralig angeordnete Mitochondrien, *8* "Schlußring", *9* zirkuläre Faserscheide; **c** Längsschnitt (senkrecht zu der in **b** dargestellten Fläche): *10* Akrosom, *11* Kern mit Vakuole, *12* proximales Zentriol, *13* Rest des distalen Zentriols, *14* Mitochondrien, *15* zentrale Mikrotubuli des Axonemas; **d–g** Querschnitte in verschiedenen Höhen: *16* 2zentrale und *17* 9 randständige Mikrotubuli des Axonemas, *18* Begleitfasern, *19* zirkuläre, durch 2 Längsleisten verstärkte Faserscheide. (Aus Horstmann und Wartenberg 1973)

Schwanz (Flagellum)

Der *zentrale Achsfaden* des Schwanzes ist im proximalen Bereich von einer elektronendichten Proteinhülle, der sog. *Fibrillenscheide*, umgeben. Diese fehlt im distalen Endstück des Schwanzes, wo auch die peripheren Längsfasern des Achsfadens nicht mehr nachweisbar sind; das zentrale Axonema lockert sich hier zu einem ungeordneten Bündel von Mikrotubuli auf. Bei strukturellen Störungen der Spermatozoenflagellen sind oft die Mantelfasern, die für die passiv-elastischen Eigenschaften der Flagellen verantwortlich sind, betroffen (Haidl 1993; Friedrich 1995).

Schwimmbewegung

Der Kopf des Spermatozoons weist aufgrund seiner Zuspitzung und der Abflachung des Akrosoms eine ideale Schwimmfigur auf. Die Fortbewegung beruht auf dem Schubeffekt von ATP-abhängigen, dreidimensionalen, sinusförmigen Ausschlägen des Flagellums bei gleichzeitiger Rotation des Spermatozoons um seine Längsachse zur Stabilisierung der Schwimmlage. Trifft die Samenzelle auf ein Hindernis, so wird durch eine Erhöhung der Schlagfrequenz des Flagellums die Bewegungsrichtung geändert. Die Spermatozoenmotilität wird in erster Linie durch intrazelluläres cAMP (Induktion und Erhalt der Motilität) und intrazelluläres Kalzium (Ausmaß der Flagellenbewegung) reguliert.

Geschwindigkeit: im verflüssigten Nativsubstrat (Seminalplasma) 2–4 mm/min.

3.5 Kapazitation und Akrosomreaktion

Frisch ejakulierte Spermatozoen sind erst nach Durchlaufen eines spezifischen Reifungsprozesses, der als Kapazitation bezeichnet wird, in der Lage, eine Oozyte zu befruchten (Übersicht: Rogers und Bentwood 1982; Drobnis 1993). In vivo wird dieser Prozeß vermutlich durch die weiblichen Genitalsekrete induziert; er vollzieht sich auf dem Weg der Spermatozoen von der Zervix zur Tube. Bei menschlichen Spermatozoen erfordert eine vollständige Kapazitation der Samenzellen in vitro durchschnittlich 5–10 h.

Mit der Kapazitation gehen Änderungen der molekularen Zusammensetzung, der Struktur und damit der Eigenschaften der Spermatozoenmembranen einher: bestimmte Proteine und Kohlenhydrate (die sog. Dekapazitationsfaktoren) werden entfernt, andere werden hinzugefügt, modifiziert und neu angeordnet, die negative Oberflächenladung der Membranen nimmt ab, ihre Permeabilität für Kalzium erhöht sich. Ebenso ändert sich die Lipidzusammensetzung der Membranen: das Cholesterin-Phospholipid-Mengenverhältnis sinkt, der Anteil fusogener Lipide steigt an (letztere steigern die Fähigkeit der Spermatozoen, an die Oozyte zu binden). Diese Änderungen der Membranzusammensetzung können nur durch aufwendige laborchemische Untersuchungen nachgewiesen werden. Einziges, ggf. mikroskopisch nachweisbares

Merkmal dieses Differenzierungsprozesses ist die deutlich veränderte Motilität kapazitierter Spermatozoen. Während zu Beginn der Kapazitation zunächst nur die Amplitude der Flagellenauslenkung zunimmt, wird die sinusförmige Flagellenbewegung mit der Zeit zunehmend asymmetrisch. Es resultiert eine Fortbewegungsform, die durch eine Hyperaktivierung der Zellen charakterisiert ist: der Spermatozoenkopf wird ruckartig nach beiden Seiten stark ausgelenkt, die Bewegung des Flagellums ist kraftvoll, das Ausmaß der Fortbewegung dabei jedoch gering (Burkman 1990; Drobnis und Katz 1991). Während nichtkapazitierte Spermatozoen innerhalb von 15 min durchschnittlich 3 cm zurücklegen, brauchen kapazitierte Samenzellen für die gleiche Wegstrecke etwa doppelt so lange. Die Hyperaktivierung der Spermatozoenbewegung ist jedoch kein verläßlicher Marker der Kapazitation!

Darüber hinaus verlängert sich infolge der kapazitationsbedingten Veränderung der Spermatozoenmotilität (verringerte Progressivität) die mögliche Kontaktzeit zwischen Spermatozoon und weiblicher Keimzelle. Während die Berührungszeit zwischen linear progressiven Spermatozoen und der Zona pellucida der Oozyte zu 60 % unter 1 s lag, hatten hyperaktivierte Samenzellen zu 66 % zwischen 1 und mehr als 60 s Kontakt mit der Oberfläche der Zona pellucida (Burkmann 1990). Die Wahrscheinlichkeit einer festen Anheftung des Spermatozoons an die Eizellhüllen als Voraussetzung der nachfolgenden Durchdringung wird damit durch die Änderung der Bewegungscharakteristik entscheidend verbessert.

Etwa 10 % der im frischen Nativejakulat vorliegenden Spermatozoen weisen per se dieses charakteristische Bewegungsmuster („shaking phenomenon") auf, sind also kapazitiert. Der Anteil kapazitierter Spermatozoen nimmt nach Präparation der Samenzellen zur assistierten Reproduktion zu, bis er nach 2–3 h sein Maximum erreicht.

Sowohl die enzymatischen Lyseprozesse als auch die mechanischen Kräfte der hyperaktivierten Bewegung sind zur Penetration von Cumulus oophorus und Zona pellucida erforderlich (Abb. 3.14). Nichtkapazitierte Spermatozoen sind zur Durchdringung dieser nicht in der Lage. Die Bedeutung von Hyperaktivierung und enzymatischer Lyse für die Penetration der Oozytenhüllen werden jedoch von verschiedenen Autoren unterschiedlich gewichtet (Katz und Drobnis 1990; Green 1988).

Der Prozeß der Kapazitation ist scheinbar reversibel. Durch Inkubation in-vitro-kapazitierter Spermatozoen in Gegenwart bestimmter Proteine bzw. Lipide des Seminalplasmas (den Dekapazitationsfaktoren) kann die Kapazitation der Samenzellen rückgängig gemacht werden.

Ursprünglich wurde die während oder kurz vor der Penetration des Kumulus stattfindende Akrosomreaktion als Endstadium der Kapazitation angesehen. Heute dagegen wird die mit morphologischen Änderungen einhergehende Akrosomreaktion (s. unten) als eigenständiger Prozeß von dem der Kapazitation abgegrenzt. Letzterer ist ein rein physiologischer Differenzierungsprozeß, der während der frühen Interaktion mit den Hüllen der Oozyte endet. Die Akrosomreaktion dagegen beschreibt den Prozeß der Fusion von Zytoplasmamembran und äußerer akrosomaler Membran, wobei es zunächst zur Bildung von Vesikeln (Vesikulation), dann zur Auflösung der

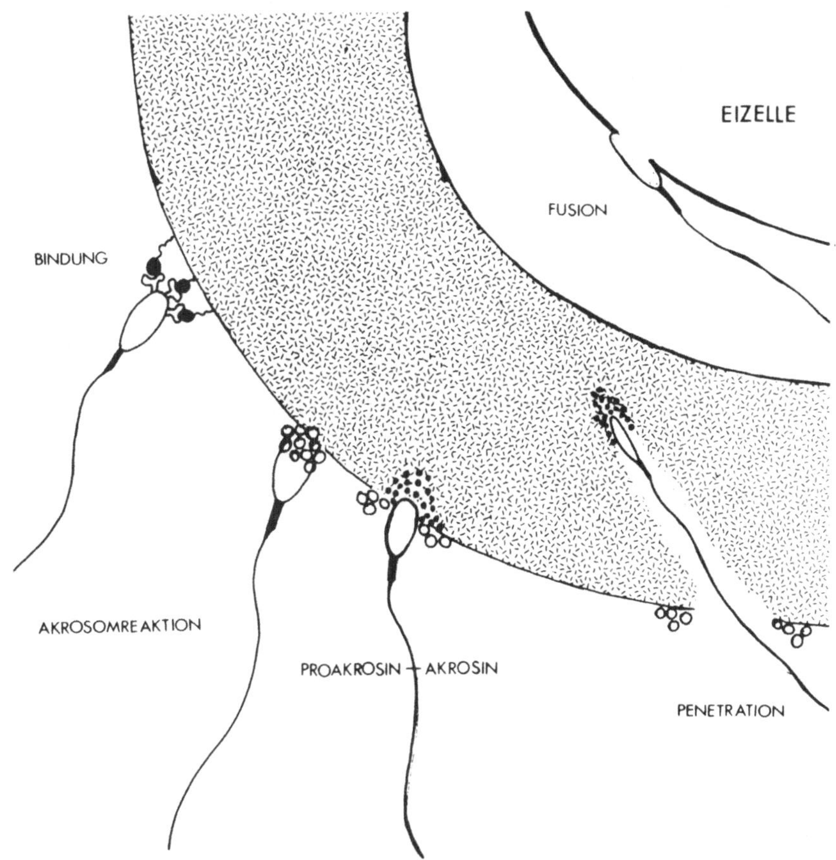

Abb. 3.14. Sequenz der molekularen Vorgänge an der Zona pellucida, die zur Penetration eines Spermatozoons führen. Bindung: ein kapazitiertes Spermatozoon bindet spezifisch an die Kohlenhydratliganden der Zona pellucida. Akrosomreaktion: nach der Bindung wird die Akrosomreaktion ausegelöst. Proakrosin-Akrosin: Akrosin, das im Akrosom als inaktive Vorstufe vorliegt, wird in das biologisch aktive Enzym umgewandelt. Penetration: Akrosin verändert lokal die Struktur der Zona mittels limitierter Proteolyse. Ein motiles Spermatozoon kann eindringen. Fusion: nach Penetration der Zona pellucida fusioniert das aksrosomreagierte Spermatozoon mit der Vitellinmembran der Eizelle. (Aus Töpfer-Petersen 1990)

verschmolzenen Membranen kommt (Abb. 3.15). Dadurch werden die im Akrosom vorliegenden, zur Durchdringung der Oozytenhüllen erforderlichen Enzyme (Akrosin → Lyse der Zona, Hyaluronidasen → Lyse des Kumulus) freigesetzt (Talbot 1985; Zao et al. 1985). Zeitgleich wird das im Akrosom zunächst in inaktiver Form vorliegende Proakrosin in seine proteolytisch aktive Form (Akrosin) überführt.

Induziert wird die Akrosomreaktion vermutlich durch exogene Stimuli, die in den Sekreten bzw. an den epithelialen Oberflächen des weiblichen Genitaltraktes vorhanden sind. Mögliche Induktoren stellen die Follikelflüssigkeit, die

Bestandteile von Kumulus und Zona sowie andere bioaktive Moleküle (z. B. Progesteron, Albumin, Prostaglandine, Enzyme) dar (Meizel 1985). In den zur Akrosomreaktion führenden Prozessen der Signalübertragung sind Glykoproteide der Zonamatrix (ZP2, ZP3) und Progesteron involviert. Kalzium ist ebenfalls von entscheidender Bedeutung (Florman und Babcock 1991).

Im Gegensatz zur Kapazitation kann die anschließende Akrosomreaktion, in deren Folge (unter Wirkung der akrosomalen lytischen Enzyme) die Plasmamembran des Spermatozoons mit dem Oolemma der Eizelle fusioniert (Abb. 3.15), im mikroskopischen Bild beobachtet werden. Die Lyse der äußeren akrosomalen Membran kann durch Färbe-(Triple-stain-)Technik (erlaubt gleichzeitig die Unterscheidung zwischen vitalen und devitalen Spermatozoen) und/oder Fluoreszenztechniken (keine Bindung von FITC-markiertem Pisum-sativum-Agglutinin nach Akrosomreaktion) nachgewiesen werden (s. 8.4.6).

In einer normalen Samenprobe kapazitieren spontan nur etwa 10 % der Spermatozoen und zeigen eine Akrosomreaktion. In vitro kann dieser Prozeß z. B. durch Kälteschockbehandlung oder durch Zusatz von Kalziumionophoren induziert werden (Cross et al. 1986; Sanchez et al. 1991).

Die Adhäsion des Spermatozoons an die Zona pellucida vollzieht sich in zwei aufeinanderfolgenden Phasen, der primären und der sekundären Adhäsion. Die primäre Adhäsion ist nicht speziesspezifisch, geht der Akrosomreaktion voraus und erfordert keine Kapazitation. Die sekundäre Adhäsion dagegen findet erst nach der Akrosomreaktion statt, sie ist speziesspezifisch und setzt die Kapazitation voraus. Für die gegenseitige Adhäsion der Keim-

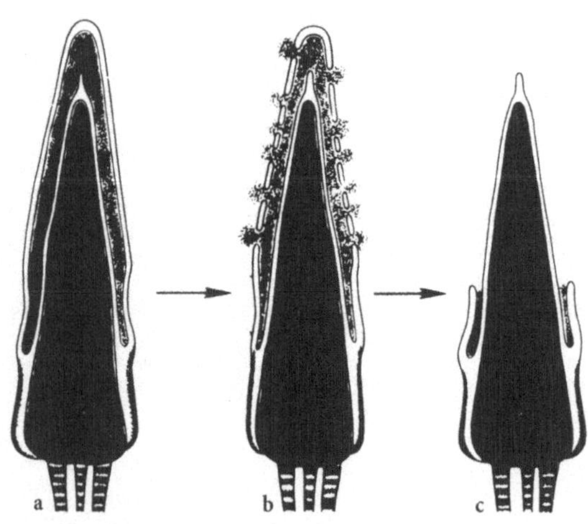

Abb. 3.15a. Schematische Darstellung der Akrosomreaktion. *A* intaktes Akrosom mit seinem enzymreichen, elektronendichten Inhalt; *B* durch Verschmelzung der Plasmamembran mit der äußeren akrosomalen Membran unter Ausbildung von Bläschen (Vesikulation) kommt es zur Freisetzung des akrosomalen Inhalts. *C* Vollständiger Verlust der vorderen Zellmembran, die innere akrosomale Membran und das Äquatorialsegment bleiben erhalten. Das im Bereich der inneren akrosomalen Membran lokalisierte Akrosin ist jetzt ungeschützt zugängig und steht als Zonalysin für die Penetration der Zona pellucida zur Verfügung. (Nach Schill 1985)

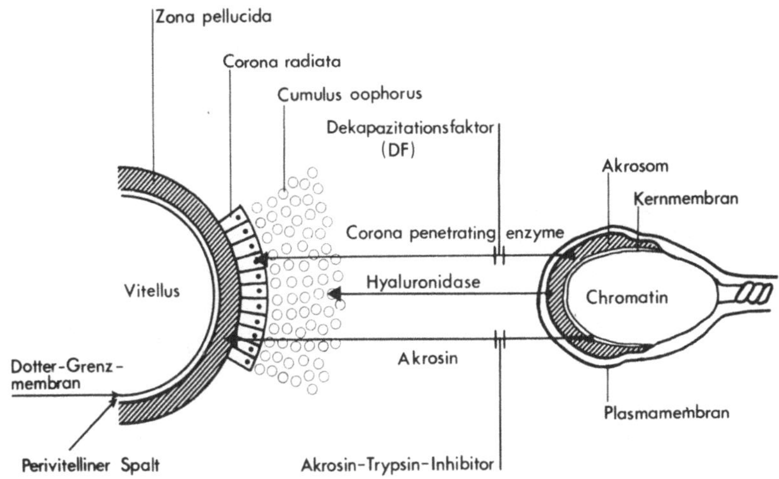

Abb. 3.15b. Schematische Darstellung von Eizelle und Spermatozoon mit den akrosomalen Penetrationsenzymen und deren biologischen Substraten sowie den entsprechenden Inhibitoren des Seminalplasmas. (Nach Schill 1985)

zellen sind vermutlich die Oberflächenmoleküle ZP2 und ZP3 der Oozyte relevant. Obwohl die Struktur des ZP3-Proteids mit 70 % eine große Homologie bei verschiedenen Spezies aufweist, ist die durch ZP3 vermittelte Bindung stark speziesspezifisch. Diese Spezifität wird vermutlich durch die Oligosaccharidseitenkette des Proteids vermittelt. Die Bindung der Samenzelle an das Oolemma dagegen wird über Integrine vermittelt.

Akrosinaktivität

Im Rahmen der Akrosomreaktion wird u. a. eine zur Proteolyse der Zona pellucida notwendige Protease, das Akrosin (EC 3.4.21.10), aus dem Akrosom freigesetzt (Talbot 1985; Kobayashi et al. 1991a). Wie Untersuchungen verschiedener Arbeitsgruppen zeigten (Liu und Baker 1993; Sharma et al. 1993; Bartoov et al. 1994), besteht in vitro eine Korrelation zwischen dem Akrosingehalt der Spermatozoen und der Fertilisierungskapazität des Samens. Die Akrosinaktivität des Ejakulates wird daher als guter Prognoseparameter für die Fertilität des Patienten diskutiert. Bei der Diagnose der Polyzoospermie oder der idiopathischen Infertilität sowie als Prognoseparameter hinsichtlich einer geplanten In-vitro-Fertilisation (IVF/ET) empfiehlt sich demnach die vorherige Bestimmung der Akrosinaktivität des Samens (s. 8.4.6).

3.6 Spermatozoenfunktion

Voraussetzung für die erfolgreiche Befruchtung einer Eizelle ist der koordinierte Ablauf einer komplexen Kaskade von Vorgängen, die von der Fähigkeit

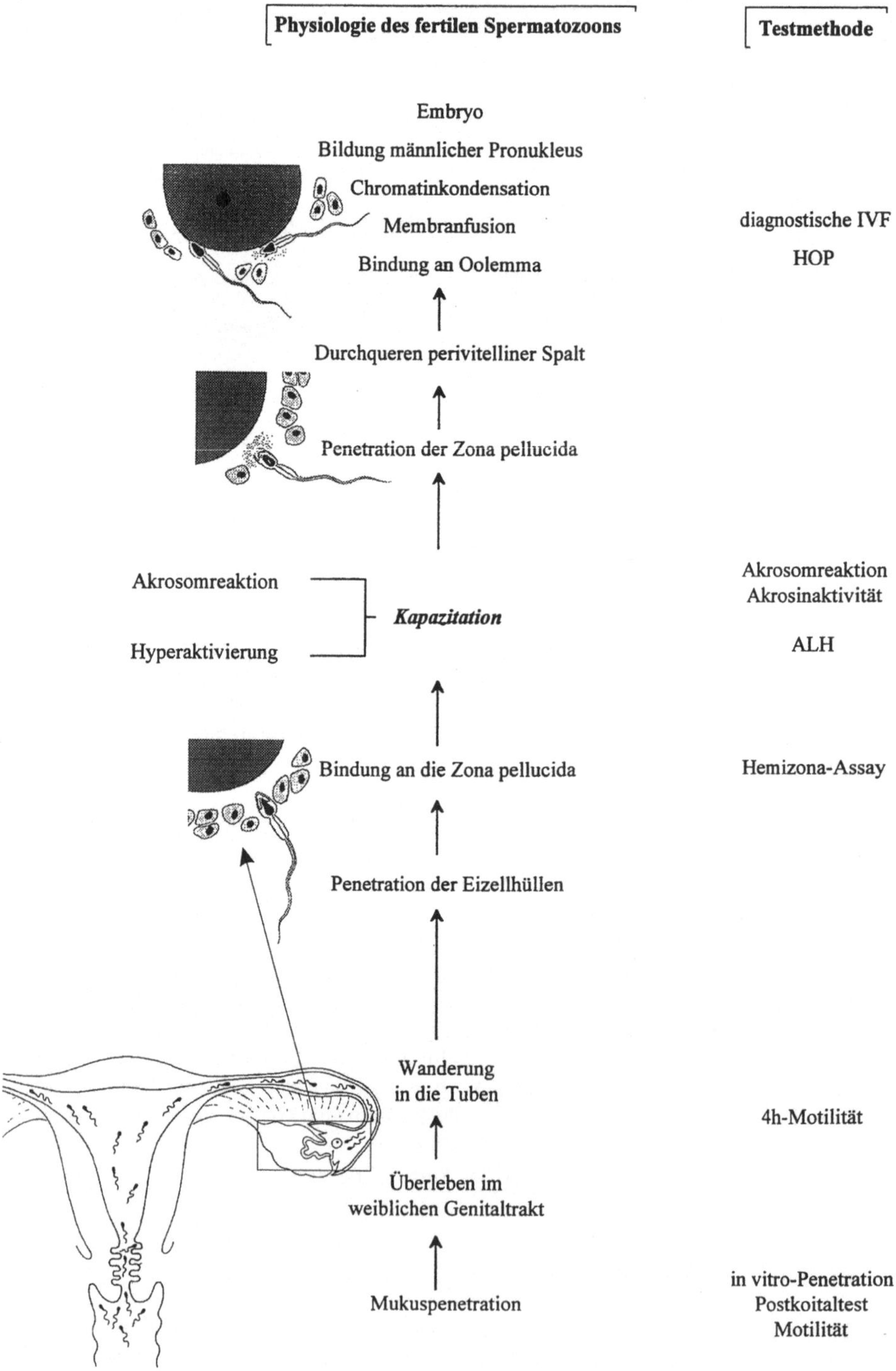

Physiologie des fertilen Spermatozoons	Testmethode
Embryo	
Bildung männlicher Pronukleus	
Chromatinkondensation	
Membranfusion	diagnostische IVF
Bindung an Oolemma	HOP
↑	
Durchqueren perivitelliner Spalt	
↑	
Penetration der Zona pellucida	
↑	
Kapazitation: Akrosomreaktion, Hyperaktivierung	Akrosomreaktion Akrosinaktivität ALH
↑	
Bindung an die Zona pellucida	Hemizona-Assay
↑	
Penetration der Eizellhüllen	
↑	
Wanderung in die Tuben	4h-Motilität
↑	
Überleben im weiblichen Genitaltrakt	
↑	
Mukuspenetration	in vitro-Penetration Postkoitaltest Motilität

der Spermatozoen zu verschiedenen Reaktionen abhängt. Diese können nicht in einem einzigen Testsystem erfaßt werden. Jede einzelne dieser Funktionen kann gestört sein. Ebenso können aber auch gleichzeitig mehrere dieser Funktionen beeinträchtigt sein. Aussagen über die komplexen Funktionsabläufe der Spermatozoen sind anhand der üblichen im Routinespermiogramm erfaßten Parameter nur begrenzt möglich.

Abbildung 3.16 gibt einen Überblick über die verschiedenen Spermatozoenfunktionen bzw. deren Testmethoden.

3.7 Seminalplasma

Der Begriff „Ejakulat" bezeichnet die Flüssigkeit, die bei der Ejakulation ausgestoßen wird. Diese enthält (neben anderen Zellen) die männlichen Keimzellen, die in einem flüssigen Medium, dem Seminalplasma, suspendiert sind. Diese Samenflüssigkeit stammt zu ca. 60 % aus den Bläschendrüsen, zu etwa 30 % aus der Prostata, zu 5 % aus den Cowper-Drüsen und nur zu 5 % aus Hoden und Nebenhoden.

Das Medium Seminalplasma ist gekennzeichnet durch die Vielfalt seiner Bestandteile, die darin in z. T. außergewöhnlich hohen Konzentrationen vorliegen. So finden sich z. B. sehr hohe Vitamin- und Zuckerkonzentrationen.

Zu den bekannten Bestandteilen des Seminalplasmas gehören u. a.:

- *Elektrolyte:* Mit Ausnahme des Kaliums, das im Seminalplasma in einer wesentlich höheren Konzentration als im Blutserum vorkommt, weichen die Konzentrationen der anderen Elektrolyte (Natrium, Kalzium etc.) im Seminalplasma nicht wesentlich von denen im Blutserum ab.
  Die Funktion der Elektrolyte dürfte in einer Erhaltung der Osmolalität und des Ionengleichgewichtes des Mediums sowie in einer Pufferung der Wasserstoffionenkonzentration (pH-Wert) liegen.
- *Kohlenhydrate:* Der wichtigste Zucker des Seminalplasmas ist die Fruktose, die hier in einer wesentlich höheren Konzentration (12–25 µmol/l) als in jeglicher anderen Körperflüssigkeit vorliegt. Steht das Ejakulat länger, so kann ihre Konzentration infolge einer Fruktolyse durch die Samenzellen rasch absinken (Schirren 1969). Sie ist Sekretionsprodukt der Vesiculae seminales.
  Andere im Seminalplasma nachweisbare Zucker, die z. T. als Glykoproteide vorliegen, sind u. a. Glukose, Sorbitol, Inositol, Ribose, Fukose Auch Acetylneuraminsäure ist zu finden. Glycerophosphate sind in hohen Konzentrationen im Nebenhoden als Produkte des Kohlenhydratstoffwechsels zu finden.

Abb. 3.16. Schematische Zusammenstellung der für eine erfolgreiche Befruchtung erforderlichen Spermatozoenfunktionen. *Rechts* sind darüber hinaus die zur In-vitro-Diagnostik dieser Zellfunktionen geeigneten Testverfahren aufgeführt

- *Zitrat:* Die mittlere Zitratkonzentration im Seminalplasma beträgt 5 mg/ml. Zitrat ist ein Sekretionsprodukt der Prostata.
- *Aminosäuren*: Zahlreiche verschiedene Aminosäuren in unterschiedlichen Konzentrationen liegen im Seminalplasma vor. Infolge ablaufender Proteolysevorgänge nehmen ihre Konzentrationen bei längerem Stehen des Ejakulates zu.
  Die bekannteste Aminosäure des Seminalplasmas ist das Carnitin, ein Produkt des Nebenhodens (im Seminalplasma durchschnittlich 250 µg/ml; Wetterauer und Heite 1976).
- *Proteine:* Die Proteinkonzentration im Seminalplasma entspricht in etwa der im Blutserum (58 g/l), jedoch mit deutlich geringerem Albuminanteil. Unter den Proteinen finden sich viele mit enzymatischer Aktivität, wie z. B. die saure Prostataphosphatase (PAP, v. a. ihre Isoform 2). Ihre Konzentration im Seminalplasma ist eine der höchsten Konzentrationen eines monospezifischen Proteins in einer biologischen Flüssigkeit (Seitz und Aumüller 1985). Ferner sind proteolytische Enzyme (Oettle 1950) zu finden, die eine zentrale Rolle bei der Koagulation und Verflüssigung des Samens spielen. Haberland et al. (1975) beschrieben das Vorkommen der Bestandteile eines Kallikrein-Kinin-Systems im Seminalplasma.
  Im allgemeinen werden die Proteine vermutlich nicht durch bestimmte Drüsen sezerniert, sondern treten durch einfache Exozytose ins Seminalplasma über. Entzündungen, die mit einer erhöhten Durchlässigkeit von Zellmembranen einhergehen, führen zu erhöhten Proteinkonzentrationen im Seminalplasma (Blenk et al. 1974; Krause und Weidner 1978).
- *Lipide*: In der Lipidfraktion des Seminalplasmas finden sich v. a. Prostaglandine (Euler 1935) und Glykosphingolipide (Ritter et al. 1987) in ungewöhnlich hohen Konzentrationen. Ferner findet man Phosphocholine und Steroide (Flipse 1960), wobei die Konzentrationen der meisten Steroidhormone unter den Konzentrationen derselben im Blutserum liegen.

3.8 Grundriß der andrologischen Endokrinologie

3.8.1 Hormone

Die hormonale Regulation der Ausbildung und Funktion der Gonade des Mannes sowie der Entwicklung der sekundären Geschlechtsmerkmale wird im wesentlichen über einen in sich geschlossenen Regelkreis, der durch verschiedene Rückkoppelungsmechanismen kontrolliert wird, gesteuert *(Hypothalamus-Hypophysen-Testosteron-System).*

Testosteron

Das Testosteron ist der *Hauptvertreter* der androgen wirksamen Hormone.

Chemie: C_{19}-Steroidhormon (MG 289)

Im Blutplasma ist Testosteron zu 60 % an spezifische Transporteiweiße (SHBG = sexualhormonbindendes Globulin, ein dimeres Glykoproteid von 80–94 kD) und zu 38 % an Albumine gebunden; nur ca. 2 % des gesamten Testosterons liegen in ungebundener Form als „freies Testosteron" vor und sind damit biologisch wirksam. Freies und gebundenes Testosteron stehen im Gleichgewicht, welches durch die Dissoziationskonstanten der Protein-Hormon-Komplexe bestimmt wird. Steigt z. B. infolge einer Lebererkrankung oder durch Östrogenwirkung der SHBG-Spiegel im Blut, so sinkt die Konzentration an freiem Testosteron (Adlercreutz 1974).

Die zelluläre Wirkform des Testosterons ist das 5α-Dihydrotestosteron (DHT), das in den Zellen des Erfolgsorganes (z. B. Prostata) aus dem in diese Zellen aufgenommenen freien Testosteron unter Wirkung der 5α-Testosteron-Reduktase (mit $NADH_2$ als Wasserstoffdonator) gebildet wird (Wilson 1975). DHT verbindet sich dann mit dem spezifischen Rezeptor zu einem Komplex, der seine transkriptionsaktivierende Wirkung durch Bindung an ein nukleäres Chromatinproteid mit speziellen Akzeptoreigenschaften entfaltet (s. Anhang B.3).

Synthetische Androgenderivate sind erhältlich.

Syntheseort

Hauptsyntheseort ist das interstitielle Gewebe des Hodens (insbesondere die Leydig-Zellen; neuerdings wird auch eine Synthese von Testosteronvorläufern in den Sertoli-Zellen diskutiert).

In geringeren Mengen wird Testosteron auch in der Nebennierenrinde und in der Peripherie gebildet. Zur Biosynthese s. Anhang B.2.

Konzentration

Die Menge der täglichen Testosteronproduktion wird mit 4–9 mg (= 14–31 μmol) angegeben, wobei eine ausgesprochene Altersabhängigkeit mit niedrigeren Produktionsmengen im höheren Alter festzustellen ist.

Im peripheren Blut erreicht Testosteron beim Mann eine mittlere Konzentration von 6 ng/ml = 21 nmol/l (tageszeitlicher Rhythmus mit einem Maximum in den frühen Morgenstunden und einem Minimum am Abend ⇒ morgens ca. 20 % höhere Werte als abends; Gall et al. 1979). Darüber hinaus kommen Schwankungen im Verlauf eines Jahres mit Maxima im Mai (Krause und Riegelsberger 1979) und August (Reinberg et al. 1978) vor.

Umrechnung:
1 ng = 3,46 pmol ⇒ nmol/l = ng/ml · 3,46 bzw.
1 nmol = 289 ng ⇒ ng/ml = nmol/l · 0,289

Pathologisch: unter 10 nmol/l bzw. unter 3 ng/ml.
Im Speichel: normal sind 200–500 pmol/l (gute Korrelation mit dem freien Testosteron im Serum).

> Im Gewebe von Hoden und Nebenhoden ist die mittlere Testosteronkonzentration um das 200- bis 500fache höher als im Blutserum (Comhaire und Vermeulen 1978)!

Mögliche Ursachen für Abweichungen des Testosteronspiegels im Serum vom Normwert:

- kurze, intensive körperliche Arbeit → Erhöhung des Testosteronspiegels,
- anhaltende, erschöpfende körperliche Arbeit (z. B. Leistungssport) (Roberts et al. 1993) → Abfall des Testosteronspiegels,
- nahezu jede schwere Erkrankung (v. a. von Leber, Niere, Kreislauf), aber auch Streß, Narkose, Drogen und Medikamente → Abfall des Testosteronspiegels.

Bestimmung der Konzentration

Da die Gesamtmenge an Testosteron (= freies und proteingebundenes Testosteron) in der Regel mit der Menge an freiem Testosteron korreliert, ist es für die Routinediagnostik ausreichend, den Gesamtgehalt des Serums an Testosteron zu bestimmen. Eine separate Bestimmung der Konzentration des freien Testosterons ist meist nicht nötig.

Ausnahmen:

- *Hyperthyreose, Antiepileptika*: erhöhen die SHBG- und damit auch die Testosteronkonzentration im Serum, ohne daß die Menge an freiem Testosteron vermehrt wird! (Mechanismus: aufgrund der erhöhten SHBG-Menge wird vermehrt freies Testosteron gebunden → die Konzentration an freiem Testosteron sinkt → wegen einer fehlenden negativen Rückkopplung auf die Hypophyse werden vermehrt Gonadotropine freigesetzt → Anstieg des Testosteronspiegels infolge verstärkter Testosteronsynthese, bis der Spiegel an freiem Testosteron wieder normalisiert ist.)
- *extreme Adipositas, Nephrosen:* erniedrigte Testosteronwerte in Kombination mit verringerten SHBG-Werten.

Eine weitere Indikation zur Bestimmung der Menge an freiem Testosteron ist ein niedriger Gesamttestosteronspiegel ohne klinische Ausfallerscheinungen.

Angriffspunkte der hormonellen Wirkung

- In der Ontogenese werden unter dem Einfluß von Testosteron das männliche Genitale und die sekundären Geschlechtsmerkmale ausgebildet (Bildung eines funktionstüchtigen Genitales, Entwicklung der Brustbehaarung, Wachstum des Kehlkopfes etc.).
- Über die testosteronabhängige Anregung der Bläschendrüsen- und Prostatafunktion werden die wesentlichen Bestandteile des Seminalplasmas bereitgestellt.

- Die Ausprägung und Entfaltung der Tubuli seminiferi sowie die Spermatogenese sind auf die Anwesenheit ausreichender Testosteronmengen angewiesen.
- Einflüsse des Hormons auf Stoffwechsel (Förderung der Proteinsynthese ⇒ anabole Wirkung, von der die Body-Builder Gebrauch machen!) und Psyche.

Gonadotropine

Die inkretorische und exkretorische Hodenfunktion wird über die gonadotropen Hormone des Hypophysenvorderlappens, das follikelstimulierende Hormon (FSH) und das luteinisierende Hormon (LH), gesteuert.

Chemie

Glykoproteidhormone [FSH: MG 41 kD, LH: MG 26 kD] bestehend aus zwei Untereinheiten. Während die α-Untereinheit bei allen gonadotropen Hormonen einer Spezies identisch ist, variiert die Struktur der β-Untereinheit, die über die Bindungseigenschaften die Funktion des jeweiligen Hormonmoleküls bestimmt (Gharib et al. 1990). Die chemische Synthese von gonadotrop wirkenden Substanzen ist bislang nicht möglich! Ein gentechnologisch hergestelltes, rekombinantes FSH wird z. Z. klinisch geprüft (Fa. Organon). Ausgangsmaterial für die industrielle Herstellung der Gonadotropine ist derzeit v. a. der Harn von Frauen, in welchem folgende Metabolismusderivate der Gonadotropine in erhöhter Konzentration ausgeschieden werden:

- hCG (= humanes Chorion-Gonadotropin): ein urinäres Gonadotropin schwangerer Frauen mit weitgehender LH-Wirkung; hCG ist in seiner Struktur weitgehend identisch mit dem humanen LH, weist jedoch in seiner β-Untereinheit 30 zusätzliche carboxyterminale Aminosäuren auf, die – im Vergleich zu LH – eine veränderte Bindungskinetik des Hormons bedingen.
- hMG (= humanes Menopausengonadotropin): ein urinäres Gonadotropin aus dem Harn von Frauen in der Menopause, das in seiner Wirkung einem Gemisch von LH und FSH entspricht.

Syntheseort

Adenohypophyse.

Konzentration

Es bestehen insbesondere beim LH ähnlich wie beim Testosteron zirkadiane Schwankungen mit Maxima am frühen Morgen und Minima am späten Abend infolge einer pulsatilen Sekretion (Knobil 1980). Normalerweise beobachtet man 8–20 LH-Pulse pro Tag ⇒ *eine Einzelbestimmung der LH-Konzentration ist nur begrenzt aussagekräftig!*

Beim FSH gibt es dagegen nur geringe Schwankungen der Konzentrationen im Serum, wobei Minima und Maxima mit jenen der LH-Sekretion korreliert sind. Ferner korreliert die FSH-Konzentration im Blutserum in weiten Grenzen mit der Zahl der Tubuli seminiferi im Hoden und darüber mit der Dichte der Spermatozoen im Ejakulat. Sie kann daher als Maß für die exkretorische Hodenfunktion herangezogen werden. Der obere Normbereich (14 IU/ml) ist als Maß für eine normale Funktion zu hoch. Nach neueren Arbeiten sind FSH-Spiegel >8 IU/ml bereits hinweisend auf eine maximale, therapeutisch nicht mehr zu steigernde Stimulation der Spermatogenese. Findet sich in solchen Fällen eine verminderte Samenzellzahl im Ejakulat, so besteht der Verdacht auf einen primären Hodenschaden. Die Konzentrationen beider Gonadotropine steigen mit zunehmendem Alter des Patienten an. Ursache hierfür ist dabei weniger das Alter selbst, sondern die damit verbundene Multimorbidität (wie Atherosklerose) (Nieschlag und Michel 1986).

Angriffspunkte der hormonellen Wirkung

- Die Gonadotropinwirkung auf die tubuläre exkretorische Hodenfunktion erfolgt sowohl über FSH als auch über LH, während die inkretorische Hodenfunktion ausschließlich einer Regulation durch LH unterliegt.
- Angriffspunkt bei der Steuerung der Spermatogenese scheinen die Sertoli-Zellen zu sein. Hier stimuliert FSH die Bildung eines androgenbindenden Proteins, durch dessen Abgabe in das Tubuluslumen Testosteron in dem Samenkanälchen angereichert wird (Means et al. 1976). FSH ist meist erhöht, wenn die Tubuli hyalinisiert sind, die Basalmembran verdickt ist oder ein Spermatogenesestop vor dem Erscheinen der Spermatiden besteht.
- Angriffspunkte des LH sind in erster Linie die Leydig-Zellen, die durch dieses Hormon zu verstärkter Testosteronsynthese angeregt werden (Dufau und Catt 1978).

Eine Übersicht über die molekularen Mechanismen findet sich bei Wu (1994).

Releasing-Faktoren

Die Sekretion der Hormone des Hypophysenvorderlappens steht unter dem Einfluß weiter übergeordneter Hormone des Hypothalamus, der Releasing-Faktoren. Diese Steuerhormone (Liberine, Statine) werden im hypothalamoinfundibulären System gebildet und unter dem regulierenden Einfluß monoaminerger und dopaminerger Neurone aus dem Hirnstamm sezerniert. Über das hypophysäre Pfortadersystem gelangen die Releasing-Hormone zur Hypophyse, wo sie die Abgabe der Gonadotropine steuern.

Chemie

Dekapeptid-Hormone (Aminosäuresequenz von LH-RH: Pyro-Gln-His-Trp-Ser-Tyr-Gly-Leu-Arg-Pro-Gly-NH_2).

Syntheseort

Hypothalamoinfundibuläres System des Zwischenhirns (Hypothalamus).

Angriffspunkt der hormonellen Wirkung

In den sekretorischen, basophilen Zellen der Adenohypophyse bewirken die Liberine über einen Ca^{2+}-abhängigen Mechanismus eine Freisetzung der Gonadotropine (Counis und Jutisz 1991; Gharib et al. 1990).

> Die Releasing-Faktoren werden pulsatil sezerniert (Ball 1987)
> - beim gesunden Mann: LH = 8, ± 1,8 Pulse/Tag,
> - FSH = 5,7 ± 1,6 Pulse/Tag.

Östrogene

Auch beim Mann werden, wenngleich in geringerem Maße, Östrogene produziert.

Chemie

Steroidhormone.

Syntheseort

Leydig-Zellen des Hodens.

Konzentration

Plasmaspiegel an Östradiol 2–3 ng/100 ml, an Östron 6 ng/100 ml.

Angriffspunkte der hormonellen Wirkung

Trotz geringer Spiegel wirken die Östrogene auch beim Mann hemmend auf die LH- und die FSH-Ausschüttung zurück (negativer Rückkopplungsmechanismus auf die endokrine Funktion der Hypophyse!). Ebenso wird die Testosteronbildung in den Leydig-Zellen durch Östrogene gehemmt (Bilinska 1986).

> Erhöhte Östrogenspiegel haben erhöhte SHBG-Spiegel zur Folge!
> Als Folge resultiert eine Kaskade regulatorischer Vorgänge (vermehrte Bindung von Testosteron → vorübergehende Absenkung des Spiegels an freiem Testosteron → fehlendes negatives Feedback auf die Sekretion der Gonadotropine → verstärkte Anregung der Leydig-Zellen zur Testosteronbildung, bis der normale Spiegel an freiem Testosteron wieder erreicht ist), die letztendlich zu einem Anstieg des Gesamtandrogenspiegels führt, wobei jedoch die Konzentration des freien Testosterons nicht vermehrt wird!

Klinische Bedeutung

Ist z. B. aufgrund einer genetischen Determination der Androgenrezeptor oder die 5α-Reduktase in den Zielzellen des Testosterons funktionell nicht aktiv, kommt es aufgrund einer vermehrten Konversion des Testosterons zu Östrogenen und der Realisierung derer Wirkungen zur einer - in diesem Fall genetisch determinierten - Feminisierung (Gynäkomastie)! Die Relevanz der Östrogene für die männliche Infertilität wird jedoch kontrovers diskutiert (Hargreave 1988).

Prolaktin

Die Angriffspunkte des Prolaktins liegen in verschiedenen Organsystemen, so z. B. der Niere, der Brustdrüse, dem Hoden, aber auch der Leber und der Haut.

Chemie

Proteohormon.

Syntheseort

Adenohypophyse.

Konzentration

Serumspiegel beim Mann 3–13 ng/ml. Dieser Wert ist altersunabhängig; die Prolaktinkonzentration weist jedoch zirkadiane Schwankungen mit einem Maximum während der Schlafperiode auf. Erhöhung der Prolaktinmenge durch *Streß*, Psychopharmaka oder andere Medikamente!

Angriffspunkte der hormonellen Wirkung

- Sehr verschiedene Zielorgane, z. B. Niere, Brustdrüsen, Hoden.
- Prolaktin soll die steroidbildenden Enzyme im Hoden stimulieren.
- Bei hypophysektomierten Tieren bewirkt Prolaktin eine Potenzierung der Wirkung von LH zur Wiederherstellung der Spermatogenese

- Östrogenapplikation führt zu erhöhten Prolaktinspiegeln.
- Dopamin hemmt die Prolaktinsekretion.
- Substanzen, die den Prolaktinspiegel erhöhen, vermindern den LH-Spiegel.

Inhibin

Chemie

Inhibin bezeichnet zwei heterodimere Glykoproteidhormone (Inhibin A und B), die jeweils aus einer α- und einer β-Untereinheit bestehen. Während die α-

Kette bei beiden Formen identisch ist, sind die β-Untereinheiten lediglich von großer Homologie.

Syntheseort

Inhibin ist ein Sekretionsprodukt der Sertoli-Zellen.

Angriffspunkt der hormonellen Wirkung

Inhibin hemmt die hypophysäre FSH-Sekretion. (Der wichtigste negative Feedback-Faktor für die FSH-Sekretion ist Inhibin, nicht Testosteron!).

Bezüglich der genauen Bedeutung von Inhibin bei der Reproduktion (Stimulation der Zellteilung? zirkulierendes Hormon?) gibt es derzeit jedoch mehr Fragen als Antworten (Vicari et al. 1994). Korrelationen des Inhibinlevels zu Parametern des Spermiogramms oder den Serumspiegeln der Gonadotropine wurden nicht beobachtet (Glander und Herden 1992; de Kretser et al. 1989).

Im Rahmen der klinischen Diagnostik der männlichen Infertilität hat sich die Bestimmung des Inhibinspiegels im Blutserum des Patienten bisher nicht als hilfreich erwiesen.

3.8.2 Regelkreis der andrologischen Endokrinologie

Die Produktion des Testosterons steht unter der Kontrolle durch LH. Die Bindung von LH an den entsprechenden Rezeptor an der Zellmembran der Leydig-Zellen bewirkt über eine Aktivierung des Adenylatcyclasesystems eine Stimulierung der Androgenbildung.

Negativer Feedback von Testosteron auf die Ausschüttung der Releasing-Faktoren im Hypothalamus und damit auf die hypophysäre Ausschüttung von LH und FSH.

Das während der Spermatogenese im Bereich des spermiogenetischen Epithels gebildete „Inhibin" (= postulierter Bestandteil einer peptidreichen Fraktion des Tubuluslumens) hemmt die hypophysäre FSH-Ausschüttung und damit die Spermatogenese. Eine Bestimmung der Inhibinkonzentration ist für die Routinediagnostik nicht aussagekräftig (Glander und Herden 1992).

Östrogene hemmen zum einen die hypophysäre Gonadotropinsekretion, zum anderen aber auch die Leydig-Zellfunktion.

Auf der lokalen Ebene des Hodens können die hypothalamisch-hypophysären Steuerimpulse zur Hormonproduktion der Leydig-Zellen durch verschiedene Mechanismen modifiziert werden. Beispielsweise kann die übergeordnete Steuerung der Hodenfunktion durch eine lokale Veränderung der Durchblutung der Testes moduliert werden (Abb. 3.17). Darüber hinaus werden lokale auto- und parakrine Regulationsmechanismen diskutiert, wie z. B.

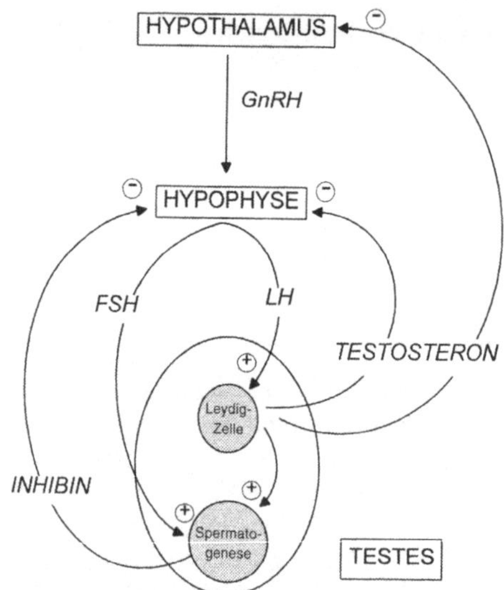

Abb. 3.17. Schematische Darstellung des Regelkreises Hypothalamus-Hypophyse-Testes. Die unter dem Einfluß von Releasinghormon gebildeten und freigesetzten Gonadotropine LH and FSH sind die Hauptregulatoren der Spermatogenese beim Mann. LH induziert in den Leydig-Zellen die Produktion von Testosteron, welches stimulierend auf die Spermatogenese wirkt. FSH entfaltet seine Wirkung direkt auf die Spermatogenese. Die Regulation der Sekretion der Gonadotropine erfolgt durch eine negative Rückkopplung über Testosteron (auf hypothalamischer und evtl. auch auf hypophysärer Ebene) und über Inhibin (auf hypophysärer Ebene)

- Keimzell-Sertoli-Zell-Interaktionen (Russell 1980),
- Sertoli-Zell-Peritubulärzell-Interaktionen und
- Leydig-Zell-Sertoli-Zell-Interaktionen (LeJeune et al. 1993).

3.8.3 Hormonelle Regulation der Spermatogenese

Sowohl für einen normalen Entwicklungsgang der Spermatogenese als auch für deren kontinuierliche Erhaltung sind LH, FSH und Testosteron nötig (Bardin und Paulsen 1981). Eine dauerhafte Monotherapie allein mit LH oder FSH ist daher nicht anzuraten (mit hCG nach einer normalen Initiierung der Spermatogenese jedoch für eine begrenzte Zeit möglich!).

Das von den Leydig-Zellen gebildete Testosteron (bzw. dessen Vorstufe) wird von den Sertoli-Zellen übernommen und von diesen in seiner höchsten Konzentration in den Phasen der Chromatinkondensation bzw. der Akrosomentwicklung den heranreifenden Spermatozyten bereitgestellt. Die Sertoli-Zellen sind später auch für die weitere Metabolisierung und den Abbau des Hormons verantwortlich. Eine Verminderung des testikulären Testosteronspiegels führt über die Sertoli-Zellen zur Bildung akrosomdefekter Spermatozoen.

An den Keimzellen selbst konnte bisher kein Rezeptor für Androgene oder FSH nachgewiesen werden. Im Gegensatz dazu wurde gezeigt, daß die Sertoli-

Zellen Androgenrezeptoren auf ihrer Zelloberfläche tragen. Bindungsstellen für Androgene wurden ebenfalls auf der Zelloberfläche der peritubulären Zellen gefunden.

> Die stimulierenden Wirkungen von Testosteron und von FSH auf die Spermatogenese werden über die somatischen Zellen des spermiogenetischen Epithels der Tubuli seminiferi vermittelt!

3.8.4 Klinische Relevanz der andrologischen Endokrinologie

Androgene

Durch exogene Androgenzufuhr läßt sich über den erwähnten Rückkopplungsmechanismus die hypophysäre Gonadotropinsekretion senken

- die körpereigene Testosteronproduktion sinkt,
- die FSH-abhängige Spermatogenese wird gebremst (Vorsicht: im Extremfall kann es zu einer irreversiblen Atrophie der Hoden mit Untergang der Leydig-Zellen kommen ⇒ keine unkontrollierte Gabe von Testosteron ohne laufende Spermakontrolle!).

Klinische Anwendung

Bei Polyzoospermie zur Reduktion der überschießenden Spermiogenese. Darüber hinaus wird in jüngerer Zeit versucht, die Reduktion der Gonadotropinsekretion durch exogene Testosteronapplikation zur hormonellen Kontrazeption beim Mann zu nutzen (s. 7.1).

hCG

Exogene Zufuhr von hCG (LH-Wirkung) hat eine Steigerung der körpereigenen Testosteronsynthese durch die Leydig-Zellen zur Folge.

Klinische Anwendung

Überprüfung der endokrinen Funktionsreserven der Hoden zur Testosteronsekretion (*Leydig-Zellfunktionstest*; s. 9.1.2); Anwendung v. a. zur Differenzierung zwischen Kryptorchismus/Hodenektopie (→ eingeschränkter Anstieg) und Anorchie (→ kein Testosteronanstieg). HCG führt zu höheren intratestikulären Testosteronspiegeln; es hat somit eine bessere Wirkung auf die Gametogenese als eine Testosterongabe.

hMG

Exogene Zufuhr von hMG (LH/FSH-Wirkung) bewirkt neben einer gesteigerten Testosteronbildung eine verbesserte Spermatogenese.

Klinische Anwendung

Gezielte, exogene Stimulierung der Spermatogenese; immer in Kombination mit hCG (s. S. 179 ff).

Antiöstrogene

Durch exogene Zufuhr von Antiöstrogenen läßt sich eine Steigerung der Gonadotropinkonzentrationen im Blutplasma erreichen.

Klinische Anwendung

Tamoxifen- oder Clomifentest (*Hypothalamusfunktionstest*, s. 9.1.4) → Tamoxifen und Clomifen sind Antiöstrogene, die durch Blockade der hypothalamischen Östrogenrezeptoren zur vermehrten LH-RH-Ausschüttung führen.

Releasing-Hormon

Durch exogene Zufuhr von Releasing-Hormon (LH-RH) kann die Gonadotropinkonzentration im Serum erhöht werden.

Klinische Anwendung

LH-RH-Test → Bestimmung der gonadotropen Reservekapazität der Hypophyse (*Hypophysenfunktionstest*, s. 9.1.2); v. a. bei niedrigen oder niedrignormalen LH- und FSH-Werten; wenn die Werte basal erhöht sind, ist der Test natürlich nicht hilfreich!

Prolaktinome

Prolaktinome können häufig mit Potenzstörungen einhergehen.

Inhibin

Da Inhibin nur in Abhängigkeit von FSH durch die Sertoli-Zellen gebildet wird, es selbst aber die FSH-Sekretion inhibiert, weist ein erhöhter FSH-Spiegel stets auf einen Sertoli-Zellschaden bzw. eine Störung der Spermiogenese hin.

4 Krankheitslehre und Therapieansätze

Fertilitätsstörungen beim Mann können zahlreiche Ursachen haben, wie Erkrankungen des männlichen Genitales selbst oder Funktionsstörungen regulierender Organsysteme, z. B. der Hirnanhangdrüsen. Aber auch exogene Faktoren, wie Temperatureinflüsse oder Pharmaka, haben mehr oder minder starken Einfluß auf die Zeugungsfähigkeit des Mannes. Darüber hinaus kann ein Funktionsverlust der männlichen Gonaden die Folge anderer, primär nicht die Reproduktionsorgane des Mannes betreffender Erkrankungen sein. Im Einzelfall ist der Beitrag jedes einzelnen Faktors oft schwierig zu erkennen und einzuordnen, da das „Symptom", die eingeschränkte Samenqualität, stets das gleiche ist. Nur selten lassen sich klare Zusammenhänge zwischen verursachenden Faktoren und resultierenden Erkrankungen erkennen. Ausnahme hiervon sind meist klar zu beurteilende hormonelle Störungen. Infolgedessen gibt es in der Andrologie bisher keine generell akzeptierte „Krankheitslehre", was sich in der Vielzahl der rein empirischen Behandlungsansätze männlicher Fertilitätsstörungen widerspiegelt.

Bevor in 4.1 die von N. Hofmann vorgeschlagene Nosologie und in 4.2 die für die Praxis relevante Klassifikation der Erkrankungen nach klinischen Gesichtspunkten dargestellt wird, wird in Tabelle 4.1 die prozentuale Verteilung der Ursachen männlicher Fertilitätsstörungen in einem größeren Patientenkollektiv aufgezeigt.

4.1 Gruppierung der andrologisch relevanten Erkrankungen nach ätiologischen Gesichtspunkten

In der 1988 veröffentlichten Monographie „Wege zur Andrologie" schlug N. Hofmann die folgende Krankheitslehre vor. Da es bislang kein allgemein akzeptiertes nosologisches Konzept gibt und um Wiederholungen in späteren Kapiteln zu vermeiden, wurde hier auf eine detaillierte Darstellung der Definitionen, Ätiologien und Kliniken der genannten Erkrankungen verzichtet. Bestimmte Krankheitsbilder sowie deren Therapie werden dann in 4.2–4.4.5 ausführlich dargelegt.

Tabelle 4.1. Verteilung der Diagnosen bei 5061 konsekutiven männlichen Patienten des Institutes für Reproduktionsmedizin der Universität Münster. Bei Mehrfachdiagnosen wurde das führende Krankheitsbild gezählt. (Nach Nieschlag und Scriba 1993)

Diagnose	Häufigkeit [%]
Idiopathische Fertilitätsstörung	30,2
Varikozele	15,4
Hypogonadismus	9,7
Infektionen	8,5
Lageanomalien der Testes	8,0
Störungen der Samendeposition	6,7
Allgemeinerkrankungen	5,2
Immunologische Faktoren	3,8
Hodentumoren	2,1
Obstruktionen	1,5
Sonstige Diagnosen	8,9

Genetisch determinierte Schäden

Zirka 10 % der schweren Testesschäden sind genetisch bedingt.

- Genetisch bedingte Schädigung der Geschlechtszellen:
  - chromosomale Aberration,
  - einzelne Gene betreffend (z. B. Akrosom, Flagellum).
- Genetisch bedingte Schädigung somatischer Zellen (z. B. genetisch bedingte Beeinträchtigung der Funktion von Hormonrezeptoren im Bereich Hypophyse/Hypothalamus).

Anlagebedingte Schäden

- Samenleiteraplasie,
- Verschlüsse im testikuloepididymalen Grenzbereich,
  Retentio testis/testium, Ectopia testis/testium,
- frühkindliche Hernien,
  Hydrocele processus vaginalis, Hydrocele funiculi spermatici.

Früh erworbene Schäden

- Embryonal/fetal,
- natal und perinatal: der „frühe“ Testesschaden [relativ kleine, fast kugelige Hoden mit fester Tunica albuginea, normal intraskrotal gelagert, keine Zeichen einer Dystopie; weiter Streubereich der Spermabefunde (in der Regel Überstreckungsformen): von einer quantitativ deutlich reduzierten, qualitativ jedoch nur wenig geschädigten Restspermatogenese bis zum Pseudo-Klinefelter-Syndrom],
- iatrogen-traumatische Schädigungen bei den letzten drei Formen der anlagebedingten Schäden (s. auch unten, „Thermoregulationsstörungen“).

Kreislaufstörungen

Primäre Kreislaufstörungen

Hauptsächlich arterielle Kreislaufstörungen

- Akut: komplette oder inkomplette Hodentorsion. In 25 % der Fälle wird dabei der kontralaterale Hoden ebenfalls geschädigt; es treten teils erhebliche exfoliative Schäden auf! Ein sich langsam entwickelnder dystrophischer Hoden ist dabei ungünstiger als ein atrophischer oder entfernter Hoden.

Bei einseitig atrophischem Hoden kann die FSH-Konzentration im Serum erhöht sein, die Spermatozoenkonzentration dagegen ist in der Regel nur geringfügig reduziert.

- Chronisch:
  - Alterung,
  - Stoffwechselerkrankungen (z. B. Diabetes mellitus),
  - allgemeine Kreislaufstörungen.

Hauptsächlich venöse Kreislaufstörungen:

- die Varikozele,
- die Varikozele kombiniert mit anderweitigen Testesschäden ⇒ der venöse Kombinationsschaden.

Sekundäre Kreislaufstörungen

Arteriolopathie bei venöser Insuffizienz, testikulären Entzündungen, Verschlußsyndromen, schweren Testesschäden.

Das genitale Gefäßsystem ist offensichtlich besonders anfällig für Gefäßveränderungen. Es treten hyaline Ummantelungen der Arteriolen sowie kompensatorische Mediaverdickungen auf, die zunächst funktionell unbedeutend sind, bei Lumenverengung jedoch zu Schäden führen können. Zusätzlich tragen die Gefäßstrukturen der Tunica vasculosa zusammen mit den Kontraktionen der Tunica albuginea zum Spermatozoen-Outlet bei. Schädigungen der Gefäßsysteme können sich daher in einem gestörten Spermatozoen-Outlet äußern.

Entzündliche Erkrankungen der Testes

Akute Orchitis

Definition und Ätiologie
Meist hämatogene (z. B. bei Mumps, Thyphus, Gonorrhoe, Tuberkulose), seltener posttraumatische Hodenentzündung.

Symptome
Die Krankheit beginnt mit akut auftretenden Schwellungen, hohem Fieber sowie in Leisten und Rücken ausstrahlenden Schmerzen. Später kommt es oft

zur Beteiligung von Nebenhoden und Samenstrang, evtl. auch zur Entwicklung einer Begleithydrozele.

Chronische Orchitis

Nichterregerbedingte Orchitis (= Low-grade-Autoimmunorchitis)

Ätiologie
Virus? Störung der lokalen Immunität (v. a. der zellvermittelten Immunreaktion)?

Diagnosesicherung durch histologische Untersuchung
Hier zeigen sich im Gewebeschnitt spärliche perivaskuläre oder peritubuläre Rundzellinfiltrate sowie Aspermatogenesetubuli (letztere in der Regel diskret am Rand).

Symptome
Die Hodenkonsistenz ist stark vermindert, insbesondere Zahl und Motilität der Spermatozoen sind stark eingeschränkt, weniger betroffen ist die Morphologie der Spermatozoen; in der Regel beobachtet man eine Verschlechterung der Spermiogrammparameter nach Kallikreinmedikation; die Konzentration humoraler Spermatozoenantikörper kann erhöht sein; oft sind die Patienten Atopiker (umschriebene Gewebezerstörung!).

Herdförmige Begleitorchitis

Ätiologie
Sie tritt auf bei granulomatösen Infektionskrankheiten, bakteriellen Erkrankungen (Typhus), aber auch bei schweren grippalen Infekten, bei Hepatitis und bei infektiöser Mononukleose.

Symptome
Leichtes Ziehen oder Druckgefühl im Hoden, deutliche Druckdolenz bei Palpation.

„Orchite par effort"

Ätiologie
Traumatisch bedingte Orchitis.

Symptome
Schmerzen im Hoden.

Diffuse entzündliche Testesschäden

Primär testikulär: interstitiell mit vermehrtem Mastzellnachweis, mit oder ohne IgE-Erhöhung

Es handelt sich hierbei um Patienten mit eigener oder familiärer Atopieanamnese mit oder ohne Erhöhung des IgE-Spiegels im Serum, die nach 6wöchiger Kallikreinmedikation eine Befundverschlechterung aufweisen, ohne daß andere Gründe eine derartige Verschlechterung der Spermiogrammparameter erklären könnten. Dabei ist insbesondere eine Verschlechterung der Motilität oder eine vermehrte Ausscheidung unreifer Spermatogenesezellen zu beobachten.

Im histologischen Bild des Hodens findet man vermehrt Mastzellen.

Sekundär-epididymal

- Bei akuter Epididymitis,
- bei chronischen Entzündungsverläufen.

Da andere Autoren eine abweichende Einteilung der entzündlichen Testeserkrankungen bevorzugen, sollen diese hier kurz erwähnt werden:

Einteilung entsprechend der *Ursache* des entzündlichen Prozesses

- Viren, Chlamydien, Bakterien,
- Immunopathien: chronische, nichterregerbedingte Orchitis (Low-grade-Autoimmunorchitis).

Einteilung entsprechend der *Ausbreitung* des entzündlichen Prozesses

- von den Gefäßen ausgehend: Befall des Testis über das mikrovaskuläre System und Interstitium bei allgemeinen Infektionen wie z. B. Mumps oder Pyämie,
- von den ableitenden Geschlechtswegen ausgehend: Befall des Testis über die Tubuluslichtung durch aszendierende Erreger wie z. B. Chlamydien,
- von der unmittelbaren Umgebung (Nebenhoden, Hodenhüllen) ausgehend: Befall des Testis über das lymphatische System wie z. B. durch Eitererreger oder Mykobakterien.

Einteilung entsprechend der *Lokalisation* des entzündlichen Prozesses

- herdförmige Orchitiden, herdförmige Begleitorchitis oder traumatisch: bedingte Orchitis (= „orchite par effort"),
- diffuse Orchitiden,
- diffuser entzündlich bedingter Testesschaden mit vermehrtem Nachweis von Mastzellen im Interstitium:
  - primär testikulär,
  - sekundär testikulär bei chronischen Entzündungen der Nebenhoden.

Einteilung entsprechend der *Dauer* des entzündlichen Prozesses

- akute Orchitis:
  - fulminant,
  - protrahiert,
- chronische Orchitis:
  - progredient-aggressiv,

Von den eigentlichen entzündlichen Erkrankungen der Testes sind deren Folgeerscheinungen zu unterscheiden. Dazu zählen:

- sog. „mixed atrophy", meist nach herdförmiger Ausbreitung (heterogenes Schädigungsmuster),
- sog. „Sertoli-cell-only-syndrome" (Syndrom der Sertoli-Zellen) meist nach diffusem Befall (homogenes Schädigungsmuster).

Thermoregulationsstörungen

- Äußere Wärmeexposition (z. B. Arbeit bei hohen Temperaturen, Saunabesuche).
- Organische Ursachen:
  - Hydrozele (mit Verschwielung der Hodenhüllen). Die Pathologie der Hydrozele sollte in ihrer Bedeutung für die Fertilität nicht überbewertet werden; eventuelle Folgen des operativen Eingriffs zur Behebung können hinsichtlich der Fertilität oft schlimmer sein als der Befund selbst!
  - Verdickte Skrotalhaut.
- Exogene Faktoren, wie z. B.
  - eng anliegende Unterbekleidung,
  - Suspensorium.
- Erhöhung der Körpertemperatur bei fieberhaften Allgemeinerkrankungen.

Kontralateraler Testesschaden

- Bei einseitiger Hodendystopie (anlagebedingte und zusätzlich lagebedingte Schädigung),
- bei einseitiger Hodentorsion (akuter Organotrophie),
- bei einseitigen Traumen und einseitigen Entzündungen,
- bei einseitigen Hodentumoren.

Toxischer Testesschaden

- Bei Allgemeinerkrankungen,
- bei Einwirkung mehrerer Toxine (z. B. Alkohol, Umwelt),
- medikamentös/therapeutisch bedingt (besonders schwerwiegend bei Chemotherapeutika und Strahleneinwirkung; s. 4.3.10 und 4.3.15).

Gesteigerte Spermatozoenbildungsrate (Polyzoospermie)

- Idiopathisch,
- regulatorisch, z. B. bei beginnender Varikozelenorchidopathie,
- kompensatorisch bei einseitiger Hodenatrophie.

Ätiologisch nicht geklärte Testesschäden („idiopathisch")

- Homogen: exfoliativ bzw. nichtexfoliativ (monosymptomatische Syndrome):
  - Die Akrosomdefektsyndrome; in der Regel mit Störungen der Chromatinkondensation kombiniert, mit und ohne Defekte der terminalen Anlage. Diese Störungen manifestieren sich bereits während der Spermatogonienentwicklung bzw. bei der Steroidbiosynthese in den Leydig-Zellen.
  - Syndrom der akrosomdefekten Zweierformen (Teilungsstörungen der Spermatozyten 2. Ordnung und Störungen der Spermatidendifferenzierung).
  - „Überstreckungssyndrome" mit und ohne Störungen der terminalen Anlage (Störung der Struktur und Funktion der Sertoli-Zellen und der Lamina propria).
  - Überstreckungsstörungen der Spermatozoen (bedingt durch eine Schädigung der Sertoli-Zellen) kombiniert mit gleichzeitigen Akrosomdefekten (s. Akrosomdefektsyndrome und „Überstreckungssyndrome" mit Störungen der terminalen Anlage, Anhang A).
  - Bei normaler Kopfanlage allein die terminale Anlage (Mittelstück und Flagellum) betreffend.
- Heterogen angeordneter und heterogen sich ausprägender „gemischter" Schaden, (polysymptomatische Syndrome):
  - rein gemischt,
  - vorwiegend mit Akrosomdefekten, „mikromilieubedingt",
  - vorwiegend mit Überstreckungen der Spermatozoen, Sertoli-zellbedingt.

Störungen des Spermatozoen-Outlet

Das Spermatozoen-Outlet umfaßt alle Vorgänge nach Abschluß der Spermatogenese bis zur Speicherung der Samenzellen im Bereich des kaudalen Nebenhodens, d. h. die Freisetzung der Spermatozoen aus dem spermiogenetischen Epithel in das Lumen der Tubuli seminiferi und den Transport der Samenzellen zum Nebenhoden, wo sie bis zur Freisetzung im Rahmen der Ejakulation gespeichert werden. Störungen des Spermatozoen-Outlets können folgender Genese sein:

- funktionell (vegetative Dysregulation),
- bei Entzündungen des Hodens und der Nebenhoden
  - akut, subakut, chronisch,
  - Vernarbung der Tunica albuginea,
- bei toxischer und medikamentös-toxischer Interferenz,

- bei thermischen Störungen (s. oben) oder
- bei vaskulären Störungen, insbesondere venöser Insuffizienz (s. oben).

Nebenhodenschaden

Ein Nebenhodenschaden manifestiert sich in Störungen der Spermatozoenreifung, des Spermatozoentransportes (partieller oder kompletter Verschluß) sowie in einer Schädigung des Hodenparenchyms. Entzündungen und Toxine können die Funktionen des Nebenhodens stören, wobei bakterielle Entzündungen v. a. die kaudalen Anteile des Nebenhodens betreffen, wogegen chlamydienbedingte Infektionen in der Regel den gesamten Nebenhoden erfassen. Bei schleichenden, klinisch stummen Entzündungen sind Makrophagen und Mastzellen von besonderer Bedeutung. Da die Ausreifung der Spermatozoen im Nebenhoden stattfindet, sind Schäden in diesem Bereich besonders nachteilig. Nebenhodenschäden können auftreten

- bei Entzündungen, bei entzündlich bedingter Vernarbung mit und ohne Verschluß,
- bei Traumen mit und ohne Entzündungen,
- bei Entzündungen bzw. Traumen mit Induzierung einer Immunopathie,
- bei toxischen, infektiös-toxischen, thermoregulatorischen Störungen,
- bei vaskulären Störungen und Schäden oder
- bei funktionellen Störungen (der Nebenhoden ist, wie Prostata und Bläschendrüse auch ein Organ der vegetativen Dysregulation: „Streßorgan").

Nach Entzündungen sind Autoimmunisierungen möglich (Hinweise: Spermatozoenagglutinationen im Nativejakulat, im Postkoitaltest oder beim Spermatozoen-Zervikalmukus-Kontakttest).

Es besteht eine enge Verbindung zwischen Nebenhoden und Hoden, so daß Erkrankungen fortgeleitet werden können. Postuliert werden auch angeborene oder entzündlich erworbene partielle oder komplette Verschlüsse im testikuloepididymalen Grenzbereich bzw. den Ductuli efferentes (bei etwa 10 % der Patienten mit einer Spermatozoendichte < 10 Mio./ml und bei ca. 20 % der Patienten mit einer Spermatozoendichte < 5 Mio./ml; Hofmann 1988).

Eine Dysfunktion des Nebenhodens kann zu folgenden Auffälligkeiten im Spermiozytogramm führen:

- schwerer Motilitätsverlust (bis zu 95 % unbeweglich),
- pathologische Vitalität,
- erhöhte Rate pathologisch gefärbter Spermatozoenschwänze (Shorr-Färbung),
- erniedrigte α-Glukosidasekonzentration im Seminalplasma,
- Oligozoospermie.

Aufgrund der besonderen Bedeutung des Nebenhodens für die Reifung der Spermatozoen ist hier eine *besonders gründliche Diagnostik notwendig*:

- exakter Palpationsbefund (z. B. „Verbacken" der Nebenhoden mit dem Periorchium; Einbauung, Fibrosierung des Periorchiums),

- Nachweis von Makrophagen im Ejakulat,
- Überprüfung, ob ein gestörtes Färbeverhalten der morphologisch normal erscheinenden Flagellen vorliegt (Shorr-Färbung; soll aussagekräftiger sein als ein HOS-Test),
- endokrinologische Untersuchungen.

4.2 Klassifikation der andrologischen Erkrankungen nach der Lokalisation der Störung

Eine derart differenzierte Ordnung der Störungen der Hodenfunktion nach ätiologischen Gesichtspunkten, wie in 4.1 dargestellt, ist in der klinischen Praxis schwierig umzusetzen. Sie ist jedoch hilfreich für das Verständnis der Erkrankungen. Nach Nieschlag (1993) können die Erkrankungen auch nach der Lokalisation der zugrundeliegenden Störung klassifiziert werden (Tabelle 4.2).

Tabelle 4.2. Systematik der Störungen der Hodenfunktion, basierend auf der Lokalisation ihres Ursprungs. (Nach Nieschlag und Scriba 1993)

Lokalisation der Störung	Krankheitsbild	Ursache	Symptome des Androgenmangels	Infertilität
Hypothalamus/ Hypophyse	Idiopathischer hypogonadotroper Hypogonadismus und Kallmann-Syndrom	Anlagebedingte Störung der LH-RH-Sekretion	+	+
	Prader-Labhart-Willi-Syndrom	Anlagebedingte Störung der LH-RH-Sekretion	+	+
	Laurence-Moon-Bardet-Biedl-Syndrom	Anlagebedingte Störung der LH-RH-Sekretion	+	+
	Familiäre Kleinhirnataxie	Anlagebedingte Störung der LH-RH-Sekretion	+	+
	Konstitutionelle Pubertas tarda	"Nachgehende biologische Uhr"	+	+
	Sekundäre LH-RH-Sekretionsstörung	Tumoren, Infiltrationen Traumen, Strahlenschäden, Durchblutungsstörungen, Unterernährung, Allgemeinerkrankungen	+	+
	Hypopituitarismus	Tumoren, Infiltrationen, Traumen, Strahlenschäden, Ischämie, Zustand nach Operationen	+	+
	Pasqualini-Syndrom	Anlagebedingte störung der LH-RH sekretion	+	(+)
	Isolierter FSH-Mangel	Anlagebedingte störung der FSH-Sekretion	-	+
	Hyperprolaktinämie	Adenome, Medikamente	+	+
	Exogen bedingte Störung	Medikamente, Drogen	+	+

Tabelle 4.2 *(Forts.)*

Lokalisation der Störung	Krankheitsbild	Ursache	Symptome des Androgenmangles	Infertilität
Testes	Angeborene Anorchie	Fetaler Hodenverlust	+	+
	Erworbene Anorchie	Trauma, Torsion, Tumor, Infektion, Operation	+	+
	Reine Gonadendysgenesis	Defekt des Y-Chromosoms (?)	+	+
	Gemischte Gonadendysgenesis	Verspätete Hodenentwicklung, Synthesestörungen des fetalen Hodens (?)	+	+
	Oviduktpersistenz	Fehlendes Anti-Müller-Hormon	–	(–)
	Germinalzellaplasie ("Sertoli-cell-only-syndrome")	Anlagebedingt oder erworben (Strahlen, Infektion)	–	+
	Endokrin aktive Hodentumoren	Unbekannt	+	+
	Leydig-Zellaplasie	Anlagebedingt	+	(+)
	Pseudohermaphroditismus masculinus	Enzymdefekte in der Testosteronbiosynthese	+	+
	Klinefelter-Syndrom	Nondysjunktion bei der Reifeteilung der Gameten	+	+
	XYY-Syndrom	Numerische Chromosomenaberration	(+)	(+)
	XX-Mannsyndrom	Translokation eines Y-Chromosomenstücks in der Spermatogenese des Vaters (?), Mutation (?)	+	+
	Männliches Turner-Syndrom	Mutation (?), Translokation eines Y-Chromosomenstücks in der Spermatogenese des Vaters(?),	+	+
	Lageanomalien des Testes	Anlagebedingt, Testosteronmangel, anatomische Besonderheiten	(+)	+
	Varikozele	Veneninsuffizienz mit Durchblutungsstörung des Hodens	(–)	+
	Orchitis	Infektion mit Zerstörung des Keimepithels	(–)	+
	Globozoospermie	Spermiogenesestörung	–	+
	Immotile-Cilia-Syndrom	Spermiogenesestörung	–	+
	Exogen durch allgemeine Erkrankungen bedingte Störungen	z. B. Medikamente, ionisierende Strahlen, Umwelt- und Genußgifte, Leberzirrhose, Niereninsuffizienz	+	+
Ableitende Samenwege und akzessorische Geschlechtsdrüsen	Infektionen	Bakterien, Chlamydien, Viren	–	+
	Obstruktionen	Angeborene Anomalien, Infektionen, Vasektomie	–	+
	Zystische Fibrose	Mutation im CF-Gen	–	+

Tabelle 4.2 *(Forts.)*

Lokalisation der Störung	Krankheitsbild	Ursache	Symptome des Androgen-mangles	Infertilität
	Young-Syndrom	Unbekannt	–	+
	störung der Liquefizierung	Unbekannt	–	+
	Immunologisch bedingte Infertilität	Autoimmunität	–	+
Samendepo-sition	Penisdeformation	Angeboren oder erworben	–	+
	Hypo-/Epispadie	Angeboren	–	(+)
	Phimose	Angeboren	–	(+)
	Erektile Dysfunktion	Multifaktoriell	(+)	(+)
Androgen-zielorgane	Testikuläre Feminisierung	Anlagebedingter kompletter Androgenrezeptormangel	+	+
	Reifenstein-Syndrom	Anlagebedingter mäßiger Androgenrezeptormangel	+	+
	Androgenresistenz bei Infertilität	Anlagebedingter geringer Androgenrezeptormangel	–	+
	Rezeptorpositive Androgenresistenz	Störungen distal des Androgenrezeptors	(+)	(+)
	Perineoskrotale Hypospadie mit Pseudovagina	Anlagebedingter 5-α-Reduktasemangel	+	+

4.3 Krankheitsbilder

Wie in 4.1 dargestellt, können andrologisch relevante Erkrankungen unterschiedlichste Ursachen haben. So können z. B. Schädigungen übergeordneter Strukturen (hormonelle Störungen oder Schädigung der Sexualorgane selbst) eine Infertilität des Mannes bedingen. Auch exogene Faktoren sind als Ursachen von Fertilitätsstörungen in Betracht zu ziehen. Ein unerfüllter Kinderwunsch kann jedoch auch auf immunologischen Faktoren oder auf Störungen der Gonadenfunktion – verursacht z. B. durch Infektionen – beruhen.

Nicht zuletzt kann die Infertilität des Mannes aber auch durch eine isolierte Fehlfunktion der Samenzellen, die keine klinisch nachweisbaren Ursachen hat, bedingt sein (idiopathische Infertilität). Im folgenden werden nun, in dieser Reihenfolge, einige klinisch definierte Krankheitsbilder besprochen.

4.3.1 Hypogonadismus

Definition

Unter Hypogonadismus versteht man die hormonale Unterfunktion der Gonaden einschließlich der resultierenden Symptomatik (Thiele 1980). Funktionsstörungen der Hoden können die inkretorische Funktion (= Leydig-

Zellinsuffizienz, Hypogonadismus im eigentlichen Sinne; Symptome: Potenzverlust, Infertilität), die exkretorische Funktion (= tubuläre Insuffizienz; Symptom: Infertilität) oder beide Hodenfunktionen zugleich betreffen (= totale Hodeninsuffizienz). Eine inkretorische Unterfunktion ist stets mit einer exkretorischen Insuffizienz verbunden. Ist die Unterfunktion der Testis durch eine primäre Schädigung der Gonaden bedingt, handelt es sich um einen *primären* Hypogonadismus, bei einer gestörten Stimulation der Gonaden durch die übergeordneten Systeme um einen *sekundären* (= hypophysär bedingten) oder um einen *tertiären* (= hypothalamisch bedingten) Hypogonadismus.

Diagnostik

Differentialdiagnostisch müssen bei Vorliegen eines Hypogonadismus zuerst alle Formen des Maldescensus testis ausgeschlossen werden. Die Untersuchung bei Verdacht auf Hypogonadismus (s. Tabelle 4.3) muß folgendes berücksichtigen:

- Palpation des Genitale (kleine, fehlende Hoden?),
- Körperbauform (eunuchoider Hochwuchs, reduzierte Muskulatur?),
- Behaarungsmuster (weitgehend fehlende Körperbehaarung, volles Haupthaar?),
- Stimmlage, Riechvermögen?
- Hormonmuster (sehr niedrige Testosteronwerte?),
- Spermiozytogramm (Azoospermie?),
- Leydig-Zellfunktionstest (negativ?).

Erweitert wird die Diagnostik ggf. durch:

- Hodenbiopsie,
- Chromosomenanalyse.

Die Einteilung der verschiedenen Formen des Hypogonadismus orientiert sich an den Hormonwerten im Serum:

- hypergonadotroper (= primärer) Hypogonadismus bzw.
- hypogonadotroper (= sekundärer/tertiärer) Hypogonadismus.

Primärer Hypogonadismus

Definition und Symptome

Bei einer Minderfunktion der Leydig-Zellen ist aufgrund der fehlenden negativen Rückkopplung durch das normalerweise gebildete Testosteron in der Regel eine vermehrte Gonadotropinausschüttung zu beobachten (hypergonadotroper Hypogonadismus).

Bei der Interpretation der Untersuchungsbefunde ist jedoch zu beachten, daß die klinischen Symptome des Androgenmangels vom Manifestationsalter bestimmt werden (s. Tabelle 4.4).

Tritt der Androgenmangel *in der frühen Fetalperiode* (8.–14. Schwangerschaftswoche) auf, resultiert eine Störung der sexuellen Differenzierung mit der

Tabelle 4.3. Schematische Übersicht zur Differentialdiagnose des Hypogonadismus beim Mann. (Nach Behre und Nieschlag 1993)

FSH	Hoden	Ejakulat	Glukosidase	Testosteron	Verdacht auf	Empfohlene weitere Maßnahmen
	Skrotum leer	Azoospermie	↓	↓	Anorchie, Kryptorchismus, Hodenektopie	hCG-Test; Sonographie, MRT oder CT zur Hodensuche
↑↑	< 6 ml (sehr feste Konsistenz)	Azoospermie	Normal oder ↓	↓ oder zunächst normal	Klinefelter-Syndrom	Barr-Bodies im Mundepithelausstrich, Chromosomenanalyse
↑	> 6 ml	Azoospermie /OAT	Normal	Normal	primäre Spermatogenesestörung	Sonographie zur Varikozelen- und Tumordiagnostik, bei Tumor (Hodenvolumendifferenz, einseitig harte Hodenkonsistenz): Tumormarker und Hodenbiopsie; evtl. zyto- und molekulargenetische Untersuchungen
		Azoospermie /OAT	↓	Normal	Verschluß oder Aplasie der ableitenden Samenwege	Sonographie der Skrotalorgane mit Darstellung der Nebenhoden, transrektale Prostata- und Samenblasensonographie, Hodenbiopsie, Untersuchung des Zystische-Fibrose-Transmembran-Regulator-Gens
normal	> 12 ml	OAT	Normal	Normal	Immunologische Infertilität, Infektion der ableitenden Samenwege, primäre Spermatogenesestörung	MAR-Test, Kremer-Test, Infektionsdiagnostik, Sonographie der Skrotalorgane (inkl. Varikozelendiagnostik)
↓	< 6 ml , weiche Konsistenz (evtl. <12 ml bei postpubertärer Erstmanifestation)	Azoospermie	Normal oder ↓	↓	Idiopathisch-hypogonadotroper Hypogonadismus/ Kallmann-Syndrom, Pubertas tarda, Hypophyseninsuffizienz/-tumor	Prolaktin, Riechtest, kombinierter Hypophysenfunktionstest (evtl. nach pulsatiler LH–RH-Behandlung), MRT

Tabelle 4.4. Symptomatik des Hypogonadismus in Abhängigkeit vom Manifestationsalter. (Nach Behre und Nieschlag 1993)

Betroffenes Organ	Vor abgeschlossener Pubertät	Nach abgeschlossener Pubertät
Kehlkopf	Ausbleibende Stimulation	Keine Änderung der Stimmlage
Behaarung	Horizontale Pubeshaargrenze, gerade Stirnhaargrenze, mangelnder Bartwuchs	Nachlassende sekundäre Geschlechtsbehaarung
Haut	Fehlende Sebumproduktion, ausbleibende Akne, Blässe, Hautfältelung	Fehlende Sebumproduktion, Atrophie, Blässe, Hautfältelung
Knochen	Eunuchoider Hochwuchs, Osteoporose	Osteoporose
Knochenmark	Leichte Anämie	Leichte Anämie
Muskulatur	Unterentwickelt	Atrophie
Prostata	Unterentwickelt	Atrophie
Penis	Infantil	Keine Größenänderung
Hoden	Eventuell Hodenhochstand, kleines Volumen	Hodenvolumenabnahme
Spermatogenese	Nicht initiiert	Sistiert
Libido und Potenz	Nicht entwickelt	Verlust

Folge der Feminisierung der äußeren Geschlechtsorgane (Intersexualität). Manifestiert sich der Androgenmangel dagegen erst *gegen Ende der Fetalperiode*, führt dies zur Ausbildung eines Mikropenis und zu Lageanomalien der Testes.

Ein Testosterondefizit *zum Zeitpunkt der normalerweise eintretenden Pubertät* hat das klinische Bild des Eunuchoidismus zur Folge. Durch den verzögerten Epiphysenschluß kommt es hier zum Hochwuchs, wobei die Armspannweite die Gesamtkörperlänge übertrifft und die Beine länger als der Rumpf werden („Sitzzwerge" und „Stehriesen"). Die Fettverteilung bei diesen Patienten folgt dem kindlich/weiblichen Muster mit Betonung von Hüften, Nates und Unterbauch. Folgende charakteristisch männlichen Befunde fehlen: Stimmbruch, Ausbildung von Geheimratsecken, Bartwuchs, Größenzunahme von Prostata und Testes; die obere Schamhaargrenze verläuft horizontal.

Weitere Befunde des Eunuchoidismus sind: Hämoglobin- und Erythrozytenwerte im unteren Normbereich bis zur normochromen Anämie, eine periorale und periorbitale Hautfältelung, Unterentwicklung der Muskulatur, trockene Haut (wegen mangelnder Talgdrüsenstimulation). Erektionen sind selten oder bleiben aus, eine Libido entwickelt sich nicht.

Ein erst *nach der Pubertät* eintretender Androgenmangel führt lediglich zu diskreten klinischen Zeichen (sekundäre Geschlechtsbehaarung und Körperbehaarung werden spärlicher, Reduktion der Muskelmasse und Körperkraft).

Ein über Jahre bestehender Androgenmangel hat eine Schwächung des Stützapparates und eine Osteoporose mit der Gefahr der schweren Lumbago und möglicher Wirbelfrakturen zur Folge. Der Patient ist wegen der zusätzlichen Anämie blaß, Hodenkonsistenz und -volumen vermindern sich. Die sich aufgrund eines Testosterondefizits entwickelnde Erektionsschwäche führt, im Gegensatz zu anderen Ursachen der Impotenz, zu einem gering ausgeprägten subjektiven Leidensdruck, da parallel zum Androgenmangel ein Libidoverlust eintritt.

Ätiologie und Pathogenese

Ursachen einer primären Unterfunktion können in einer konnatalen Fehlanlage des Hodens oder einer später auftretenden Schädigung desselben durch Traumen oder anderweitige Erkrankungen bestehen. Aufgrund ihrer androgenbildenden Funktion führt ein genetisch determinierter Schaden der Leydig-Zellen stets zum Hypogonadismus.

Diagnostik

Nachweis erniedrigter Testosteronspiegel bei gleichzeitig erhöhten Serumspiegeln an FSH und LH; negatives Ergebnis des hCG-Tests.

Therapie

Zur Therapie des Hypogonadismus mit unzureichender endogener Testosteronproduktion ist eine langfristige Substitution mit Testosteron erforderlich. Therapieziel ist ein physiologischer Testosteronspiegel im Blutserum. Eine alleinige Testosteronsubstitution kann bei allen Formen des Hypogonadismus eingesetzt werden, sie führt jedoch nie zu einer Fertilität des Patienten. Zu Indikationen, Kontraindikationen, Durchführung, Neben- und Wechselwirkungen einer Therapie mit Androgenen s. 4.4.3.

> Ein typisches Beispiel für einen primären Hypogonadismus sind Patienten mit Klinefelter-Syndrom!

Sekundärer und tertiärer Hypogonadismus (Hypogonadotropinämie)

Definition

Die Ursache des Hypogonadismus liegt in einer verminderten Gonadotropinausschüttung der Hypophyse (= sekundärer Hypogonadismus) bzw. einer verminderten Sekretion der hypothalamischen Releasing-Faktoren (= tertiärer Hypogonadismus) mit der Folge des Eunuchoidismus. Als *Kallmann-Syndrom* wird eine hypothalamisch bedingte Sonderform des hypogonadotropen Hypogonadismus bezeichnet, der mit einer Störung des Geruchssinns (Anosmie) und weiteren klinischen Symptomen verbunden ist (Meschede et al. 1994).

Ätiologie und Pathogenese

Die häufigsten Ursachen der [dem idiopathischen hypogonadotropen Hypogonadismus (= IHH) zugrunde liegenden] Hypogonadotropinämie sind Tumoren im Bereich der Hypophyse und des Hypophysenstiels oder seltener Traumen, Metastasen oder Hämochromatosen der Hypophyse. Ein IHH wird in erster Linie in Zusammenhang mit folgenden Krankheitsbildern beobachtet:

- Panhypopituitarismus,
- genetisch determinierte Krankheitsbilder (z. B. Kallmann-Syndrom),
- idiopathischer isolierter Gonadotropinmangel,
- Unterernährung,
- Hypophysektomie oder anderen Zerstörungen der Hypophyse,
- Tumoren (z. B. Prolaktinom).

Symptome

Hypogonadotropinämie, die sich bereits vor der Pubertät manifestiert, kann zur Pubertas tarda führen. Tritt die Unterfunktion dagegen erst im Erwachsenenalter auf, können nachlassende Libido, erlöschende Ejakulationsfähigkeit, verminderte Erektionsfrequenz und/oder nachlassende Leistungs- bzw. Konzentrationsfähigkeit resultieren.

Diagnostik

Nachweis geringer, unter der Norm liegender FSH- und LH-Serumspiegel; negativer LH-RH-Test. Eine Entscheidung, ob der Unterfunktion eine hypothalamische oder eine hypophysäre Ursache zugrunde liegt, läßt sich erst anhand des Ergebnisses eines LH-RH-Tests nach vorausgehender pulsatiler Behandlung mit Releasing-Hormon fällen (bei hypothalamischer Ursache findet man nach einer pulsatilen LH-RH-Behandlung ein positives Ergebnis des sonst negativ ausfallenden LH-RH-Tests). Weiterführende diagnostische Maßnahmen sind Computertomographie, Vesikulographie, Angiographie und Kernspintomographie.

Therapie

Beim hypogonadotropen Hypogonadismus müssen je nach Art des Therapieziels unterschieden werden:

1) Induktion der Spermatogenese sowie der Testosteronbiosynthese: zur Induktion von Spermatogenese und Testosteronsynthese kann bei beiden Hypogonadismusformen eine hCG/hMG-Therapie eingesetzt werden, bei einem hypothalamisch bedingten Hypogonadismus ist auch eine Therapie mit Releasing-Hormon möglich (Delemarre-Van de Waal 1993). Ist die Fertilität des Patienten eingetreten, so wird die Therapie auf eine alleinige Androgensubstitution umgestellt (Behandlung wie beim primären Hypogonadismus, s. oben).

2) Alleinige Substitution des Androgenmangels: Liegt bei dem Patienten kein Kinderwunsch vor, ist es aus therapeutischer Sicht lediglich erforderlich, den Androgenmangel zu beheben. Man verfährt dabei wie bei der Behandlung des primären Hypogonadismus (s. oben). Tritt im Verlauf der Behandlung beim Patienten ein Kinderwunsch auf, so wird auf eine Therapie der gleichzeitigen Induktion von Spermatogenese und Testosteronbiosynthese umgestellt (s. oben).

Durch die Testosteronsubstitution wird die Möglichkeit, die Spermatogenese später durch Releasing-Hormon oder Gonadotropine zu stimulieren, nicht verschlechtert!

Praktisch verfährt man bei der Behandlung des sekundären oder tertiären Hypogonadismus daher wie folgt: Bis eine Virilisierung erreicht ist, wird eine Testosteronsubstitution vorgenommen. Dann wird mit GnRH (bei tertiärem Hypogonadismus) oder hCG/hMG (bei sekundärem Hypogonadismus) therapiert. In der Erfolgsrate hinsichtlich der Fertilisierung des Patienten besteht kein Unterschied zwischen den beiden Therapiemöglichkeiten LH-RH oder hCG/hMG. Je größer das Hodenvolumen ist, desto sicherer und schneller kommt es zur Entwicklung der Spermatogenese. *Tritt* in der Folge der Behandlung *eine Schwangerschaft der Partnerin ein, so wird auf eine reine Testosteronsubstitution* umgestellt. Mit einer Erfolgsrate von 83 % wird im Mittel innerhalb von 13 Monaten (4–27 Monate) eine Konzeption erreicht.

Bei einer globalen Hypophyseninsuffizienz ist auch eine Therapie mit Schilddrüsenhormonen und Glukokortikoiden erforderlich!

Hypogonadismus als Bestandteil von Syndromen

Bei den in Tabelle 4.5 genannten, genetisch determinierten Krankheitsbildern ist bekannt, daß begleitend Störungen der männlichen Gonadenfunktionen auftreten können.

Klinefelter-Syndrom

Definition

Chromosomenkonstellation 47, XXY (in < 10 % der Klinefelter-Fälle auch 48, XXXY); Häufigkeit in der Allgemeinbevölkerung: 2 ‰.

Charakteristika

Unter dem Einfluß des zusätzlichen X-Chromosoms werden Testes entwickelt, die nach der Pubertät atrophieren. Die Patienten weisen eine erhöhte Gonadotropinausscheidung und eine verminderte Androgenproduktion auf. Sie sind

Tabelle 4.5. Männlicher Hypogonadismus und Genitalfehlbildungen als Bestandteil von Syndromen. Die führenden und charakteristischen Syndrombestandteile sind aufgeführt. (Nach Jockenhövel 1993)

Name	Symptome	Vererbung
Aarskog-Syndrom	Kryptorchismus, Schalskrotum, Phimose, Minderwuchs, Brachyphalangie, Ptosis, Hypertelorismus	
Alström-Syndrom	Hypogonadismus, Retinadegeneration, Taubheit, Adipositas, Diabetes mellitus, Acanthosis nigricans	Autosomal-rezessiv
Berlin-Syndrom	Hypogonadismus, Oligophrenie, Kleinwuchs, „Vogelbeine", ektodermale Anomalien	Autosomal-rezessiv (?)
Börjeson-Forssman-Lehmann-Syndrom	Hypogonadismus, Kryptorchismus, Mikrozephalie, Kleinwuchs Gesichtsdysmorphie, psychomotorische Retardierung	X-chromosomal-rezessiv
Carpenter-Syndrom	Hypogenitalismus, Kryptorchismus, Akrozephalie, Gesichtsdysmorphie, Syn- bzw. Polydaktylie, Brachyphalangie, Adipositas	Autosomal-rezessiv
Charge-Syndrom	Kryptorchismus, Hypospadie, Kolobome, Herzfehler, Choanalatresie, Ohrdysplasien	
Cornelia-de-Lange-Syndrom	Kryptorchismus, Hypospadie, Gesichtsdysmorphie, Minderwuchs, multiple Extremitätenanomalien u.a.	
Drash-Syndrom	Pseudohermaphroditismus, Wilms-Tumor, Nephropathie	
Escobar-Syndrom	Kryptorchismus, Gesichtsdysmorphien, Kleinwuchs, Taubheit, multiple Pterygien	Autosomal-rezessiv (?)
Goeminne-Syndrom	Kryptorchismus oder Anorchie, Schiefhals, chronische Pyelonephritis, Varikosis, Klinodaktylie u.a.	X-chromosomal
Hall-Pallister-Syndrom	Mikropenis, Kryptorchismus, Skrotumanomalien, Hypopituitarismus, Polydaktylie, Analstenose	
Juberg-Marsidi-Syndrom	Skrotumhypoplasie, Penishypoplasie, Kryptorchismus, Oligophrenie, Hypakusis, pränataler Minderwuchs	X-chromosomal-rezessiv
Kallmann-Syndrom	dysraphische Störungen: hypogonadotroper Hypogonadismus, Anosmie, Schädeldysplasie, Oligophrenie u.a.	
Klinefelter-Syndrom (= XXY-Mann)	Hypogonadismus, Gynäkomastie, meist Azoospermie, selten Oligozoospermie, eunuchoider Habitus, Großwuchs	

Tabelle 4.5 (*Forts.*)

Name	Symptome	Vererbung
Laurence-Moon-Bardet-Biedl-Syndrom	Hypogenitalismus, Hypogonadismus, Retinopathia pigmentosa, Poly- oder Syndaktylie, Oligophrenie, Adipositas	Autosomal-rezessiv
Lenz-Syndrom	Kryptorchismus, Hypospadie, Augen-, Skelett-, Nierenanomalien, Gesichtsdysmorphien, Kleinwuchs,	X-chromosomal-rezessiv
Leopard-Syndrom	Hypogenitalismus, Kryptorchismus, Lentiginose, Hypertelorismus, EKG-Veränderungen, Pulmonalstenose, Taubheit, fakultativ Hypospadie und Pubertas tarda	Autosomal-dominant
Lynch-Wiersema-Syndrom	hypogonadotroper Hypogonadismus, Ichthyosis	X-chromosomal-rezessiv
McDonough-Syndrom	Kryptorchismus, Herzfehler, Oligophrenie, Gesichtsdysmorphie, Rektusdiastase, Kleinwuchs	Autosomal-rezessiv
Meckel-Gruber-Syndrom	Hypo-, Epispadie, Anenzephalus, Hexadaktylie, polyzystische Nieren, Katarakt, Kolobom; (letal)	Autosomal-rezessiv
Mengel-Konigsmark-Berlin-Mc Musick-Syndrom	Kryptorchismus, Hypogonadismus, Ohrdysplasien, Hypakusis, Oligophrenie, Kleinwuchs, Gesichtsdysmorphie	Autosomal-rezessiv
Muckle-Wells-Syndrom	Hodenatrophie, Taubheit, Urtikaria, Niereninsuffizienz	Autosomal-dominant
N-Syndrom	Kryptorchismus, Hypospadie, Oligophrenie, Taubheit, kraniofaziale Dysmorphien, Skelettdysplasie	
Noonan-Syndrom	Hypogonadismus, Herzfehler, Kurzhals, Pterygium, Schildbrust, Gesichtsdysmorphien, fakultativ Kleinwuchs	Autosomal-dominant
Pasqualini-Syndrom	LH vermindert, FSH normal, sekundäre Geschlechtsmerkmale ungenügend ausgebildet („fertiler Eunuch")	
Perlman-Syndrom	Kryptorchismus, Makrosomie, Organomegalie, Wilms-Tumor, renale Hamartome, Nephroblastomatose	Autosomal-rezessiv
Prader-Labhart-Willi-Syndrom	Mangelnde LH-RH-Synthese, Hypogonadismus, meist auch Hypogenitalismus, Muskelhypotonie, Kleinwuchs, Oligophrenie, Adipositas, Diabetes mellitus, Akromikrie	Deletion auf 15q
Prune-Belly-Syndrom	Kryptorchismus, Infertilität, Hypo- bis Aplasie der Bauchwandmuskulatur, Nierendysplasie, Megaureter	Eventuell autosomal-dominat oder Neumutation
Richards-Rundle-Syndrom	Hypogonadismus, Ataxie, Areflexie, Taubheit, progressive mentale Retardierung, Klumpfuß u. a.	Autosomal-rezessiv
Robinow-Syndrom	Hypogenitalismus, Subfertilität, Mikropenis, Kleinwuchs, Skelettanomalien, Gesichtsdysmorphie	Autosomal-dominant

Tabelle 4.5 (*Forts.*)

Name	Symptome	Vererbung
Rothmund-Thomson-Syndrom	Hodenhypoplasie, Katarakt, teleangiektatische Dermatose, Minderwuchs, Akromikrie	Autosomal-rezessiv
Rubinstein-Taybi-Syndrom	Kryptorchismus, Hypospadie, Penisdeviation, Kleinwuchs, charakt. kraniomandibulofaziale Dysplasie, Oligophrenie, Mikrozephalie., Herzfehler u.a.	
Ruvacalba-Syndrom	Hypogenitalismus, pränataler Minderwuchs, Mikrozephalie, Gesichtsdysmorphie, Oligophrenie	Autosomal-dominant?
Schinzel-Syndrom	Hypogenitalismus, Pubertas tarda, Oligozoospermie, Hypo-/Aplasie der Brustdrüsen, ulnare und fibulare Strahlendefekte, Hypoplasie der Mamille	Autosomal-dominant
Smith-Lemli-Opitz-Syndrom (I)	Pseudohermaphroditismus, Herzfehler, Mikrozephalie, Syndaktylie, Katarakt, Gaumenspalte u.a.	Autosomal-rezessiv
Smith-Lemli-Opitz-Syndrom (II)	Pseudohermaphroditismus, Gonadendysgenesis, Herzfehler, Zystennieren, Gesichtsdysmorphie u.a.	Autosomal-rezessiv
Tay-Syndrom	Kryptorchismus, Ichthyosis, Nagel-, Haardysplasien, Hypoplasie des subkutanen Fettgewebe u.a.	Autosomal-rezessiv
Turner-Syndrom, männlich	400 Fälle weltweit: Minderwuchs, Ptrosis, Pterygium colli, Epikanthus, Mikrognathie, Lageanomalien der Testes, geistige Retardierung, kardiovaskuläre Mißbildungen; Infertilität	Y-Translokation mit nachfolgendem Verlust
Vasquez-Hurst-Sotos-Syndrom	Gynäkomastie, Mikropenis, Adipositas, Oligophrenie	Autosomal-rezessiv
WAGR-Syndrom	Hypospadie bis Pseudohermaphroditismus, Gonadenblastom, Aniridie, Katarakt, Wilms-Tumor u.a.	Deletion auf 11p
Williams-Beuren-Syndrom	Mikropenis, Kryptorchismus, Kleinwuchs, Zahn-, Gesichtsdysmorphien, Herzfehler, tiefe Stimme	
XYY-Mann-Syndrom	Inzidenz 1–2 ‰; übermäßiges Längenwachstum, Hypogonadismus unterschiedlicher Schwere, erhebliche Spermatogenesestörung	
XX-Mann-Syndrom	Karyotyp 46 XX , klinisch wie Klinefelter-Syndrom (männlicher Phänotypus, kleine Testes, Gynäkomastie, Kleinwuchs), Infertilität, Inzidenz: 1:20 000	Y-Translokation mit nachfolgendem Verlust

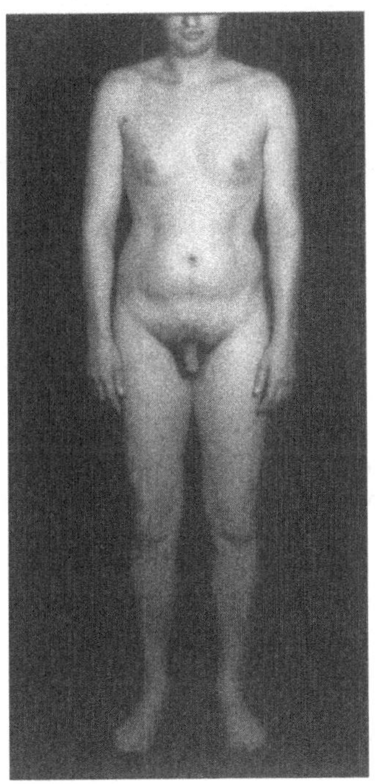

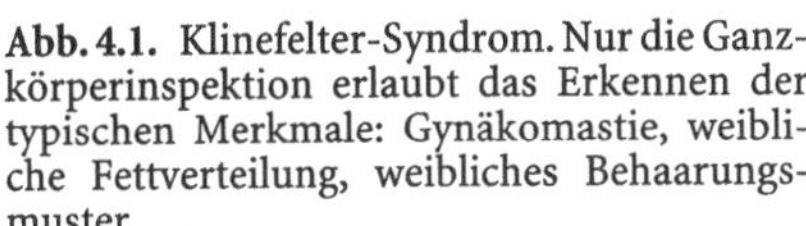

Abb. 4.1. Klinefelter-Syndrom. Nur die Ganzkörperinspektion erlaubt das Erkennen der typischen Merkmale: Gynäkomastie, weibliche Fettverteilung, weibliches Behaarungsmuster

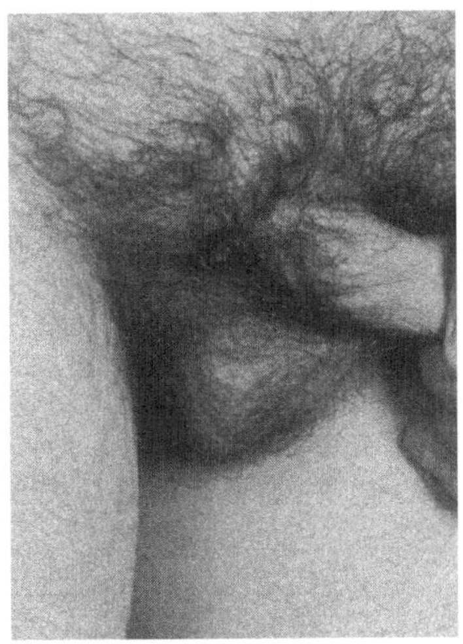

Abb. 4.2. Klinefelter-Syndrom: hypoplastisches Genitale

phänotypisch überwiegend männlich mit bestimmten femininen Merkmalen (hypoplastisches Genitale, hohe Hüften, ggf. überlange Arme, waagerechter Abschluß der Schambehaarung, Entwicklung einer weiblichen Brust; Abb. 4.1 und 4.2).

Diagnostik und Symptome

Azoospermie, sehr kleine feste Hoden, erniedrigter Testosteronbasiswert, negativer Leydig-Zellfunktionstest, erhöhter FSH-Wert, in der Regel erhöhter LH-Wert, Nachweis des Sex-Chromatins im Abstrich der Mundschleimhaut (Barr-Körperchen); in der Hodenhistologie zeigt sich bereits vor der Pubertät eine Tubulussklerose mit Abnahme des spermiogenetischen Epithels. Bei normalem Karyotyp in den Lymphozyten und dennoch bestehendem klinischem Verdacht muß an ein Mosaik gedacht werden; ggf. müssen Hautfibroblasten oder Hodengewebe karyotypisiert werden.

Therapie

Eine *kausale Behandlung ist nicht möglich!* Zur symptomatischen Therapie gehört in schweren Fällen eine operativ-kosmetische Korrektur der Gynäkomastie. Meist ist bereits ab etwa dem 25. Lebensjahr eine Androgensubstitution erforderlich (s. 4.4.3).

Psychologischer Aspekt

Jugendliche und Männer mit Klinefelter-Syndrom haben eine männliche Identität, d. h. sie fühlen und verhalten sich wie Männer mit normaler Chromosomenkonstellation.

Die Eltern der Patienten mit Klinefelter-Syndrom sollten in jedem Fall vollständig über die Charakteristika der Krankheit aufgeklärt werden, um ggf. die unten genannten Maßnahmen zur Förderung der Entwicklung des Kindes durchführen zu können und um eine *übertriebene Fürsorglichkeit* zu *vermeiden*. Auch der Patient selbst sollte offen über die Chromosomenstörung und ihre Folgen informiert werden (warum sind die Hoden so klein?, warum entwickelt sich die Brust?, warum ist der Bartwuchs so spärlich?, wie steht es mit Fortpflanzungsfähigkeit und Behandlung?). Männer mit Klinefelter-Syndrom können heiraten und Kinder adoptieren. Man muß betonen, daß - wie bei gesunden Männern auch - normale befriedigende Partnerschaften, Ehen und Sexualleben möglich sind!

Aspekte der Entwicklung

Jungen mit Klinefelter-Syndrom sollen eine verzögerte motorische Entwicklung und eine verzögerte Sprachentwicklung durchlaufen. Dies kann und sollte durch eine entsprechende Förderung ausgeglichen werden. Im Durchschnitt unterscheidet sich die Intelligenz von Patienten mit Klinefelter-Syndrom nicht von der einer Kontrollgruppe von Männern mit normalem Chromosomensatz; überdurchschnittlich hohe Intelligenzquotienten sind dabei jedoch etwas seltener anzutreffen. Allerdings zeigen Jungen mit Klinefelter-Syndrom, insbesondere in den ersten Schuljahren, häufiger Lernprobleme. Hier sind ebenfalls entsprechende Förderungsmaßnahmen einzusetzen.

Pasqualini-Syndrom

Definition

Das Krankheitsbild beruht auf einem angeborenen isolierten LH-Mangel. Die reaktiv erniedrigte Testosteronproduktion im Interstitium ist lokal zwar in der Regel ausreichend für eine normale Spermatogenese und Fertilität, systemisch jedoch zu gering, so daß sich ein eunuchoider Habitus ausbildet. Die Patienten werden daher auch als „fertile Eunuchen“ bezeichnet (Schuppe et al. 1994).

Ätiologie und Pathogenese

Die zugrundeliegenden Störungen dieser seltenen Erkrankung sind ungeklärt. Hypophysentumoren als Ursachen sind in Betracht zu ziehen und ggf. auszuschließen.

Symptome

Normale oder gering reduzierte Spermatozoenzahl bei stark erniedrigtem LH-, normalem FSH- und niedrig-normalem Testosteronspiegel im Serum. Die Hoden sind von fast normaler Größe und Konsistenz, die sekundären Geschlechtsorgane unterentwickelt, die Leydig-Zwischenzellen stark hypoplastisch.

Diagnostik

Nachweis des erniedrigten LH-Spiegels. Ist die Beeinträchtigung des Interstitiums noch nicht weit fortgeschritten, ist ein rascher Anstieg des LH-Spiegels im Blut nach hCG-Gabe zu verzeichnen (positiver Leydig-Zellfunktionstest).

Therapie

Normalisierung des Testosteronspiegels unter hCG-Therapie (s. 4.4.3); bei fehlendem Kinderwunsch ist eine Testosteronsubstitution ausreichend.

Kallmann-Syndrom

Definition

Durch Defekt eines Gens (Kal-X-Gen) auf dem X-Chromosom oder evtl. auch autosomal-rezessiv bedingter, durch Mangel an Releasing-Hormon hervorgerufener Hypogonadismus in Verbindung mit Anosmie. Ursache ist eine fehlende Wanderung der LH-RH-Neurone aus dem nasalen Riechepithel in den basalen Hypothalamus während der frühen Embryonalentwicklung sowie eine Fehlanlage der Bulbi und Tractus olfactorii.

Symptome

Die verminderte hypophysäre Gonadotropinsekretion führt zu einem hypogonadotropen Hypogonadismus und zu Symptomen des Androgenmangels. Ferner charakteristisch ist die Anosmie der Patienten, die auf der Aplasie des Bulbus olfactorius beruht. Darüber hinaus finden sich u. a. häufig diskrete neurologische Auffälligkeiten, Störungen der Blickmotorik, Hohlfußbildung.

Diagnostik

Neben der anamnestisch erfaßbaren Anosmie ist zur Diagnosesicherung ein LH-RH-Test durchzuführen, der eine normale Reaktion der Gonadotropinausschüttung zeigen sollte. Aufgrund der dauerhaft verminderten Stimulation der Hypophyse ist dieser jedoch als Langzeittest mit vorausgehender pulsatiler Applikation von Releasing-Hormon anzusetzen (zur Testdurchführung s. 9.1.3). Zusätzlich sollten die anderen Hypophysenfunktionstests (TRH-, ACTH-, GHRH-Test) durchgeführt werden.

Therapie

Je nach Testergebnis ist eine Behandlung des Patienten mit hMG/hCG oder aber mit einer LH-RH-Pumpe bzw. eine Testosteronsubstitution erforderlich (s. 4.4.3). Mit Einleitung einer Fertilitätstherapie sollte dem Patienten eine humangenetische Beratung angeboten werden.

Syndrom des isolierten FSH-Mangels

Definition

In seltenen Fällen ist ein isolierter FSH-Mangel bei gleichzeitig normalen Serumspiegeln an LH und Testosteron zu beobachten.

Ätiologie und Pathogenese

In der Literatur finden sich bislang nur wenige Mitteilungen über Patienten mit einem isolierten Mangel an follikelstimulierendem Hormon. Die zugrundeliegenden Störungen dieser seltenen Erkrankung sind weitgehend ungeklärt. Hypophysentumoren als Ursachen sind in Betracht zu ziehen und ggf. auszuschließen (Diez et al. 1994).

Symptome

Krypto- bis Azoospermie bei erniedrigter oder niedrig-normaler FSH-Konzentration im Serum, jedoch gleichzeitig normalen Serumspiegeln an LH und Testosteron.

Diagnostik

Die Diagnose des isolierten FSH-Mangels wird durch das Ergebnis eines LH-RH-Tests gesichert. Zur Differenzierung zwischen hypothalamischer oder hypophysärer Lokalisation der Störung ist darüber hinaus ein Langzeit-LH-RH-Test erforderlich (zur Testdurchführung s. 9.1.3).

Therapie

Je nach Testergebnis ist eine Behandlung des Patienten mit hMG oder aber mit einer LH-RH-Pumpe erforderlich (s. 4.4.3).

4.3.2 Überfunktion der Leydig-Zellen

Definition

Vermehrte Androgenbildung durch die Leydig-Zellen.

Ätiologie und Pathogenese

Primäre Ursachen einer Androgenhypersekretion können selten auftretende Leydig-Zell- oder Sertoli-Zelltumoren sein. Sekundär kann sie durch eine Hypergonadotropinämie bedingt sein.

Symptome

Während die präpubertäre Manifestation zur Pubertas praecox führt, hat die postpubertäre Androgenübersekretion keine klinischen Symptome zur Folge.

Diagnostik

Nachweis erhöhter Spiegel von Testosteron und seinen Metaboliten sowie von Östrogenen. Bei sekundären Formen findet man erhöhte LH-Werte, bei primären dagegen reaktiv erniedrigte FSH- und LH-Werte. Aufgrund der hohen Östrogenspiegel sind in der Regel auch die Prolaktinwerte erhöht.

Therapie

Die Therapie der Wahl liegt in einer Entfernung des ursächlichen Tumors, wobei die Prognose im Fall eines Leydig-Zelltumors besser ausfällt als im Fall eines Sertoli-Zelltumors.

4.3.3 Hypergonadotropinämie

Definition

Vermehrte Sekretion der hypophysären Gonadotropine FSH und LH.

Ätiologie und Pathogenese

Häufigste Ursache der Hypergonadotropinämie ist eine verstärkte Freisetzung der hypothalamischen Releasing-Faktoren, hervorgerufen durch:

- Hypothalamustumoren,
- reaktiv bei fehlenden gonadalen Steroiden oder fehlendem Inhibin,
- Medikamenteneinflüsse, z. B. von GnRH oder Analoga (Coy und Schally 1976), Tamoxifen (Vermeulen und Comhaire 1978) oder Clomifen (Heller et al. 1969).

Hypophysäre Ursachen sind seltener.

Symptome

Die Klinik der Gonadotropinübersekretion wird von der dadurch erhöhten Androgensekretion bestimmt. Das Alter des Patienten entscheidet über die Symptomatik: entsteht die Überfunktion vor der Pubertät, äußert sie sich in den Symptomen der Pubertas praecox; tritt sie erst im Erwachsenenalter auf, ist sie ohne klinische Symptome (Daumezon 1978).

Diagnostik

Nachweis erhöhter FSH- und LH-Spiegel.

Therapie

Sind Tumoren die Ursachen der Hypergonadotropinämie (Nachweis des Tumors durch NMR; Schopohl et al. 1993), so ist deren Exstirpation die einzig wirksame Therapie. Die idiopathische Hypersekretion läßt sich in der Regel mit LH-RH-Analoga behandeln.

4.3.4 Hyperprolaktinämie

Definition

Erhöhter Prolaktinspiegel im Blutserum.

Die Hyperprolaktinämie ist die häufigste hypothalamisch-hypophysäre Störung. Man unterscheidet zwei Formen: die funktionelle Hyperprolaktinämie und das Prolaktinom. Letzteres ist der häufigste (in der Regel nicht maligne) Hypophysentumor des Menschen. Da Fortpflanzungsstörungen beim Mann, wenn auch weit seltener als bei der Frau, durch eine Hyperprolaktinämie verursacht sein können, ist die Bestimmung der Prolaktinkonzentration im Blutserum wichtig. Bei weiblichen Patienten mit einer sekundären Amenorrhoe wurde bei ca. 18 % (10–40 %) eine Hyperprolaktinämie nachgewiesen, die ihrerseits wiederum in 20–30 % der Fälle einen Hypophysentumor zur Ursache hatte. Bei ca. 20 % der Patientinnen mit einer Gelbkörperinsuffizienz liegt eine manifeste Hyperprolaktinämie vor. Die latente Hyperprolaktinämie - im Sinne eines schlafabhängigen exzessiven Prolaktinspiegels - ist bei weiteren 20 % der Patientinnen anzunehmen.

Ätiologie und Pathogenese

Eine Hyperprolaktinämie kann entstehen durch:

1) Prolaktinproduzierende Hypophysenadenome
   - Mikroadenom: langsam wachsend, Durchmesser bis 10 mm; v. a. bei Frauen,
   - Makroadenom: progredient wachsend, Häufigkeit bei Mann und Frau gleich.

2) Verminderte hypothalamische Hemmung der Prolaktinsekretion (z. B. suprasellärer Hypophysentumor), Unterbrechung der portalen Zirkulation durch Prozesse an der Schädelbasis (pharmakologische Hemmung).
3) Vermehrte hypothalamische Stimulation (z. B. durch TRH bei einer primären Hypothyreose).
4) Streß, Medikamente (s. Tabelle 4.6).

Die Wahrscheinlichkeit des Vorliegens eines Prolaktinoms ist proportional zur Höhe der Serumprolaktinwerte. Maligne Prolaktinome sind ausgesprochen selten!

Symptome

Die Klinik der Hyperprolaktinämie wird durch den erhöhten Prolaktinspiegel sowie ggf. durch die Raumforderung des evtl. ursächlichen Prolaktinoms bestimmt. Beim Mann führen Hyperprolaktinämien häufig reaktiv über die Inhibition der LH-Sekretion zu Störungen der Erektion und Spermatogenese; invers zum langanhaltend erhöhten Prolaktinspiegel wird meist nach gewisser Zeit ein erniedrigter Testosteronspiegel beobachtet. Bei folgenden Symptomen ist eine Bestimmung der Prolaktinkonzentration indiziert:

- Libido- und Potenzstörungen, unklare Fertilitätsstörungen,
- Hypogonadismus (mit oder ohne NNR-Insuffizienz),
- Gynäkomastie,
- Galaktorrhoe,
- Gesichtsfeldeinschränkung, neurologischen Ausfällen und Kopfschmerzen.

Tabelle 4.6. Beeinflussung der Prolaktinsekretion durch Pharmaka. (Nach Schill und Haidl, Universitätsklinikum Gießen, persönliche Mitteilung)

Einfluß	Pharmaka
Stimulation	Neuroleptika (Phenothiazine, Thioxanthene, Butyrophenone), Opiate, β-Endorphin, Sulpirid, Metoclopramid, Reserpin, Methyldopa, Östrogene, Arginin
Fragliche Stimulation	Trizyklische Antidepressiva (Imipramin, Amitriptylin), Cimetidin
Hemmung	Bromocriptin, Levodopa, Lisurid, Glukokortikosteroide, Schilddrüsenhormon, Apomorphin

Je länger eine Hyperprolaktinämie besteht, desto häufiger findet man eine erniedrigte LH-Sekretion. Die LH-Achse wird dabei um so stärker beeinträchtigt, je höher die Prolaktinwerte ansteigen und je länger die erhöhten Spiegel anhalten. Vermutlich supprimieren erhöhte Prolaktinspiegel die hypothalamische LH-RH-Sekretion. Ferner hemmen sie die Funktion der LH-Rezeptoren.

Diagnostik

Die Diagnose stützt sich auf den Nachweis eines erhöhten Prolaktinspiegels im Blutserum.

Achtung: Die im Labor ermittelten basalen Prolaktinspiegel variieren je nach Laboratorium und eingesetzter Bestimmungsmethode! Die obere Grenze des Referenzbereiches der Prolaktinkonzentration im Blutserum von Männern liegt bei ca. 340 μIE des internationalen Prolaktinstandards IS 83/562 der WHO.

Aufgrund der ausgeprägten tagesrhythmischen Schwankungen des Prolaktinspiegels sollte die Blutabnahme stets zwischen 8.00 und 10.00 Uhr erfolgen.

> Mäßig erhöhte Werte können unspezifischer Ursache sein (Prolaktin ist ein Streßhormon!) ⇒ Kontrolle unter Ruhebedingungen (evtl. bei liegender Dauerkanüle).

Indikationen für eine weiterführende Diagnostik:

- deutliche Erhöhung des basalen Prolaktinspiegels (> 20 ng/ml = 400 μIE/ml des internationalen Standards),
- Prolaktinkonzentrationen bei 3 Blutabnahmen deutlich oberhalb der Norm,
- Assoziationen mit klinischen Störungen.

Diagnostische Schritte:

- Medikamentenanamnese (es ist zu berücksichtigen, daß der Serumspiegel von Prolaktin – wie der anderer humoraler Wirkstoffe auch – durch zahlreiche Medikamente, die zur Behandlung anderer Erkrankungen appliziert werden, beeinflußt wird; s. Tabelle 4.6),
- Bestimmung des basalen TSH-Wertes, ggf. TRH-Test (Ausschluß der hypothyreoseinduzierten Hyperprolaktinämie!),
- bei Verdacht auf Prolaktinom Kernresonanzspektroskopie (NMR) der Sella-Region oder Computertomographie (CT),
- ophthalmologische Untersuchung mit Perimetrie.

Therapie

Prolaktinbedingte Störungen lassen sich häufig durch eine Normalisierung der Prolaktinspiegel nach *medikamentöser oder operativer Behandlung* beseitigen. Impotente Männer, die einen normalen Testosteronspiegel im Serum aufweisen, können meist mit dem Dopaminagonist Bromocriptin erfolgreich behandelt werden (Krause 1980). Die alleinige Mehrsekretion des Hormons ist keine absolute Indikation zum operativen Vorgehen: ein Mikroadenom muß nicht generell operiert werden, zumal eine hohe Rezidivrate (50 %) bekannt ist. Bei einer medikamentösen Therapie der Hyperprolaktinämie muß bedacht werden, daß – auch beim Mann – gewisse, wenn auch geringe Prolaktinspiegel für eine normale Funktion insbesondere der Gonaden notwendig sind. Übersuppressionen sollten daher vermieden werden. Ist die Hyperprolaktinämie durch ein Makroadenom bedingt, muß ebenfalls mit Dopaminagonisten behandelt werden (s. 4.4.3). In 60–90 % der Fälle ist eine Dauertherapie erforderlich. Die operative Behandlung ist indiziert bei Unverträglichkeit der Dopaminagonisten, fehlendem Ansprechen und rascher Progredienz von Visusdefekten. Bei Versagen beider Behandlungsmaßnahmen kann hier auch die Radiojodtherapie eingesetzt werden.

4.3.5 Fertilitätsstörungen unter Hypo-/Hyperthyreose

Ätiologie

Während Wechselwirkungen von Schilddrüsenfunktionen und reproduktiven Funktionen im weiblichen Organismus vielfältig untersucht wurden (Thomas und Reid 1987; Burrow 1991; Leidenberger 1991), gibt es bezüglich der Einflüsse von Schilddrüsenerkrankungen auf die männliche Fertilität bislang nur wenige Mitteilungen (Gerhard et al. 1991; Knuth und Nieschlag 1985; Morley und Melmed 1979).

Das Wechselspiel zwischen Reproduktion und Schilddrüsenfunktion ist komplex und unzureichend geklärt; es kann die Gonadotropinsekretion beeinträchtigt oder der Stoffwechsel der Sexualsteroide verändert werden. So führt z. B. die verstärkte Sekretion des Thyreotropin-Releasing-Hormons (TRH) bei der primären Hypothyreose neben der Stimulation der thyreotrophen u. a. auch zu einer verstärkten Stimulation der laktotrophen Adenohypophyse (Burrow 1991) und darüber ggf. zu einer Hyperprolaktinämie. Diese kann ihrerseits über die Inhibition der Gonadotropinsekretion die testikulären Funktionen beeinträchtigen (s. 4.3.4). Darüber hinaus kann beim Mann bei Hypothyreose die Konzentration des biologisch wirksamen, freien Testosterons absinken, da die unter der Kontrolle der Schilddrüsenhormone stehende Synthese von Testosteron aus Cholesterin beeinträchtigt wird. Ein Androgenmangel mit nachfolgenden Störungen der Spermatogenese kann resultieren (Morley und Melmed 1979; Wortsmann et al. 1987).

Hyperthyreosen dagegen wirken in der Regel über Veränderungen der Synthese, Freisetzung und des Metabolismus der Sexualhormone. So wird z. B. durch die Schilddrüsenhormone Thyroxin (T_4) und Trijodthyronin (T_3) die Konversion der Androgene zu Östrogenen und gleichzeitig die Synthese von sexualsteroidbindendem Globulin (SHBG) stimuliert. Folge ist eine Verminderung des Testosteronspiegels bei gleichzeitiger Verschiebung des Gleichgewichts zwischen weiblichen und männlichen Sexualhormonen zugunsten der ersteren.

Symptome

Aufgrund der verringerten Androgensynthese und -freisetzung sowie der veränderten SHBG-Synthese in der Leber können beim Mann sowohl bei Hypo- als auch bei Hyperthyreosen qualitative und quantitative Störungen der Spermatogenese auftreten. Darüber hinaus werden bei hypothyreoten Patienten nicht selten auch Potenzstörungen beobachtet. Bei hyperthyreoten Patienten dagegen trifft man aufgrund der relativen Östrogenisierung eher auf das Problem der Feminisierung (Longcope 1991; Morley und Melmed 1979).

Diagnostik

Da sich Patienten mit schwerwiegenden Schilddrüsenerkrankungen aufgrund ihrer Allgemeinbeschwerden primär an internistische Kollegen wenden, finden sich in der Infertilitätssprechstunde überwiegend euthyreote Patienten. Patienten mit manifesten, subklinischen Schilddrüsenstörungen finden sich in der andrologischen Sprechstunde selten (Gerhard et al. 1991). Dennoch sollte bei Verdacht auf das Vorliegen subklinischer Störungen der Schilddrüsenfunktion eine geeignete Ausschlußdiagnostik (laborchemische Bestimmung der Schilddrüsenparameter) initiiert werden. Hinweisend auf eine eventuelle Dysfunktion der Schilddrüse, die mit der Fertilität des Patienten interferiert, sind neben der beeinträchtigten Samenqualität Potenzprobleme und Gynäkomastien. Häufiger finden sich subklinische Schilddrüsenstörungen dagegen bei den Partnerinnen der Patienten. Richtungsweisend sind hier Zyklusstörungen, Galaktorrhöe und rekurrente Aborte.

Therapie

Die Therapie der Wahl besteht in einer adäquaten Behandlung der Schilddrüsendysfunktion, wodurch eine Normalisierung der reproduktiven Funktionen erreicht wird.

4.3.6 Fertilitätsstörungen unter Akromegalie

Definition und Ätiologie

Überproduktion des Wachstumshormons Somatotropin (STH) aufgrund adenomatöser Wucherungen der eosinophilen Zellen des Hypophysenvorderlappens. Diese raumfordernden Hyperplasien interferieren u. a. mit der Gonadotropinsekretion der Hypophyse.

Symptome

Vergrößerung der Akren und Vergröberung des Gesichtes. Manifestiert sich das Krankheitsgeschehen bereits präpubertär, so zeigt der Patient ein weit über das kalendarische Normalter hinaus anhaltendes Längenwachstum. Im Erwachsenenalter ist die Akromegalie u. a. durch eine testikuläre Insuffizienz gekennzeichnet.

Therapie

Mikrochirurgische Exstirpation oder Zerstörung des ursächlichen Adenoms durch Strahlentherapie.

4.3.7 Ektope Gonadotropinsekretion

Definition

Verschiedene maligne Tumoren, die von normalerweise nicht endokrin aktivem Gewebe ausgehen, können vereinzelt Gonadotropine bilden. Diese haben v. a. LH-Aktivität und sind immunologisch dem hCG sehr ähnlich. Beobachtet wurde eine solche ektope Gonadotropinbildung z. B. bei Tumoren der Lunge, des Dickdarms und - histogenetisch einleuchtend - beim männlichen Chorionkarzinom.

Symptome

Gynäkomastie.

Therapie

Exstirpation des ursächlichen Tumors.

4.3.8 Androgenresistenzsyndrome

Definition

Mangelhafte Ausbildung männlicher Merkmale bei normalem oder erhöhtem Testosteronspiegel.

Ätiologie und Pathogenese

Genetisch determiniert: z. B. verminderte Zahl oder Bildung funktionell nicht aktiver Androgenrezeptoren oder verminderte Aktivität der 5α-Reduktase. Infolgedessen können die Androgenzielorgane nicht auf das angebotene Testosteron reagieren.

Symptome

Das Vollbild des Androgenrezeptormangels äußert sich in einer testikulären Feminisierung, bei der die Patienten zwar genotypisch männlich mit einem normalen XY-Kerngeschlecht sind, phänotypisch jedoch ein weibliches Genitale mit einer blind endenden Vagina sowie Brustentwicklung etc. aufweisen. Geringer ausgeprägte Formen der Störung führen zu klinischen Bildern der Intersexualität (Tabelle 4.7). Die mildeste Form stellt die männliche Infertilität dar, bei der erhöhte LH- und Testosteronkonzentrationen in Kombination mit Azoospermie oder ausgeprägtem OAT-Syndrom auftreten.

Diagnose

Eine Diskrepanz zwischen klinisch wahrscheinlichem Androgenmangel (d. h. Symptomen des Hypogonadismus) und dem Nachweis erhöhter LH- sowie normaler bis erhöhter Testosteronspiegel legt den Verdacht auf eine Androgenresistenz nahe. Die Strukturen der Releasing-Hormon-, Gonadotropin- und Androgenrezeptoren sind weitgehend aufgeklärt und können mit Hilfe molekularbiologischer Methoden in spezialisierten Zentren analysiert werden. Nur

Tabelle 4.7. Klinische Manifestationen von Erkrankungen mit verschiedenen Androgenresistenzen. (Nach Gudermann und Gromoll 1993)

Klinisches Bild	5α-Reduktase-mangel	Störungen im Androgenrezeptor			
		Vollständige testikuläre Feminisierung	Unvollständige testikuläre Feminisierung	Reifenstein-Syndrom	Männliche Infertilität
Vererbung	Autosomal rezessiv	X-chromosomal-rezessiv			
Hormonwerte	Normale Androgen- und Östrogenwerte	Erhöhte Androgen- und Östrogenwerte			
Spermatogenese	Verringert	Keine			Keine oder verringert
Müller-Gang und Derivate	Nicht vorhanden	Nicht vorhanden			
Wolff-Gang und Derivate	Männlich	Nicht vorhanden	Männlich		
Urogenitalsinus	Weiblich	Weiblich		Unterentwickelt männlich	Männlich
Äußere Geschlechtsorgane	Weiblich	Weiblich	Hintere Labienfusion und Klitorismegalie	Perineoskrotale Hypospadie	Männlich
Brust	Männlich	Weiblich		Gynäkomastie	In einigen Fällen Gynäkomastie

durch einen direkten Nachweis eines Androgenrezeptor- oder Enzymmangels ist die eindeutige Diagnose einer Androgenresistenz zu stellen. Da für die Analysen bisher große Mengen an Gewebe benötigt werden und der Nachweis daher am einzelnen Organ nicht möglich ist, wird er an Fibroblastenkulturen durchgeführt (Aiman und Griffin 1982; Bouchard et al. 1986; Grumbach 1986; Gudermann und Gromoll 1993).

Eine befriedigende Therapie der Androgenresistenzsyndrome ist bislang nicht möglich!

4.3.9 Lageanomalien der Testes

Der intraperitonealen Frühentwicklung des Hodens folgt im letzten Trimenon der Schwangerschaft unter dem Einfluß von hCG, LH, AMH (= Anti-Müller-Hormon der fetalen Sertoli-Zellen) und Testosteron der Descensus der Testes ins Skrotum. Tritt in dieser Phase eine Fehlentwicklung auf, bleibt der Hoden im Leistenkanal oder höher stecken und verliert in der Folge rasch die Fähigkeit zur Samenzellbildung (Abb. 4.3). Ein solcher Maldescensus testis in der Ontogenese ($\Rightarrow$ resultierender Hodenhochstand) bedingt daher mit hoher Wahrscheinlichkeit eine Einschränkung der Fertilität des Patienten (Kogan 1983).

Hoden mit normaler Descensusbereitschaft

Hodenektopie

Bei der Ectopia testis findet sich ein normaler Hoden, der den Leistenkanal ontogenetisch bereits passiert hat, dann aber außerhalb der physiologischen Descensuswege perineal, krural oder transkrural auf der Aponeurose des M. obliquus externus zu liegen kam.

Therapie

Da es sich um einen primär abstiegbereiten, in der Regel klinisch nicht minderwertigen Hoden handelt, soll die Fertilisierungsprognose nach *frühzeitiger*

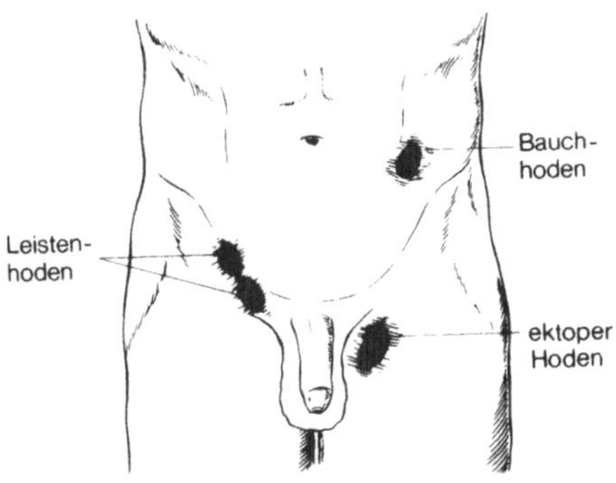

Abb. 4.3. Lageanomalien der Hoden: mögliche Fehllagen der Testes und ihre Bezeichnungen. (Aus Alken und Sökeland 1986

operativer Herstellung der regelrechten Lage günstig sein (Heite und Wokalek 1980).

Wander- oder Pendelhoden („Retractile testis")

Ductus deferens und Plexus pampiniformis sind in ausreichender Länge ausgebildet; durch einen starken Cremasterreflex (bei Kältereiz) jedoch wird der Hoden bis zum äußeren Leistenring angehoben. Bei Erwärmung und Nachlassen des Cremastertonus sinkt der Hoden wieder in das Skrotalfach hinab.

Therapie

Bei Wander- und Pendelhoden handelt es sich um eine normale Varietät. *Therapeutische Maßnahmen erübrigen sich.*

Hoden mit fehlender Descensusbereitschaft (Hodendystopie)

Kryptorchismus

Bei etwa 30–50 % aller männlichen Neugeborenen ist der Descensus testis noch unvollständig. Wandern die Testes bis Ende des ersten Lebensjahres ins Skrotum, so gilt dies noch als normal; 1 % der Einjährigen hat noch eine Lageanomalie. Bleibt der Hoden in der Leistengegend oder höher liegen, so spricht man von Hodenhochstand oder Kryptorchismus.

Liegt der Hoden vor dem äußeren Leistenring und läßt er sich ins Skrotalfach hinabziehen, kehrt jedoch bei Loslassen sofort in die alte Position zurück, so spricht man von einem *Gleithoden.* Als *Leistenhoden* (Retentio testis inguinalis) wird ein Hoden bezeichnet, wenn er lediglich - evtl. erst nach Betätigen der Bauchpresse - im Leistenkanal palpierbar ist. Ist dagegen gar kein Hoden palpierbar, so liegt der Verdacht auf einen *Bauchhoden* vor. Eine zuverlässige Diagnose (Ausschluß einer Hodenagenesie) ist hier erst nach einem hCG-Test und ggf. einer Laparatomie möglich. Intraabdominelle bzw. nicht tastbare Testes machen 5–20 % der Fälle von Maldescensus aus. Da hier zwar die Spermiogenese-, nicht aber die Leydig-Zellen (und damit die Testosteronproduktion) geschädigt werden, bilden sich beim Patienten normale sekundäre Geschlechtsmerkmale aus.

Ätiologie und Pathogenese

Es gibt Hinweise darauf, daß am Descensus testis Hormone (Testosteron, Gonadotropine, AMH) beteiligt sind. Bei den meisten kryptorchen Säuglingen bleibt der in den ersten Monaten zu erwartende Testosteronanstieg aus (Gendrel et al. 1978). Eine insuffiziente LH-Stimulation wurde als ursächlich hierfür postuliert (Job et al. 1970).

Aber auch bei einer Androgenresistenz der Zielorgane kann der Descensus ausbleiben. Ferner gibt es Hinweise darauf, daß erhöhte mütterliche Östrogen- und evtl. auch Progesteronkonzentrationen in der 7. Fetalwoche zu späterem Maldescensus und erhöhtem Karzinomrisiko führen können (Henderson et al.

1979). Auch bei Alkohol- und Kokainkonsum der Mutter wurde für männliche Nachkommen ein erhöhtes Risiko für Maldescensus (und andere Defekte) beschrieben (Turner 1992).

Bei den meisten Patienten erlangt die Hypophysen-Hypothalamus-Achse in der Pubertät ihre Funktionsfähigkeit wieder. Demnach handelt es sich beim Kryptorchismus um einen *vorübergehenden hypogonadotropen Hypogonadismus*, der eine mehr oder minder starke primäre Schädigung des Hodens zur Folge haben kann, die sich wie folgt äußert:

- verminderte Zahl an Leydig-Zellen,
- die Leydig-Zellen atrophieren unmittelbar nach der Geburt,
- verminderte, abnehmende Zahl an Spermatogonien (Hadziselimovic und Seguchi 1983),
- ab dem 2. Lebensjahr treten dann zunehmend sekundäre Veränderungen des spermiogenetischen Epithels in Erscheinung (Kollagenisierung des Bindegewebes).

Die Folgen für die Fertilität des Patienten sind entsprechend ableitbar. Da jedoch bei etwa 20 % der Patienten mit bilateralem Kryptorchismus zusätzlich zur Fehllage der Hoden auch Verschlüsse der ableitenden Samenwege vorliegen, kann selbst bei frühzeitiger Korrektur der Fehllage im Kindesalter eine spätere Azoospermie resultieren (Belloli et al. 1994).

Aber auch ein einseitiger Maldescensus kann die Fertilität beeinträchtigen (Howard und Hargreave 1994).

Diagnostik

Differentialdiagnostisch ist der Kryptorchismus von einer angeborenen beidseitigen Anorchie (Inzidenz 1:20 000) durch einen hCG-Test zu differenzieren (Levitt et al. 1978; Bartone et al. 1984; s. 9.1.2).

Therapie

Bei Formen des Maldescensus testis, bei denen keine mechanischen Hindernisse den Abstiegsweg behindern, hat sich in manchen Fällen eine Therapie mit Gonadotropinen (hCG, hMG) oder mit Gonadotropin-Releasing-Hormon bewährt. Diese Therapie sollte mit dem 10. Lebensmonat begonnen werden; zur Durchführung s. 4.4.3. Unter dieser Therapie deszendieren ca. 50–70 % der dystopen Hoden. Kommt es jedoch innerhalb der ersten Kuren zu keinem erkennbaren Erfolg, so muß (evtl. unter Fortführung der Therapie mit Gonadotropinen) innerhalb des ersten Lebensjahrs, spätestens aber im zweiten Lebensjahr eine *operative Korrektur der Lageanomalie* der Hoden vorgenommen werden (Orchidopexie, s. 4.4.4).

> Aufgrund der schnellen Verschlechterung des Zustandes der Testis sollte eine Therapie auf jeden Fall vor Ablauf des 1. Lebensjahres begonnen werden (Mandat et al. 1994).

Maldeszendierte Testes haben eine mehr als 10fach höhere Inzidenz maligner Entartung (s. unten, Cromie 1983). Daher empfiehlt sich bei Lageanomalien der Testes im Erwachsenenalter eine regelmäßige Kontrolle (jährliche Palpation, Ultraschall und Selbstuntersuchung). Bei unilateralem Kryptorchismus im Erwachsenenalter sollte der fehlgelagerte Hoden entfernt werden. Bei bilateralem Kryptorchismus kann, um die Kontrollmöglichkeiten zu verbessern, eine Orchidopexie durchgeführt werden. Falls dies nicht möglich sein sollte, wäre eine Orchiektomie mit Hormonsubstiution zu diskutieren. Grundsätzlich muß jeder Fall individuell beurteilt werden (Howard und Hargreave 1994).

4.3.10 Hodentumoren

Einziger bislang bekannter *Risikofaktor* für die Ausbildung eines Hodentumors ist der *Maldescensus testis.* Insbesondere intraabdominalen Hoden wird dabei das höchste Risiko zugeschrieben (Batata et al. 1980, Westenfelder 1984). Die Tumoren entstehen, mit Ausnahme des spermatozytischen Seminoms, aus einem Carcinoma in situ. Innerhalb von 5 Jahren entwickelt sich daraus in 50 %, innerhalb von 10 Jahren in 100 % ein invasiver Tumor. Bei etwa 5 % der Patienten mit Hodentumor findet sich zum Zeitpunkt der Orchiektomie bereits ein Carcinoma in situ im kontralateralen Hoden (Howard und Hargreave 1994).

Je nachdem, welche Zellen der Hodengewebe entarten, unterscheidet man (WHO-Klassifikation; Mostofi und Sobin 1977):

- maligne Keimzelltumoren (= Seminome; sie stellen etwa 90 % aller Hodentumoren; verursachen keine endokrinen Störungen),
- Leydig-Zelltumoren (etwa 2 %; produzieren Östrogene; charakteristische Trias: Gynäkomastie, Impotenz und Hodentumor),
- Sertoli-Zelltumoren (selten; Symptomatik wie Leydig-Zelltumoren),
- Chorionkarzinome (selten; bilden hCG und Östrogene),
- Tumoren des Rete testis, des Nebenhodens oder des Ductus deferens,
- maligne Lymphome und Metastasen (selten).

Inzidenz

Bezogen auf die männliche Bevölkerung treten Hodentumoren selten auf. Jedoch gibt es Hinweise auf eine zunehmende Inzidenz sowohl von Hodentumoren als auch des Maldescensus in den letzten Jahrzehnten (Hodentumoren in Schottland 1960: 30 pro 1 Mio. Männer; 1990 107 pro 1 Mio. Männer; Sharpe et al. 1993). Dabei sind die Betroffenen zu mehr als 90 % unter 60 Jahre alt, in der Regel im Alter zwischen 20 und 35. Da ein Maldescensus Risikofaktor sowohl für eine Subfertilität als auch für einen Hodentumor darstellt und die Patienten der Infertilitätssprechstunde zudem im Alter der maximalen Tumorinzidenz sind, ist die Wahrscheinlichkeit, bei ihnen Hodentumoren zu finden, erhöht. Eine routinemäßige Kontrolle der Hoden ermöglicht demnach eine Früherkennung. Jedoch sollten die Hoden nicht nur bei Erstvorstellung, sondern auch in regelmäßigen Abständen danach kontrolliert werden.

Symptome

Tastbare Volumenzunahme des Hodens, harte Konsistenz, lokalisierte Verhärtung (Vergleich mit dem kontralateralen Hoden!).

Stadieneinteilung nach dem TNM-System:

- T 1: Tumor auf Hodenkörper beschränkt,
- T 2: Tunica albuginea überschritten,
- T 3: Rete tesis oder Nebenhoden beteiligt,
- T 4: Infiltration von Samenstrang oder Skrotum,
- N 1: einzelner ipsilateraler regionaler Lymphknoten,
- N 2: Befall kontra-, bilateraler oder multipler Lymphknoten,
- N 3: fixierte regionale Lymphknoten,
- N 4: Befall juxtaregionaler Lymphknoten.

Diagnostik

97 % der Hodentumoren werden durch Palpation erkannt (Krause und Rothauge 1991). Bei den übrigen Fällen bzw. zur Absicherung des Befundes ist zusätzlich eine hochauflösende Sonographie einzusetzen. Zur Diagnostik eines Carcinoma in situ (CIS) können immunhistochemische Färbungen, beispielsweise mit antiplazentaalkalischer Phosphatase (anti-PLAP) oder der Nachweis der Aneuploidie (3- bis 4facher haploider DNS-Gehalt, d. h. DNS-Index 1,5–2 im Vergleich zu somatischen Zellen) eingesetzt werden. Diese Untersuchungen können an Gewebeproben, Feinnadelbiopsien oder an Ejakulatzellen durchgeführt werden (Howard und Hargreave 1994).

Therapie

Die Therapie des Tumors richtet sich nach seiner Art (Seminom/Nichtseminom) und nach seinem Stadium. Möglich sind – neben einer Ablatio testis – infradiaphragmale Bestrahlungen, Lymphadenektomien und Chemotherapien. Bei jeder Tumoroperation sollte auch eine Biopsie aus dem kontralateralen Hoden zum Ausschluß eines dort bereits vorhandenen CIS entnommen werden.

Prognose

Etwa 95 % der Patienten mit Hodentumoren können erfolgreich behandelt werden. In vielen Fällen aber beeinträchtigen entweder der Tumor selbst oder die zu seiner Entfernung notwendigen Therapien die Fertilität des Patienten für längere Zeit, wenn nicht bleibend (Thachil et al. 1981; s. 4.3.15). Da erfahrungsgemäß 40–68 % dieser Patienten nach der Therapie des Tumors noch Kinderwunsch haben, sollte bereits vor Beginn der Behandlung des Tumors über die Möglichkeit einer Samenasservierung (Lange et al. 1987) nachgedacht werden. Jedoch ist bei etwa 70 % der Patienten die Samenqualität zum Zeitpunkt der Diagnosestellung bereits so stark eingeschränkt, daß eine Kryokonservierung erschwert ist (Berthelsen 1984) (s. 4.4.5).

4.3.11 Durchblutungsstörungen der Testes

Die Kenntnisse über Physiologie und Bedeutung der testikulären Mirkozirkulation für die Hodenfunktion sind noch lückenhaft (Damber und Bergh 1992). Gegenwärtig wird nur ausgeprägten Veränderungen klinische Bedeutung beigemessen.

Hodentorsion

Ätiologie und Pathogenese

Eine Samenstrangtorsion (Gall 1979) trifft in erster Linie den in der Pubertät befindlichen Jugendlichen, wobei das Ereignis in jeder Lebenssituation eintreten kann (auch während des Schlafs). Besondere Risikofaktoren sind v. a. abnorm bewegliche Hoden in pathologisch angelegten Hodenhüllen oder eine insuffiziente Verankerung des Hodens, v.a. in Kombination mit sportlicher Betätigung (Abb. 4.4).

Symptome

Heftige Schmerzattacke (Hodenkolik), oft mit Schwellungen von Hoden/Nebenhoden und vegetativen Störungen, wie Erbrechen oder Ohnmacht, verbunden. Durch die Samenstrangverkürzung wird der Hoden leistenwärts angehoben. Begleitende Ödeme sind nicht selten.

Diagnostik

Die Doppler-Sonographie ist hier das Mittel der Wahl. Ein von der Durchblutung abgeschnittener Hoden erscheint akustisch stumm. Klinische Differentialdiagnose zur Epididymitis: bei Torsion keine Besserung der Schmerzsymptomatik bei Hodenhochlagerung!

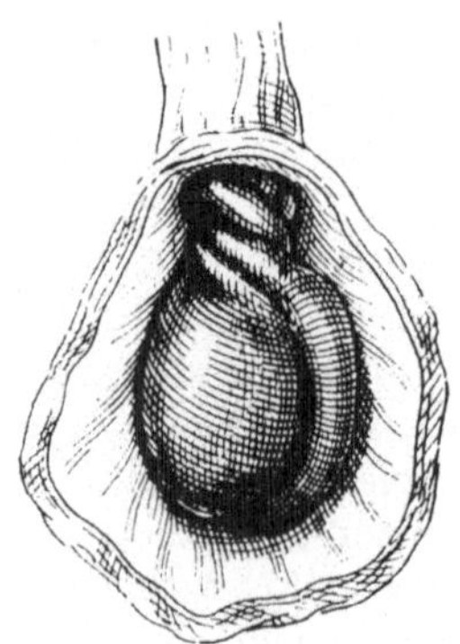

Abb. 4.4. Hodentorsion. (Aus Leger und Nagel 1978)

Therapie

Der torquierte Hoden muß *innerhalb von 6 h* (Hellner 1933) freigelegt, detorquiert und im Skrotalfach pexiert werden, sonst nekrotisiert er und muß entfernt werden. Bereits bei einer Verdachtsdiagnose sollte daher umgehend eine Klinikeinweisung erfolgen. Der manuellen Reposition sollte stets eine Orchidopexie folgen. Die Gefahr einer unvollständigen Detorquierung oder einer Retorquierung ist sonst zu groß!

Varikozele

Definition

Die Varikozele stellt die häufigste, meist spontan auftretende pathologische Veränderung des testikulären venösen Systems dar. Sie ist durch eine Erweiterung und Schlängelung des Plexus pampiniformis charakterisiert (Abb. 2.6, s. S. 20). Eine Varikozele tritt bevorzugt an der linken Seite auf.

Inzidenz

Die Inzidenz in der Allgemeinbevölkerung ist ca. 12 % (je nach Studie 4–23 %), bei infertilen Männern 20 % (4–39 %) (Übersicht: Glezerman 1994).

Ätiologie und Pathogenese

Nach eingehenden anatomischen Studien postulierte Ivanessevich (1960) eine organische oder funktionelle Klappeninsuffizienz der V. testicularis als ursächlich für die Entstehung einer Varikozele. Die *Prädisposition der linken Körperseite* (Brown 1967) ist auf der Basis der anatomischen Gegebenheiten verständlich: der längere retroperitoneale Verlauf der linksseitigen V. testicularis, die in der Regel weniger Klappen aufweist, und der doppelte rechte Mündungswinkel der V. testicularis in die V. renalis und dieser in die V. cava inferior begünstigen einen venösen Rückstrom und die Entstehung einer Varikozele (die rechtsseitige V. testicularis mündet unter schrägem Winkel weiter distal direkt in die V. cava inferior; sie weist mehr Klappen auf). Darüber hinaus kann die Überkreuzung der V. renalis durch die A. testicularis bzw. durch die A. mesenterica superior zu einer Druckerhöhung führen (Sayfan et al. 1984).

Hinsichtlich der zugrundeliegenden Ursache unterscheidet man die idiopathische von der symptomatischen Varikozele. Letztere kann durch einen gestörten Blutfluß nach Entzündungen oder Traumen von Hoden/Nebenhoden, durch Gefäßkompression (verursacht durch eine pathologische Raumforderung z. B. der Niere), durch retroperitoneale Fibrosen oder Venenthrombosen bedingt sein.

Bedeutung

Tritt eine Varikozele bereits zwischen dem 10. und 14. Lebensjahr auf, wird in der Regel nachfolgend die Größenzunahme des linken Hodens beeinträchtigt (Laven 1992). Zahlreiche Studien zeigen, daß bei vorhandener Varikozele Ejakulat- und Hormonparameter subnormal sein können und daß sich diese Befunde progredient verschlechtern können (Gorelick und Goldstein 1993; Chehval und Purcell 1992; WHO 1992a). Der genaue Pathomechanismus ist bisher unbekannt. Als beteiligte Mechanismen werden diskutiert: Hyperthermie des Skrotums, retrograder Fluß adrenaler oder renaler Metaboliten (wie Katecholamine oder Prostaglandine), Leydig-Zelldysfunktionen, Hypoxien als Folge venöser Stase und die Beeinträchtigung der Durchblutung der Hodenarterien (Übersicht: Hargreave 1994).

Offenbar kommt es nur bei jedem 5. Varikozelenträger zu Fertilitätsproblemen (Comhaire 1986). Bislang ist nicht eindeutig geklärt, ob die chirurgische Ligatur der V. spermatica oder deren Okklusion (angiographische Methode) die Fertilitätschancen solcher Patienten erhöhen (Nieschlag et al. 1993). Einige Autoren berichteten über eine Verbesserung der Spermatogramme (Rodriguez-Rigau et al. 1978; Schieferstein und Straile 1993; Dhabuwala et al. 1992) und Schwangerschaftsraten nach erfolgter Therapie (Comhaire et al. 1995; Madgar et al,. 1995), andere dagegen konnten in prospektiven Studien keinen günstigen Einfluß der Varikozelentherapie feststellen (Fariss et al. 1981; Breznik et al. 1993; Hargreave 1994c; Nieschlag et al. 1995). Nach Lerchl hat die Behandlung einer Varikozele offenbar keinen signifikanten Einfluß auf die erhöhte Temperatur des Hodens (Lerchl et al. 1993).

Die Diskrepanz dieser Untersuchungsbefunde könnte zum einen auf unterschiedliche Ausschlußkriterien der Studien, z. B. den Fertilitätsstatus der Partnerin betreffend, zurückzuführen sein. Da varikozelenbedingte Schädigungen ab einem bestimmten Grad irreversibel sein können, führen andererseits auch uneinheitliche Einschlußkriterien bezüglich der Varikozelenerkrankung selbst (werden nur Patienten mit klinisch nachweisbarer Varikozele in die Studie aufgenommen oder auch solche mit subklinischen Varikozelen?) zu unterschiedlichen Studienergebnissen.

Symptome

Selten nennenswerte Beschwerden; die vermehrte Füllung im Bereich des Hodenstiels wird bei längerem Stehen teilweise als mäßiges, nichtschmerzhaftes Ziehen empfunden.

Diagnostik

Bereits beginnende Varikozelen sind oftmals schon palpatorisch, ggf. unter Valsalva-Preßversuch, zu erfassen. Jedoch kann aufgrund der Ungenauigkeit der Methode das Vorhandensein einer subklinischen Varikozele allein durch die klinische Untersuchung nicht ausgeschlossen werden (Hargreave und Liakatas 1991).

Zusätzlich, v. a. auch zur Erfassung persistierender Varikozelen nach erfolgter Therapie, sollte daher die Doppler-Sonographie angewandt werden (Vorteil: nichtinvasiv, kostengünstig; Nachteil: evtl. falsch-positive Befunde; Howards 1992; Greenberg et al. 1977; Bernadi 1967). Auch Kontaktthermographiestreifen können zur weiteren Untersuchung eingesetzt werden (Vorteil: nichtinvasiv, relativ kostengünstig). Apparativ aufwendiger und große Erfahrung erfordernd ist dagegen die Ultraschalluntersuchung, z. B. als Duplexsonographie. Zur Klärung der Gefäßverhältnisse vor geplanter Sklerosierung einer Varikozele oder vor einem Rezidiveingriff bei persistierender Varikozele kann auch eine Phlebographie durchgeführt werden (Nachteil: invasiv, teuer, Strahlenbelastung, Erfahrung zur Beurteilung nötig; Vorteil: die anatomischen Verhältnisse können am besten beurteilt werden; Brown 1967; Lewis und Harrison 1980). Dieses Verfahren eignet sich jedoch nicht für die klinische Routine.

Die beste Korrelation mit den Ergebnissen der Phlebographie ergab die Kontaktthermographie in Verbindung mit der Doppler-Untersuchung: nur noch 1 % subklinischer Störungen wurden nicht erkannt, dagegen wurden in 44 % falsch-positive Befunde erhalten (WHO 1985a).

Die diagnostische Differenzierung zwischen einer idiopathischen und einer symptomatischen Varikozele geschieht folgendermaßen: rasche Entleerung des Konvolutes im Liegen bei der idiopathischen Varikozele, was bei einer symptomatischen Varikozele unterbleibt.

Einteilung

Zur Beschreibung des Schweregrades einer Varikozele gibt es verschiedene Klassifikationen. Klinisch einfach anwendbar erscheint die folgende:

- Grad I: Reflux nur Doppler-sonographisch nachweisbar (bei Valsalva),
- Grad II: Varikozele tastbar,
- Grad III: Varikozele sichtbar.

Therapie

Mit Hilfe operativer (Palomo 1949) oder sklerosierender (Porst et al. 1984; Riedl et al. 1981) Verfahren (perkutan, antegrad, retrograd) wird versucht, den venösen Reflux im Bereich der V. spermatica interna, der zur Dilatation und varikösen Umwandlung des Plexus pampiniformis geführt hat, zu unterbinden (Übersicht: Pozza et al. 1994). Dadurch wird die durch venöse Stase und die arterielle Minderdurchblutung bedingte Hypoxie im Hodenbereich beseitigt (s. 4.4.4).

Varikozelenpersistenz:

- bei operativer Therapie 3–20 % (Mastrogiacomo et al. 1983),
- bei Sklerosierung 3–12 % (Porst et al. 1984).

Bei 15–20 % der Patienten mit Varikozele ist eine perkutane Gefäßverödung (Seldinger-Technik, Zugang über die V. femoralis) wegen der Kollateralsysteme nicht möglich (Riedl et al. 1981).

Indikationen für eine Behandlung

Siehe auch 4.4.4.

- Unerfüllter Kinderwunsch seit mindestens einem Jahr,
- Varikozele II. oder höheren Grades bei infertiler Partnerschaft,
- Hinweise auf eine Hodenschädigung (kleineres Hodenvolumen auf der betroffenen Seite, Abflachung und verminderte Konsistenz des Hodens),
- subnormale Ejakulatparameter, bei normalem FSH-Wert im Serum (Hargreave 1994c),
- überschießende Anwort im LH-RH-Test (Glezerman 1994).

Während sich bei Patienten mit überschießender FSH-Antwort im LH-RH-Stimulationstest (s. 9.1.3) die Spermatogrammparameter nach der Ligatur deutlich besserten, hatte die Sanierung der Varikozele bei den Patienten mit normaler Antwort im Stimulationstest dagegen keinen Effekt (Hudson 1988).

Subklinische und kleine Varikozelen stellen keine Behandlungsindikationen dar (Gall und Bähren 1994).

Obwohl bei Adoleszenten die Behandlung einer Varikozele eine Zunahme von Hodengröße und Spermatozoenkonzentration im Vergleich zur unbehandelten Varikozelengruppe zur Folge hatte (Laven et al. 1992), wird empfohlen, in dieser Altersgruppe die Behandlungindikation vom Vorliegen von Symptomen abhängig zu machen. Liegen keine Störungen vor, ist höchstens bei ängstlichen Eltern an eine sofortige Behandlung zu denken (Hargreave 1994c). Andernfalls wird in dieser Altersgruppe empfohlen, das Hodenwachstum stetig zu verfolgen und erst bei Auftreten von Störungen eine Behandlung zu beginnen (Glezerman 1994).

In jedem Fall jedoch sollte, bevor der Eingriff vorgenommen wird, geklärt sein, daß bei der Partnerin des Patienten keine unbehandelbaren Störungen der Reproduktionsfunktionen vorliegen!

Hinweise auf eine Schädigung der Fertilität aufgrund einer vorliegenden Varikozele

Nach Hofmann (1988) soll eine Varikozele für die Fertilität des Patienten beeinträchtigend sein, wenn

- der Hoden in seiner Konsistenz und seiner Größe vermindert ist,
- der Hoden tiefer liegt (und evtl. ein „Aufliegen des Hodens“ mit obenliegendem Nebenhoden zu beobachten ist) und
- wenn eine 6wöchige Kallikreintherapie zu einer Verbesserung der Spermatogrammparameter, insbesondere der Spermatozoenmotilität, führt.

Bei Vorliegen einer Varikozele sollen vermehrt tapering-förmige Spermatozoen (Überstreckungsformen, s. Anhang A) vorkommen. Die Relevanz dieses Befundes wurde jedoch aufgrund seiner mangelnden Spezifität angezweifelt (Naftulin et al. 1991).

Eine positive Auswirkung des Eingriffes auf die Spermatogrammparameter ist in der Regel innerhalb der ersten 6 Monate nach der Operation zu beobachten (= verbesserte venöse Drainage, „Aufblühen" der Spermatogenese). Das Ausmaß einer Schädigung durch eine Varikozele sowie die Möglichkeit, diese durch einen operativen Eingriff zu verbessern, wird jedoch durch eventuelle präoperativ eingetretene Veränderungen der testikulären Arteriolen und dadurch bedingte Schädigungen der Spermatogonien bestimmt. Auch nach der Sanierung der Varikozele kann später noch ein positiver Kallikreineffekt zu beobachten sein!

4.3.12 Obstruktion der ableitenden Samenwege

Definition

Azoospermie als Folge eines Verschlusses bzw. des Fehlens von Nebenhoden, Ductus deferens oder Ductus ejaculatorii. Daneben soll es auch teils angeborene, teils entzündlich erworbene partielle Verschlüsse im testikuloepididymalen Grenzbereich bzw. den Ductuli efferentes geben (Schreiber et al. 1990; Schoysman 1981; Hellerstein et al. 1992).

Inzidenz

Bei etwa 1 % der Patienten sind Obstruktionen die Ursache der Infertilität (WHO 1987). Die Häufigkeiten, mit denen die einzelnen verschiedenen obstruktiven Störungen dabei anzutreffen sind, wurden in Tabelle 4.8 zusammengefaßt.

Ätiologie und Klassifikation

Obstruktionen der ableitenden Samenwege mit nachfolgender Azoospermie können entsprechend ihrer Ätiologie in primäre, d. h. auf angeborenen organischen Veränderungen beruhende, und sekundäre, d. h. erworbene, Formen eingeteilt werden. Unabhängig von der Form der Obstruktion ist bei den Patienten in der Regel eine normale Spermatogenese zu finden. Während die Nebenhodentubuli distal des Verschlusses zwar intakt, aber leer sind, sind die proximal der Verschlußlokalisation liegenden Tubuli erweitert und mit (motilen) Spermatozoen gefüllt.

Primäre obstruktive Azoospermie

Als ursächlich für primäre Formen der obstruktiven Azoospermie wurden verschiedene angeborene Organstörungen, wie z. B. das beidseitige Fehlen der

Tabelle 4.8. Klassifizierung obstruktiver Azoospermien bei 370 Patienten mit normalen FSH-Konzentrationen im Serum. Patienten mit Vasostomiekorrektur wurden ausgeschlossen. (Nach Hendry et al. 1990)

Befund	Auftreten [%]	Ursache	Hodenbiopsie	Vasa deferentia
Spermatozoenfreier Nebenhoden	14	Spermatogeneseschädigung	Sertoli-cell-only-Syndrom (3%) Spermatogenesestop (9%) Immunorchitis (1%)	Nicht untersucht
Verschluβ des Caput epididymis	29	Young-Syndrom	Normal	Normal
Verschluß des/der Corpus/Cauda epididymidis	19	Postinfektös	Normal	Können verschlossen sein
Verschluß der Vasa deferentia	11	Postinfektiös, Postoperativ	Normal	Verschluß
Fehlende Ductus deferentes				
- bilateral	18	Kongenital	Normal	Fehlen
- unilateral	5			
Verschluß der Ductus ejaculatorii	4	Angeboren, traumatisch, neoplastisch	Normal	Abnormal

Vasa deferentia, das Fehlen des Korpus oder der Cauda des Nebenhodens oder Verschlüsse der Ductus ejaculatorii, die ihrerseits unterschiedlicher Ätiologie sein können, beschrieben.

Der Befund der bilateralen kongenitalen Agenesie der Ductus deferentia wird dabei v. a. – wenn auch nicht immer – bei Patienten vorgefunden, die an zystischer Fibrose (synonym Mukoviszidose) leiden (Anguiano et al. 1992). Es handelt sich hierbei um eine autosomal-rezessiv vererbte Erkrankung (Inzidenz in den USA 1:2500, Trägerstatus 1:25 bei weißen Nordamerikanern; Lemna et al. 1990), die auf Mutationen des auf Chromosom 7 lokalisierten CF-Gens beruht (Ng et al. 1991). Inzwischen jedoch hat sich gezeigt, daß eine kongenitale bilaterale Agenesie der Vasa deferentia nicht nur bei zystischer Fibrose, sondern auch X-chromosomal-rezessiv bzw. autosomal-dominant geschlechtsgebunden sowie in Kombination mit Nierenanomalien vererbt werden kann. Patienten mit einem angeborenen Fehlen der Vasa deferentia sollten daher unbedingt auf das Vorliegen derartiger Mutationen im CF-Gen bzw. der anderen Erkrankungen untersucht und ggf. entsprechend beraten werden. Eine humangenetische Beratung auch der Partnerin ist erforderlich.

Auch Verschlüsse im Bereich des Nebenhodenkopfes, wie sie z. B. bei dem ätiologisch noch nicht eindeutig geklärten *Young-Syndrom* (Symptome: obstruktive Azoospermie, Lungenerkrankungen wie chronische Bronchitis, Bronchiektasen) auftreten, können eine kongenitale obstruktive Azoospermie bedingen (Wong 1990).

Doch nicht immer kann der Befund der primären Obstruktion, die an jeder Stelle der ableitenden Samenwege auftreten kann, einem zugrundeliegenden Krankheitsbild zugeordnet werden; nicht selten ist er unbekannter Ätiologie.

Sekundäre obstruktive Azoospermie

In Ländern mit hohen Raten an *Vasektomien* stellt dieser Eingriff die häufigste Ursache sekundärer obstruktiver Azoospermien dar (s. 7.2).

Posttraumatisch bedingt: Eine Obstruktion der Samenwege kann auch *Folge einer Herniotomie* sein, inbesondere wenn diese im Kindes- oder Säuglingsalter erfolgte (Anamnese und Suche nach Narben; Parkhouse und Hendry 1991). Auch andere operative Eingriffe im Genitalbereich, wie Hodenbiopsien, Hydrozelenektomien oder Prostataoperationen, können über Schädigungen z. B. der Nebenhoden oder Ductus ejaculatorii zur Obstruktion führen.

Postinfektiös bedingt: Als Folge einer *Tuberkulose oder anderer Infektionen* des Nebenhodens (durch Gonokokken, Chlamydien, Zytomegaloviren oder Toxoplasmose) kann das Nebenhodengangsystem in Corpus oder Cauda epididymis verkleben.

Zysten im Bereich der Ductus ejaculatorii können eine schwere Oligo- oder Azoospermie verursachen und reaktiv zu einem spermatozoenfreien Nebenhoden führen (Pryor und Hendry 1991). Auch direkte *toxische Effekte* von Schwermetallen, Medikamenten oder alkylierenden Subtanzen als Ursache erworbener Obstruktionen werden diskutiert (Liu et al. 1993).

Symptome

Leitsymptom der Obstruktion ist die Azoospermie (bei unilateraler Obstruktion ggf. die Oligozoospermie) bei gleichzeitig normaler Hodengröße und -konsistenz sowie einem normalen FSH-Spiegel im Blutserum des Patienten. Bei einseitiger Hodenatrophie schließt jedoch ein erhöhter FSH-Wert eine Obstruktion auf der kontralateralen Seite nicht aus.

Ist die Obstruktion distal des Nebenhodenkopfes lokalisiert, so ist das Ejakulat darüber hinaus durch eine verminderte Aktivität des Nebenhodenmarkers α-Glukosidase charakterisiert. Umfaßt die organische Störung auch die Ductus ejaculatorii, weist das Ejakulat ferner ein niedriges Volumen und eine verminderte Fruktosekonzentration auf (Meacham et al. 1993).

Diagnostik

Das Fehlen des Ductus deferens kann durch sorgfältige Palpation erfaßt werden. Auch Nebenhodenverschlüsse können manchmal als Auftreibung des Organs proximal und Verkleinerung distal der Verschlußstelle getastet werden.

Zur Sicherung der Diagnose und zum differentialdiagnostischen Ausschluß eines primären Hodenschadens als Ursache der Azoo- bzw. Oligozoospermie ist – insbesondere bei niedrig-normaler Hodengröße und grenzwertig hohem FSH-Spiegel – der Nachweis einer regelrechten Spermatogenese über eine Hodenbiopsie unverzichtbar. Dem Ausschluß von Zysten dient die transrektale Sonographie (Hendry und Pryor 1992).

Therapie

Ziel der Therapie von Obstruktionen ist die Wiederherstellung der Durchgängigkeit der ableitenden Samenwege. Je nach Art und Lokalisation der Obstruktion werden hierfür verschiedene operative Verfahren eingesetzt. Während bei kurzstreckigen Verschlüssen des Ductus deferens bzw. zur Rekanalisierung nach Vasektomie eine Vasovasostomie durchgeführt wird, werden bei (durch Zysten hervorgerufenen) Obstruktionen im Bereich der Ductus ejaculatorii u. a. Punktionen oder transurethrale Verfahren eingesetzt (Hendry und Pryor 1992; Colpi et al. 1994; Vicente und Rui Castané 1994). Bei Aplasien des Ductus deferens oder Verschlüssen im Bereich des Nebenhodens wurden in der Vergangenheit auch Versuche der Epididymovasostomie mit unterschiedlichen Erfolgsraten durchgeführt. Darstellungen der verschiedenen Operationstechniken und Einzelheiten hierzu finden sich bei Weiske (1994), Southwick und Temple-Smith (1994), Wagenknecht (1994) und Hendry (1994).

Aufgrund der teils geringen Erfolgsaussichten mikrochirurgischer Rekanalisierung sowie angesichts der Fortschritte der assistierten Reproduktionstechniken wird heute jedoch auf den Versuch der mikrochirurgischen Korrektur der Störung verzichtet und das betroffene Paar direkt der assistierten Reproduktion zugeführt. Durch Kombination von Verfahren zur mikrochirurgischen Gewinnung von Spermatozoen direkt aus dem Nebenhoden bzw. von testikulären Spermatozoen (MESA bzw. TESE) mit der intrazytoplasmatischen Spermatozoeninjektion (s. 5.2.5) werden heute ähnliche Schwangerschaftsraten erzielt wie mit ejakulierten Samenzellen (s. 4.4.4).

4.3.13 Ejakulationsstörungen

Retrograde Ejakulation

Definition, Ätiologie und Pathogenese

Als Folge von Operationen im Bereich des kleinen Beckens (retroperitoneale Lymphknotendissektion, Sympathektomie, abdominoperineale Eingriffe), bei Neuropathien (Diabetes, multiple Sklerose, Rückenmarkerkrankungen) oder durch bestimmte Pharmaka, die das α-adrenerge System beeinflussen, kann das autonome Nervensystem geschädigt werden. Dies führt zu einem fehlenden Verschluß des Blasenhalses (durch den M. sphincter vesicae) während des Ejakulationsvorganges und damit zur Abgabe des Ejakulates in die Blase. Eine retrograde Ejakulation kann aber auch mechanisch durch kongenitale bzw. in erster Linie postoperative Störungen im Bereich des Blasenhalses, Fehlbildungen der Urethra, durch Urethrastriktur, durch Zerstörung des Sphincter internus oder psychogen bedingt sein.

Symptome

Eine retrograde Ejakulation ist durch ein auffallend niedriges Volumen des Ejakulates bzw. durch ein völliges Fehlen des Ejakulates bei vorhandenem Orgasmus gekennzeichnet.

Diagnostik

Der unmittelbar nach der Ejakulation gewonnene Urin wird nach Konzentrierung der darin vorliegenden Zellen auf die Anwesenheit von Spermatozoen untersucht (Vorgehensweise: Mischen des Gesamturins, Abnahme von 2 · 10 ml, Zentrifugation, Abnahme eines definierten Volumens an Überstand und Resuspension des Zellpellets im verbleibenden Überstand, Bestimmung von Spermatozoenkonzentration und -gesamtzahl). Um die Ursache der retrograden Ejakulation genauer bestimmen zu können, sind neben der Anamneseerhebung weitere Untersuchungen (transrektale Sonographie, Zystoskopie etc.) notwendig.

Therapie

Durch Gabe von Midodrin (s. 4.4.3), einem Sympathomimetikum, oder durch die Anticholinergika Imipramin/Desimipramin bzw. Brompheniramin (s. 4.4.3) kann versucht werden, eine orthograde Ejakulation zu erreichen. Empfohlen wurde auch eine Masturbation bei gefüllter Blase (letzte Miktion 3–4 h vor der Ejakulation, anschließend reichlich Flüssigkeitszufuhr; falls kein Ejakulat gewonnen wird, sollen die ersten 2–3 ml des Urins reich an Spermatozoen sein). Bei Versagen der Therapie müssen ggf. die retrograd in die Blase ejakulierten Spermatozoen gewonnen und inseminiert werden. Dabei ist zu berücksichtigen, daß Urin Spermatozoen schädigt. Diese sollten daher möglichst innerhalb von 5 min nach der Masturbation aus dem Urin gewonnen werden (Crich und Jequer 1978). Günstig soll sich eine vorherige Alkalisierung des Urins mit Natriumbicarbonat auswirken (3–4 h vor Ejakulation; Urry et al. 1986; Tsai et al. 1990; Pryor 1994b). Als letzte Möglichkeit bietet sich heutzutage ferner die assistierte Reproduktion an (MESA/TESE in Kombination mit ICSI).

Neurogene Ejakulationsstörungen (Anejakulation)

Definition

Die Ejakulation unterliegt einer reflektorisch durch sensible genitale Reize ausgelösten Steuerung durch die sympathischen Zentren der Rückenmarksegmente Th 12–S 2. Ist die Funktion dieser Zentren gestört, kann die Ejakulationsfähigkeit beeinträchtigt sein. Erlebt der Patient zwar einen Orgasmus, jedoch keine Ejakulation, spricht man von Anejakulation, fehlt auch das Empfinden eines Orgasmus, von Anorgasmie.

Ätiologie und Pathogenese

Vollständige oder teilweise Schädigung des Rückenmarks (z. B. durch Wirbelkörperfraktur oder -luxation, einen medialen Bandscheibenvorfall Rückenmarkkontusionen oder als Folge bei Syringomyelie, multipler Sklerose und spinaler Tumoren) kann zu einem Verlust der Ejakulationsfähigkeit führen. Gleichartige Folgen kann eine aufgrund eines Hodenkarzinoms notwendige retroperitoneale Lymphadenektomie haben. Auch angeborene Störungen des sympathischen Nervensystems können eine Anejakulation bedingen.

Symptome

Die Unfähigkeit zur Ejakulation ist in der Regel nur eine der vielen körperlichen Funktionsausfälle, die eine schwere neurogene Störung hervorruft. Der Patient bedarf einer ständigen ärztlichen Betreuung. Die Ejakulationsstörung macht es dem Patienten jedoch unmöglich, auf natürlichem Wege ein Kind zu zeugen. Einige dieser Patienten fragen daher nach Therapiemöglichkeiten, um den Kinderwunsch dennoch zu erfüllen.

Therapie

Etwa 5 % der Männer mit kompletten Läsionen im zervikalen, oberen oder mittleren Thoraxbereich können reflektorisch durch Masturbation bzw. Koitus ejakulieren. Liegen dagegen komplette Läsionen der Cauda equina oder des Conus medullaris vor, können unter Zuhilfenahme psychologischer Stimuli, z. B. während des Koitus, etwa 25 % der Patienten zur Ejakulation gelangen (Brindley 1994). Zur Beratung der Paare finden sich Hinweise bei Mooney et al. (1975).

Bei allen anderen Patienten können als nichtoperative Verfahren die Vibrostimulation sowie die Elektroejakulation eingesetzt werden.

Voraussetzung einer erfolgreichen Vibrostimulation ist dabei die Unversehrtheit eines Segmentes von Th 11–S 4 (Test: bei Kratzen der Fußsohle muß eine reflektorische Hüftflexion erfolgen, sonst ist dieses Verfahren erfolglos). Das Verfahren ist daher am besten für Patienten mit Querschnittslähmungen bei oder oberhalb von Th 10 geeignet (Elliott und Rainsbury 1994). Details zur technischen Durchführung finden sind bei Brindley (1994).

Die rektale Elektrostimulation des inneren männlichen Genitale hat sich dagegen zu einer wirksamen Behandlung neurogener Ejakulationsstörungen jeder Ätiologie entwickelt. Bei Zerstörung der Segmente Th 10–L 2 sind hier jedoch sinusartige Stimulationen erforderlich. Die üblicherweise eingesetzte Stimulation durch kurze wiederholte Impulse ist hier aufgrund der Denervation der präganglionären pelvinen sympathischen Fasern unwirksam. In den meisten Fällen kann mit diesen Methoden eine Samenemission erreicht werden. Nebenwirkungen und Komplikationen sind selten. In zahlreichen Fällen hat die Elektroejakulation mit nachfolgender artifizieller Insemination der Spermatozoen inzwischen zu einer Schwangerschaft mit nachfolgender Geburt eines Kindes geführt. Limitierend für den Erfolg der Methode ist jedoch die ausgeprägte Asthenozoospermie der gewonnenen Samenzellen sowie deren funktionelle Abnormalitäten, die durch die chronische Anejakulation (Abhilfe: mehr Ejakulationen), Infektionen oder Hyperthermie (durch Sitzen im Rollstuhl) bedingt sein können (Sønksen und Biering-Sørensen 1994). Die schlechte Samenqualität erfordert daher moderne Spermatozoenpräparations-

und Inseminationstechniken sowie die enge Kooperation von Urologen, Gynäkologen und Andrologen (Denil et al. 1992).

Eine weitere Behandlungsmöglichkeit eines auf Anejakulation beruhenden unerfüllten Kinderwunsches besteht in der operativen Gewinnung von Spermatozoen (z. B. MESA, TESE) mit anschließender assistierter Reproduktion.

Störungen der Samendeposition

Fehlbildungen des Genitale können zu Störungen der Samendeposition und damit zu einer Einschränkung der männlichen Fertilität führen. Fehlbildungen, wie z. B. eine doppelte Anlage des Genitale, sind selten. Häufiger finden sich Fehlmündungen der Urethra: eine Hypospadie, d. h. eine Mündung an der Penisunterseite, findet sich bei 1 von 400 Männern; die Ausprägung ist unterschiedlich stark. Die Mündung auf der Penissrückseite, die Epispadie, ist seltener (Abb. 4.5).

Ätiologie und Pathogenese

Ursache der Fehlbildungen des Genitales sind embryonale Entwicklungsstörungen der Organe des Reproduktionstraktes. Ein Androgenmangel wird als ursächlich bei der Entwicklung einer Hypospadie diskutiert. Ferner kann eine erworbene Fibrosierung des Penis (Induratio penis plastica) die Fertilität des Mannes einschränken.

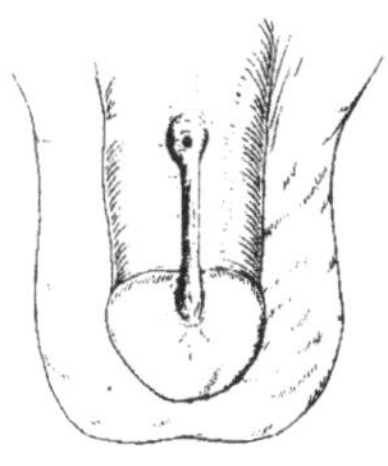

a penile Epispadie

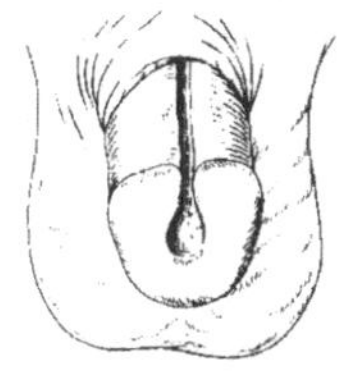

b komplette Epispadie

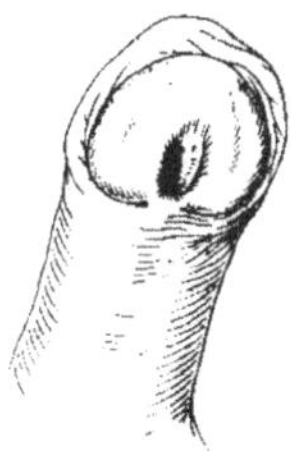

c glanduläre Hypospadie

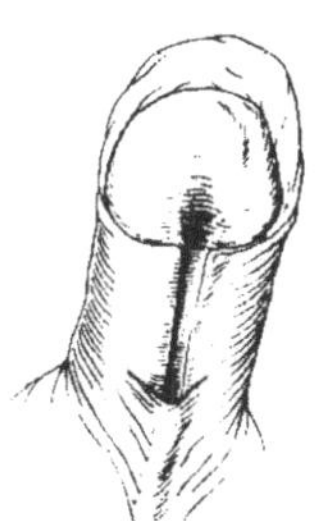

d penile Hypospadie

Abb. 4.5a–d. Epi- und Hypospadie: schematische Darstellung möglicher Fehlmündungen der Urthera auf der Oberseite (Epispadie) bzw. der Unterseite (Hypospadie) des Penis. (Aus Alken und Sökeland 1986)

Symptome und Diagnostik

Entwicklungsstörungen der Pars spongiosa, Doppelanlage des Genitale, penoskrotale Transposition, Induratio penis plastica und Fehlmündungen der Urethra werden durch Anamnese, Inspektion und Palpation diagnostiziert. Fehlmündungen der Urethra sind subjektiv symptomlos.

Therapie

Homologe Insemination.

4.3.14 Beeinflussung der männlichen Fertilität durch Allgemeinerkrankungen

Von einer ganzen Reihe von Allgemeinerkrankungen ist bekannt, daß sie sich nachteilig auf die männliche Fertilität auswirken. Tabelle 4.9 gibt einen Überblick über die Vielzahl dieser Krankheiten und deren Auswirkungen auf die Serumspiegel der gonadotropen bzw. androgenen Hormone sowie auf die Spermatogenese und die Fertilität des Patienten.

4.3.15 Beeinflussung der männlichen Fertilität durch exogene Faktoren

Pharmaka

Die Mehrzahl der medikamentös bedingten sexuellen Dysfunktionen betreffen Libido, Erektionsfähigkeit und Ejakulation, die aufgrund ihrer Abhängigkeit von intakten hormonalen, neuronalen und vaskulären Funktionen besonders störanfällig sind (Tabelle 4.10). Insbesondere Medikamente, die sympathische oder parasympathische Aktivitäten beeinflussen, beeinträchtigen diese Funktionen. Schädigende Einflüsse auf die Spermatogenese sind am ehesten von Zytostatika bekannt (s. 4.3.15). Da bei der Zulassung neuer Medikamente keine andrologischen Untersuchungen erfolgen, ist der Einfluß vieler Präparate nicht bekannt.

In jüngster Zeit wurde eine vermehrte Belastung der Umwelt mit Östrogenen als Ursache abnehmender Samenqualität diskutiert (Sharpe und Skakkebaek 1993). Bei Männern, die vor ihrer Geburt Diethylstilböstrol ausgesetzt waren, war zwar das Risiko für genitale Fehlbildungen erhöht, die spätere Fruchtbarkeit jedoch nicht beeinträchtigt (Wilcox et al. 1995).

Ionisierende Strahlung

Im Gegensatz zum Ovar reagiert das testikuläre Keimepithel auf ionisierende Strahlen besonders empfindlich, wobei fraktionierte Bestrahlungen stärker schädigen als äquivalente Einmaldosen (Tabelle 4.11). Da mit zunehmendem Reifestadium der Spermatiden und Spermatozoen die Strahlensensibilität abnimmt, treten Veränderungen im Ejakulat bei niederen Strahlungsdosen zeitlich später auf als bei höheren Strahlenbelastungen (s. unten).

Tabelle 4.9. Typische Veränderungen der basalen Hormonwerte, der Spermatogenese und der Fertilität bei Männern mit allgemeinen Erkrankungen (↑= erhöht, ↓ = erniedrigt, *n.* = normal, *o.* = oder, – = nicht bekannt). (Mod nach Jockenhövel 1993)

Erkrankung	Testosteron	Östradiol	LH	FSH	SHBG	Prolaktin	Spermatogenese	Fertilität
Zoeliakie	–	–	–	–	–	–	↓	↓
Diabetes mellitus	n. o. ↓	n.	n.	n.	n.	n.	n.	↓
Glutenenteropathie	↑	–	↑	–	↑	–	–	(n.)
Hämochromatose	↓	–	↓	↓	–	–	(↓)	(↓)
HIV-Infektion	n. o. ↓	n.	↑ o. ↓	↑ o. ↓	n.	n.	↓	↓
Hyperkortisolismus	↓	n.	↓	n. o. ↓	n.	n.	–	–
Hyperthyreose	n. o. ↓	n.	n. o. ↑	–	↑	–	(↓)	(↓)
Hypothyreose	(↓)	–	↓	–	–	–	(↓)	(↓)
Hypophysentumoren	↓	–	↓	↓	–	–	↓	↓
Infektionskrankheiten[a]	n.	n.	n.	n. o. ↑	n.	n.	n. o. ↓	↓
Leberzirrhose	↓	↑	n. o. ↓	n. o. ↓	↑	↑	↓	↓
Lepra	↓	n.	↑	↑	n.	n.	↓	↓
Myotonia dystrophia	↓	n.	↑	↑	n. o. ↑	n.	↓	↓
Niereninsuffizienz	↓	n.	↑	n. o. ↑	n.	↑	↓	↓
Paraplegie	n.	n.	n.	n.	n.	n.	↓	↓
Sichelzellanämie	↓	–	↑ o. ↓	↑ o. ↓	–	–	↓	↓
Virale Orchitis	n.	n.	n.	n. o. ↑	n.	n.	↓	↓
Zystische Fibrose[b]	n.	n.	n.	n.	n.	n.	n.	↓

[a]Allgemeine Infektionserkrankungen, die zu Orchitidien führen können, sind: infektiöse Parotitis (Mumps), Bruzellose, Thyphus, undulierendes Fieber und Syphilis. Auch Tuberkulose und Gonorrhoe können Obstruktionen und Orchitiden bedingen. Chlamydienbedingte Epididymitiden sowie Filariosen können ebenfalls zu Obstruktionen führen. Chronische Atemwegserkrankungen dagegen beeinträchtigen die Fertilität des Patienten nicht, doch sind sie oft als Bestandteile übergeordneter Syndrome mit Fertilitätsstörungen vergesellschaftet.
[b]Bei einer zystischen Fibrose (Synonym: Mukoviszidose) finden sich oftmals eine bilaterale Agenesie der Vasa deferentia und sekretorische Störungen im Bereich des Nebenhodens.

Strahlentherapie

Bei Bestrahlungspatienten ist die Spermatogenese in Form einer Oligozoospermie, deren Schweregrad (bis hin zur Azoospermie) mit der Dosis der die Gonaden treffenden Streustrahlung korreliert ist, beeinträchtigt. Nach hohen Einmaldosen (von 6–10 Gy) wurde teilweise eine Erholung der Spermiogenese beobachtet. Der Zeitpunkt der Erholung ist von der Dauer und der Dosis der Bestrahlungstherapie abhängig. Im allgemeinen ist frühestens 30 Wochen nach Beendigung der Bestrahlungstherapie mit einer Regeneration der Fortpflan-

Tabelle 4.10. Art und Mechanismen von Medikamenteneinflüssen auf die Hodenfunktion, Libido, Potenz und Ejakulation. (Mod. nach Jockenhövel 1993)

Substanz	Spermien-produktion /-motilität	Testosteron-produktion	Libido	Potenz	Ejaku-lation	Gynäko-mastie	Häufigkeit	Mechanismus
Antihypertensiva								
α-Methyldopa		↓ (?)	↓	↓	↓	Ja	25–50%	Hyperprolaktinämie, α-Rezeptorenstimulation, Sedation
β-Blocker				↓			14%	Unbekannt, evtl. Reduktion des penilen Blutflusses
Bethanidin und Guanethidin			↓	↓ ↓	↓ ↓		25–60%	Hemmung der Noradrenalinabgabe und -wiederaufnahme
Clonidin			↓	↓			24%	Zentrale α-Rezeptorenstimulation
Dihydralazin				↓ (?)			Sehr selten	Vasodilatation der penilen Gefäße
Labetolol				↓	↓		Selten	α-und β-Rezeptorenblockade mit Vasodilatation
Phenoxybenzamin				↓ (?)	↓		Häufig	α-Rezeptorblock mit Vasodilatation
Prazosin				↓	↓		Selten	Postsynaptische α-Rezeptoren-blockade mit Vasodilatation
Reserpin		↓ (?)	↓	↓		Ja	1% (?)	Zentral hemmend, Sedation, Depression, Hyperprolaktinämie
Diuretika								
Amilorid			↓	↓		Ja (?)	< 3%	Androgenrezeptorblockade
Chlortalidon			↓	↓				Unbekannt
Hydrochlorotiazid				↓		16 %		Unbekannt
Spironolacton		↓	↓	↓		Ja	30–50%	Androgenrezeptorblockade, Hemmung der Steroidgenese
Kardiaka								
Amiodaron								Nebenhodenschädigung
Digitalis		↓	↓	↓		Ja		Ähnlichkeit zu Östrogenen
Disopyramid				↓		Ja (?)	Selten	Anticholinergische Wirkung
Mexileten			↓	↓		Ja (?)	< 1%	Unbekannt

Verapamil		↓ (?)		↓				Verminderte LH/FSH-Sekretion
Anticholinergika								
Antropin und Analoga				↓	↓			Parasympatholytische Wirkung
Psychopharmaka								
Amphetamine			↓			Ja		Zentrales indirektes Sympathomimetikum
Benzodiazepine			↓	↓		Ja	Selten	Sedierung
Butyrophenone			↓	↓			Selten	Hyperprolaktinämie, Parasympatholyse, Sedation
Glutethimid			↓	↓	↓			Parasympatholytische Wirkung
Lithium				↓	↓		Sehr selten	Verminderter dopaminerger Tonus
MAO-Hemmer	↓ (?)			↓	↓		Häufig	Verzögerte Aufnahme von Noradrenalin
Phenothiazine			↓	↓	↓	Ja	Bis 60%	α-Rezeptorblocker, parasympatholytische Wirkung, Hyperprolaktinämie, verminderte LH/FSH-Sekretion
Tri-zyklische Antidepressiva			↓	↓	↓	Ja	25%	Hyperprolaktinämie, parasympatholytische Wirkung
Hormone								
Anabolika und Androgene	↓					Ja		Suppression der Gonadotropine
Antiandrogene			↓	↓		(Ja)		Kompetitive Hemmung der Testosteronwirkung
Östrogene und Gestagene	↓	↓	↓	↓		Ja		Suppression der Gonadotropine, Hemmung der Androgensynthese
LH-RH-Antagonisten	↓	↓	↓	↓	↓			Verminderte LH/FSH-Sekretion
Sonstige								
Allopurinol				↓				Unbekannt
Aminoglutethimid		↓	↓	↓				Hemmung der Androgensynthese

Tabelle 4.10 (*Forts.*)

Substanz	Spermienproduktion /-motilität	Testosteronproduktion	Libido	Potenz	Ejakulation	Gynäkomastie	Häufigkeit	Mechanismus
Cimetidin			↓	↓		Ja	Bis 50%	Kompetitiver Androgenrezeptorblocker
Clofibrat			↓	↓				Androgenrezeptorblocker (?)
Colchizin	↓						Häufig	Hemmung der Zellteilung
Cyproteron-Azetat		↓	↓	↓		Ja	Häufig	Androgenrezeptorblockade
Ethionamid				↓		Ja	Häufig	Unbekannt
Etomidat		↓	↓	↓		Ja		Hemmung der Androgensynthese
Flutamid		↓	↓	↓			Häufig	Androgenrezeptorblockade
Glukokortikoide	↓	↓	↓	↓				Suppression der Gonadotropine
Isoniazid				↓		Ja	Häufig	Unbekannt
Ketokonazol		↓	↓	↓		Ja	Häufig	Hemmung der Androgensynthese
Levamisol	↓							Unbekannt
Levodopa			↓	↓				Parasympatholytische Wirkung
Metoclopramid		↓	↓	↓				Hyperprolaktinämie
Metronidazol			↓			Ja		Unbekannt
Nitrofurantoine	↓				↓			Unbekannt
Phenytoin						Ja		Gesteigerte SHBG-Produktion
Salazosulfapyridin[a]	↓	↓					Häufig	Unbekannt, Toxische Wirkung?

[a]Im Gegensatz zu Salazosulfapyridin, welches über noch unbekannte Mechanismen Testosteronbildung und Spermatogenese reversibel beeinträchtigt (Toovey et al. 1981), konnten bei Behandlung der Patienten mit 5-Amino-salicylsäure keine Fertilitätsstörungen beobachtet werden (Riley et al. 1987)

Tabelle 4.11. Auswirkungen der Applikation von ionisierenden Strahlen auf die Hodenfunktion in Abhängigkeit von der Strahlungsdosis (1 Gy = 100 RAD). (Nach Jockenhövel 1993)

Strahlendosis [Gy]	Effekt	Erholung
0,1–0,3	Oligozoospermie, FSH ↑	Vollständig
0,3–0,5	Nach 2 - 14 Monaten Azoospermie, FSH ↑ ↑	Vollständig
0,5–1,0	Nach 3–17 Monaten Azoospermie, FSH ↑ ↑	Möglich
1,0–2,0	Nach 2–15 Monaten Azoospermie, FSH ↑ ↑	Möglich
2,0–3,0	Nach 2 Monaten Azoospermie, FSH ↑ ↑ ↑	Keine
> 3,0	Azoospermie, FSH ↑ ↑ ↑, meist temporärer Testosteronabfall oder kompensierte Insuffizienz der Leydig-Zellen	Keine

zungsfunktionen zu rechnen. Besonders strahlenempfindlich scheinen die B-Spermatogonien in der Mitosephase zu sein, die experimentell schon durch Dosen unter 0,15 Gy irreversibel geschädigt wurden (Greiner 1985).

Die Toleranzschwelle der Spermatogenese für eine fraktionierte, niedrig dosierte Strahlenbelastung ist auch im präpuberalen Stadium außerordentlich niedrig. Gesamtdosen über 1 Gy (bei täglichen Fraktionen über 3–4 Wochen) können zur inkompletten Erholung, Dosen von mehr als 1,5 Gy bei Tagesdosen von mindestens 0,08 Gy zur permanenten Infertilität führen. Fraktionierte Dosen über 2 Gy führen mit hoher Wahrscheinlichkeit zur permanenten Sterilität (Lushbaugh und Casarett 1976). Nach infradiaphragmaler Bestrahlung wurde bei 70–100 % der Patienten eine irreversible Azoospermie festgestellt. Wenn innerhalb von weniger als 25 Monaten nach Einleitung der Strahlentherapie keine motilen Spermatozoen im Ejakulat mehr nachweisbar sind, muß mit einer permanenten Azoospermie gerechnet werden. Auch eine Radiojodtherapie bei malignen Schilddrüsenerkrankungen in einer Gesamtdosis über 100 mCurie (3,7 Giga-Becquerel) beeinträchtigt die Spermatogenese (Handelsman und Turtle 1983).

Die Leydig-Zellen von Erwachsenen scheinen gegenüber Strahlendosen bis 10 Gy resistent zu sein. Die Leydig-Zellen von präpubertären Knaben reagieren dagegen sensibler. Eine Insuffizienz der Leydig-zellen mit chronischem Testosteronmangel nach der Pubertät wurde beschrieben.

Bei 12 · 2 Gy (Therapie einer leukämischen Infiltration) ist mit keiner normalen Funktion der Leydig-Zellen mehr zu rechnen (eine Restfunktion bleibt jedoch erhalten). Der Verlust der Potentia coeundi nach Bestrahlung geht zu Lasten von Gefäßveränderungen als Folge von Bindegewebsreaktionen.

Prävention:

- Verwendung korrekter Technik; exakt angepaßte Bleikapsel,
- Kryokonservierung (s. 4.4.5).

Keimzellmutagenität

Genetische Schäden in Folge einer Bestrahlungstherapie sind denkbar, bislang wurde diese Fragestellung jedoch nicht systematisch untersucht. Aus den bisher veröffentlichten Daten über die Kinder bestrahlter Patienten mit Hodentumoren deutet sich an, daß für die erste Generation kein erhöhtes Krebsrisiko besteht (Fossa et al. 1986).

Chemotherapie

Toxizität der Chemotherapie

Latenzzeit der Toxizität:

- perakut: Stunden bis Tage,
- akut: Tage bis Wochen,
- verzögert: Wochen bis Monate,
- spät: Monate bis Jahre.

Das Wissen über die akute und perakute Toxizität einer zytostatischen Therapie ist umfangreich; dagegen existieren über die verzögerte und späte Toxizität der Therapien bislang nur lückenhafte Kenntnisse. Dies hat folgende Gründe:

- in den Chemotherapiestudien wird nach den Richtlinien der WHO nur die akute/perakute Toxizität dokumentiert,
- es werden in den WHO-Empfehlungen zur Dokumentation von Nebenwirkungen u. a. Gonadopathien, Endokrinopathien, Mutagenität und sexuelle Störungen nicht erfaßt,
- es gibt hier keine quantifizierbaren klinischen Kriterien, so daß klinische Studien kaum vergleichbar sind,
- die indirekten Folgen (Sekundärtoxizität) sind bisher kaum untersucht.

Bereits während einer Chemotherapie treten Störungen der Gonadenfunktionen auf, die über längere Zeiträume anhalten können (Wallace et al. 1991; Shalet 1980). Die Klassifikation dieser Störungen nach ätiologischen Gesichtspunkten erfolgt nach dem eingesetzten Regime.

In *Tierversuchen* zeigten sich die folgenden Wirkungen der zur Chemotherapie eingesetzten Pharmaka:

- Fehlende, geringe oder nicht eindeutige Wirkung auf die Stammzellen der Spermatogenese (= Spermatogonien) hatten: Prednison, 6-Merkaptopurin, Methotrexat (MTX), BCNU [Carmustin = Bis(chlorethyl)-nitroso-Harnstoff], Cisplatin und Mechloräthamin.
- Schwach bzw. eindeutig toxische Wirkung hatten: alkylierende Substanzen, 5-Fluoruracil, Mitomycin C, Aktinomycin D, Thio-Tepa.
- Eindeutig toxische Wirkung hatten: Cyclophosphamid, N-Lost, Busulfan, Procarbazin und Nitrosoharnstoff.

Beim Menschen ist der Einsatz alkylierender Substanzen um so gefährlicher, je länger die Therapie kontinuierlich gegeben werden muß.

Doxorubicin: beim Menschen scheinbar weniger toxisch. Bei 145–500 mg/m^2 ist in der Regel eine komplette Erholung zu erwarten.

- Chlorambucil: Gesamtdosen über 400 mg unterbrechen die Spermatogenese vorübergehend. Erholungen sind noch nach Gesamtdosen von 2,5 g möglich.
- Cyclophosphamid: dieses Zytostatikum (= Endoxan) scheint eine ganz erhebliche Toxizität für die Spermatogenese zu haben. Relevant ist dabei die kumulative Gesamtdosis: Dosen über 660 mg/kg KG können bei Erwachsenen zu einer dauerhaften Azoospermie führen (Lunglmayr et al. 1986; Shalet et al. 1981). Tagesdosen von 50–100 mg bei Gesamtdosen von weniger als 10 g führen innerhalb von 6 Monaten zur Azoospermie, die jedoch bei der Mehrzahl der Patienten noch reversibel ist. Bei Behandlung kindlicher Patienten (Lymphome, Leukämien) zeigte sich, daß sogar das noch ruhende spermiogenetische Epithel überaus empfindlich ist. Bei Dosen über 15 g/m^2 blieb in der Regel in späteren Jahren die Entwicklung der Spermiogenese völlig aus (Brämswig 1995). Pathophysiologisch scheint diesen Effekten eine Reduktion nichtproliferierender Zellen sowie Störungen der testikulären Mikrozirkulation zugrunde zu liegen. Als Sekundärtoxizität können z. B. als Folgen einer verminderten Hormonproduktion indirekte Organschädigungen auftreten.

Pathophysiologisch muß eine Schädigung des reproduktiven und des endokrinen Zellsystems unterschieden werden. Das Keimepithel ist hochsensitiv, aber auch stark regenerationsfähig. Aufgrund der geringen Proliferationsrate der Leydig-Zellen kommt es auch nach aggressiver Polychemotherapie und Ganzkörperbestrahlung meist nicht zu einem klinisch relevanten Testosteronmangel, selbst wenn das Keimepithel irreversibel geschädigt ist. Hinweis für subklinische Schädigungen sind erhöhte LH-Spiegel.

Diagnostik

Zur Diagnostik werden Anamnese, klinische Untersuchung, Hormonuntersuchung, Spermiozytogramm und die Hodenhistologie herangezogen (letztere ist für klinische Belange weitgehend entbehrlich).

Symptome

Klinische Symptome können ejakulatorische Dysfunktion, Libidostörungen und/oder ein unerfüllter Kinderwunsch sein. Insbesondere die Gonadotropine haben sich als zuverlässige Kenngrößen für die Beurteilung der Gonadenfunktion nach zytostatischer Chemotherapie erwiesen. Die FSH-Konzentration im Blutserum ist hierbei ein Indikator für die Keimzelltoxizität. Eine Schädigung der Leydig-Zellen äußert sich dagegen in einem Anstieg des LH-Spiegels.

> Vor und nach der Therapie (alle 6 Monate) sollten daher im Serum die FSH-, LH- und Testosteronkonzentrationen bestimmt werden!

Prognose

Eine wirkliche Erholung der Gonadenfunktionen ist nur bei Patienten in einem Alter unter 30 Jahren anzunehmen. Die Regeneration nimmt dabei meist mehrere Jahre in Anspruch. In seltenen Fällen können sich die Spermatogrammparameter sogar noch 10 Jahre nach Therapieende derart ändern, daß nun von befruchtungsfähigen Ejakulaten ausgegangen werden kann. Einen sicheren Vorhersageparameter (Grenzwert des FSH), der eine Erholung der Spermatogenese ausschließt, gibt es nicht. FSH-Werte, die höher als der 2fache Normwert sind, müssen jedoch als prognostisch äußerst ungünstig angesehen werden.

Während die Pubertät zytostatisch behandelter Kinder meist normal verläuft (Brämswig et al. 1983; Chapman 1983), d. h. die endokrine Hodenfunktion offensichtlich nicht beeinträchtigt wird, können die Spermatogenesezellen auch des ruhenden präpubertären Hodens durch o. g. Chemotherapeutika derart geschädigt worden sein, daß die Entwicklung der Spermatogenese ausbleibt.

Prophylaxe

Tierexperimentelle Befunde weisen darauf hin, daß die Suppression der Spermiogenese mittels Testosteron oder LH-RH-Agonisten möglicherweise einen Schutz gegenüber der Toxizität von Chemotherapie/Bestrahlung darstellt. In entsprechenden Studien am Menschen blieb dieser Ansatz bisher aber leider erfolglos. Weitere Studien müssen zeigen, ob die Applikation von LH-RH-Antagonisten (z. B. Cetrorelix), die zu einer raschen und effektiven Hemmung der Spermiogenese führen, auch beim Menschen einen Gonadenschutz ermöglichen können (Kangasniemie et al. 1995 a,b).

Keimzellmutagenität

Es gibt in der Literatur keine Hinweise dafür, daß eine zytostatische Chemotherapie (Keimzelltumoren, M. Hodgkin, akute Leukämien) durch Mutation der Keimzellen zu einer erhöhten Fehl- oder Mißbildungsrate der Kinder führt oder daß in den ersten 10 Lebensjahren ein erhöhtes Tumorrisiko für diese Kinder zu beobachten ist (Senturia und Peckham 1990).

Toxizitäten der Therapien spezieller Krankheitsbilder

M. Hodgkin

Bereits vor der Chemotherapie treten bei Patienten mit M. Hodgkin krankheitsbedingt Funktionsstörungen der Gonaden auf. 6 Zyklen nach dem MOPP- oder COPP-Schema (Mechlorethamin bzw. Cyclophosphamid/Vincristin/Procarbazin/Prednison) treten bei 77–100 % dieser Patienten Germinalzellaplasien mit resultierender Azoospermie und begleitend pathologisch erhöhte FSH-Werte auf. Nur bei weniger als 10 % der Patienten tritt später eine Regeneration der Spermatogenese ein. Wurden weniger als 6 Zyklen verabreicht, fanden sich bei 45 % der Behandelten zumindest einige Spermatozoen. Das Wiederauftreten von Spermatozoen begann frühestens 15 Monate nach Ende der Behandlung und konnte sogar noch nach 10 Jahren einsetzen (Marmor und Duyck 1995).

Auch nach Therapie entsprechend dem COPP/ABVD-Schema muß bei 87 % der Patienten mit einer irreversiblen Infertilität gerechnet werden. Dagegen tritt bei Patienten, die alleinig nach dem ABVD-Schema [Adriamycin (= Doxorubicin), Bleomycin, Vinblastin, Dacarbazin] behandelt wurden, lediglich in 33 % eine Germinalzellaplasie auf; eine Regeneration ist hier in den meisten Fällen zu erwarten. Nach Ragni war die Erholungsrate der Spermatogenese nach Behandlung mit dem VEBED-Schema mit 75 % innerhalb von 23 Monaten am besten (Ragni 1995).

Akut lymphatische Leukämie (ALL)

Untersuchungen von Wallace et al. (1991) zeigten, daß nach der Induktionschemotherapie eine Germinalzellaplasie mit Azoospermie/FSH-Erhöhung festzustellen war. Eine Langzeitbeobachtung bei 37 Überlebenden der Behandlung einer ALL im Kindesalter (1,6–14 Jahre) ergab, daß die Pubertät nach der Behandlung unauffällig verlief. Bei 6 von 37 Patienten bestand eine Azoospermie (10 Jahre später). Alle hatten Cyclophosphamid allein oder in Kombination mit Cytosinarabinosid erhalten. Auch wenn eine Hodenbiopsie nach Ende der Chemotherapie eine starke Hodenschädigung zeigte (n = 11), erreichten 5 dieser 11 Patienten nach mehr als 10 Jahren eine normale Spermatogenese. Bei den übrigen 26 Patienten war die Hodenschädigung histologisch nach Therapieende weniger stark ausgeprägt, 23 von diesen hatten später eine völlig normale Hodenfunktion. Die Hodenfunktion regeneriert sich demnach mit der Zeit, bei starker Schädigung kann dies jedoch mehr als 10 Jahre in Anspruch nehmen (Wallace et al. 1991).

Knochenmarktransplantation (KMT)

Eine meist irreversible Germinalzellaplasie ist schon wenige Wochen nach einer KMT (aufgrund der Konditionierung mit Zytostatika und Ganzkörperbestrahlung) zu erwarten. Klinisch relevante Störungen der Testosteronsynthese treten dagegen nur selten auf.

Nach lediglich kurzzeitiger und hochdosierter Zytostatikatherapie ohne Ganzkörperbestrahlung (z. B. Panmyelopathie) blieb die reproduktive Gonadenfunktion bei 67 % der Patienten intakt (Kreuser et al. 1992).

Sarkom

Zu den Nebenwirkungen der Behandlung von Sarkomen auf die Gonadenfunktionen liegen nur wenige Daten vor. Bisherige Ergebnisse weisen darauf hin, daß nach dem COSS-Protokoll chronische Störungen der Gonadenfunktionen „selten“ auftreten.

Hodenkarzinom

Hodenkarzinome werden in der Regel mit Cisplatin/Vinblastin/Bleomycin (Einhornschema) oder mit Cisplatin/Etoposid/Bleomycin (PEB-Schema) behandelt.

In 16 von 21 Fällen wurde über erhöhte FSH-Konzentrationen (davon 9 > 20 mu/ml) als Therapiefolge berichtet. Bei 50 % der Patienten war der LH-Wert bei gleichzeitig normalen Testosteronkonzentrationen erhöht. Bei 6 von 13 Patienten mit retroperitonealer Lymphadenektomie bestand ein dauerhafter Erektionsverlust. Nur 2 der 21 Patienten (FSH 17 bzw. 10 mu/ml) wurden Väter (Kreuser et al. 1992; Schwabe et al. 1992).

Umwelteinflüsse

Bisher wurden nur einzelne der vielen tausend Umweltgifte, Chemikalien und Schwermetallverbindungen reproduktionstoxikologisch untersucht. Daher liegen erst zu wenigen Substanzen gesicherte Erkenntnisse bezüglich ihrer Gonadentoxizität vor (Tabelle 4.12; Schill 1987; Schill und Köhn 1991).

Ursachen unzureichender Kenntnis über fertilitätshemmende Umwelteinflüsse auf den Menschen (nach Jockenhövel 1993):

- Speziesabhängigkeit der Gonadentoxizität,
- größere Fertilitätsreserve von Tieren,
- mögliche Schäden erst in der nächsten Generation,
- chronische Belastung beim Menschen mit vielen Toxinen gleichzeitig,
- Schwierigkeit epidemiologischer Studien.

Aber auch Umweltfaktoren, wie z. B. eine ständige Hitzeexposition des männlichen Genitale, können Fertilitätsstörungen hervorrufen. So wurden bei Hochofenarbeitern, paraplegischen Männern im Rollstuhl und bei Kampfpiloten, die ständig warme Überlebenskleidung tragen, verminderte Samenqualitäten beobachtet (Hargreave 1994b).

Tabelle 4.12. Umwelt- und Arbeitsstoffe mit gesicherten oder vermuteten negativen Wirkungen auf die Hodenfunktion. Die Vermutung eines negativen Effekts beruht überwiegend auf den Ergebnissen von Tierversuchen; die Übertragung auf den Menschen ist nicht gesichert! (Mod. nach Jockenhövel 1993)

Gesicherter negativer Effekt	Vermuteter negativer Effekt
Dibromchlorpropan (DBCP), Blei, Schwefelkohlenstoff, Kepon[a] (Pestizid)	Acrylamid, Arsen, Ethylendibromid, Boron, Cadmium, Dichlordiphenyltrichloräthan (DDT), Dimethylaminopropionitril, Dimethyldichlorvinylphosphat, Dimethyl-Methylphosphonat, 1,3-Dinitrobenzol, Dioxine, Ethylen-oxid, Kohlenstoffdisulfid, Lösungsmittel (z. B. Toluol, Benzol, Xylol), Mangan, Polychlorierte Biphenyle (PCB), Quecksilber, Stilböstrol, Tetrachlorkohlenstoff, Toluoldiamin, Trichlorethylphosphat, Tris(2,3-Dibromo-ropyl) phosphat (TRIS), Vinylchlorid

[a]Kepon: Deca-chlor-pentacylo(5.3.0.0.)decan-5-on (Abkürzung: Chlordecon)

Ebenso können andauernde körperliche Belastungen über eine Verminderung des Testosteron- und eine Steigerung des Kortisolspiegels zu einer Reduktion der Samenqualität führen, die dann etwa 3 Monate später in Erscheinung tritt (Roberts et al. 1993). So sind bei Bodybuildern, insbesondere bei zusätzlicher Einnahme von Anabolika, verminderte Spermatozoenkonzentrationen bis hin zur Krypto- oder gar Azoospermie nicht selten (Knuth et al. 1989).

Rauschdrogen und Genußgifte

Alkoholkonsum bewirkt einen schnellen (Latenzzeit von wenigen Stunden) Abfall der Konzentration des Serumtestosterons durch Blockierung der enzymatischen Funktion der 3-β-Hydroxysteroiddehydrogenase (primärer Hypogonadismus); langfristig kommt es ferner zu einer Beeinträchtigung der hypothalamischen Releasing-Hormonsekretion (sekundärer Hypogonadismus). Infolgedessen wird die exokrine Hodenfunktion beeinträchtigt (Gomathi et al. 1993). Chronischer Alkoholmißbrauch kann letztendlich zum Spermatogenesearrest oder sogar zum „Sertoli-cell-only-syndrome" führen (Pajarinen und Karhunen 1994). Darüber hinaus werden bei Alkoholikern vermehrt Viskosipathien beobachtet (Molnar und Papp 1973). Auch Hyposemien treten gehäuft auf (Brzek et al. 1978; Schramm 1986).

Ebenfalls über eine Inhibition der hypothalamischen Freisetzung des Releasing-Hormons wirken Rauschgifte wie Marihuana oder Kokain (Kolodny et al. 1974; Berul und Harclerode 1989), so daß bei längerem Drogenmißbrauch ein sekundärer Hypogonadismus resultiert. Aufgrund der zusätzlichen toxischen Wirkung des Rauschgiftes tritt in der Regel ein OAT-Syndrom auf.

Über den Einfluß des Tabakrauchens auf die Spermatogenese gibt es divergierende Ansichten (Schirren und Gey 1969; Vogt und Heller 1986). Eine Metaanalyse zeigte verminderte Spermatozoenzahlen bei Rauchern im Vergleich zu Nichtrauchern. Korrelationen zu weiteren Spermatogrammparametern wurden hier nicht untersucht (Vine et al. 1994). Einige klinische Einzelfallbeobachtungen zeigen, daß der Versuch der Nikotinkarenz im Einzelfall erhebliche Verbesserungen des Spermiozytogramms zur Folge haben kann.

4.3.16 Immunologisch bedingte Infertilität

Definition

Im Ejakulat oder im weiblichen Genitaltrakt vorliegende Autoantikörper gegen menschliche Spermatozoen bedingen über Funktionsstörungen der Samenzellen eine Infertilität.

Inzidenz

Anti-Spermatozoen-Antikörper der Klasse IgA sollen sich bei 5–8 % infertiler Männer auf deren Spermatozoen und bei 1–25 % infertiler Frauen im Zervikalsekret nachweisen lassen.

Pathophysiologie

Spermatozoenspezifische Enzyme, wie z. B. LDH-4, spezielle Zellinhaltsstoffe, wie Komponenten von Akrosom, Äquatorialsegment oder dem Hauptstück der Flagella, sowie insbesondere Bestandteile der Spermatozoenmembranen stellen hochpotente Antigene menschlicher Spermatozoen dar. Dennoch liegt beim fertilen Mann keine Immunität gegen Spermatozoen, Seminalplasma oder Gewebeantigene des eigenen Reproduktionstraktes vor. Offensichtlich ist für den Schutz vor Autoaggression die Integrität des männlichen Reproduktionstraktes von entscheidender Bedeutung. Insbesondere den „tight junctions" der Sertoli-Zellen, die innerhalb der Tubuli seminiferi eine Undurchlässigkeit gegenüber Immunzellen garantieren, kommt hier eine wichtige Aufgabe zu. Damit findet die Spermatogenese in einem immunologisch völlig isolierten Gewebe statt.

Wird die Integrität des Reproduktionstraktes jedoch zerstört (z. B. durch Vasoresektion, Hodentrauma, Nebenhodenentzündungen), können Autoimmunprozesse resultieren, die aufgrund der gegen die eigenen Spermatozoen gerichteten humoralen Abwehr eine Infertilität bedingen können. Dabei treten in erster Linie agglutinierende und immobilisierende Spermatozoenantikörper auf. Daneben gibt es auch zytotoxische Antikörper (komplementabhängig, gehören zur IgG- oder IgM-Klasse), die jedoch in der Regel nur gegen testikuläre Antigene gerichtet sind. Tierexperimentelle Untersuchungen deuten daneben auf die Möglichkeit der Immuntoleranz bei Freisetzung von Spermatozoenantigenen aus dem Rete testis hin (Johnson 1973).

Im weiblichen Genitaltrakt dagegen finden sich neben Anti-Spermatozoen-Antikörpern stets auch antiidiotypische Antikörper, die die gegen Spermatozoen gerichteten Abwehrreaktionen unterdrücken. Wird dieses dynamische Gleichgewicht zwischen neutralisierenden, antiidiotypischen und den gegen Spermatozoen gerichteten Antikörpern gestört, kann eine immunologisch bedingte Infertilität resultieren (Naz und Menge 1994).

Spermatozoenantikörper

Über immunologische Ursachen der Infertilität (Übersicht: Kremer und Jager 1992; Jude-Harris 1992; Marshburn und Kutteh 1994) gibt es zahlreiche, teils widersprüchliche Veröffentlichungen. Dies ist bedingt durch die Fülle verschiedener Testverfahren sowie die Untersuchungen verschiedener Medien (Blut bei Mann oder Frau, Seminalplasma, Zervikalsekret, Spermatozoen). Entsprechend variieren die Aussagen bezüglich der Inzidenz von Spermatozoenantikörpern bei subfertilen Männern zwischen 3 und 20 % (Menge 1980).

Aufgrund der Dichotomie ihrer Bildung können Spermatozoenantikörper zwar im Serum vorliegen, aber nicht im Seminalplasma bzw. umgekehrt. In den letzten Jahren zeigte sich jedoch, daß nur die im Ejakulat vorliegenden, spermatozoengebundenen Antikörper der Immunglobulinklasse A hinsichtlich einer immunologisch bedingten Infertilität des Patienten von klinischer Relevanz sind (Witkin et al. 1981; Bronson et al. 1984; Marshburn und Kutteh 1994). Dies gilt auch für die Fertilitätsprognose nach Vasostomie (Meinertz et al. 1990; s. auch Kap. 7).

Fertilitätshemmende Effekte der Spermatozoenantikörper

Spermatozoenantikörper sind im Ejakulat inert und haben - abgesehen von einer evtl. Agglutination der Spermatozoen - keinen signifikanten Effekt auf die Motilität der Samenzellen oder auf andere Parameter des Spermatogramms.

Über eine Interaktion der an die Oberfläche der F_c-Untereinheiten der an die Zelloberfläche der Spermatozoen gebundenen IgA-Antikörper mit den Glykoproteinmizellen des Zervikalsekrets wird jedoch die Migration der Spermatozoen durch das Zervikalsekret unterbunden (nicht so bei IgG-Antikörpern). Charakteristische Folge ist eine schlagende, nichtprogressive Bewegung der Samenzellen im Zervikalsekret, die als „shaking phenomenon" bezeichnet wird. Antikörperbeladene Spermatozoen sind also zur Penetration des Zervikalsekrets nicht in der Lage (Kremer und Jager 1992).

Darüber hinaus wird durch Spermatozoenantikörper auch die Interaktion zwischen Spermatozoon und Eizelle beeinträchtigt (Clarke et al. 1988; Marshburn und Kutteh 1994). Während Kapazitation und Akrosomreaktion der Samenzellen offenbar nicht beeinflußt werden, wird die Fähigkeit der Spermatozoen, an die Zona pellucida zu binden und diese zu durchdringen, vermindert (Jager et al. 1980). Von besonderer Bedeutung sind hier die gegen Antigene des Spermatozoenkopfes gerichteten Antikörper (Steen et al. 1994).

Die Einflüsse von Spermatozoenantikörper auf Uterus bzw. Eileiter sind dagegen weitgehend unbekannt. Aus Tiermodellen jedoch ist bekannt, daß Spermatozoenantikörper massive Leukozytosen sowie eine Zerstörung der Spermatozoen im Uterus und am Isthmus der Tube induzieren, so daß die Samenzellen nicht mehr bis zur Ampulle, dem Ort der Fertilisation, vordringen können.

Klinische Zeichen für eine Spermatozoenautoimmunität

Pathognomonische klinische Zeichen für die Anwesenheit von Spermatozoenantikörpern gibt es nicht. Ein erhöhtes Risiko für die Bildung von Antikörpern weisen durch folgende Anamnese charakterisierte Patienten auf:

- Schädigung oder Schwächung der Blut-Testis-Schranke durch:
  - Trauma,
  - Torsion,
  - Hodenbiopsie,
  - Hodentumor,
  - Epididymoorchitis, Prostatitis
  - „sexual transmitted diseases" (STD);
- Obstruktion der ableitenden Samenwege durch: Vasektomie;
- andere anamnestische Risikofaktoren:
  - Homosexualität,
  - andere Autoimmunerkrankungen (rheumatoide Arthritis, Schilddrüsenerkrankungen, SLE),
  - Diabetes mellitus,
  - Appendektomie,
  - genetische Disposition (HLA B7 und Bw 35).

Klinische Befunde, die auf Spermatozoenantikörper hinweisen:

- Fehlen des Vas deferens,
- starke Seitendifferenz der Hoden (Hinweis auf einseitige Obstruktion).

Laborbefunde, die auf eine Auto-immunität hinweisen:

- Pathologisches Ergebnis des Postkoitaltests,

  Cave: In den meisten Fällen beruht ein pathologisches Testergebnis auf einer fehlerhaften Durchführung des Tests, einer schlechten Zervikalmukusqualität (falscher Zeitpunkt im Zyklus) oder pathologischen Spermatogrammparametern der Samenzellen. Nur in 5 % der Fälle sind tatsächlich Spermatozoenantikörper die Ursache der verminderten Penetrationsfähigkeit!

- Schlechte In-vitro-Penetration in das Zervikalsekret (bzw. des bovinen Mukuspenetrationstests!).
- Spermatozoenagglutinationen,
- Beobachtung des „shaking phenomenon“ (s. oben).

Nachweis von Spermatozoenantikörpern

Es existieren zahlreiche Methoden, mit deren Hilfe die verschiedenen Antikörper nachgewiesen werden können.

Nachweis gebundener Spermatozoenantikörper durch:

- „mixed antiglobulin reaction“ (MAR-Test, direkt),
- Immunobead-Test (IBT, direkt).

Diese beiden, einander vergleichbaren, Verfahren (Devine et al. 1993) können nur bei Vorliegen motiler Spermatozoen eingesetzt werden.

Nachweis freier Spermatozoenantikörper im Seminalplasma bzw. im Zervikalsekret durch:

- indirekte MAR- bzw. Immunobead-Tests,
- Agglutinationsreaktionen (Agglutination motiler Spermatozoen durch die zu untersuchende Flüssigkeit),
- „radio immuno assay“ (RIA),
- „enzyme linked immuno sorbent assay“ (ELISA),
- Fluoreszenzmikroskopie,
- Durchflußzytometrie (Ke et al. 1995).

Die Nachweismethoden der Wahl sind MAR und/oder Immunobeadtest (zur Durchführung s. 8.4.7). Insbesondere zum Screening kann der direkte MAR-Test empfohlen werden, der IgG-Antikörper erfaßt. Bei positivem Testergebnis kann dann mittels IgA/MAR- oder Immunobeadtest die Klasse der vorliegenden Antikörper bestimmt werden.

Tray-agglutination-Tests bzw. indirekte Immunobead-/MAR-Tests werden bei Vorliegen immotiler oder schlecht motiler Spermatozoen zur Prüfung des

Seminalplasmas auf das Vorliegen ungebundener Antikörper eingesetzt. Mit ihrer Hilfe kann darüber hinaus der Titer der ungebundenen Antikörper im Serum oder Seminalplasma bestimmt werden. Im Zervikalsekret können bei Verwendung von Spermatozoen eines Samenspenders indirekte MAR- bzw. Immunobead-Tests eingesetzt werden.

Alternativ kann auch der Spermatozoen-Zervikalmukus-Kontakt(SCMC)-Test als indirekte Nachweismethode von Spermatozoenantikörpern eingesetzt werden. Dabei werden die Spermatozoen mit dem Zervikalsekret in Kontakt gebracht; bei Vorliegen von Antikörpern zeigen sie das erwähnte, charakteristische „shaking phenomenon".

Aufgrund der Anfälligkeit der verschiedenen Nachweismethoden sollte ein positiv ausgefallener Test stets kontrolliert werden. Nicht selten sind bei der zweiten Testung dann keine Antikörper mehr nachweisbar.

Beurteilung

Hinsichtlich einer Beeinträchtigung der Fertilität erwiesen sich bei der Frau nur die im Zervikalsekret vorliegenden Spermatozoenantkörper der Immunglobulinklasse A, im männlichen Organismus nur die samenzellgebundenen IgA-Spermatozoenantikörper als klinisch relevant (frei im Seminalplasma vorliegende und samenzellgebundene Spermatozoenantikörper stehen dabei miteinander im Gleichgewicht). Spermatozoenantikörper im Serum bei Mann oder Frau dagegen erwiesen sich als nicht relevant (Eggert-Kruse et al. 1989; Hershlag 1994).

Therapie

Viele Therapieverfahren wurden zur Behandlung vermutlich immunologisch bedingter männlicher Infertilität empfohlen. In kontrollierten Studien erwies sich aber keine als nachweislich erfolgreich. So waren auch Therapieversuche mit Kortikosteroiden in unterschiedlicher Dosierung zwar in unkontrollierten Studien erfolgreich (Marshburn und Kutteh 1994), eine prospektive randomisierte Studie zeigte jedoch keinen signifikanten Erfolg einer Behandlung mit 100 mg/Tag Methylprednisolon (Zyklustag 21–28; Haas und Manganiello 1987).

Auch das Waschen der Zellen zur Entfernung der Antikörper ist offenbar unwirksam und wird widersprüchlich diskutiert (Hinting et al. 1989). Ferner wurde teils erfolgreich versucht, die antikörperbeladenen Zellen mittels Immunobeads oder IgA1-Proteasen aus dem Ejakulat zu entfernen (Grundy et al. 1991; Ryan et al. 1994; Kutteh et al. 1995).

Eine erhöhte Fertilisierungsrate wird dagegen nach assistierter Befruchtung berichtet, wobei noch ungeklärt ist, ob In-vitro-Fertilisation (IVF) oder intratubarer Gametentransfer (GIFT) bessere Resultate liefert (Sukcharoen und Keitz 1995; s. Kap. 5). Vermutlich kann auch eine Behandlung mit intrazytoplasmatischer Spermatozoeninjektion (ICSI) erfolgen.

4.3.17 Infektionen und Entzündungen des Reproduktionstraktes

Zum Verständnis unterschiedlicher Ansichten über die Bedeutung von „Infektionen" für die Fertilität muß man sich vergegenwärtigen, daß in der Literatur die Begriffe „Entzündung" und „Infektion" meist synonym verwendet werden. Aber: eine Infektion führt zwar zu einer Entzündung mit Leukozytospermie, aber nicht bei jeder Entzündung sind Erreger nachweisbar, entweder weil diese im Rahmen der Entzündung eliminiert wurden (Nashan et al. 1993) oder andere Faktoren ursächlich waren (Wolff 1995). Die im Rahmen von Entzündungen freigesetzten Mediatoren können Spermatozoenfunktionen oder die Spermatogenese beeinflussen (Wolff 1995).

Ätiologie

Aszendierende oder hämatogene Infektionen sind in der Regel bakterieller Genese. Die isolierte Entzündung des Hodens, Orchitis, ist selten. Meist tritt sie kombiniert mit einer Epididymitis als sog. Epididymoorchitis auf. Bei nur etwa 3 % der Patienten sind beide Seiten des Genitale betroffen (Mikuz 1978). Die akute Entzündung der Hoden ist meist Folge einer Virusinfektion (z. B. durch Mumps-, ECHO- oder Arboviren).

Eine *Bakteriospermie* mit apathogenen Keimen bzw. eine Belastung des Ejakulates mit niedriger Keimzahl ist offenbar ohne klinische Bedeutung für die Fertilität des Patienten. Liegen jedoch Störungen der Spermatozoenflagellen vor oder sind die apathogenen Keime Störfaktoren hinsichtlich einer anstehenden IVF, so sollte antibiotisch therapiert werden. Bei der assistierten Reproduktion sind dann zur Spermatozoenaufbereitung bevorzugt Swim-up-Verfahren einzusetzen (s. auch Kap. 5).

Symptome

In der Fertilitätssprechstunde wird man in der Regel keine akuten Symptome einer Entzündung beobachten (akute Orchitis: schmerzhafte Vergrößerung des Hodens auf ein Vielfaches des ursprünglichen Volumens). Als Folge einer akuten Entzündung oder als Hinweis auf einen chronischen Verlauf finden sich verhärtete Hoden (Differentialdiagnose Tumor), ein palpatorisch vergrößerter und indurierter Nebenhoden und/oder eine teigige Schwellung der Prostata.

Diagnostik

Nach Comhaire (1980, 1989) soll eine Adnexitis bei Zutreffen von mindestens 2 der im folgenden genannten Kennzeichen vorliegen:

1) Anamnese urogenitaler Infektionen und/oder abnormaler rektaler Palpationsbefund.
2) Signifikante Befunde im Prostataexprimat und/oder Urinsediment nach Prostatamassage.

3) Zeichen einer gestörten Sekretionsfunktion von Prostata oder Bläschendrüsen (Fruktose- oder Zitratmangel).
4) Nachweis von mehr als 10^3 pathogenen oder mehr als 10^4 apathogenen Bakterien/ml (Ejakulat 1:2 verdünnt).
5) Nachweis von mehr als 10^6 peroxidasepositiven Leukozyten/ml Ejakulat. Bei ausschließlicher Lokalisation der Entzündung im Bereich des Nebenhodens kann die Zahl der Leukozyten im Ejakulat auch unter dem Grenzwert liegen, da nur 10 % der Samenflüssigkeit aus dem Nebenhoden stammen. Ein weiterer Hinweis auf eine Nebenhodenentzündung ist darüber hinaus der vermehrte Nachweis von Makrophagen im Ejakulat (Haidl 1990). Um Verdünnungseffekte durch eine evtl. verstärkte Sekretionsleistung akzessorischer Drüsen auszuschließen, wurde inzwischen vorgeschlagen, den Grenzwert nicht bei 10^6 Leukozyten pro ml Ejakulat, sondern auf das Gesamtejakulat bezogen bei $3 \cdot 10^6$ Leukozyten/Ejakulat zu setzen (Wolff 1995).

Cave: Einerseits muß eine Infektion nicht immer zwangsläufig mit einer erhöhten Zahl von Leukozyten im Ejakulat verbunden sein! Andererseits kann eine Leukozytospermie aber auch physiologisch bedingt sein. Vor einer Behandlung muß der Befund daher stets kontrolliert und hinsichtlich möglicher Ursachen geklärt werden (Yanushpolsky et al. 1995; Anderson 1995). Bei einer sterilen Leukozytospermie muß eine Tuberkulose als Ursache ausgeschlossen werden!

Hofmann (1988) wertet darüber hinaus als diagnostische Hinweise auf eine Entzündung von Prostata, Bläschendrüsen oder Nebenhoden:

- Pathologischer Palpationsbefund, v. a. der Nebenhoden.
- Abnorme Anfärbbarkeit der Flagellen in der Shorr-Färbung (Haidl et al. 1991; Haidl 1990).
- Verschlechterung der Motilität nach Kallikreintherapie.
- Vermehrter Mastzellnachweis in der Hodenbiopsie. Die Bedeutung von Mastzellen im männlichen Genitalbereich für die Fertilität des Patienten ist bislang nicht geklärt. Da jedoch bekannt ist, daß diese Zellen aufgrund ihrer chemischen Mediatoren (biogene Amine, Prostaglandine etc.) bei der Pathophysiologie entzündlicher Störungen eine große Rolle spielen können und bei Patienten mit unerfülltem Kinderwunsch im Hoden eine erhöhte Mastzelldichte beobachtet wurde (Nagai et al. 1992), empfiehlt sich parallel zur anti-inflammatorischen Behandlung eine Therapie mit Mastzellblockern (s. 4.1.5 und 4.4.3).
- Multisemie.

Bei Nachweis mononukleärer Infiltrate, einer Degeneration des Keimepithels bis hin zum „Sertoli-cell-only-syndrome“ oder einer Sklerosierung und Hyalinisierung der Tubuli in der Hodenbiopsie besteht nach Hofmann ein Verdacht auf Zustand nach Orchitis (klinisch meist OAT-Syndrom oder Azoospermie, FSH erhöht).

Eingehende Darstellungen der Entzündungs-/Infektionsproblematik finden sich bei Purvis und Christiansen (1993), Ludwig et al. (1994) und Bar-Chama et al. (1994).

Zur Diagnostik einer Infektion gehört neben der Klärung oben genannter diagnostischer Hinweise der Nachweis der entzündungsauslösenden Mikroorganismen. Eine spezielle mikrobiologische Untersuchung des Ejakulates ist daher erforderlich. Die verschiedenen in Betracht kommenden Erreger (s. u.) werden dabei durch eine geeignete mikroskopische Diagnostik (u. U. unter Verwendung spezifischer fluoreszein- oder peroxidasemarkierter Antikörper) oder anhand ihrer spezifischen biochemischen Merkmale nachgewiesen. Gegebenenfalls ist eine vorherige selektive Anzüchtung in einem geeigneten Spezialmedium notwendig.

Dabei ist darauf zu achten, daß die männliche Urethra nicht steril, sondern in der Regel mit ein oder mehreren Spezies Gram-positiver Bakterien, darunter meist Staphylokokken, Streptokokken oder Diphteroidesspezies, besiedelt ist. Bei etwa 60 % gesunder Männer wurden darüber hinaus auch Ureaplasma urealyticum, Mycoplasma hominis und M. genitalium im Urethraabstrich nachgewiesen (McCormack 1973). Zum Ausschluß einer Kontamination des Ejakulates durch die physiologische Standortflora der Urethra ist daher neben dem Ejakulat selbst auch die erste Urinportion des Patienten auf die Anwesenheit pathologischer Mikroorganismen zu untersuchen. Ein pathologischer Befund der Ejakulatuntersuchung ist nur bei unauffälligem Urinbefund ein Hinweis auf eine Genitalinfektion.

Ferner ist peinlichst auf exakte Probengewinnung und auf gute Reinigung der Auffanggefäße zu achten! Vor der Probengewinnung muß das äußere Genitale mit Seife gründlich gereinigt werden; eine entsprechende Unterweisung des Patienten ist unerläßlich.

Die meisten Genitalinfektionen sind bakterieller Ursache. Aufgrund der geringen Inzidenz positiver mykologischer Befunde bei andrologischen Patienten kann daher bei fehlenden Symptomen auf eine routinemäßige mykologische Untersuchung des Ejakulates verzichtet werden (Köhn et al. 1995). Ob dagegen der Nachweis von Bakterien im Ejakulat und/oder Urin als Zeichen einer Entzündung zu werten ist, hängt von der Art und Keimzahl des nachgewiesenen Mikroorganismus ab.

Folgende Spezies werden als potentiell pathologisch eingestuft:

- Neisseria gonorrhoeae: Ejakulatkultur und Abstrich aus der Urethra; Anzucht auf Thayer-Martin-Selektivagar. Nachweis: Mikroskopie (Gram-negative Kokken); Biochemie (Oxidase +, Zuckerverwertung).
- Treponema pallidum: mikroskopischer Direktnachweis der Spirochaeten im Dunkelfeld; serologischer Nachweis von Antikörpern (TPHA, VDRL).
- Mycobacterium tuberculosis: Ejakulatkultur; Tierversuch. Mikroskopischer Nachweis säurefester Stäbchen (Ziehl-Neelsen-Färbung).
- Gardnerella vaginalis: klinischer Nachweis (fischiger Geruch nach dem Verkehr); mikroskopischer Direktnachweis (mit Gram-negativen bis Gramlabilen Stäbchen besetzte Epithelzellen).
- Trichomonas vaginalis: Ejakulat-/Urinsediment; mikroskopischer Direktnachweis im Dunkelfeld (empfindlichster Nachweis ist die kulturelle Anzucht mit anschließendem mikroskopischem Nachweis der beweglichen Trophozoiten).

- E. coli und andere Gram-negative Erreger: Anzucht; Identifikation nach Biochemie und Mikroskopie; pathologisch: > 10^3 Keime/ml (Weidner et al. 1986).
- Gram-positive saprophytäre Keime: Anzucht; Identifikation nach Biochemie und Mikroskopie; pathologisch: > 10^5 Keime/ml.
- Mykoplasmen: Anzucht: Verimpfen von verdünntem Seminalplasma in Spezialnährmedien; Nachweis: Biochemie; Serologie nicht aussagekräftig.
- Chlamydien: die Bedeutung von Chlamydien beim Mann ist bisher ungeklärt; Urethraabstrich; Anzucht z. B. in mit Cycloheximid behandelten McCoy-Zellen, Antigennachweis mit PCR, EIA oder IFT oder Nachweis der Chlamydienantikörper mittels ELISA. Nachweis spezifischer, gegen Chl. trachomatis gerichteter IgA-Antikörper im Seminalplasma (Ochsendorf et al. 1995). Die Serumserologie ist nicht aussagekräftig.

  Cave: Bei chlamydienpositiven Männern besteht die Gefahr einer Infektion der Partnerinnen; tubare Sterilitäten können resultieren (Eggert-Kruse et al. 1990).

Bei Verdacht auf das Vorliegen einer Prostatitis oder Urethritis ist neben der Untersuchung des Ejakulats ferner eine 4-Gläser-Probe indiziert, bei der neben verschiedenen Harnfraktionen auch das Prostataexprimat gewonnen und hinsichtlich einer mikrobiologischen Belastung untersucht wird (Abb. 4.6). Die 4-Gläser-Probe umfaßt die Gewinnung und mikrobiologische Untersuchung von:

1) 10–15 ml des Erststrahlurins (Hinweise auf Besiedlung der Urethra),
2) 50–100 ml des Mittelstrahlurins (Hinweise auf Besiedlung der Blase),
3) die rektale digitale Untersuchung und Massage der Prostata mit Auffangen des ebenfalls mikrobiologisch zu untersuchenden Prostataexprimats,
4) die Untersuchung von 10–15 ml des nach Prostatamassage gewonnenen Urins (Hinweise auf Besiedlung der Prostata).

Eine bakterielle Prostatitis ist gesichert, wenn die im Prostataexprimat festgestellte Keimzahl um den Faktor 10 höher ist als die im ersten Spontanurin.

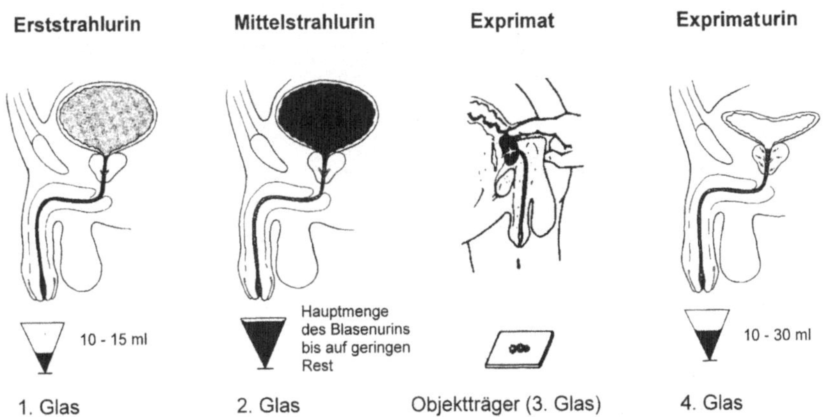

Abb. 4.6a–d. Technik der 4-Gläserprobe: Glas 1=erste Urinportion, Glas 2=Mittelstrahlurin, Glas 3=Prostataexprimat bzw. Urin nach Prostatamassage, Glas 4=letzte Urinportion

Therapieansätze

Bei Nachweis relevanter pathogener Keime ist grundsätzlich eine Paarbehandlung erforderlich.

Prostatitis

Gezielter Einsatz von Antibiotika bei forcierter Diurese, anschließend Phytotherapeutika und hyperämisierende Suppositorien. Auch eine Steigerung der Ejakulationshäufigkeit wurde empfohlen (Branigan und Muller 1994).

Nebenhodenentzündung

Antibiotikum kombiniert mit einem nichtsteroidalen Antiphlogistikum, anschließend ggf. Cotrimoxazol (s. 4.4.3). Rationaler Hintergrund für den Einsatz von Antiphlogistika ist die Beobachtung, daß in Seminalplasmen z. T. sehr hohe Konzentrationen an Prostaglandinen, darunter v. a. PG E (mit 0,5–30 µg/ml; Übersicht: Kreysel 1994; Svanborg et al. 1989), nachgewiesen werden können. Die Bedeutung der Prostaglandine für die Infertilität wird jedoch kontrovers diskutiert. Auch der therapeutische Einsatz von nichtsteroidalen, die Prostaglandinsynthese hemmenden Antiphlogistika, wie Indomethazin oder Diclofenac, führte bisher zu keinen eindeutigen Therapieergebnissen (Barkay et al. 1984; Knuth et al. 1989).

Nach Hofmann und Schill kann, bei ausbleibendem Erfolg der Entzündungsbehandlung mit Antibiotika und Antiphlogistika, auch bei fehlendem Keimnachweis eine Paarbehandlung mit Doxycyclin (in der ersten Zyklushälfte) oder eine Paarbehandlung mit Tarivid versucht werden. Steht jedoch der entzündliche Befund beim Mann im Vordergrund (fibrosierender Organumbau), wird eine Therapie mit Diclofenac und aufgrund der vermehrt in derartig entzündeten Geweben auftretenden Mastzellen auch mit Ketotifen empfohlen (s. 4.4.3). Eine zusätzliche Kombination der Therapie mit Zink wird angeraten, da bei gehäuftem Auftreten von schlecht ausgereiften und schlecht motilen Spermatozoen im Ejakulat in der Regel ein Zinkdefizit vorliegen soll; außerdem wird Zink als Immunstimulator eine therapieunterstützende Wirkung zugeschrieben (s. 4.4.3).

Infektion der Testes

Bei Vorliegen einer Autoimmunorchitis (Charakteristika: Akrosomdefekte und Überstreckungsstörungen in der Spermatozoenmorphologie; schlechte Motilität der Spermatozoen; gehäuftes Vorkommen von Spermatiden im Ejakulat; Verschlechterung der Situation nach Kallikrein) ist eine Therapie mit Steroiden (für 5 Wochen) mit anschließender Ketotifen- und Zinkgabe indiziert.

Bei Orchitiden oder entzündlichen Testesschäden, die begleitend zu viralen Infekten auftreten (charakterisiert durch Exfoliation zahlreicher Spermatiden insbesondere nach Kallikrein und Zweierformen), sowie bei entzündlichen Testesschäden mit gleichzeitiger Atopie (charakterisiert durch Akrosomdefekte und Zweierformen) sollte ein Therapieversuch mit Diclofenac, Ketotifen und Clomifen unternommen werden.

Zur Unterstützung antientzündlicher Therapien, insbesondere bei ausklingenden Entzündungserscheinungen, können zusätzlich durchblutungsfördernde Maßnahmen verordnet werden (s. 4.4.3).

Cave: Unter keinen Umständen sollte sich unmittelbar nach einer Entzündungsbehandlung eine hochdosierte Hormonbehandlung anschließen, da diese die Entzündung symptomlos reaktivieren kann!

Bei einer trotz antibiotischer Therapie persistierenden Bakteriospermie können Foci im Zahnbereich des Patienten eine Ursache der Therapieresistenz sein. In einer Studie fanden sich in solchen Fällen identische Keime in Zahnentzündungsherden und im Ejakulat. Nach einer erfolgreichen Behandlung der primären Zahnentzündung verschwanden auch die pathogenen Keime im Ejakulat, und die Spermatogrammparameter besserten sich (Bieniek und Riedel 1993).

4.3.18 Oxidativer Streß

Wegen fehlender Kenntnisse über die Biochemie von Spermatozoen sind die Hintergründe einer gestörten Spermatozoenfunktion unzureichend geklärt. Das Konzept des „oxidativen Streß" könnte bei einem Teil der Patienten die pathophysiologische Störung erklären (Übersicht: Ochsendorf und Fuchs 1996).

Hintergrund

Bei der Umwandlung von molekularem Sauerstoff zu Wasser können hochreaktive Zwischenprodukte (Superoxidanionradikale, Hydroxylradikale, Wasserstoffperoxid) entstehen. Radikale sind valenzmäßig ungesättigte und daher reaktive Atome bzw. Moleküle mit ungepaarten Elektronen. Diese Stoffe mit hoher Oxidationsfähigkeit werden als „reaktive Sauerstoffspezies" (ROS) bezeichnet. Der Körper schützt sich vor diesen zum einen durch Antioxidanzien und zum anderen durch eine Kompartimentierung der Prozesse, bei denen bevorzugt reaktive Sauerstoffspezies entstehen (wie z. B. in Mitochondrien). Besteht ein Ungleichgewicht zwischen Oxidanzien und Antioxidanzien zugunsten der erstgenannten, bezeichnet man den Zustand als „oxidativen Streß". Dieses Konzept ist inzwischen als pathophysiologisches Prinzip zahlreicher Erkankungen anerkannt (Halliwell und Gutteridge 1989). In den letzten Jahren zeigte sich, daß auch bei der männlichen Infertilität die Bildung reaktiver Sauerstoffspezies von signifikanter Bedeutung ist (Aitken et al. 1989a, b; Ochsendorf und Fuchs 1993).

Spermatozoen

Menschliche Spermatozoen sind aus folgenden Gründen durch die Produktion reaktiver Sauerstoffspezies und eine nachfolgende Lipidperoxidation besonders gefährdet:

- Produzierte reaktive Oxidanzien führen zur Autoxidation der Plasmamembran, insbesondere in Anwesenheit von Übergangsmetallionen (Fe^{3+}, Cu^{2+}). Sowohl Eisen- als auch Kupferionen wurden im menschlichen Seminalplasma nachgewiesen.
- Die Membranen menschlicher Spermatozoen enthalten hohe Konzentrationen ungesättigter, oxidationsempfindlicher Fettsäuren. Die Lipidperoxidation der Plasmamembran führt zur Verminderung der Membranfluidität und entsprechenden Funktionsstörungen (Motilitätsverlust, negativer HOP-Test).
- In Spermatozoen sind die der Gegenregulation dienenden antioxidativen Schutzmechanismen aufgrund des kleinen Zellvolumens nur begrenzt verfügbar.

In zahlreichen experimentellen Untersuchungen an tierischen und humanen Spermatozoen wurde gezeigt, daß

- reaktive Oxidanzien Initiatoren von Lipidperoxidationen sind,
- eine negative Korrelation zwischen der Menge der Lipidperoxidationsprodukte und der Spermatozoenmotilität sowie -funktion besteht,
- ein Zusatz von Antioxidanzien in vitro einen günstigen Einfluß auf die pathologischen Prozesse hat. Die seit Jahrzehnten empirisch durchgeführte Therapie mit dem antioxidativ wirksamen Vitamin E könnte hier seine rationale Grundlage erhalten.

Physiologische Bedeutung

Den reaktiven Sauerstoffspezies (ROS) kommt, sofern sie zur richtigen Zeit und in der richtigen Menge gebildet werden, vermutlich eine physiologische Bedeutung zu. So ist es gut vorstellbar, daß sie beim Ausbleiben der Befruchtung durch die Induktion von Lipidperoxidation zum programmierten Zelltod des Spermatozoons führen. Die Beobachtung, daß in vitro eine erhöhte ROS-Bildungsrate der Spermatozoen mit einer erhöhten Bindung der Spermatozoen an die Zona pellucida korreliert ist (Aitken et al. 1989a), könnte für eine Bedeutung der ROS bei der Anheftung der Samenzelle an die Eizelle sprechen. Des weiteren ist es vorstellbar, daß durch die Bildung reaktiver Sauerstoffverbindungen die Akrosomreaktion der Spermatozoen initiiert wird. In jüngster Zeit wurde die Bildung von Superoxidanionradikalen als wesentlich für die Kapazitation der Spermatozoen beschrieben (De Lamirande und Gagnon 1993).

Bildungsort

Neben den in mehr oder minder großer Zahl im Ejakulat vorliegenden Granulozyten werden von verschiedenen Autoren auch die Spermatozoen selbst als Produzenten der schädigenden Sauerstoffverbindungen diskutiert.

Mit Hilfe der Dichtegradientenzentrifugation (Percoll-Gradient) lassen sich aus dem Gesamtejakulat Populationen von Spermatozoen unterschiedlicher Zelldichten isolieren. Es zeigte sich, daß v. a. die Spermatozoen niedrigerer

Dichten reaktive Sauerstoffverbindungen bilden. Als Lokalisationsorte der ROS-Bildung in der Zelle werden zum einen die Mitochondrien, zum anderen die Plasmamembranen diskutiert. Des weiteren und in der Regel in höherem Maße werden reaktive Sauerstoffverbindungen von den im Seminalplasma vorliegenden Granulozyten gebildet (eine weit bekannte physiologische Funktion dieser Zellen ist die Bildung hochreaktiver Sauerstoffspezies als Abwehrmechanismus im Rahmen des „oxidative burst").

Neuere Untersuchungen unserer Arbeitsgruppe zeigten, daß der Beitrag der Spermatozoen zur oxidativen Belastung des Samens - auch bei einer nach WHO als nichtpathologisch anzusehenden Leukozytendichte im Ejakulat von < 1 Mio./ml - von untergeordneter Bedeutung ist im Vergleich zu der ROS-Bildung durch die Granulozyten (Ochsendorf et al. 1994).

Von klinischer Relevanz für die Beeinflussung der Spermatozoen ist aber nicht nur die Zahl der Granulozyten, sondern v. a. auch die Dauer ihres Kontaktes mit den Keimzellen. Gelangen die Leukozyten erst während der Ejakulation in die Nähe der Spermatozoen, ist der Schaden vermutlich gering, da das Seminalplasma stark antioxidativ wirkt. Besteht die räumliche Nähe zwischen den Zellen jedoch über längere Zeit, wie z. B. im Nebenhoden im Rahmen einer chronischen Entzündung, ist die Wahrscheinlichkeit einer Schädigung der Funktion der Spermatozoen hoch. Das pathophysiologische Konzept der Schädigung der Spermatozoen durch die Bildung reaktiver Sauerstoffverbindungen könnte damit die ungünstigen Einflüsse von Entzündungen im Bereich des Reproduktionstraktes auf die Fertilität des Patienten erklären.

Klinische Relevanz

In verschiedenen Untersuchungen konnten bei 28–40 % der Patienten erhöhte ROS-Bildungsraten der im Ejakulat vorliegenden Zellen gemessen werden. Bei eigenen Untersuchungen fanden sich erhöhte ROS-Werte häufiger bei Patienten mit Oligozoospermie als bei Patienten mit Normozoospermie. Es bestand eine negative Korrelation zwischen dem Ausmaß der Bildung reaktiver Sauerstoffspezies und dem Ergebnis des Penetrak-Tests. Ein weiterer Hinweis auf eine oxidative Belastung des Samens war ein starker Abfall der Spermatozoenmotilität: die Zahl progressiv motiler Spermatozoen fiel zwischen der 1. und 4. h nach Ejakulatgewinnung um durchschnittlich mehr als 30 %; (Ochsendorf et al. 1994).

Der Nachweis der Bildung reaktiver Sauerstoffspezies durch die Samenzellen hat ferner prognostische Bedeutung. In einem kleineren Kollektiv unterschieden sich fertile und infertile Männer nur durch die ROS-Bildungsraten ihrer Spermatozoen (D'Agata et al. 1990). In einer großen prospektiven Studie korrelierten lediglich der HOP-Test und die Bildungsrate der ROS mit dem Eintritt einer Schwangerschaft (Aitken et al. 1991).

Zur Durchführung von Inseminationen bzw. von In-vitro-Befruchtungen im Rahmen der assistierten Reproduktion müssen die Spermatozoen des Ejakulates vom Seminalplasma befreit werden. Die ROS-Bildungsrate der isolierten, gewaschenen Spermatozoen wird dabei entscheidend von der Präparationstechnik beeinflußt (Aitken und Clarkson 1988). Insbesondere Zentrifugationen führen zu einer verstärkten Bildung reaktiver Sauerstoffspezies. Methoden der Spermatozoenaufbereitung, die in den ersten Schritten ohne Zentrifugationen auskommen [Percoll-Gradientenpräprationen, „swim-up" vom Samen ohne Zentrifugation (= Overlay-Methode), Glaswollfiltration], sind daher zu bevorzugen. Aitken et al. (1988) zeigten, daß die Penetrationsrate von Spermatozoen mit einer hohen Bildungsrate reaktiver Sauerstoffspezies im Hamsterovumpenetrationstest signifikant schlechter war als die der Spermatozoen mit einer niedrigen ROS-Produktionsrate. Reaktive Sauerstoffspezies schädigen demnach die Spermatozoenfunktion.

Ausblick

Zum Nachweis der Bildung reaktiver Sauerstoffverbindungen können verschiedene Methoden eingesetzt werden, von denen sich die Chemilumineszenz als die praktikabelste darstellt. Aufgrund des bislang nicht bekannten Stellenwertes des oxidativen Streß für die klinische Praxis und der bisher rein empirischen Therapie ist eine routinemäßige Bestimmung der ROS-Bildung derzeit noch nicht angebracht. Ob eine Behandlung mit Antioxidanzien sinnvoll ist bzw. bei welcher Indikation der Patient davon profitieren könnte, muß zunächst in Studien erarbeitet werden. Rational begründet ist der Einsatz der Vitamine E und C ggf. als Versuch bei ansonsten gescheiterten Therapien und bei Patienten, deren Spermatozoen einen starken Motilitätsabfall innerhalb von 4–5 h aufweisen (über den Einsatz von Vitamin E und C s. 4.4.3).

Das Konzept des oxidativen Streß löst jedoch nicht das Gesamtproblem der idiopathischen Infertilität des Mannes!

4.3.19 Idiopathische Infertilität und OAT-Syndrom

Definition

Die idiopathische Infertilität bezeichnet den unerfüllten Kinderwunsch, der nicht durch übergeordnete Störungen oder eigenständige Krankheiten erklärbar ist (normale Konzentrationen von FSH, LH und Testosteron im Blutserum). Hierbei ist zu unterscheiden zwischen:

1) Patienten mit unauffälligem Spermatogramm. Hier ist an Störungen bei der Partnerin oder an Funktionsstörungen der Spermatozoen zu denken (→ entsprechende Diagnostik).
2) Patienten mit pathologischem Spermatogramm. Das gleichzeitige Vorkommen einer erniedrigten Spermatozoendichte, einer schlechten Globalmotilität und einer erhöhten Fehlformenrate wird als *OAT-Syndrom* bezeichnet. Oft sind alle genannten Parameter gleichzeitig gravierend beeinträchtigt, was auf eine generelle Spermiogenesestörung schließen läßt (s. 4.1).

Patienten mit idiopathischer Infertilität machen etwa 30 % der andrologischen Sprechstunde aus (s. Tabelle 4.1, S. 72).

Die idiopathische Fertilitätsstörung ist somit die häufigste Ursache männlicher Infertilität.

Nach Nagai et al. (1992) ist bei Patienten mit idiopathischer Infertilität die Zahl der Mastzellen im Ejakulat signifikant erhöht. Wie bekannt, spielen diese Zellen bei der Pathophysiologie von allergischen und entzündlichen Störungen eine Schlüsselrolle. Ihre Bedeutung bei der idiopathischen männlichen Infertilität ist jedoch nicht geklärt (s. 4.3.17).

Diagnostik

Ausschluß der oben genannten definierten Erkrankungen. Untersuchung auf Mastzellen.

Therapie

Da die im folgenden dargestellten Verfahren in der Regel empirisch begründet sind und kontrollierte Studien fehlen, sollten nach Nieschlag und Behre (1993) alle Behandlungen dieser Indikation nur im Rahmen kontrollierter klinischer Studien durchgeführt werden. In der Praxis ist dies jedoch schwierig umzusetzen. Von besonderer Bedeutung ist auch die Therapiedauer, die durch den spermiogenetischen Zyklus, der ca. 3 Monate dauert, determiniert ist. Bei jeder Therapie muß man daher mindestens einen, besser zwei spermiogenetische Zyklen lang behandeln! Außerdem sollte man den Hoden nach jeder Therapie Zeit zur Regeneration lassen. Pausen von mehreren Monaten können durchaus nützlich sein!

Kallikreintherapietest

Für die Therapieplanung bei idiopathischer Infertilität wird von Hofmann zunächst die Durchführung eines Kallikreintests empfohlen (Hofmann 1981). Dabei wird dem Patienten für eine Dauer von 6 Wochen Kallikrein (6mal 100 mg/Tag) verabreicht. Kallikrein soll über die Aktivierung des Kininsystems die Motilität der Spermatozoen (und deren Zahl) verbessern (Schill und Miska 1992). Das weitere therapeutische Vorgehen sollte sich dann nach dem Ergebnis dieses Tests richten.

Cave: Da Kinine Entzündungsmediatoren sind, sollte vor Behandlungsbeginn sichergestellt werden, daß beim Patienten keine Entzündungszeichen vorliegen. Zur Durchführung einer Kallikreintherapie bzw. eines Kallikreintests s. 4.4.3.

Beurteilung des Testergebnisses nach 6 Wochen:

Positives Ergebnis: d. h. Anstieg der Spermatozoenzahl sowie der Motilität der Spermatozoen; evtl. Abnahme exfoliierter Spermiogenesezellen. Mögliche Ursachen:
- verbessertes Spermatozoen-Outlet,
- vermutlich Verbesserung der Spermatozoenreifung im Bereich des Nebenhodens,
- Verbesserung einer nur leicht beeinträchtigten Sertoli-Zellfunktion.

Indifferentes Ergebnis: Verdacht auf einen schweren, therapeutisch kaum anzugehenden Testesschaden.

Negatives Ergebnis: d. h. Verschlechterung der Spermatogrammbefunde, v. a. der Motilität der Spermatozoen (sofern keine anderweitigen Ursachen diese Verschlechterung erklären können). Mögliche Ursachen:
- Entzündungen der akzessorischen Drüsen exazerbieren, es kommt u. a. zu einer vermehrten Leukozytenausscheidung im Ejakulat ⇒ antibiotische und antientzündliche Therapie (s. 4.4.3),
- intratestikuläre Entzündungen prägen sich stärker aus (Low-grade-Autoimmunorchitis) ⇒ Therapie mit Steroiden (s. 4.4.3),
- herdförmige Begleitorchitis ⇒ Therapie mit Kortikosteroiden in mittlerer Dosierung für 4–6 Wochen oder mit Diclofenac für 6 Wochen (s. 4.4.3),
- diffuse entzündliche Testesschäden ⇒ Therapie mit Diclofenac für 6 Wochen, dann Ketotifen und Zink, danach ggf. Ketotifen und niedrig dosiert Clomifen.

Folgende Therapieprinzipien zur Behandlung der idiopathischen Infertilität stehen zur Verfügung (Hofmann 1988; Wolff und Meurer 1992; Haidl und Schill 1992); die Wahl der Methode richtet sich nach den Begleiterscheinungen der Infertilität sowie dem Ergebnis des Kallikreintests:

- Bei positivem Kallikreintest: Therapie mit Kallidinogenasen (Kallikrein; Präparat Padutin 100, s. 4.4.3) ⇒ der im Medikament enthaltene *Wirkstoff Kallikrein* übt seine Wirkung indirekt durch Kininliberisierung und die damit verbundene Stimulation des Stoffwechsels und/oder eine verbesserte Substratversorgung aus. Zur Behandlung des OAT-Syndroms wird eine langfristige (6–9 Monate andauernde) Kallikreintherapie empfohlen.

  Cave: Eine kürzlich durchgeführte Doppelblindstudie konnte keinen Effekt einer Padutintherapie gegenüber Plazebo nachweisen (Glezermann et al. 1993; Keck et al. 1994).

- Bei schweren Testesschäden mit indifferentem Kallikreintest: Therapie mit Antiöstrogenen (Clomifen- oder Tamoxifendihydrogenzitrat, s. 4.4.3).
- Zur Behandlung nicht entzündlich bedingter Störungen des Spermatozoen-Outlet und der Nebenhodenfunktionen: Therapie mit Androgenen (Andriol oder Proviron; s. 4.4.3).
- Behandlung mit Gonadotropinen: Da Peptidhormone nach oraler Gabe sofort abgebaut und damit unwirksam werden, bedürfen Gonadotropine der parenteralen Zufuhr! Zur Dosierung, Kontrolle etc. s. 4.4.3.

- hCG-Präparate: Einsatz zur Stimulierung der Leydig-Zellen (LH-Wirkung).
- hCG/hMG: Mit der Kombination dieser Wirkstoffe gelingt es offenbar am ehesten, eine Stimulierung des spermiogenetischen Epithels zu erreichen.

Weitere therapeutische Ansätze

- Pentoxifyllin: Der Wirkstoff soll die arterielle Durchblutung verbessern, den intrazellulären cAMP-Spiegel erhöhen und ferner antioxidativ wirken. Behandlungsdauer von mindestens 6 Monaten (s. 4.4.3).
- Vitamin E, Vitamin A: Die pharmakologischen Überlegungen, die hinter dieser Therapie stehen, sind nicht ganz klar. Zweifellos hat Vitamin A antisklerotische Wirkung, die unter bestimmten Bedingungen durch Vitamin E gesteigert werden kann. Eine durchblutungsfördernde Wirkung kann daher angenommen werden. Darüber hinaus wird der Einsatz von Vitamin E zur Behandlung der männlichen Infertilität im Rahmen einer antioxidativen Therapie, die die Wirkungen der durch die Zellen des Ejakulates gebildeten reaktiven Sauerstoffverbindungen (Aitken et al. 1989) vermindern soll, diskutiert (s. 4.3.18 und 4.4.3).

4.3.20 Verflüssigungsstörungen (Viskosipathien)

Definition

Wird innerhalb 1 h post ejaculationem keine ausreichende Durchmischbarkeit des Ejakulates erreicht, liegt eine Viskosipathie vor.

Ätiologie

Beim andrologischen Patientengut sind Störungen der Ejakulatverflüssigung zu beobachten. Die Ursachen dieser Störungen sind nur unzureichend geklärt; oft kann kein zugrundeliegender pathologischer Faktor festgestellt werden.

- Situativ bedingt? ⇒ Kontrolle des Befundes zu Hause.
- Bei inhomogener Viskosität Verdacht auf bakterielle Ursache.
- Insuffizienz der Prostata?
- Androgenmangel?
- Übermäßiger Alkoholgenuß?

Therapie

Außer der Zugabe von Enzympräparaten (wie z. B. α-Chymotrypsin oder anderer Proteasen; s. 8.1.1) zum Ejakulat in vitro zur Vereinfachung der Spermatozoenaufbereitung im Rahmen der assistierten Reproduktion werden in der Literatur kaum Behandlungsmöglichkeiten der Viskosipathien angegeben.

Wird in vitro im Nativejakulat eine Verbesserung der Spermatozoenmotilität innerhalb von 4 h beobachtet, empfiehlt sich ggf. die Verwendung einer Portiokappe. Ist die Viskosipathie dagegen bakteriell bedingt, ist eine antibiotische Therapie indiziert.

Ziel einer systemischen Therapie von Verflüssigungsstörungen ist eine Aktivierung (= verbesserte Durchblutung) aller am Produkt „Ejakulat" beteiligten Organe (d. h. Prostata, Vesiculae seminales). Hierzu werden Salhuminsitzbäder und Ichtho-Bellol Supp. verordnet (zur Durchführung und Dauer solcher Therapien, s. 4.4.3). Als Nebenbefund einer Untersuchung berichteten Dawson et al. (1992) über eine Besserung der Ejakulatverflüssigung nach Gabe von Vitamin C (1 g/Tag).

Liegen neben der Verflüssigungsstörung des Ejakulates bei den Spermatozoen ferner Flagellumstörungen vor, ist eine 2- bis 6wöchige Therapie mit Kallikrein und Doxycyclin indiziert. Falls diese Therapie erfolglos bleibt oder gar zu einer Verschlechterung der Spermatogrammparameter führt, besteht der Verdacht auf eine klinisch nicht manifeste Entzündung, eine entzündliche Testeserkrankung oder auf einen schweren Hoden- oder Nebenhodenschaden. In diesem Fall sollte zunächst mit Diclofenac und Tarivid für 14 Tage, später dann mit Ketotifen und Zink behandelt werden (zur genauen Durchführung der Therapien s. 4.4).

Erweisen sich obige Behandlungen als nicht erfolgversprechend, sollte eine intrauterine Insemination (IUI; ggf. mit Spermatozoenpräparation unter Zugabe von α-Chymotrypsin) in Betracht gezogen werden.

4.3.21 Hyposemie

Definition

Die Hyposemie (= Parvisemie) bezeichnet ein pathologisch vermindertes Ejakulatvolumen (< 2 ml). Resultierende Konzeptionsschwierigkeiten beruhen in diesem Fall darauf, daß die Portio nach der Ejakulation nicht in den ins hintere Scheidengewölbe ejakulierten Samen eintaucht und die Spermatozoen folglich nicht ins Zervikalsekret eindringen können.

Ätiologie

Beeinträchtigungen der Funktionen der Adnexorgane reduzieren deren Sekretmenge und können so eine Hyposemie bedingen. Neben anlagebedingten Störungen, wie z. B. der kongenitalen Agenesie der Bläschendrüsen (Kennzeichen: verminderter Fruktosegehalt, pH < 7 und in der Regel verminderte α-Glukosidaseaktivität, da meist auch die Ductus deferentia nicht angelegt sind; Diagnostik: Sonographie), sind hier v. a. entzündliche Veränderungen der Adnexorgane (chronische Prostatitis oder Prostatovesikulitis) mögliche Ursachen.

Ein Androgendefizit kann durch verminderte Stimulation dieser testosteronabhängigen Organe zur Herabsetzung des Ejakulatvolumens führen. Aber auch Obstruktionen der Ductus ejaculatorii bedingen aufgrund des Fehlens des Bläschendrüsensekretes eine Hyposemie.

Neben einer Verminderung des Ejakulatvolumens durch eine Reduktion der Anteile der zum Ejakulat beitragenden Drüsensekrete kann eine Hyposemie auch auf einer unvollständigen Abgabe des Ejakulates über die Urethra beruhen. So können Fehlfunktionen des Sympathikus oder des Blasenhalses über Störungen der Samenemission oder eine partiell retrograde Ejakulation zur Hyposemie führen. Auch Anomalien der Urethra können über Versackungen von Ejakulatanteilen eine Reduktion des Ejakulatvolumens bedingen (kongenital oder nach Urethraplastik erworbene Megalourethra; Atonie oder Striktur der Urethra).

Letztendlich ist zu beachten, daß bei starker Nervosität und in Anbetracht der Ausnahmesituation Gewinnungsfehler durch den Patienten vorkommen, die zum Befund einer Hyposemie führen können. Hier hilft in der Regel eine Aufklärung des Patienten, die Kontrolle ist dann meist normal. Absichtliches Verwerfen eines Teils des Ejakulates wurde in Einzelfällen beschrieben (Schirren 1982).

Therapie

Anlagebedingte Störungen der Adnexorgane, wie die Agenesie der Vesiculae seminales, sind - abgesehen von den Möglichkeiten der assistierten Reproduktion - nicht behandelbar. Verschlüsse der Ductus ejaculatorii können, je nach Ursache (kongenital, entzündlich, traumatisch, neoplastisch oder neurogen), operativ behandelt werden, oder es bleiben ebenfalls nur die Techniken der assistierten Reproduktion.

Beruht die Hyposemie auf einem Androgendefizit, ist eine mehrwöchige Therapie des Patienten mit Testosteronundecanoat oder Mesterolon indiziert (s. 4.4.3).

Bei Hinweisen auf vorausgegangene entzündliche Veränderungen der Adnexorgane (Kennzeichen der Prostatitis: flüssige Konsistenz des Ejakulates, pH < 6,5; Differentialdiagnose Tuberkulose) sind nach Behandlung der Entzündung durchblutungfördernde Maßnahmen hilfreich (s. 4.4.3).

Zur Therapie der durch retrograde Ejakulation bedingten Hyposemie s. S. 117.

4.3.22 Hypersemie

Definition

Während früher ein Ejakulatvolumen von mehr als 6 ml als pathologisch angesehen wurde, gibt die WHO in ihrem Handbuch seit 1992 keinen oberen Normwert des Ejakulatvolumens mehr an.

Inzidenz

Bei weniger als 1 % der Patienten findet sich ein Ejakulatvolumen von mehr als 6 ml (Duyck und Steeno 1990).

Ätiologie und Pathogenese

Sofern genitale Infektionen, die zur verstärkten Sekretbildung von Prostata und Bläschendrüsen führen können, ausgeschlossen werden können, scheint ein hohes Ejakulatvolumen eine Normvariante darzustellen. Während die Gesamtspermatozoenzahl in der Regel normal ist, kann es durch Verdünnungseffekte manchmal zu scheinbar niedrigen Spermatozoenkonzentrationen kommen (relative Oligozoospermie).

Untersuchungen zeigten, daß bei Patienten mit erhöhter Ejakulatmenge Hodengröße und Gesamtspermatozoenzahl im Mittel höher waren als in einer Kontrollgruppe (Dickerman et al. 1989; Duyck und Steeno 1990).

Therapie

Nach Ausschluß genitaler Infektionen als Ursache der Hypersemie ist keine Therapie erforderlich. Eine Insemination mit der ersten Portion eines Split-Ejakulates wurde empfohlen (Duyck und Steeno 1990).

4.3.23 Genetisch bedingte Infertilität

Bei etwa 20–30 % infertiler Männer sollen genetische Faktoren Ursache der Fertilitätsstörung sein (Engel, Humangenetik Göttingen, persönliche Mitteilung). So wurde bei Patienten mit Azoo- oder schwerer Oligozoospermie ein auf der q-Region des Y-Chromosoms lokalisiertes Gen identifiziert, welches mit der verminderten Spermatozoenkonzentration assoziiert werden konnte: das Azoospermia-factor(= AZF)-Gen (Chandley 1995). Daneben wurden weitere Gene und Genprodukte identifiziert, die bei Infertilität eine Rolle spielen sollen (Reijo et al. 1995). Darüber hinaus wurden bei Patienten mit erhöhten FSH-Konzentrationen im Serum, kleinen Hoden und Spermatozoenkonzentrationen unter 5 Mio./ml Mikrodeletionen auf der Region 6 des Yq beschrieben (Häufigkeit 9 %; Hargreave 1996).

Neben Defekten einzelner Gene, deren Informationen z. B. für die Entwicklung der Spermatozoenmotilität oder für eine regelrechte Spermatogenese relevant sind, sind hier auch chromosomale Störungen von Bedeutung (Übersicht: Chandley 1995; Vogt 1995).

Chromosomale Aberrationen

Definition

Störung der Fertilität aufgrund von einer Abweichung der normalen Chromosomenzahl oder von chromosomalen Strukturumbauten (Schmid 1985).

Inzidenz

Subfertile Männer weisen im Vergleich zur Gesamtheit männlicher Neugeborener eine deutlich höhere Inzidenz chromosomaler Störungen auf (Tabelle 4.13).

Tabelle 4.13. Häufigkeit von Chromosomenveränderungen bei 2372 subfertilen Männern und 7849 männlichen Neugeborenen in Edinburgh (Jacobs et al. 1974; Chandley et al. 1975)

	Subfertile Männer (Anzahl/1000)	Männliche Neugeborene (Anzahl/1000)
Alle Anomalien	21,5	7
Anomalien der Geschlechtschromosomen	13,91	3,05
47, XXY	10,11	1,15
47, XYY	2,1	1,27
Robertson-Translokation	1,69	0,76
Reziproke Translokation	4,22	0,76
Markerchromosom	1,69	0,13

Während sich bei der Gesamtheit aller Patienten einer Infertilitätssprechstunde nur in 2,15 % der Fälle eine Störung des Chromosomenstatus fand (Chandley et al. 1975), wurden bei Patienten mit einer Samenzellkonzentration von weniger als 10^7 Spermatozoen pro ml Ejakulat bereits in knapp 10 % der Fälle chromosomale Aberrationen nachgewiesen (Lange et al. 1990). Dabei nahm die Inzidenz der Störung auf chromosomaler Ebene mit abnehmender Samenzell konzentration zu. Bei Patienten mit Azoospermie fanden sich sogar bei 14 % der untersuchten Zellproben chromosomale Störungen, die zu 66 % durch Klinefelter-Syndrome bedingt waren (Retief et al. 1994).

Ätiologie und Pathogenese

Die zur Einschränkung der Fertilität führenden Störungen auf chromosomaler Ebene entstehen bereits im Verlauf der Gameto- und/oder der Blastogenese (= erste Stadien der Embryonalentwicklung).

Bedeutung

Die wichtigste, mit der männlichen Fertilität interferierende Chromosomenanomalie (ca. 50 % aller Fälle mit einem abnormen Karyotyp) ist das Klinefelter-Syndrom (= 47, XXY; s. 4.3.1), gefolgt vom Syndrom des XYY-Mannes. XX-Männer dagegen sind ausgesprochen selten. Auch balancierte autosomale Translokationen oder Markerchromosomen führen zu Einschränkungen der männlichen Fertilität (ausführliche Darstellung: Skakkebaek 1981; Rimoin und Schimke 1971; Chandley 1994).

Symptome

Chromosomale Aberrationen sind in der Regel mit mehr oder minder schweren Abnormalitäten der Tubuli seminiferi verbunden. Die Folgen sind verminderte Samenqualitäten und v. a. verminderte Spermatozoenkonzentrationen (Oligozoo- bis Azoospermie). Konzeptionen mit chromosomal normalem Nachwuchs sind jedoch nicht ausgeschlossen.

Bei einem Teil der männlichen Träger von balancierten Translokationen kommt es zu einem Reifungsstop in der Spermatogenese. Die Hodenhistologie zeigt dann eine Reduktion der Spermatidenzahl. Im Spermiozytogramm findet sich in der Regel eine Oligozoospermie, nur selten eine Azoospermie. Hier kann es nach jahrelanger Infertilität in fortgeschritteneren Jahren noch zu Konzeptionen kommen.

Diagnostik

Eine chromosomale Aberration kann durch eine humangenetische Untersuchung von Zellmaterial des Patienten in einem Speziallabor nachgewiesen werden. Je nach Verdachtsdiagnose eignet sich hierbei unterschiedliches Zellmaterial zur Untersuchung. Der Nachweis des 2fachen X-Chromatins im Objektträgerpräparat eines Mundabstriches (2. Abstrich der Wangeninnenseite; Ausstrich auf Objektträger und sofortige Fixierung in 96%igem Ethanol) dient z. B. der Diagnostik des Klinefelter-Syndroms; zum Nachweis des XYY-Syndroms werden dagegen Blutausstriche untersucht (Nachweis von 2 Y-Chromatinkörperchen in den Kernen der Blutleukozyten nach Fluoreszenzfärbung mit Quinacrin); im Fall von XX-Männern läßt sich zwar X-Chromatin, nicht aber Y-Chromatin nachweisen.

In Ausstrichen oder kultivierbaren Zellkulturen (Lymphozyten) lassen sich jedoch nicht alle Chromosomenanomalien nachweisen. Bei etwa 2–7 % aller Patienten mit eingeschränkter Fertilität finden sich meiotische Chromosomenaberrationen, die nur durch eine direkte Untersuchung der Spermatozyten (= unreife Keimzellen) festgestellt werden können (Sperling und Kaden 1971). Als Untersuchungsmaterial zur Analyse eignen sich hierfür entweder Gewebeproben von Hodenbiopsien oder Ejakulatproben, sofern der Anteil unreifer Samenzellen (Spermatozyten) an der gesamten Zellfraktion $\geqslant$ 20 % beträgt.

Therapie

Eine Behandlung einer genetisch bedingten Infertilität ist nicht möglich. Durch die Fortschritte der assistierten Reproduktion (ICSI) kann heutzutage jedoch bereits bei Vorhandensein einzelner intakter Spermatozoen, und seien diese auch nur im Hoden zu finden, eine Befruchtung erzielt werden. Selbst Patienten mit Klinefelter-Syndrom konnte auf diese Weise schon erfolgreich geholfen werden (Harari 1995). *Eine intensive Beratung des Paares muß jedoch derartigen Maßnahmen unbedingt vorausgehen*, um das Risiko von Mißbildungen der Kinder, die beispielsweise bei balancierten Translokationen auftreten können, zu erkennen und nach Möglichkeit zu verhindern.

Globozoospermie

Definition

Im Ejakulat finden sich ausschließlich rundköpfige, akrosomdefekte Spermatozoen, denen die Akrosinaktivität fehlt. Wirklich komplette Globozoospermien sind überaus selten, in den meisten Fällen finden sich unter der Gesamtheit der Spermatozoen vereinzelt akrosomintakte Samenzellen.

Ursache

Die Globozoospermie ist genetisch bedingt.

Therapie

Das Fehlen der Kopfkappe (Akrosom) und der Penetrationsenzyme bedingt eine Infertilität, die einer konservativen Therapie nicht zugänglich ist! Die einzige Möglichkeit, dennoch zu einem leiblichen Kind zu kommen, ist die intrazytoplasmatische Injektion eines der verbliebenen akrosomintakten Spermatozoen. Injektionen akrosomloser Samenzellen dagegen führen nicht zur Befruchtung (Küppker et al. 1995).

„Immotile-cilia-syndrome"

Definition

Verzögerter, ausschließlich mukoziliärer Transport der vitalen, jedoch immotilen Spermatozoen. Die Immobilität beruht auf einem durch das Fehlen der Dyneinarme zwischen den Filamenten des Schwanzachsfadens bedingten Funktionsverlust der Flagellen.

Manchmal findet sich eine Vergesellschaftung mit chronisch-rezidivierenden Bronchopneumonien, Bronchiektasien, Sinusitiden und Otitiden, einer Symptomenkombination, die als primäre *ziliäre Dyskinesie* bezeichnet wird, bei zusätzlichem Situs inversus als Kartagener-Syndrom. Dabei ist dieses Syndrom nicht obligat mit immotilen Spermatozoen bzw. einer Infertilität assoziiert. Es besteht kein Zusammenhang zwischen der Funktion der Spermatozoenflagellen und den Zilien der Zellen des oberen Respirationstrakts (Ochsendorf et al. 1995). Die Fertilität des Patienten muß daher jeweils im Einzelfall separat beurteilt werden (Munro et al. 1994).

Ursache

Das „immotile-cilia-syndrome" ist genetisch bedingt.

Inzidenz

Zirka 0,2 %.

Therapie

Eine konservative Therapie ist nicht möglich, mikroassistierte Reproduktionstechniken sind die Therapie der Wahl.

Dekapitationssyndrom

Definition

Es sind ausschließlich „Stummelkopfspermatozoen" (gute Motilität und Penetration des Zervikalsekrets) vorhanden.

Ursache

Genetisch bedingte Störung der Verbindung zwischen dem proximalen und dem distalen Zentriol.

Therapie

Eine konservative Therapie ist nicht möglich.

4.4 Therapieansätze in der Andrologie

Vor der Therapie steht die Diagnose. Diese Binsenweisheit wird gerade bei der Behandlung der männlichen Infertilität gern vergessen. So werden oft einzelne Spermiogrammparameter, die jeweils eigentlich nur Symptome darstellen, als Diagnose angegeben und empirisch therapiert. Auch bei den in der Literatur vorgestellten Studien über die Wirksamkeit von Therapien wurden oft nur die Effekte einer gewählten Therapie auf einzelne Spermiogrammvariablen beurteilt.

Wie in allen Fächern der Medizin können einzelnen Symptomen jedoch ganz verschiedene Noxen und Erkrankungen zugrunde liegen. Für eine erfolgreiche Behandlung einer Erkrankung muß aber, sofern möglich, ihre Ursache beseitigt werden.

Beispielhaft sei dies am Symptom der Kryptozoospermie erläutert: bei einer auf partieller retrograder Ejakulation beruhenden Kryptozoospermie kann in der Regel unter Medikation mit Sympathomimetika eine Erhöhung der Spermatozoenzahl erreicht werden; bei einem partiellen Verschluß der ableitenden Samenwege dagegen ist eine mikrochirurgische Reanastomosierung erforderlich; ist die verminderte Spermatozoenzahl jedoch auf eine durch Hormonmangel reduzierte Spermatogenese zurückzuführen, ist eine entsprechende Substitutionstherapie indiziert; beruht die verminderte Spermatogenese dagegen auf exogenen Noxen (z. B. Anabolikakonsum), steht deren Beseitigung im Vordergrund; ein primärer Hodenschaden als Ursache hingegen ist generell keiner Therapien zugänglich. Dabei wird klar, daß die Therapie eines Symptoms (z. B. Applikation von Sympathomimetika bei Kryptozoospermie) ohne Kenntnis des zugrundeliegenden Pathomechanismus nur in bestimmten Fällen erfolgreich sein kann. Die Wirksamkeiten empirischer Therapien von ätiologisch ungeklärten Befunden sind daher meist nicht vorhersehbar und insgesamt unbefriedigend.

Der behandelnde Arzt ist daher gefordert, anhand der Anamnese sowie der

Ergebnisse der klinischen, laborchemischen und technischen Untersuchungen des Patienten eine korrekte Diagnose zu stellen und eine ursachenorientierte Therapie einzuleiten. Nur so ist eine wirklich erfolgversprechende Behandlung des Patienten möglich.

Oftmals jedoch ist eine genaue Klärung der Symptomursache nicht möglich (idiopathische Infertilität), eine ursachenorientierte Behandlung daher ausgeschlossen. Um dem Wunsch des Patienten nach einer Behandlung jedoch zu entsprechen, greift der Arzt in seiner Verzweiflung dann zur empirischen Therapie.

Die Wirksamkeiten der verschiedenen, zur Behandlung andrologischer Symptome empfohlenen, empirisch begründeten Therapieverfahren sind umstritten. Zahlreiche Studien über die Effektivität der Therapien zeigten widersprüchliche Ergebnisse. Dies beruht zum einen darauf, daß zur Beurteilung von Therapieerfolgen unterschiedliche Parameter herangezogen wurden, wie die Rate lebend geborener Kinder, die Schwangerschaftsrate bzw. in IVF-Programmen die Fertilisierungsrate oder aber lediglich die Änderungen einzelner Spermiogrammparameter. Aus andrologischer Sicht ist das primäre Ziel die Geburt eines gesunden Kindes, Voraussetzung hierzu eine erhöhte Konzeptionsrate. Letztere sollte daher in der Regel als Zielgröße von Therapiestudien herangezogen werden. Die reine Verbesserung einzelner Spermiogrammparameter dagegen als Therapieziel ist nicht zu akzeptieren, da – wie bekannt – Verbesserungen beispielsweise der Spermatozoenzahl nicht zwangsläufig mit Verbesserungen der Spermatozoenfunktion und damit der Schwangerschaftsrate einhergehen.

Zum anderen wird die Wirksamkeit einer Therapie männlicher Fertilitätstörungen aber auch durch die komplexen Interaktionen weiblicher Faktoren bei der Fertilisierung, die nicht standardisiert werden können, beeinflußt (s. Kap. 1). Hinzu kommt die schlechte Vergleichbarkeit der Untersuchungen: die Kriterien der Patientenselektion variieren enorm, Dosierungen unterscheiden sich. Divergierende Studienergebnisse erstaunen daher nicht.

Oft wird in offenen Studien ein positiver Effekt beobachtet, der sich im Rahmen kontrollierter Untersuchungen nicht bestätigen läßt. Kontrollierte prospektive Studien sind daher dringend erforderlich (ODonovan 1993). Diese durchzuführen ist schwierig, da große Patientenkollektive nötig sind. Je geringer die Zahl der Untersuchten ist, desto eher werden kleinere Behandlungseffekte übersehen (Hargreave 1994d). Es muß daher gefordert werden, Patienten mit „idiopathischen" Fertilitätsstörungen an größeren Zentren vorzustellen, um diese im Rahmen kontrollierter Studien behandeln zu lassen oder selbst an derartigen Studien teilzunehmen.

Praktische Konsequenz in der aktuellen Situation ist die Suche nach definierten Ursachen und im Zweifelsfall das Akzeptieren einer fehlenden Behandlungsmöglichkeit. Bei den verbleibenden Patienten mit „idiopathischer Infertilität" muß man sich entscheiden, ob trotz der nachgewiesen fehlenden Wirkungen eine „empirische" Therapie durchgeführt werden soll. Die eigene Position muß jeder behandelnde Arzt für sich selbst definieren, „Nihil nocere" muß dabei jedoch oberstes Prinzip bleiben.

Argumente *für* eine empirische Behandlung der idiopathischen Infertilität des Mannes

- In einzelnen Studien zeigten sich positive Effekte.
- Untergruppen sprechen auf die Therapie an, d. h. es gibt einen Vorteil der Behandlung für manche Individuen; um diese zu erfassen muß lieber einmal zuviel als zuwenig behandelt werden.
- Zeitgewinn für Beratung und weitere Diagnostik vor einer teuren invasiven Behandlung.
- Nutzen eines Plazeboeffekts.
- „Man muß dem Patienten doch etwas anbieten".

Argumente *gegen* eine empirische Behandlung der idiopathischen Infertilität des Mannes

- Der Effekt ist nur scheinbar: „regression to the mean" (aufgrund der spontanen Schwankung biologischer Variablen um einen Mittelwert werden bei Zugrundelegung niedriger Meßergebnisse dieser Variablen als Einschlußkriterium in eine Studie die nachfolgend erhobenen Meßwerte näher am Mittelwert, d. h. höher, liegen und einen scheinbaren Behandlungserfolg suggerieren; McDonough 1994), nur kontrollierte Studien sind aussagekräftig.
- Die Therapie hat keine wissenschaftliche Basis.
- Therapien ohne Wirksamkeitsnachweis sollten nicht eingesetzt werden; besser ist eine Aufklärung des Paares (und der verschreibenden Ärzte!).
- Unethisch, wenn dies ohne komplette Information des Patienten erfolgt offene Aufklärung besser als ungesicherte Maßnahmen.

Im folgenden werden verbreitete Therapieverfahren, ihre erwünschten und unerwünschten Wirkungen und - soweit möglich - ihre begründeten Indikationen dargestellt.

An dieser Stelle sei betont, daß der behandelnde Arzt an sich schon wirkt, im Guten wie im Schlechten. Bei entsprechender positiver Verstärkung und Motivation sind über bisher unbekannte Mechanismen sowohl Verbesserungen der Samenqualität als auch der Konzeptionsraten möglich. So war in einer multizentrischen Doppelblindstudie mit Arginin nur in dem Zentrum eine signifikante Verbesserung von Spermiogramm und Konzeptionsrate zu beobachten, in dem die Patienten mit Enthusiasmus in die Studie aufgenommen wurden. Ein Unterschied zwischen Verum und Plazebo ergab sich dabei nicht (Pryor 1994a). Es gilt daher, auch die Therapiemöglichkeit der „*Droge Arzt*" zum Nutzen des Patienten einzusetzen.

Dennoch werden summa sumarum die Erfolgsaussichten der Behandlung männlicher Fertilitätsstörungen relativ pessimistisch eingeschätzt. Durchschnittlich 12 % der Patienten der Infertilitätssprechstunde sollen infertil sein, ohne Möglichkeit einer therapeutischen Besserung. Etwa 13 % der Patienten gelten als potentiell therapierbar, bei den restlichen 75 % der Männer dagegen sollen unbehandelbare Subfertilitäten vorliegen (Baker 1994).

4.4.1 Psychologische Basisbetreuung

Hintergrund

Der unerfüllte Kinderwunsch sowie die langwierigen, teils invasiven und oft erfolglosen Prozeduren der Infertilitätsdiagnostik und -therapie stellen für das betroffene Paar eine schwere Belastung dar (s. 2.1). Diese steigt mit zunehmender Dauer der Infertilität (Edelmann und Conolly 1986). Da die Paare meist Schwierigkeiten haben, über ihr Problem zu sprechen (insbesondere mit den eigenen Eltern), besteht oft ein Gefühl der Isolation von Freunden und Verwandten. Unbewußt stellt sich damit ein Gefühl der Hilflosigkeit und des Kontrollverlustes über die eigene Zukunft ein. Es ist daher nicht einfach, psychologische Faktoren, die sich im Laufe der Behandlung einstellen, von primär vorhandenen und möglicherweise ursächlichen zu differenzieren. Auch wenn bei Patienten der Infertilitätssprechstunde vermehrt Zeichen seelischer Bedrängnis zu finden sind, gibt es keine gesicherten Hinweise darauf, daß emotionale Störungen von signifikanter Bedeutung für die Fertilität sind. Bisher konnte kein definierter psychopathologischer Faktor als Ursache oder Begleitphänomen der männlichen Infertilität ermittelt werden (Bents 1985). Die emotionale Belastung bei Patienten mit organisch bedingter Infertilität ist mindestens gleich hoch wie bei solchen mit idiopathischer Fertilitätsstörung (Wright et al. 1989). Bei Patienten jedoch, deren Fertilität primär bereits grenzwertig ist, können psychosoziale Faktoren durchaus von Relevanz sein (Bell und Alder 1994).

Der betreuende Arzt sollte sich daher immer wieder bewußt machen, daß Patienten der Infertilitätssprechstunde ggf. enormen seelischen Belastungen unterliegen, die ihrerseits - unabhängig vom Ziel der Infertilitätsbehandlung - therapiebedürftig sein können. Ausgeglichene Paare jedoch brauchen keine speziellen psychologischen Programme (Conolly et al. 1993).

Praktische Konsequenzen

In der Sprechstunde sollte der Arzt daher darauf achten, die emotionalen Bedürfnisse infertiler Paare zu berücksichtigen. Neben einer Einbeziehung beider Partner gehört die Aufklärung und Beratung der Betroffenen über das sexuelle Verhalten zum Gespräch. Zwar kommen sexuelle Probleme bei infertilen Paaren nicht unbedingt häufiger vor als in der Normalbevölkerung (5–18%, Raval et al. 1987; Bell und Alder 1994), da sie aber möglicherweise ein Fertilitätshindernis darstellen können, muß über die Sexualität des Paares (z. B. Zeit und Häufigkeit des Geschlechtsverkehrs) gesprochen werden. Der Gefahr einer Mechanisierung der sexuellen Aktivität (Sexualität als Pflichtaufgabe) muß dabei jedoch entgegengewirkt werden. Dies kann, falls erforderlich, durch eine Trennung in „aufgaben-" und „lustorientierte" Sexualität, eine Anleitung zur partnerschaftlichen Unterstützung und durch Reduktion anderer erkannter Streßfaktoren erreicht werden (Schnapper et al. 1995).

Ferner sollten dem Paar Information über den gegenwärtigen Stand der Diagnostik, ihre Konzeptionschancen und die geplante Behandlung gegeben werden. Hier können u. a. Broschüren und Bücher hilfreich sein (Lalos et al. 1985). Leider sind hier die Informationen den männlichen Part des Paares betreffend meist recht dürftig (z. B. Frobenius et al. 1993: 1 von 45 Seiten der Broschüre).

Auch sollten die persönlichen Nöte und Bedürfnisse der Patienten angesprochen werden. Dem Paar sollte Gelegenheit gegeben werden, seine Ängste und Probleme anzusprechen.

So waren Paare mit ihrer Infertilitätsbehandlung am zufriedensten, wenn die Behandler fachlich kompetent *und* einfühlsam waren, über die Behandlung adäquat informierten und beide Partner in die Behandlungsplanung einbezogen (Halman et al. 1993).

Auch psychologische Techniken, wie Entspannungsübungen bzw. autogenes Training oder die Kontakaufnahme zu Selbsthilfegruppen, können hilfreich sein. Sie sollten angeboten werden, wenn Patienten ihrer bedürfen.

4.4.2 Beratung über Konzeptionsoptimum und Kohabitationshäufigkeit

Da Samenqualität und -quantität mit der sexuellen Karenz ansteigen, ist, insbesondere bei eingeschränkter Samenqualität, eine etwa 5tägige sexuelle Karenz sinnvoll. Die Kohabitation sollte dann knapp vor, spätestens aber zum Zeitpunkt der Ovulation und damit 1–2 Tage vor dem zu erwartenden Anstieg der Basaltemperaturkurve stattfinden. Da das Ei nur 2–6 h befruchtungsfähig, das Spermatozoon aber etwa 2 Tage lebensfähig ist, ist die Wahrscheinlichkeit, daß die befruchtungsfähige Eizelle in der Tube auf dort bereits vorhandene Spermatozoen trifft, auf diese Weise am größten (Vogt 1990). Unter der Vorstellung der Erschöpfungsazoospermie wurde bisher meist zu einmaligen Kohabitationen zum Ovulationszeitpunkt geraten. Da aber im Gegensatz zu Männern mit Normozoospermie, bei denen wiederholte Ejakulationen zur Abnahme der Zahl motiler Spermatozoen führten, bei Patienten mit Oligozoospermie die Zahl motiler Spermatozoen in nacheinander gewonnenen Ejakulaten konstant blieb (Ejakulationen im Abstand von 1, 4 und 24 h; Tur-Kaspa et al. 1994), werden nach neueren Studien bei eingeschränkter Samenqualität tägliche Kohabitationen um den Zeitpunkt der erwarteten Ovulation empfohlen.

Kann der Eisprung jedoch nicht erfaßt werden, sind aus statistischen Gründen 3–4 Kohabitationen pro Woche zu empfehlen (s. 3.1.2). Dies zu vermitteln, ohne die Partnerschaft zum „Leistungssport" zu machen, ist jedoch problematisch.

4.4.3 Medikamentöse Therapie

4.4.3.1 Androgene

Indikationen

Bei Hypogonadismus mit Androgenmangel, Bläschendrüseninsuffizienz, Pubertas tarda beim Knaben (→ Induktion der Pubertät), übermäßigem Längenwachstum beim Knaben (→ Unterdrückung). Des weiteren bei nichtentzündlichen Störungen der Nebenhoden und bei Störungen des Spermatozoen-Outlet. Die verschiedenen, zur Androgentherapie zur Verfügung stehenden Präparate eignen sich in unterschiedlichem Maße zur Behandlung der einzelnen Indikationen. In ihren Nebenwirkungen sowie hinsichtlich ihrer Wechselwirkungen mit anderen Pharmaka sowie ihren Kontraindikationen unterscheiden sie sich jedoch nur unwesentlich.

Werden Androgene über einen längeren Zeitraum verabreicht, kommt es aufgrund des negativen Rückkopplungsmechanismus der Androgene auf die hypophysäre Sekretion von FSH zunächst zu einer Azoospermie (Mauss et al. 1975; WHO 1990). Dieser Effekt wurde zur hormonellen Kontrazeption genutzt (Nieschlag et al. 1992). Bei Langzeitgaben sind die Patienten daher vor der Behandlung über die *Möglichkeit einer bleibenden Azoospermie* aufzuklären.

Die Therapieerfolge mit Androgenen sind insgesamt umstritten! Noch ungeklärt ist die Androgensubstitution im Alter. Die physiologisch normalen Androgenkonzentrationen im Hodengewebe sind aufgrund der Bindung des Hormons an Proteine bis zu 100fach höher als die im Blutserum. Um durch parenterale Applikation von Testosteron dessen intratestikuläre Konzentration deutlich zu erhöhen, müßte daher eine Dosis von mehr als 1 g Testosteron pro Tag angewendet werden, was aus pharmakologischen Gründen nicht möglich ist. Bei geringeren Dosen sind zwar Einflüsse auf die Adnexorgane, nicht aber auf den tubulären Apparat und das spermiogenetische Epithel zu erwarten (Krause und Rothauge 1990). Eine Androgentherapie unter der Vorstellung, die Spermatogenese zu beeinflussen, ist daher nicht indiziert. Kontrollierte Studien konnten keine erhöhten Schwangerschaftsraten nach Mesterolontherapie von idiopathischer Infertilität bzw. Oligozoospermie berichten [Aafjes et al. 1983 (25 mg/Tag); Hargreave et al. 1984 (2mal 50 mg/Tag); Gerris et al. 1991 (150 mg/Tag); WHO 1989]. Auch bei Testosteronundecanoatbehandlungen war in kontrollierten Studien keine Zunahme der Schwangerschaftsraten zu beobachten (Pusch 1988; Comhaire 1990).

Dosierung

Siehe Medikamentenbeschreibung.

Kontraindikationen

Androgenabhängige Karzinome der Prostata oder der männlichen Brustdrüsen; Hyperkalzämie bei malignem Tumor.

Nebenwirkungen

Bei relativ großer therapeutischer Breite sind in der Regel keine gravierenden Nebenwirkungen zu erwarten. Beobachtet wurden: Funktionsstörungen des Hypophysenvorderlappens mit nachfolgender Atrophie der Keimdrüsen (reversible oder bleibende Verminderung der Spermatogenese und der Hodengröße); selten Priapismus; gelegentlich treten Ödeme und Spontanerektionen auf. Da Testosteron zu östrogenwirksamen Abbauprodukten metabolisiert wird (s. Anhang B), kann es unter der Therapie zu einer Feminisierung (Gynäkomastie) kommen! Außerdem wurde in Zusammenhang mit oraler Androgentherapie (C17-alkylierte Androgene) von cholestatischem Ikterus berichtet.

Androgene sind nicht geeignet, bei Gesunden den Muskelansatz zu fördern oder die körperliche Leistungsfähigkeit zu steigern!

Wechselwirkungen

Die Wirkung oraler Antikoagulanzien wird verstärkt. Phenobarbital steigert den Abbau von Steroiden in der Leber $\Rightarrow$ mögliche Beeinträchtigung der Wirkung der Androgentherapie.

Therapieüberwachung

Klinische Kriterien

- Libido und Potenz,
- psychische und physische Aktivität,
- Virilisierung des Habitus (sekundäre Geschlechtsbehaarung, Bartwuchs, Rasurfrequenz, Sebumproduktion, Muskelkraft),
- Prostatavolumen steigt in den altersentsprechenden Normbereich.

Laborkriterien

- Erythrozyten: eine Testosteronsubstitution steigert die Erythropoese (rotes Blutbild!) $\Rightarrow$ bei zu niedriger Androgendosierung bleibt eine leichte Anämie, bei Überdosierung kommt es zur Polyzythämie und einem erhöhten Hämatokrit,
- Ejakulatvolumen: liegt das Ejakulatvolumen im Normbereich, spricht dies für eine ausreichende Stimulation der akzessorischen Drüsen,
- Zunahme der Mineralisierung des Knochens.

Untersuchung

- stetige Kontrolle des Blutbildes,
- Prostatakontrolle (> 40 Jahre, inklusive PSA, Sonographie),
- evtl. Kontrolle der Knochendichte (quantitative CT der Lendenwirbelsäule oder aber Photonen- bzw. Röntgendensitometrie).

Testosteronundecanoat (Andriol)

Testosteronderivat, in Position 17-β mit einer aliphatischen Kette verestert, wodurch eine sofortige Metabolisierung des Wirkstoffs in der Leber (sog. First-pass-Effekt) verhindert wird. Zirka 4 h nach der Einnahme ist der Testosteronspiegel im Blutserum am höchsten.

Indikationen

Zur Behandlung nichtentzündlich bedingter Störungen des Spermatozoen-Outlet und der Nebenhodenfunktionen, postpubertärer Leydig-Zellinsuffizienz oder Bläschendrüseninsuffizienz; allgemein zur Behandlung des durch Androgenmangel gekennzeichneten Hypogonadismus.

Kontraindikationen

Siehe Androgene, allgemein.

Nebenwirkungen

Siehe Androgene, allgemein; Andriol enthält Parahydroxybenzoesäureester → **Cave:** Gefahr der Parastoffgruppenallergie!

Wechselwirkungen

Siehe Androgene, allgemein.

Kontrollen

Kontrolle des Spermas notwendig, da die Bremswirkung des Androgens auf die Spermatogenese eine Verminderung des spermiogenetischen Epithels zur Folge haben kann (2- bis 3mal jährlich). Kontrolle des Testosteronspiegels nach 6 Wochen.

Cave: Serumwerte können stark schwanken, deshalb Kontrolle nach klinischen Kriterien!

Handelsnamen

Andriol (Fa. Organon).

Dosierung

In den ersten 2–3 Wochen tgl. 3–4 Kaps. à 40 mg Testosteronundecanoat zu den Mahlzeiten; dann 1–3 Kaps./Tag.

Verordnung

- 30 Kaps. (N1) à 40 mg Wirkstoff 45,17 DM,
- 60 Kaps. (N2) à 40 mg Wirkstoff 86,53 DM.

Testosteronenanthat (Testoviron-Depot)

An der 17-β-Position verestertes Testosteronderivat; die Halbwertszeit des Wirkstoffs im Blutplasma beträgt etwa 4½Tage. Anstelle von Testosteronenanthat können auch mit anderen aliphatischen Ketten veresterte Derivate, wie z. B. Testosteronpropionat (eignet sich nur zur Testosteronsubstitution) oder ein neuer Wirkstoff, das Testosteronbuciclat, eingesetzt werden. Mit steigender Länge der Seitenkette des Wirkstoffmoleküls verlängert sich dessen Halbwertszeit.

Indikationen

Zur Langzeitsubstitution mit Testosteron. Versuche, das Rebound-Phänomen als therapeutischen Ansatz bei Hypogonadismus zu nutzen, wurden eingestellt, da sie sich im Vergleich zu Plazebo als nicht effektiv erwiesen (Wang et al. 1983; Nieschlag und Freischem 1982). Ein günstiger Effekt bei Vorliegen eines Spermatogenesearrests wurde berichtet, doch liegt hierzu keine kontrollierte Studie vor (Charny und Gordon 1978).

Kontraindikationen

Siehe Androgene, allgemein.

Nebenwirkungen

Neben den oben genannten Nebenwirkungen jeglicher Androgentherapie muß bei Langzeitbehandlung darauf hingewiesen werden, daß die Gefahr einer bleibenden Azoospermie infolge der Verminderung des spermiogenetischen Epithels besteht.

Kontrollen

Kontrolle des Testosteronspiegels nach 2 Wochen. Bei Werten im Normbereich Ausdehnung des Injektionsintervalls auf 3 Wochen. Liegt der Wert dann immer noch im Normbereich, kann das Intervall von 3 Wochen beibehalten werden, ansonsten muß alle 14 Tage injiziert werden. Erneute Kontrolle des Testosteronspiegels nach 6 Monaten (ggf. Anpassung). Bei guter Einstellung: jährliche Kontrollen. Erstes Kontrollspermiogramm nach 3 Monaten. Insbesondere Kontrollspermiogramme 3–6 Monate nach Absetzen des Medikaments.

Handelsnamen

Testoviron-Depot-250 (Fa. Schering).

Dosierung

Es werden alle 14–21 Tage 250 mg Testosteronenanthat (Testoviron-Depot) verabreicht.

Verordnung

- 1 Spritzamp. (N1) à 250 mg Testosteronenanthat 27,39 DM,
- 3 Spritzamp. à 250 mg Testosteronenanthat 69,05 DM,
- 3 Amp. à 250 mg Testosteronenanthat 67,45 DM.

Mesterolon (Proviron-25)

Indikationen

Mesterolon hat als synthetisches 5α-Dihydrotestosteronderivat nicht das volle Wirkungsspektrum der Androgene, es wird daher nur selten, insbesondere zur Behandlung der Bläschendrüseninsuffizienz eingesetzt.

Zur Testosteronsubstitution bei Hypogonadismus ist Mesterolon nicht geeignet!

Kontraindikationen

Siehe Androgene, allgemein.

Nebenwirkungen

Siehe Androgene, allgemein; Proviron enthält Parahydroxybenzoesäureester → cave: Gefahr der Parastoffgruppenallergie! Da der enthaltene Wirkstoff Mesterolon intrazellulär über einen anderen Stoffwechselweg abgebaut wird, kann er nicht zu Östrogenen metabolisiert werden und bringt daher *nicht* die Gefahr einer Feminisierung mit sich.

Kontrollen

Kontrollspermiogramm nach 6 Wochen.

Handelsnamen

Proviron-25 (Fa. Schering), Pluriviron (enthält auch Yohimbin 5 mg, Fa. Asche).

Dosierung

3mal tgl. je 25 mg Mesterolon.

Verordnung

- Proviron-25:
  - 20 Tbl. (N1) à 25 mg Mesterolon 23,60 DM,
  - 50 Tbl. (N2) à 25 mg Mesterolon 50,88 DM,
- Pluriviron:

- 30 Drg. (N1) à 25 mg Mesterolon 26,25 DM,
- 90 Drg. à 25 mg Mesterolon 61,35 DM.

4.4.3.2 Antibiotika/Antiphlogistika

Indikationen

Bei entzündlichen Erkrankungen der männlichen Reproduktionsorgane (charakteristisches Zeichen ist u. a. eine erhöhte Granulozytendichte im Ejakulat) ist die Gabe von Antibiotika, evtl. kombiniert mit Antiphlogistika (z. B. Diclofenac) indiziert. Ferner zur Monotherapie bei chronischer Prostatitis. Unter einer Therapie mit 75 mg Indomethacin/Tag war die Schwangerschaftsrate in einer kontrollierten Studie größer als unter Plazebo (Barkay et al. 1984).

Cave: Antibiotika können ihrerseits die Spermatogenese beeinträchtigen. Während dies für manche Substanzen nachgewiesen wurde, fehlen bei vielen anderen entsprechende Untersuchungen (Schlegel et al. 1991; Tabelle 4.14). So wurde berichtet, daß einen Monat nach Ofloxacinbehandlung (über 20 Tage) signifikant geringere Spermatozoenkonzentrationen und -motilitäten beobachtet wurden. 3 Monaten später jedoch wiesen die Ejakulate bereits wieder die Ausgangswerte auf, und 6 Monate nach Therapieende fanden sich sogar bessere Spermatozoenmotilitäten als vor Therapiebeginn (Andreeßen et al. 1993).

Präparate

Die Auswahl des zu verabreichenden Antibiotikums richtet sich nach dem Antibiogramm der nachgewiesenen Erreger. Nachfolgend aufgeführte Wirkstoffe werden häufig erfolgreich eingesetzt.

Doxycyclin-HCl

Chlamydien und Ureaplasmen sind schwierig nachzuweisen; bei Hinweisen auf Entzündungen wird daher gern ex juvantibus Doxycyclin gegeben.

Kontraindikationen

Überempfindlichkeit gegen Tetracycline; Vorsicht bei schweren Leberfunktionsstörungen und Niereninsuffizienz.

Nebenwirkungen

Photosensibilisierung, sehr selten allergische Hautreaktionen (Erythem, Blasenbildung, selten auch schwere Hautreaktionen); bei Kindern evtl. reversible Knochenwachstumsverzögerung; sehr selten reversible intrakranielle Drucksteigerung; gastrointestinale Störungen (Erbrechen, Durchfall, Entzündung; bei anhaltenden Durchfällen und Koliken an pseudomembranöse Kolitis denken!); sehr selten Blutbildveränderungen (Folge allergischer Knochenmarkdepres-

Tabelle 4.14. Übersicht über potentiell schädigende Effekte verschiedener Antibiotika. (Literatur bei Schlegel et al. 1991; Maver und Basunti 1994)

Substanz	Effekte auf die Spermatogenese	Effekte auf die Spermatozoen	Spezies	Dosis
Nitrofurantoine	Spermatogenesearrest, Verminderung des DNS/RNS-Gehalts in den Germinalzellen	Immobilisierung (bei Dosen, die mindestens 5 fach über einer therapeutischen Dosierung lagen)	Mensch, Ratte	10 mg/kg/ Tag
Makrolide (u.a. Erythromycin)	Inhibition der mitochondrialen Proteinsynthese ⇒ Verminderung der Frequenz mitotischer Teilungen	Einschränkung von Motilität und Vitalität der Samenzellen	Mensch	Therapeutisch
Aminoglykoside	Meiosestörung, Verminderung des DNS/RNS-Gehalts in den Germinalzellen	Keine bekannt	Mensch, Ratte	Therapeutisch
Tetrazykline	Kein Effekt auf die Spermatogenese, nur leichte Verminderung des spermatogenetischen Index und des RNS-Gehalts der Spermiogenesezellen	Toxisch für ejakulierte Spermatozoen ⇒ Motilitätsverlust	Mensch, Ratte, Rind	Therapeutisch 100 μg/ml
Gyrasehemmer	Kurzzeitbehandlungen bleiben ohne nachteilige Wirkung	Nicht untersucht	Maus	Therapeutisch
β-Laktam-Antibiotika (Penizilline, Cephalosporine)	Keine tubulären Schäden bekannt	Offenbar nicht toxisch (enthalten in Medien der Spermatozoenpräparation)	Mensch	Therapeutisch
	Spermatogenesearrest		Ratte	Therapeutisch
Sulfasalzine	Spermatogenesestörung	Motilitätsbeeinträchtigung	Mensch	Therapeutisch
Cotrimoxazol	Spermatogenesestörung	Beeinträchtigung von Samenzellmotilität und -morphologie, Reduktion der Spermatozoenzahl	Mensch	160 mg/Tag

sion: reversible Neutropenie); Überempfindlichkeitsreaktionen (Exantheme, Erytheme, anaphylaktischer Schock, Bronchospasmen u. a.); Superinfektionen mit Candida albicans (Mundsoor).

Wechselwirkungen

Antacida, Milchprodukte, Eisensalze und Aktivkohle vermindern die Tetracyclinresorption. Ebenso wie durch β-Lactamantibiotika wird die Doxycyclinwirkung durch chronischen Alkoholabusus vermindert. Die Wirkung oraler Antidiabetika und Antikoagulanzien sowie die Wirkung von Sulfhydrylharnstoffen wird verstärkt. Enzyminduktoren (z. B. Barbiturate, Phenytoin etc.) beschleunigen den Tetracyclinabbau. Erhöhte Nebenwirkungsgefahr von Theophyllin im Magen-Darm-Trakt. Die Cyclosporintoxizität wird erhöht, die Sicherheit von Kontrazeptiva beeinträchtigt.

Kontrollen

Klinisch; nach Therapieende Kontrolle auf Leukozyten im Ejakulat.

Handelsnamen

Zahlreiche Präparate (29 Spezialitäten!) sind erhältlich, s. Rote Liste. Festbetrag für 20 Kaps.: 21,94 DM.

Dosierung

2mal tgl. 100 mg Doxycyclin-Natrium über 10–20 Tage.

Ofloxacin, Ciprofloxacin (Gyraseinhibitoren)

Indikationen

Zu den sensiblen Erregern gehören v. a. Chlamydien und Gram-negative Keime.

Kontraindikationen

Zerebrale Anfallsleiden.

> Vorsicht bei Patienten mit erniedrigter Krampfschwelle (wie z. B. Schlaganfall, verringerter Hirndurchblutung oder Krampfanfällen in der Anamnese); Vorsicht bei Niereninsuffizienz (Dosisreduzierung bei Nierenfunktionsstörungen.

Nebenwirkungen

Photosensibilisierung, Exantheme, Juckreiz; Muskelschwäche, muskuläre Koordinationsstörungen, Muskelschmerzen, Arthralgie (v. a. bei hohen Dosen), Parästhesien; zentralnervöse Störungen (Kopfschmerz, Schwindel etc.) und psychotische Reaktionen (Angst, Verwirrtheit); Krampfanfälle; Geschmacks-, Geruchs-, Hörstörungen; Übelkeit, Erbrechen, Bauchschmerzen, Durchfälle; Phlebitis; Blutbildveränderungen (Leuko-, Thrombopenie); Erhöhung von GOT, GPT, AP, Bilirubin; Überempfindlichkeitsreaktionen (Hautreaktionen, Vaskulitis, anaphylaktischer Schock); Superinfektionen.

Wechselwirkungen

Mineralische Antacida und Eisen vermindern die Resorption von Ofloxacin. Die Elimination von Koffein bzw. von Theophyllin wird vermindert ⇒ erhöhte Plasmakonzentrationen.

Kontrollen

Klinisch; nach Therapieende Kontrolle auf Leukozyten im Ejakulat.

Handelsnamen

Tarivid (Fa. Hoechst), Ciprobay (Fa. Bayer).

Dosierung

2mal tgl. 200 mg Ofloxacin bzw. 500–750 mg Ciprofloxacin über 15–20 Tage.

Verordnung

- 10 Filmtbl. (N1) à 200 mg Ofloxacin 48,27 DM,
- 20 Filmtbl. (N2) à 200 mg Ofloxacin 90,35 DM,
- 50 Filmtbl. à 200 mg Ofloxacin 204,87 DM,
- 10 Lacktbl. (N1) à 500 mg Ciprofloxacin-HCL 89,16 DM,
- 20 Lacktbl. (N2) à 500 mg Ciprofloxacin-HCL 163,85 DM,
- 10 Lacktbl. (N1) à 750 mg Ciprofloxacin-HCL 124,78 DM,
- 20 Lacktbl. (N1) à 750 mg Ciprofloxacin-HCL 238,29 DM.

Makrolidantibiotika (Erythromycin, Roxithromycin)

Indikationen

Bei Nachweis von Chlamydien oder Mykoplasmen; nach Antibiogramm.

Kontraindikationen

Schwere Leberfunktionsstörungen.

Nebenwirkungen

Überempfindlichkeitsreaktionen der Haut, Exantheme, Urtikaria; gastrointestinale Störungen (Übelkeit, Erbrechen); selten Leberfunktionsstörungen; in Einzelfällen Cholestase.

Wechselwirkungen

In Verbindung mit Dihydroergotamin bzw. mit Mutterkornalkaloiden kommt es zu einer verstärkten Vasokonstriktion. Lincomycine führen zu einer gegenseitigen Verminderung der Wirkung der Pharmaka. Die Wirkung von Antikoagulanzien wird verstärkt, die Wirkung von β-Lactamantibiotika vermindert. Die Blutserumspiegel an Theophyllin bzw. an Carbamazepin werden erhöht.

Kontrollen

Bei anamnestischen Anhaltspunkten: Kontrolle der Leberfunktion.

Handelsnamen

Es sind zahlreiche Präparate erhältlich; s. Rote Liste:

- 10 Tbl. à 500 mg Erythromycin FB 21,25 DM,
- 20 Tbl. à 500 mg Erythromycin FB 39,74 DM,
- 50 Tbl. à 500 mg Erythromycin FB 90,94 DM oder
- 10 Tbl. à 150 mg Roxithromycin (Rulid) 38,51 DM,
- 20 Tbl. à 150 mg Roxithromycin (Rulid) 67,62 DM.

Dosierung

Über 15–20 Tage tgl. 1–1,5 g Erythromycin; verteilt auf 2–4 Einzeldosen zu den Mahlzeiten. Roxithromycin: 2mal 1 Tbl./Tag.

Diclofenac-Natrium (Antiphlogistikum)

Indikationen

Bei chronischen Entzündungen des Nebenhodens, die v. a. durch das Vorkommen von Makrophagen im Sperma und eine atypische Anfärbbarkeit der Spermatozoenflagellen in der Schorr-Färbung charakterisiert sind, wird zusätzlich zur antibiotischen eine antiphlogistische Therapie empfohlen, um örtlichen Verschlüssen und der Induktion lokaler Immunphänomene vorzubeugen.

Kontraindikationen

Hämatopoesestörungen; Magen-Darm-Ulzera; Vorsicht bei akuten hepatischen Porphyrien, Analgetikaintoleranz, kardialer und hepatischer Insuffizienz, renaler Insuffizienz, Asthma bronchiale, Hypertonie und bei Magen-Darm-Ulzera in der Anamnese.

Nebenwirkungen

In 12 % der Fälle sind Nebenwirkungen zu erwarten. Exantheme, Gastrointestinale Störungen (in etwa 10 %), Magen-Darm-Ulzera, Wasserretention und Störungen der Blutbildung können auftreten. In einzelnen Fällen kam es zu schweren Hautreaktionen oder zu akuten gastrointestinalen Blutungen. Selten sind Haarausfall, zentralnervöse Störungen (Kopfschmerz, Schwindel etc.), Leberfunktionsstörungen, Seh- und/oder Hörstörungen, Hyperkaliämie, Nierenfunktionsstörungen und/oder Überempfindlichkeitsreaktionen (Blutdruckabfall, Bronchospasmen) beobachtet worden.

Wechselwirkungen

Die Wirkungen von Diuretika und von Antihypertonika werden vermindert. In Kombination mit Lithium, Phenytoin oder Digoxin wird deren Plasmaspiegel erhöht. Glukokortikoide und Acetylsalicylsäure erhöhen die gastrointestinale Blutungsgefahr. Die Toxizität von Methotrexat sowie die Nephrotoxizität von Cyclosporin werden erhöht. Die blutzuckersenkende Wirkung von Antidiabetika wird verstärkt. Zusammen mit Antikoagulanzien besteht eine erhöhte Blutungsgefahr.

Kontrollen

Klinische Kontrolle. Bei längerer Therapie empfiehlt sich neben einer Kontrolle des Blutbildes evtl. auch eine Kontrolle des Gerinnungsstatus sowie eine Kontrolle des Blutzuckerspiegels.

Handelsnamen

Es sind zahlreiche Präparate (Diclofenac in magensaftresistenten Dragees) erhältlich, s. Rote Liste:

- Diclofenac 20 Tbl. (N1) à 50 mg FB 8,87 DM,
- Diclofenac 50 Tbl. (N2) à 50 mg FB 19,54 DM.

Dosierung

2mal tgl. 50 mg Diclofenac-Natrium über 4–6 Wochen.

4.4.3.3 Anticholinergika (Brompheniramin, Imipramin)

Indikationen

Retrograde Ejakulation, Transportstörungen (z. B. als Folge retroperitonealer Lymphadenektomie, Diabetes mellitus), d. h. man benutzt die eigentlich unerwünschte anticholinerge Wirkung als Hauptwirkung.

Kontraindikationen

- Brompheniramin: Prostataadenom mit Restharnbildung; Engwinkelglaukom.

- Imipramin: akute Intoxikation mit zentraldämpfenden Pharmaka und Alkohol, akutes Harnverhalten, akute Delirien, Prostatahypertrophie mit Restharnbildung, Pylorusstenose, paralytischer Ileus, unbehandeltes Engwinkelglaukom, gleichzeitige Behandlung mit MAO-Hemmern.

Anwendungsbeschränkungen

Prostatahypertrophie ohne Restharnbildung, schwere Leberschäden, erhöhte Krampfbereitschaft, Störungen der Blutbildung, kardiale Vorschädigung (v. a. bei Störungen der Erregungsleitung wie AV-Block).

Nebenwirkungen

- Brompheniramin: Überempfindlichkeitsreaktionen und Exantheme, zentralnervöse Beschwerden, Sedierung, Mundtrockenheit und gastrointestinale Störungen, Sehstörungen, evtl. Glaukomauslösung, sehr selten Blutbildveränderungen, Miktionsstörungen.
- Imipramin zusätzlich: Schwitzen, Tremor, Benommenheit, Schwindel, Gewichtszunahme, Akkomodationsstörungen, Mundtrockenheit, Hypotonie, passagerer Anstieg der Leberenzymaktivität, orthostatische Dysregulation, Tachykardie, verstopfte Nase. Selten sind: motorische Störungen, Müdigkeit oder Schlafstörungen, Verwirrtheitszustände, Durstgefühl, paralytischer Ileus, Leberfunktionsstörungen, sexuelle Funktionsstörungen, Galaktorrhoe, Kollaps, Miktionsstörungen, Erregungsleitungsstörungen. Daneben sind in Einzelfällen weitere Symptome berichtet worden (s. Rote Liste).

Wechselwirkungen

Verstärkung der Wirkung von Alkohol, zentraldämpfenden Pharmaka. *Imipramin* zusätzlich: blutdrucksenkende Wirkung von Guanethidin und Clonidin abgeschwächt, sympathomimetische Wirkung von Katecholaminen verstärkt, zusammen mit Neuroleptika und Cimetidin erhöhte Plasmakonzentration des Imipramins, verstärkte Erregungsleitungsstörungen bei Antiarrhythmika vom Chinidintyp, Amiodarontyp und Digitalis. Schwere Nebenwirkungen bei Gabe von MAO-Hemmern!

Phenytoinspiegel werden erhöht, Imipraminspiegel werden durch Disulfiram, Alprazolam und Methylphenidat erhöht, durch Barbiturate, Carbamazepin, Nikotin erniedrigt (Enzymaktivierung).

Kontrollen

Klinisch; bei einer Langzeitbehandlung mit Imipramin Zahnstatuskontrolle, da Karies möglich; Leber- und Nierenfunktion, Blutdruckkontrolle.

Handelsnamen

Dimegan (Fa. Kreussler); Tofranil (Fa. Geigy).

Dosierung

- Brompheniramin 2- bis 3mal tgl. 12 mg,
- Imipramin 25–75 mg/Tag.

Verordnung

- Dimegan: 20 Kaps. (N1) à 12 mg 16,65 DM,
- Tofranil:
  - 20 Drg. à 25 mg (N1) FB 13,34 DM,
  - 50 Drg. à 25 mg (N2) FB 29,89 DM,
  - 20 Drg. à 50 mg (N1) FB 19,92 DM,
  - 50 Drg. à 50 mg (N2) FB 44,60 DM.

4.4.3.4 Antihypotonika (Midodrin)

Das Sympathomimetikum Midodrin kann eine Kontraktion der glatten Muskulatur, insbesondere am Blasenhals (Musculus sphincter internus), bewirken und so bei Vorliegen einer Leistungsschwäche der Blasenverschlußmuskulatur zu einer normalen Ejakulation verhelfen.

Indikationen

Retrograde Ejakulation, Transportazoospermie.

Kontraindikationen

Vorliegen mechanischer Abflußbehinderungen; Thyreotoxikose; Phäochromozytom; Engwinkelglaukom; Blasenentleerungsstörungen mit Restharnbildung. Vorsichtig dosieren bei schweren organischen Herz- und Gefäßveränderungen sowie bei Rhythmusstörungen.

Nebenwirkungen

Herzklopfen, ventrikuläre Rhythmusstörungen, pektanginöse Beschwerden. Bei Überdosierung kann es zunächst zu pilomotorischen Reaktionen, Harndrang, Kältegefühl kommen. Bei starker Überdosierung können ausgeprägte Tachykardien, Arrhythmien und mäßige Hypertensionen auftreten, die dann ggf. mit Sedativa und Tranquilizern behandelt werden können. Eine evtl. infolge der Midodrintherapie auftretende reflektorische Bradykardie kann durch Atropin in den üblichen therapeutischen Dosen (0,5–1 mg i.v.) prompt behoben werden.

Wechselwirkungen

Guanethidin verstärkt die sympathomimetische Wirkung.

Kontrollen

Klinische Kontrolle nach Injektion.

Handelsnamen

Gutron (Fa. Nycomed).

Dosierung

1 Amp. i.v. (= 5 mg Midodrin-HCl).
Bei ausbleibendem Erfolg 2 bis maximal 3 Amp. als Einzelinjektionen unmittelbar hintereinander.

Verordnung

5 Amp. à 2 ml Gutron-Injektionslösung (N2) 10,01 DM.

4.4.3.5 Antiöstrogene (Tamoxifen, Clomifen)

Antiöstrogene blockieren die hypothalamischen Östrogenrezeptoren und führen darüber zu einer vermehrten Gonadotropinfreisetzung der Hypophyse (Krause 1979). Die Therapieerfolge bei Vorliegen einer Oligozoospermie sind widersprüchlich. Gesichert ist ein Anstieg der Serumspiegel von FSH und LH (Comhaire 1976) und ein Anstieg der Spermatozoenkonzentration nach Tamoxifen (Kotoulas et al. 1994). Die Effekte der Behandlung auf die Spermiogrammparameter und die Schwangerschaftsraten sind nach neueren, plazebokontrollierten Studien nicht belegt (Krause et al. 1992; Sterzik et al. 1991; Breznik und Borko 1993), die Verabreichung der Antiöstrogene bleibt daher kontrovers. Möglicherweise gibt es jedoch Untergruppen von Patienten mit idiopathischer Infertilität, die von dieser Behandlung profitieren können. Leider gibt es derzeit aber noch keine Identifikationskriterien, anhand derer solche Patienten erkannt werden können (Schill und Schillinger 1987).

Als Präparate, die für die Therapie eingesetzt werden können, stehen Tamoxifen und Clomifen (Homonnai et al. 1988) zur Verfügung, wobei Tamoxifen in der Regel der Vorzug gegeben wird, da es in bezug auf die andrologische Indikation scheinbar günstigere Wirkungen hat und im Vergleich zu Clomifen weniger Nebenwirkungen mit sich bringt (Schill 1979a). In zwei kontrollierten Studien wurde ein positiver Effekt von Clomifen auf Spermiogrammparameter und Schwangerschaftsraten beschrieben (Wang et al. 1983; Paulson 1979). In zahlreichen anderen kontrollierten Studien dagegen konnte dieser Effekt nicht bestätigt werden (WHO 1992b).

Cave: Die Antiöstrogene Tamoxifen und Clomifen sind für die hier vorgestellte andrologische Indikation nicht zugelassen! Es ist daher unbedingt erforderlich, den Patienten über die primäre, dem Präparat zuzuordnende Indikation und den vom Arzt im vorliegenden Fall beabsichtigten Therapieeffekt aufzuklären!

Indikationen

Empirisch bei schweren Testesschäden mit indifferentem Kallikreintest (bei Verdacht auf Entzündungen in Kombination mit Mastzellstabilisatoren) sowie bei Oligo- oder Oligoasthenozoospermie. Nicht gesicherte Wirkung.

Kontrollen

Vor allem zu Therapiebeginn werden Kontrollen der Leukozyten- und Thrombozytendichten empfohlen. Nach 14 Tagen dann eine Kontrolle des Kalziumspiegels. Erstes Kontrollspermiogramm nach 3 Monaten, dann 4–6 Wochen nach Therapieende, da oft ein bis zu einigen Monaten anhaltender Reboundeffekt mit besseren Ergebnissen als unter der Therapie selbst auftritt.

Tamoxifendihydrogenzitrat

Kontraindikationen

Schwere Leuko- oder Thrombopenie; schwere Hyperkalzämie.

Nebenwirkungen

Selten treten Hautreaktionen, Kopfschmerzen und Benommenheit, Sehstörungen, Störungen des Geschmacksinns, Depressionen, gastrointestinale Störungen, Thrombophlebitis, passagere Leuko- oder Thrombopenien auf.

Wechselwirkungen

Gegenseitige Wirkungsverminderung mit Östrogenen; die Warfarinwirkung wird verstärkt.

Handelsnamen

Es sind zahlreiche preisgünstige Präparate erhältlich: u. a. Tamoxifen Hexal (Fa. Hexal), Tamoxigenat (Fa. Azupharma), Tamox-Puren (Fa. Klinge-Nattermann Puren), Zemide (Fa. Wyeth).

Dosierung

2mal 10 mg/Tag für 3 Monate.

Verordnung

Von den genannten Herstellern werden jeweils Tabletten à 10, 20, 30 oder 40 mg Tamoxifendihydrogenzitrat in Verpackungseinheiten zu 30 (N1) oder 100 (N3) Tbl. angeboten.

- 30 Tbl. à 10 mg Tamoxifendihydrogenzitrat FB 36,91 DM,
- 100 Tbl. à 10 mg Tamoxifendihydrogenzitrat FB 195,50 DM.

Für eine 3monatige Behandlung müssen insgesamt 200 Tbl. à 10 mg Tamoxifendihydrogenzitrat verordnet werden!

Clomifendihydrogenzitrat

Kontraindikationen

Hypophysentumoren, Leberfunktions- und Blutgerinnungsstörungen.

Nebenwirkungen

Durch Wirkung des Medikamentes auf das ZNS kann es zu Nervosität, Schlaflosigkeit, Kopfschmerzen, Schwindelgefühlen, Müdigkeit und Depressionen, Gewichtszunahme, Gynäkomastie und Seminomen (Nilsson und Nilsson 1985) kommen. An der Haut können ebenfalls Reaktionen auftreten; es kann zu vorübergehendem Haarausfall kommen. Sehstörungen wurden berichtet.

Wechselwirkungen

Keine.

Handelsnamen

Clomifen-ratiopharm (Fa. Ratiopharm), Dyneric (Fa. Marion Merell), Clom 50 (Fa. Hexal), Pergotime (Fa. Serono).

Dosierung

25 mg (= 1/2 Tbl. morgens nach dem Frühstück) tgl. oder nur jeden 2. Tag (Hommonai et al. 1988) für 3–6 Monate.

Verordnung

Packung à 10 Tbl., FB 41,39 DM.

4.4.3.6 Antioxidanzien

Aitken und andere Autoren zeigten, daß die Inzidenz einer erhöhten Bildungsrate reaktiver Sauerstoffspezies durch die im Ejakulat vorliegenden Zellen bei Patienten mit Oligozoospermie signifikant höher ist als bei fertilen Männern (Aitken et al. 1989b; s. 4.3.18). In solchen Fällen ist ein empirischer Therapieversuch mit Vitamin E und Vitamin C indiziert.

Indikationen

Idiopathische Infertilität, idiopathische Oligo- und Oligoasthenozoospermie. Weitere indirekte Hinweise auf eine gesteigerte Bildungsrate reaktiver Sauerstoffspezies können sein: ein pathologisches Ergebnis des Penetrak-Tests und v. a. ein starker Motilitätsverlust der Spermatozoen innerhalb von 4 h (> 30 % des Ausgangswertes).

Vitamin C erwies sich zudem zur Behandlung von Samenzellagglutinationen als hilfreich und könnte auch bei Verflüssigungsstörungen günstig sein (Harris et al. 1979; Daunter et al. 1989; Dawson et al. 1987 1992).

Handelsnamen

Es stehen zahlreiche Präparate zur Verfügung, s. Rote Liste.

Kontraindikationen

Keine.

Nebenwirkungen

Keine.

Kontrollen

Kontrollspermiogramm nach 3–6 Monaten.

Therapiedauer

3–6 Monate.

Vitamin E

Als fettlösliches Antioxidans könnte Vitamin E bei oxidativer Zellschädigung protektiv wirken. Da es durch Vitamin C zu seiner funktionsfähigen Form reduziert wird, scheint eine Kombination mit Vitamin C sinnvoll.

Wechselwirkungen

Die Wirkung von Vitamin E wird bei gleichzeitiger Einnahme von Eisenpräparaten vermindert ⇒ es empfiehlt sich eine um mindestens 4 h versetzte Einnahme der Präparate.

Dosierung

Eine optimale Dosierung ist bislang nicht bekannt; es werden bis 800 mg α-Tocopherolacetat/Tag empfohlen.

Verordnung

- Optovit E forte (200 IE; Hermes), 270 Kaps. (3mal tgl. 1 Kaps.) 78,10 DM,
- E-Vitamin Ratiopharm 400, 3mal N3 (=60 Kaps.), (2mal tgl. 1 Kaps.) à 29,60 DM,
- Kneipp Vitamin E Kaps. (200 mg), 7mal N2 (=40 Kaps.), (3mal tgl. 1 Kaps.) à 9,45 DM,
- Biopto-E (500 IE) (Jenapharm):
  - 50 Kaps. (N2) 47,93 DM,
  - 100 Kaps. (N3) 75,61 DM.

Vitamin C

Indikationen

Verflüssigungsstörungen des Seminalplasmas; Samenzellagglutinationen (Dawson et al. 1987).

Wechselwirkungen

Keine.

Dosierung

Eine optimale Dosis ist bislang nicht bekannt; es werden bei oraler Verabreichung 1000–2000 mg Ascorbinsäure/Tag für 3–6 Monate, bei Injektion 500–1000 mg Ascorbinsäure/Tag i.v. oder i.m. empfohlen.

Verordnung

- Cetebe (500 mg) (Fink), (2mal 1/Tag),
  - 50 Kaps. 19,90 DM,
  - 120 Kaps. 41,95 DM,
- Ascorell Pulver (Sanorell), (einmal 1 g/Tag) (Pulver, muß abgewogen werden!), 100 g 10,15 DM,
- Ascorvit 500 mg (Jenapharm) N3 (= 100 Drg.), (2mal 1/Tag) 28,65 DM,
- Hermes Cevitt Vitamin C Brausetabletten (Hermes) (einmal 1/Tag), 60 Tbl. 14,75 DM.

4.4.3.7 Dopaminagonisten (Bromocriptin, Lisurid)

Dopaminagonisten wirken als Inhibitoren der Prolaktinsekretion. Es wurde gezeigt, daß sich Dopaminagonisten bei Spermatogenesestörungen mit gleichzeitig erhöhtem Prolaktinspiegel verbessernd auf die Spermatogenese auswirken (Krause 1977; Montanari und Volp 1978). Bei normalen oder nur leicht erhöhten Prolaktinwerten dagegen haben sie in der Regel keinen Effekt (Hovatta et al. 1979).

Indikationen

Idiopathische Infertilität bei Hyperprolaktinämie und bei gleichzeitig normalen Testosteronwerten.

Kontraindikationen

Vorsicht bei Überempfindlichkeit gegen Mutterkornalkaloide, Hypertonie und koronaren Herzkrankheiten.

Nebenwirkungen

Bei hohen Dosen, insbesondere zu Therapiebeginn, können leichte Übelkeit, Erbrechen, allergische Exantheme auftreten. Vorübergehender Blutdruckabfall wurde berichtet. Außerdem kann es in Abhängigkeit von der Dosis zu psychotischen Veränderungen (Alpträumen, Halluzinationen, paranoiden Reaktionen, Verwirrtheitszuständen), Tachyarrhythmien und Durchblutungsstörungen an den Fingern kommen.

Wechselwirkungen

Vorsicht bei gleichzeitiger oder vorausgegangener Behandlung mit blutdruckwirksamen Mitteln.

Handelsnamen

Dopergin (Fa. Schering, Wirkstoff Lisurid), Pravidel (Fa. Sandoz, Wirkstoff Bromocriptin).

Dosierung

Beginn mit 1,25 mg Bromocriptin bzw. 0,1 mg Lisurid pro Tag, abends; Steigerung der Dosis alle 3 Tage, bis der Prolaktinspiegel normal ist. Die Einnahme erfolgt streng postprandial oder mit einer Mahlzeit!

Verordnung

Dopergin

- 10 Tbl. à 0,2 mg Lisuridhydrogenmaleat 18,18 DM,
- 30 Tbl. à 0,2 mg Lisuridhydrogenmaleat 42,50 DM,
- 100 Tbl. à 0,2 mg Lisuridhydrogenmaleat 119,90 DM.

Pravidel

- 30 Kaps. (N1) à 5 mg Bromocriptin 86,49 DM,
- 100 Kaps. (N3) à 5 mg Bromocriptin 230,64 DM,
- 30 Kaps. (N1) à 10 mg Bromocriptin 167,20 DM,
- 100 Kaps. (N3) à 10 mg Bromocriptin 472,43 DM.

4.4.3.8 Durchblutungfördernde Mittel/Wärmetherapie

Ziel dieser Therapien ist eine Regenerierung und Aktivierung aller am Produkt „Ejakulat" beteiligten Organe. Durch die verstärkte Durchblutung im kleinen Becken werden Heilungsprozesse (z. B. das Abklingen von Entzündungen) in diesem Bereich unterstützt. Bei andrologischer Indikation (s. unten) werden in der Regel Ichtho-Bellol-Suppositorien in Kombination mit Salhumin-Sitzbädern verordnet.

Indikationen

Adnexitis, Prostatitis, Verflüssigungsstörungen.

Ichtho-Bellol-Suppositorien (Natriumbituminosulfonat, Atropin 0,33 mg)

Therapiedauer

Beide Therapien sollten über 6–8 Wochen durchgeführt werden (Dosierung s. unten), es folgt dann eine 4- bis 6wöchige Pause, in der unterstützend Androgene (z. B. Proviron 50 mg/Tag) verabreicht werden können.

Beurteilung der Therapie

Ist bei Verflüssigungsstörung auch nach 6monatiger Behandlung keine Besserung zu beobachten, kann die Therapie als erfolglos abgebrochen werden (Schirren 1981).

Kontraindikationen

Engwinkelglaukom; Prostataadenom mit Restharnbildung; mechanische Stenosen im Bereich des Magen-Darm-Traktes; Tachyarrhythmie; Megakolon; akutes Lungenödem.

Nebenwirkungen

Hautrötung und Wärmestau (Abnahme der Schweißdrüsensekretion), Akkomodationsstörungen, Glaukomauslösung, psychische Beschwerden (Unruhe), Mundtrockenheit, Tachykardie, Miktionsbeschwerden.

Wechselwirkungen

Die anticholinerge Wirkung von Amantadin, Chinidin, Neuroleptika und tri- und tetrazyklischen Antidepressiva wird verstärkt.

Handelsnamen

Ichtho-Bellol-Suppositorien (Fa. Ichthyol).

Dosierung

Einmal tgl. 1 Supp. abends.

Verordnung

Ichtho-Bellol-Suppositorien, 15 Suppositorien (N2) 26,28 DM.

Sitzbäder

Kontraindikationen

Fieberhafte Erkrankungen; Tuberkulose; schwere Herz- und Kreislaufinsuffizienz; Hypertonie; genetisch determinierter Glukose-6-Phosphat-Dehydrogenase-Mangel.

Nebenwirkungen

Das Sitzbad sollte nicht in den Abendstunden vorgenommen werden, da es sonst zu Einschlafstörungen kommen kann.

Wechselwirkungen

Keine.

Handelsnamen

Salhumin-Sitzbad (Fa. Bastian-Werk).

Dosierung

3mal wöchentlich warmes Sitzbad (20 min) für 6–8 Wochen.

Verordnung

Salhumin-Sitzbad, 6 Btl. à 12,5g 17,55 DM.

4.4.3.9 Gonadotropine/Gonadotropin-Releasing-Hormon

Die Substitution mit Humangonadotropinen ist eine kausale Therapie bei Hypophysenvorderlappeninsuffizienz oder Hypothalamusschädigung. Am besten bewährt hat sich hierbei eine kombinierte Behandlung mit hCG (= humanes Chorion-Gonadotropin: LH-Aktivität) und hMG (= humanes Menopausen-Gonadotropin: FSH-Aktivität). HCG stimuliert die Leydig-Zellen (Androgensynthese), während hMG durch seinen FSH-Anteil die Sertoli-Zellfunktionen reguliert. Beide Hormone zusammen setzen die Spermatogenese in Gang und erhalten sie aufrecht. HCG allein ist hierzu nicht in der Lage. Gonadotropine wurden auch zur Therapie der idiopathischen Oligozoospermie bei Vorliegen niedriger FSH- und LH-Spiegel im Blutserum eingesetzt, wobei eine Besserung der Spermiogrammparameter beobachtet wurde (Lunenfeld et al. 1979; Schellen und Bruinse 1980; Schill et al. 1979a). Eine kontrollierte Studie zeigte jedoch keine signifikante Verbesserung der Schwangerschaftsraten (Knuth et al. 1987).

Nach Ergebnissen offener Studien scheint eine Behandlung mit rekombinant hergestelltem humanem FSH (hFSH) zur Verbesserung der Ergebnisse von IVF-Versuchen zu führen, ohne jedoch die Spermiogrammparameter zu verbessern. Der therapeutische Stellenwert dieses rekombinanten hFSH muß erst noch in kontrollierten Studien untersucht werden (Acosta et al. 1992).

Die Dauer einer Therapie mit Humangonadotropinen bei hypogonadotropem Hypogonadismus richtet sich nach der Ansprechbarkeit der Gonaden. In manchen Fällen wird erst nach einjähriger oder noch längerer Anwendung eine für eine Fertilisierung ausreichende Spermatozoenzahl erreicht! Unter einer Therapie mit Gonadotropinen oder Gonadotropin-Releasing-Hormon (Gonadorelin) wird jedoch selten eine normale Spermatozoendichte gebildet!

Vor jeder Therapie mit diesen Wirkstoffen muß zunächst das Vorliegen eines Hypophysen- oder Hypothalamustumors ausgeschlossen werden!

hMG

Indikationen

Die alleinige Gabe von hMG (= humanes Menopausengonadotropin) ist nur bei dem seltenen Krankheitsbild des isolierten FSH-Mangels indiziert. Ansonsten, z. B. zur Behandlung einer Hypothalamusinsuffizienz, wird hMG stets in Kombination mit hCG (s. unten) angewandt!

Kontraindikationen

Erhöhte FSH-Werte primärer Ursache (z. B. primärer Hodenschaden); Hypophysen- oder Hypothalamustumor; Prostatakarzinom; Verschlußazoospermie.

Nebenwirkungen

Sehr selten allergische Reaktionen.

Wechselwirkungen

Keine.

Kontrollen

Erstes Kontrollspermiogramm nach 12 Wochen.

Handelsnamen

Humegon (Fa. Organon); Pergonal (Fa. Serono); Menogon (Fa. Ferring).

Dosierung

5mal wöchentlich (Montag bis Freitag) je 75 IE oder 3mal wöchentlich (Montag, Mittwoch, Freitag) je 150 IE hMG i.m. Wird damit keine ausreichende Wirkung auf die Spermatogenese erreicht: 4mal wöchentlich je 150 IE!

Verordnung

Packungsgröße: 10 Amp. Trockensubstanz (à 75 IE LH- und 75 IE FSH-Aktivität) und 10 Amp. Lösungsmittel (à 1 ml). Erforderlich sind 60 (bei 5mal 1/ Woche) bzw. 70 Amp. (bei 3mal 2/Woche). Preis (je nach Hersteller): 416,90, 397,76 bzw. 387,01 DM.

hCG

Indikation

Die Monotherapie mit hCG (= humanes Chorion-Gonadotropin) wird zur Behandlung des fertilen Eunuchen (= isolierter LH-Mangel) und zur Therapie von Maldescensus testis mit Erfolg eingesetzt. Zur Therapie des Hypogonadismus wird hCG stets mit hMG kombiniert.

Kontraindikationen

Sexualhormonabhängige Tumoren; primäre Hodeninsuffizienz; organisch bedingter Hodenhochstand.

Nebenwirkungen

In bis zu 33 % der Fälle Gynäkomastie; selten Acne vulgaris, Aszites, Elektrolyt-/Wasserretention, Hydrothorax, Thromboembolie und proliferierende Prostataveränderungen.

Wechselwirkungen

Keine.

Kontrollen

Alle 14 Tage Bestimmung der Testosteron- sowie der Östradiolkonzentrationen im Blutserum. Haben sich die Hormonkonzentrationen mehr oder minder stabilisiert, was in der Regel nach 3–4 Monaten der Fall ist, reicht eine fortan alle 4 Wochen durchzuführende Kontrolle der Hormonspiegel aus. Nach 12 Wochen erstes Kontrollspermiogramm.

Handelsnamen

Choragon 1500 (Fa. Ferring), Predalon 500 (Fa. Organon), Pregnesin 1000/2500 (Fa. Serono), Primogonyl 500/1000 (Fa. Schering).

Dosierung

Da die Präparate einen gewissen Depoteffekt haben, genügen zur Behandlung des Maldescensus testis 2 Injektionen wöchentlich (Montag, Freitag) mit einer

Einzeldosis von je 1000–2500 IE hCG i.m.; bei hypogonadotroper Stimulation: 2500 IE 2mal/Woche oder 1mal/Woche 5000 IE. HCG kann auch vom Patienten selbst s.c. injiziert werden.

Verordnung

Jeweils Ampullen mit Trockensubstanz und dazu Ampullen mit Lösungsmittel. Je nach Hersteller erhält man Ampullen zu 250, 500, 1000, 1500, 2500, 5000 IE in Verpackungseinheiten von meist 3 oder 10 Amp./Packung (bis auf Choragon: alle Preise am Festbetrag):

- Choragon 1500, 12mal Nr. 3 à 28,21 DM
  FB 39,33 DM,
- Predalon 5000, 4mal Nr. 3 FB 71,50 DM,
- Pregnesin 2500, 8mal Nr. 3 FB 50,68 DM,
- Pregnesin 5000, 4mal Nr. 3 FB 71,50 DM,
- Primogonyl 5000, 4mal Nr. 3 FB 71,50 DM.

Gonadorelin

Aufgrund der Ähnlichkeiten der Abkürzungen von GnRH (Gonadotropin-Releasing-Hormon) und GRH („growth hormone releasing hormone") wird, um Verwechslungen zu vermeiden, empfohlen, das Gonadotropin-Releasing-Hormon wie ursprünglich als LH-RH zu bezeichnen, obgleich es – wie inzwischen bekannt – nicht nur die LH-Sekretion reguliert (Schally und McCann 1995).

Indikationen

Im Fall einer hypothalamisch bedingten Insuffizienz (z. B. Kallmann-Syndrom; Pubertas tarda) ist die pulsatile Therapie mit Gonadotropin-Releasing-Hormon (Gonadorelin) alternativ zur hCG/hMG-Therapie möglich (Delemarre-Van de Waal 1993). Bei 80–95% präpubertärer Jungen mit hypogonadotropem Hypogonadismus kann die Pubertät durch eine pulsatile Releasing-Hormontherapie induziert werden.

LH-RH-Analoga (Nasenspray Kryptocur, synthetisches Gonadorelin) haben sich hier nicht bewährt, da sie zu einer Down-Regulation der hypophysären Hormonrezeptoren führen und damit das Gegenteil der beabsichtigten Therapie bewirken (Clayton 1987). Sie wurden jedoch beim Maldescensus testis erfolgreich eingesetzt.

Ferner wurden Behandlungserfolge bei Patienten mit Oligozoospermie berichtet: neben einer Erhöhung der Gonadotropinspiegel und einer Normalisierung des LH-Sekretionsmusters wurde ein Anstieg der Spermatozoenzahl beobachtet (Aulitzky et al. 1989). In kontrollierten Studien jedoch konnte dieser Effekt nicht bestätigt werden (Badenoch et al. 1988; Bals-Pratsch et al. 1989).

Auch zur Behandlung der idiopathischen Infertilität kann die pulsatile Therapie mit Releasing-Hormon gegenwärtig nicht empfohlen werden.

Kontraindikationen

Hypophysenschäden, primärer Hodenschaden, Verschlußazoospermie, starker, überschießender FSH-Anstieg im LH-RH-Test (dann liegt eine primäre tubuläre Insuffizienz vor, s. 9.1.3).

Eine Therapie mit Releasing-Hormon bei hypergonadotropem Hypogonadismus ist nicht sinnvoll!

Nebenwirkungen

Priapismus; selten Gynäkomastie, lokale Reaktionen an der Injektionsstelle, anaphylaktoide Reaktionen oder vorübergehende neurologische Symptomatik.

Wechselwirkungen

Keine.

Kontrollen

Regelmäßige Kontrolle der LH-, FSH- und Testosteronwerte, zunächst alle 14 Tage, dann - bei normalen Werten - nur noch alle 4 Wochen. Erstes Spermiozytogramm nach 12 Wochen.

Handelsnamen

GnRH Serono (Fa. Serono), Lutrelef (Fa. Ferring), LH-RH (Fa. Ferring), Kryptocur (Fa. Hoechst, Wirkstoff: synthetisches Gonadorelin), Relefact LH-RH (Fa. Hoechst).

Dosierung

Zur Behandlung einer Hypothalamusinsuffizienz wird die subkutane pulsatile (alle 12 min) Verabreichung von Releasing-Hormon mit Hilfe einer Minipumpe empfohlen (Zyklomat pulse, Fa. Ferring).

Die Dosierung richtet sich dabei nach den LH-, FSH- und Testosteronwerten. Zu Therapiebeginn wird in der Regel eine höhere Dosis benötigt: meist wird mit einer Dosis von 10 μg GnRH/Puls begonnen, bei schlechtem Ansprechen ist eine Steigerung auf 20–40 μg/Puls zu erwägen. Im weiteren Verlauf der Therapie wird die Dosierung dann auf eine minimale Erhaltungsdosis herabgesetzt. Die starken Schwankungen der bei verschiedenen Patienten erforderlichen Dosen beruhen auf dem individuell stark unterschiedlichen Ansprechen der Hypophyse auf die Medikation.

Zu hohe Dosen sind zu vermeiden, da sie infolge einer nunmehr kontinuierlichen und nicht mehr pulsatilen Freisetzung des Releasing-Hormons aus subkutanen Depots zur Down-Regulation der Hypophyse führen.

Zur Therapie des Maldescensus testis ist GnRH auch als Nasenspray erhältlich; hier wird eine tägliche Dosis von 1,2 mg Gonadorelin (= 5 Sprühstöße Kryptocur) für die Dauer eines Monats empfohlen.

Verordnung

Bei Verwendung der Minipumpe:

- 1 Zyklomat-Pumpe 3424,- DM incl. MwSt. (Fa. Ferring),
- 1 Zyklomat-Pulse-Set 3,2 mg ca. 1000,- DM (Fa. Ferring).

Gegebenenfalls zur Fortführung der Therapie sind einzelne Injektionsflaschen à 0,8 bzw. 3,2 mg Gonadorelinacetat · H_2O erhältlich.

Bei Verwendung von Releasing-Hormon zu Einzelinjektionen (LH-RH-Test) eine Amp.:

- GnRH Serono (100 µg) 51,41 DM,
- Relefact LH-RH (0,1 mg) 50,29 DM,
- LH-RH Ferring (0,1 mg) 44,16 DM.

Zur Verordnung der Pumpe muß bei der Krankenkasse ein Antrag mit Aussagen zu Indikation und Therapiedauer gestellt werden. Die Pumpe bleibt Eigentum der Kasse und ist nach Therapieende zurückzugeben. Gegebenenfalls sind daher entsprechende Pumpen auch direkt bei der Krankenkasse verfügbar.

Therapiedauer

Es vergehen durchschnittlich 12 Monate (zwischen 4 und 24 Monate), bis bei Vorliegen eines tertiären Hypogonadismus letztendlich Spermatozoen im Ejakulat nachweisbar sind. Die Therapie muß daher mindestens 1 Jahr, evtl. sogar länger, durchgeführt werden. Etwa 50–75 % der Patienten weisen dann sogar normale Spermiogrammparameter auf. Doch auch ein Erreichen niedrigerer Spermatozoenzahlen stellt einen Therapieerfolg dar, sofern Motilität und Morphologie der Samenzellen normal sind (eine Schwangerschaft ist bereits ab einer Zelldichte von 1–5 Mio. Spermatozoen/ml möglich; Birkhäuser 1994).

Cave: Eine kontinuierliche, nichtpulsatile Anwendung von Releasing-Hormon kann eine schnelle, starke Abnahme des Testosteronspiegels zur Folge haben! Die Ursache hierfür dürfte vermutlich ein – durch den Verlust des pulsatilen Musters der Gonadotropinsekretion bedingter – Verlust an Gonadotropinrezeptoren der testikulären Zielzellen und eine damit verbundene Desensitivierung des Hodengewebes sein (Whitcomb und Crowley 1990).

4.4.3.10 Immunsuppressiva

Indikationen

Die Verabreichung von Immunsuppressiva, wie z. B. Azathioprin, muß im Einzelfall bei Vorliegen von Spermatozoenantikörpern diskutiert werden.

Kontraindikationen

Schwere Knochenmarkdepression, schwere Leberschäden.

Nebenwirkungen

Knochenmarkdepression (Leukothrombopenie, evtl. nach Monaten!); Übelkeit, Anorexie, Erbrechen, Diarrhö, Haarausfall, Cholestase, Leberfunktionsstörungen; selten allergische Reaktionen; Schwindel, Blutdruckabfall, Herzrhythmusstörungen; erhöhte Infektanfälligkeit; Myalgien, Arthralgien, Fieber, Alveolitis, Pankreatitis, mögliche Induktion von Neoplasien.

Wechselwirkungen

Xanthinoxidaseinhibitoren (wie z. B. Allopurinol) verstärken die Toxizität von Azathioprin. Die Wirkung polarisierender Muskelrelaxanzien wird aufgehoben. Die Wirkung von Suxamethonium und von Lebendimpfstoffen wird verstärkt.

Kontrollen

Blutbild und Leberwerte: zunächst alle 2 Wochen, dann alle 4 Wochen.

Handelsnamen

Imurek (Fa. Wellcome).

Dosierung

1–2,5 mg Azathioprin/kg KG und Tag.

Verordnung

- 100 Filmtbl. à 25 mg Azathioprin 153,19 DM,
- 100 Filmtbl. à 50 mg Azathioprin 282,60 DM.

4.4.3.11 Kinine

Kallikrein

Die kallidinfreisetzende Proteinase Kallikrein (Kallidinogenase) übt ihre Wirkung indirekt über eine Freisetzung von Kininen und die damit verbundene Stimulation des Stoffwechsels und einer verbesserten Substratversorgung aus (Abb. 4.7). Während einige Autoren neben einer Verbesserung der Motilität der Samenzellen auch einen positiven Einfluß von Kallikrein auf die Morphologie der Spermatozoen beobachteten (Schill 1979b; Haidl und Schill 1993), war bei anderen Studien kein Einfluß auf Samenzellzahl und -motilität erkennbar (Glezerman et al. 1993).

Mögliche Mechanismen der Kallikreinwirkung (Schill und Miska 1992):

1) Einfluß auf die Spermatogenese durch Aktivitätssteigerung des Sertoli-Zellsystems,

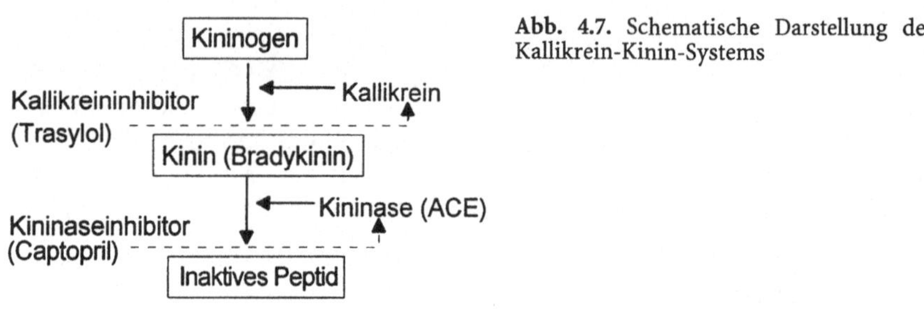

Abb. 4.7. Schematische Darstellung des Kallikrein-Kinin-Systems

2) Aktivierung der akzessorischen Geschlechtsdrüsen durch verbesserte Versorgung,
3) Steigerung der Spermatozoenmotilität,
4) Vermehrung des Spermatozoen-Outlet, so daß neben der Differenzierung der Spermatiden auch die Nebenhodenausreifung der Spermatozoen positiv beeinflußt werden kann.

Die Behandlung mit Kallikrein ist jedoch weitgehend empirisch; es gibt bislang keine eindeutigen Kriterien, den Behandlungseffekt vorherzusagen.

Indikationen

Oligo-, Astheno- oder Oligoasthenozoospermie; Nachbehandlung nach Varikozelenverödung bzw. -operation.

Kontraindikationen

Da Kinine Entzündungsmediatoren sind, muß vor Therapiebeginn sichergestellt werden, daß im Genitalbereich keine Entzündungen vorliegen. Bei einem Rückgang der Samenqualität unter der Kallikreintherapie sollte die Behandlung, um eine weitere Verschlechterung zu vermeiden, abgebrochen werden.

Nebenwirkungen

Vereinzelt können zu Therapiebeginn leichte Diarrhöen beobachtet werden, die meist spontan wieder verschwinden.

Wechselwirkungen

Keine.

Kontrollen

Nach 5–6 Wochen Kontrollspermiogramm (damit werden die Nebenhodenausreifung, das Spermatozoen-Outlet und die Differenzierung der Spermatozoen erfaßt). Ein positiver Effekt der Therapie deutet auf eine Störung im Bereich der genannten Funktionen hin, ein negatives Ergebnis ist ein Hinweis auf klinisch latente Entzündungen der akzessorischen Drüsen bzw. auf entzündliche Hodenschäden.

Handelsnamen

Padutin 100 (Fa. Bayropharm).

Dosierung

3mal tgl. 200 biologische Einheiten Kallikrein (= 2 Tbl. Padutin) oder 6mal tgl. 100 Einheiten (je 1 Tbl.).

Verordnung

Padutin 100 Tbl. (N3) 105,78 DM.

Captopril

Captopril stellt eine zusätzliche Möglichkeit dar, in das Kininsystem einzugreifen. Es hemmt das angiotensinkonvertierende Enzym (ACE, Kininase 2) und erhöht somit den Kininspiegel im männlichen Genitaltrakt. Bei 58 Patienten mit Oligozoospermie und Asthenozoospermie wurde gegenüber Plazebo bei Patienten mit Oligo-/Asthenozoospermie ein Anstieg der Samenzellkonzentration beobachtet (Parsch und Schill 1988). Neuere Studien jedoch konnten keine Zunahme der Schwangerschaftsraten nachweisen. Zur Behandlung der Oligozoo- und Asthenozoospermie sind ACE-Hemmer daher als nur begrenzt geeignet zu betrachten (Schill et al. 1994).

Indikationen

Siehe oben; (zugelassen für Bluthochdruck, Herzinsuffizienz).

Kontraindikationen

Aortenstenose und andere Ausflußbehinderungen, Angioödem (auch anamnestisch), primärer Hyperaldosteronismus, Nierenarterienstenose beidseitig, Zustand nach Nierentransplantation, Niereninsuffizienz, Leberfunktionsstörungen. *Eingeschränkte Indikation* bei gestörter Immunreaktion, Kollagenkrankheiten, schweren Störungen des Elektrolythaushaltes, eingeschränkter Nierenfunktion (Dosisreduzierung), Proteinurie (> 1 g/Tag) und schwerer Hypertonie.

Nebenwirkungen

Überempfindlichkeitsreaktionen (z. B. Hautreaktionen, Fieber, Muskel- und Gelenkschmerzen, Vaskulitis, erhöhte ANA-Titer), zentralnervöse Störungen (Schlafstörungen, Depressionen, Verwirrtheit; durch starken Blutdruckabfall: Sehstörungen, Ohrensausen, Gleichgewichtsstörungen, Mundtrockenheit,

Schwindel, Palpitatio), Beeinträchtigung der Geschmacksempfindung, Glossitis, gastrointestinale Störungen, Elektrolytstörungen, Parästhesien. Selten sind angioneurotisches Ödem, Haarausfall, Bronchitis, trockener Reizhusten, Atemnot, Sinusitis, Rhinitis, Impotenz, funktionelle Nierenfunktionsstörungen. Einzelfälle: psoriasiforme Exantheme, Erythema multiforme, Onycholysis, Photosensibilisierung, Pankreatitis, Ileus, Leberfunktionsstörungen, Verstärkung der Raynaud-Symptomatik, Bronchospasmen, Agranulozytose.

Wechselwirkung

Immunsuppressiva, Allopurinol, Zytostatika und Kortikoide erhöhen das Risiko des Auftretens von Blutbildveränderungen bzw. verstärken diese. Nichtsteroidale Antiphlogistika vermindern die blutdrucksenkende Wirkung. Dagegen verstärken Antihypertensiva, Diuretika, Narkosemittel die Blutdrucksenkung. Kaliumsparende Diuretika: Kaliumspiegel erhöht; Wirkungsverstärkung von Alkohol; Lithium: die Ausscheidung von Lithium wird verlängert.

Kontrollen

Blutbild, Harnstoff, Kreatinin, Kalium, Natrium, Eiweiß im Urin, Bilirubin, Leberenzyme.

Handelsnamen

Lopirin (Fa. Squibb-Heyden/Boehringer Mannheim), Tensobon (Fa. Schwarz Pharma).

Dosierung

50 mg Captopril pro Tag für 3 Monate.

Verordnung

- Lopirin 25
  - 100 Tbl. (N3) 129,86 DM,
  - 50 Tbl. (N2) 70,35 DM,
- Lopirin 50
  - 100 Tbl. (N3) 164,20 DM,
  - 50 Tbl. (N2) 89,72 DM,
- Tensobon 25, Tensobon 50 (gleiche Packungsgrößen, gleiche Preise).

4.4.3.12 Mastzellblocker

Mastzellblocker hemmen zum einen die Freisetzung von Histaminen aus den Mastzellen, zum anderen die Effekte der Histamine. Da histologisch bei entzündlichen Testesschäden vermehrt Mastzellen nachgewiesen wurden, dient die Therapie mit Mastzellblockern auch der Nachbehandlung von Entzündungen.

Indikationen

Bei entzündlichen Testesschäden, v. a. bei Atopiebelastung (teils zusätzlich mit Clomifen). In der Phase II (= Nachbehandlung) bei entzündlichem Nebenhodenschaden, ggf. in Kombination mit Vitamin C, Vitamin E und Zink. Eine signifikante Zunahme der Spermatozoenkonzentration unter einer Therapie mit Ketotifen wurde bei Vorliegen einer Oligozoospermie beobachtet.

Kontraindikationen

Keine.

Cave: Der Ketotifensirup enthält u. a. Para-Hydroxybenzoesäure. Gefahr einer Parastoffgruppenallergie.

Nebenwirkungen

Selten können Müdigkeit, Mundtrockenheit, Schwindel, Übelkeit und Kopfschmerzen auftreten; mit zunehmender Behandlungsdauer klingen diese Erscheinungen ab. Infolge einer Appetitsteigerung kann es zu einer Gewichtszunahme kommen. Vereinzelt wurde über Exantheme und Urtikaria berichtet. Bei Verwendung des Sirups als Darreichungsform können Parastoffgruppenallergien auftreten. Hinweis auf eine möglicherweise auftretende Einschränkung des Reaktionsvermögens!

Wechselwirkungen

Die Wirkungen von Sedativa und Hypnotika, Antihistaminika und Alkohol werden verstärkt. In Einzelfällen wurde bei gleichzeitiger Einnahme von oralen Antidiabetika ein reversibler Abfall der Thrombozytenzahl beobachtet.

Kontrollen

Kontrollspermiogramm nach 3 Monaten.

Handelsnamen

Airvitess (Fa. Farmasan), Astifat (Fa. Fatol) Azutifen (Fa. Azupharma); Jomen (Fa. Jossa-Arznei); Ketof (Fa. Hexal), Ketotifen-ratiopharm (Fa. Ratiopharm); Ketotifen Stada (Fa. Stadapharm), Ketotifen Trom (Fa. Tromsdorf); Zaditen (Fa. Wander Pharma); Zatofug (Fa. Wolff).

Dosierung

2mal tgl. 1 mg Ketotifen.

Zur Nachbehandlung von Entzündungen empfiehlt Hofmann (s. 4.3.17) eine kombinierte Medikation mit Zink (s. unten).

Verordnung

Von allen Herstellern werden folgende Verpackungseinheiten angeboten, die sich nicht in der Wirkstoffmenge, wohl aber im Preis unterscheiden (im Jahr 1994 war Jomen am preiswertesten, alle anderen Präparate anderer Hersteller waren geringfügig teurer, Zaditen war am teuersten).

- 20 Kaps. (N1) à 1 mg Ketotifen um 16,88 DM,
- 50 Kaps. (N2) à 1 mg Ketotifen um 35,33 DM,
- 100 Kaps. (N3) à 1 mg Ketotifen um 61,76 DM.

4.4.3.13 Methylxanthine (Pentoxifyllin)

Der Phosphodiesteraseinhibitor Pentoxifyllin soll über eine Erhöhung des Pools an zyklischem AMP eine Verbesserung der arteriellen Mikrozirkulation bewirken. Ein stimulierender Einfluß der Substanz auf die Motilität der Spermatozoen wurde nachgewiesen (Fuse et al. 1993; Köhn et al. 1993; Tournaye et al. 1994).

Im Rahmen von IVF-Programmen soll bei manchen Patienten eine Vorbehandlung der Samenzellen in vitro mit Pentoxifyllin (3,6 mmol für 30 min, anschließendem Waschen der Samenzellen und unmittelbarer Einsatz zur assistierten Reproduktion) die Fertilisierungsraten verbessern. Dies soll insbesondere bei Patienten, bei denen die Fähigkeit der Samenzellen zur ionophoreninduzierten Akrosomreaktion durch In-vitro-Inkubation mit Pentoxifyllin verbessert wurde, erfolgreich sein (Matson et al. 1995). Der unkritische Einsatz von Pentoxifyllin wird jedoch kontrovers diskutiert (Tournaye et al. 1995).

Indikationen

Signifikante Motilitätssteigerungen wurden bei Vorliegen idiopathischer Asthenozoospermien beobachtet. Der Behandlungseffekt bei Vorliegen einer Oligozoospermie ist umstritten.

Kontraindikationen

Massenblutungen, großflächige Netzhautblutungen; Vorsicht bei schweren Herzrhythmusstörungen sowie bei schwerer Koronar-, Zerebralsklerose mit Hypertonie.

Nebenwirkungen

An der Haut treten gelegentlich Überempfindlichkeitsreaktionen, sehr selten Flush auf. Durch die Wirkung des Medikamentes auf das Nervensystem kann es zu Kopfschmerzen, Schwindel, Unruhe oder Schlafstörungen kommen.

Gastrointestinale Störungen wurden berichtet. Bezüglich des Herz-Kreislauf-Systems besteht die Gefahr von sehr seltenen stenokardischen Beschwerden, Tachykardien oder von Blutdruckabfall.

Wechselwirkungen

Die Wirkungen von Antihypertonika und von Antidiabetika werden (insbesondere bei parenteraler Anwendung von Pentoxifyllin) verstärkt.

Kontrollen

Kontrollspermiogramm nach 3 Monaten.

Handelsnamen

Es sind zahlreiche z. T. im Preis stark differierende Präparate erhältlich: Azupentat-400 (Fa. Azupharma), Claudicat (Fa. Promonta), Durapental (Fa. Durachemie), Pentohexal (Fa. Hexal), Pento-Puren (Fa. Klinge-Nattermann Puren), Pentoxifyllin-ratiopharm (Fa. Ratiopharm), Rentylin (Fa. Rentschler), Trental (Fa. Albert-Roussel).

Dosierung

Bei oraler Gabe 2- bis 3mal tgl. 400 mg Pentoxifyllin. Bei intravenöser Injektion 100–200 mg /Tag und Injektion.

Therapiedauer

Mindestens 6 Monate.

Verordnung

Von allen Herstellern werden Tabletten à 400 oder 600 mg Pentoxifyllin in Verpackungeinheiten zu 20, 50 oder 100 Tabletten angeboten.

- 20 Tbl. (N1) à 400 mg Pentoxifyllin FB 16,23 DM,
- 50 Tbl. (N2) à 400 mg Pentoxifyllin FB 35,56 DM,
- 100 Tbl. (N3) à 400 mg Pentoxifyllin FB 64,37 DM,
- 20 Tbl. (N1) à 600 mg Pentoxifyllin FB 29,36 DM,
- 50 Tbl. (N2) à 600 mg Pentoxifyllin FB 45,47 DM,
- 100 Tbl. (N3) à 600 mg Pentoxifyllin FB 82,29 DM.

4.4.3.14 Zink

Da das Zytoplasma unreifer Spermatogenesezellen viel Zink enthält, kann eine starke Exfoliation dieser Zellen zu einem Zinkdefizit führen. Ebenso können Entzündungsvorgänge insbesondere von Prostata und Bläschendrüsen ein starkes lokales Zinkdefizit zur Folge haben. In manchen Fällen erwies sich eine Zinktherapie bei leichten Störungen der Spermatozoenreifung und der akzessorischen Sekretion als erfolgreich (evtl. in Kombination mit den Vitaminen E und C). Gesicherte Untersuchungen hierzu liegen jedoch nicht vor.

Indikationen

Bei Zinkverlusten infolge starker Exfoliation unreifer Geschlechtszellen, bei Entwicklungsstörungen sowie bei vermehrtem Auftreten von Zytoplasmaresten an den Spermatozoen, bei einer schlechten Motilität der Spermatozoen und bei einem allgemeinen Zinkdefizit ist eine Zinktherapie indiziert. Zur Unterstützung einer antientzündlichen Behandlung empfiehlt sich eine kombinierte Therapie mit Mastzellblockern und Zink.

Kontraindikationen

Akutes Nierenversagen, schwere Nierenparenchymstörungen.

Nebenwirkungen

Bei Überdosierung können Metallgeschmack auf der Zunge, Kopf- und Nackenschmerzen sowie Müdigkeit auftreten.

Wechselwirkungen

Verminderte Aufnahme von Kupfer und Eisen. In manchen Fällen können durch Komplexbildung mit Tetracyclinen oder Penicillamin Wechselwirkungen auftreten.

Kontrollen

Kontrollspermiogramm nach 3 Monaten.

Handelsnamen

Unizink (Fa. Köhler-Pharma/Köhler), Zinkglukonat (Fa. Wörwag), Zink-Longoral (Fa. Artesan/Cassella-med).

Dosierung

Bis zu 2mal 50 mg/Tag.

Verordnung

- Unizink [50 Tbl. á 50 mg Zink-DL-hydrogenaspartat (N3)] 200 Tbl. = 2 · N3 à 34,01 DM,
- Zink-Longoral, 100 Tbl. à 51 mg Zinkglukonat (3 H_2O) 40,79 DM.

4.4.3.15 Sonstige medikamentöse Therapieansätze

Neben den bisher angeführten Medikamenten werden, wegen der gelegentlich nicht befriedigenden Therapieerfolge, im Einzelfall verständlicherweise weitere Präparate zur Behandlung der vorliegenden Fertilitätsstörungen gesucht. Deren Einsatz beruht auf Empirie sowie einem mehr oder weniger ausgeprägten theoretischen Hintergrund und/oder dem Ergebnis von Beobachtungen beim Tierversuch. Keines der im folgenden genannten Mittel ist für die Indikation „männliche Infertilität" zugelassen.

Vitamin B_{12}

Bei Mäusen mit experimentell erzeugter Oligozoospermie konnte nach Gabe von Vitamin B_{12} eine Zunahme der Spermatozoendichte und -motilität beobachtet werden (Oshio et al. 1989).

Testosteron-Aromatase-Inhibitoren

Aromataseinhibitoren hemmen die Umwandlung von Testosteron zu Östradiol und von Androstendion zu Östron. Damit sollen die Testosteronspiegel im Hoden erhöht werden.

Abgesehen davon, daß gegenwärtig kein entsprechendes Präparat erhältlich ist, wird der Einfluß dieser Wirkstoffe kontrovers diskutiert. In einer randomisierten Studie konnte kein günstiger Effekt auf Samenqualität und Schwangerschaftsrate nachgewiesen werden (Clark und Sherins 1983; Schill et al. 1987).

Psychotrope Medikamente

Anhand einzelner Beobachtungen wurden günstige Effekte auf Ejakulatparameter durch pyschotrope Medikamente beschrieben. So soll Amitriptylin (2mal 25 mg/Tag) zu einer Steigerung der Spermatozoenzahl und zu einer Verbesserung der Samenzellmotilität führen (Padron und Nodars 1980). Auch hier fehlen jedoch prospektive kontrollierte Studien, die die beschriebenen Effekte belegen.

Phytotherapeutika

Es gibt Berichte über positive Effekte von asiatischen Phytotherapeutika (wie Ginseng) bei Männern mit idopathischem OAT-Syndrom, die Schwangerschaftsraten bei den Paaren sollen bis zu 40 % betragen. Jedoch fehlen auch hier kontrollierte Studien (Yoshida et al. 1984).

Folsäure

In einer Studie war Folsäure in der Lage, die Zahl der Rundzellen im Ejakulat zu vermindern und die Spermatozoenzahlen und -motilitäten zu verbessern.

Trat in der Folge eine Schwangerschaft ein, war in der Regel eine deutliche Verbesserung der Spermaqualität vorausgegangen. Positive Effekte auf die Tubuli konnten im Tiermodell bestätigt werden (Bentivoglio et al. 1993).

Indikationen

Erhöhte Anzahl von Rundzellen im Ejakulat.

Nebenwirkungen

Selten allergische Reaktionen.

Kontraindikationen

Megaloblastenanämie infolge Vitamin-B_{12}-Mangels.

Wechselwirkungen

Die Wirkung antikonvulsiver Medikamente wird vermindert.

Dosierung

3mal 5 mg/Tag.

Handelsnamen

Zum Beispiel Folsäuse-Hevert (Fa. Hevert).

Verordnung

100 Tbl. à 5 mg (N3) 44,41 DM.

Glutathion

In einer plazebokontrollierten doppelblinden Cross-over-Studie an 20 Patienten mit Varikozelen bzw. genitalen Entzündungen führte eine Applikation von Glutathion (600 mg i.m. jeden 2. Tag über 2 Monate) zu einer Verbesserung der Spermatozoenmotilität und -morphologie (Lenzi et al. 1993). Weitere Bestätigungen dieser Beobachtung stehen bisher aus.

4.4.4 Operative Therapie

Die im folgenden in Kürze dargestellten operativen Behandlungsmöglichkeiten verschiedener organischer Störungen, die die männliche Fertilität beeinträchtigen, werden in der Regel von urologisch tätigen Kollegen durchgeführt. Im vorliegenden Werk sollen die verschiedenen operativen Verfahren (Tabelle 4.15) nur kurz umrissen werden; es wird hier auf die urologische Fachliteratur verwiesen.

Tabelle 4.15. Erfolgsraten von operativen Methoden zur Wiederherstellung der Fertilität

Operatives Verfahren	Durchgängigkeit [%]	Schwangerschaftsrate
Vasovasostomie	80–90	30–50%
Epididymovasostomie	30–50	15–20%
Alloplastische Spermatozele		Einige Schwangerschaften wurden beschrieben
SMART/MESA		4–5%

Behandlung der Varikozele

Mit Hilfe operativer oder sklerosierender Verfahren wird der venöse Reflux im Bereich der Vena spermatica interna unterbunden (s. S. 109). Als operatives Behandlungsverfahren wird die hohe Ligatur der Vena spermatica bevorzugt. Unter den ambulant durchzuführenden Behandlungen hat sich als Mittel der Wahl die Sklerotherapie der Vena spermatica durchgesetzt (ante- oder retrograde Verödung). Beide Verfahren liefern einander entsprechende Ergebnisse (Nieschlag et al. 1993; Tauber und Johnsen 1993).

Indikationen

Unerfüllter Kinderwunsch seit mindestens einem Jahr, bei Vorliegen einer Varikozele II. oder höheren Grades, suboptimalen Ejakulatparametern, normalen FSH-Werten im Serum und einem kleineren Hodenvolumen auf der Seite der Varikozele. Bevor der Eingriff vorgenommen wird, sollte auf jeden Fall geklärt sein, daß bei der Partnerin keine unbehandelbaren Störungen der Reproduktionsfunktionen vorliegen!

Vasovasostomie, Epididymovasostomie

Korrektiv-chirurgische Eingriffe zur Beseitigung von Verschlüssen im Bereich der ableitenden Samenwege.

Indikationen

Eine Azoospermie bei normaler Hodengröße, normalen FSH- und erniedrigten α-Glukosidasewerten legt den Verdacht auf einen Verschluß der ableitenden Samenwege nahe. Wegen des großen Aufwandes sollte vor der Operation zur Diagnosesicherung eine Hodenbiopsie durchgeführt werden!

Mikrochirurgische Spermatozoengewinnung

Durch die Fortschritte der mikroassistierten Reproduktionstechniken werden heute unter Kombination von MESA („micro epididymal sperm aspiration"; früher SMART, „sperm micro aspiration retrieval technique": mikrochirurgische Gewinnung von Spermatozoen direkt aus dem Nebenhoden) bzw. TESE („testicular sperm extraction": Gewinnung von testikulären Spermatozoen) mit der intrazytoplasmatischen Spermatozoeninjektion (s. 5.2.5) ähnliche Schwangerschaftsraten erzielt wie mit ejakulierten Samenzellen (s. S. 215).

Die hierbei angewendeten Maßnahmen und Techniken differieren aufgrund der rasanten Fortschritte der Medizintechnik von Klinik zu Klinik. Ein standardisiertes Vorgehen wird sich jedoch in naher Zukunft herausbilden. Schon heute wird jedoch empfohlen, jegliches bei Eingriffen im Hoden/Nebenhodenbereich anfallende spermatozoenhaltige Gewebe tiefzufrieren, um daraus isolierte Samenzellen ggf. später zur assistierten Reproduktion einsetzen zu können.

Vereinzelte Berichte weisen darauf hin, daß sogar mittels Feinnadelbiopsien perkutan gewonnene Spermatozoen verwendet werden können (Tournaye et al. 1995; Craft et al. 1995). Da hierdurch traumatische Schäden gerade im Nebenhodenbereich gesetzt und folglich weitere Eingriffe erschwert werden können, wird dieses Verfahren von mikrochirurgisch tätigen Urologen jedoch abgelehnt (Weiske, persönliche Mitteilung). Patienten, bei denen MESA oder TESE die einzigen Behandlungsmöglichkeiten darstellen, sollten an Zentren vorgestellt werden, an denen mikrochirurgische Erfahrung und die Möglichkeit zu ICSI vorhanden sind.

Operative Behandlung von Hydrozelen und großen Spermatozelen

Hydrozelen werden in der Regel operativ versorgt. Die Notwendigkeit eines operativen Vorgehens ist jedoch umstritten und sollte in jedem Fall mit den Urologen besprochen werden. Sofern kein Tumorverdacht besteht, ist von der operativen Beseitigung von Spermatozelen im fortpflanzungsfähigen Alter des Patienten abzusehen, da als Folge des Eingriffs meist ein Verschluß des Nebenhodengangs resultiert.

Orchidopexie bei Leistenhoden

Nur in Einzelfällen kommt die Spermatogenese nach der Orchidopexie im Erwachsenenalter wieder in Gang. Die Operation ist aus jedoch aus kosmetischen, v. a. aber auch aus Gründen einer besseren Selbstkontrolle hinsichtlich eines sich entwickelnden Hodentumors angebracht.

Herniotomie

Bei der operativen Behandlung großer Leistenhernien ist der Funiculus spermaticus zu schonen (Gefahr einer Verschlußazoospermie!) bzw. auf eine Mangeldurchblutung des Hodens infolge eines postoperativen Ödems zu achten.

4.4.5 Weitere therapeutische Ansätze

Spermatozoen-Pooling

Da die medikamentösen Therapien von zweifelhaftem Wert sind, wurde in letzter Zeit versucht, die Samenqualität durch multiple Ejakulationen nach längeren Karenzzeiten zu verbessern (Haidl et al. 1994). Hierzu werden am Tag 0 durch 3 in möglichst kurzem Abstand gewonnene Ejakulate die primären Samenspeicher (Nebenhoden) entleert. 10 Tage danach werden dann erneut in möglichst kurzem Abstand 3 Ejakulate gewonnen.

Es zeigte sich, daß nach 10tägiger sexueller Karenz die Fertilitätsparameter Gesamtzahl der Spermatozoen, Anteil der morphologisch normalen und Anteil der motilen Spermatozoen deutlich über den Werten der Ausgangsspermiogramme (erstellt nach 3- bis 5tägiger sexueller Karenz ohne vorherige Entleerung der Samenspeicher) liegen. Wurden die in diesen 3 Ejakulaten enthaltenen Spermatozoen gepoolt, lag die Gesamtzahl der Spermatozoen um durchschnittlich 230 %, der Anteil der morphologisch normalen Spermatozoen um 370 % und die Zahl der motilen Spermatozoen um 520 % über den entsprechenden Werten der Ausgangsspermiogramme (Cooper et al. 1993). Durch dieses Vorgehen können bei Patienten mit schwerer Oligozoospermie möglicherweise ausreichend viele Samenzellen guter Motilität für eine Insemination gewonnen werden. Die Qualitäten der nacheinander gewonnen Ejakulate unterschieden sich dabei nur unwesentlich (Schieferstein et al. 1994).

Ob die verlängerte Karenzzeit nach vorheriger Entleerung der Samenzellspeicher die Schwangerschaftsraten tatsächlich verbessert, ist bisher jedoch nicht durch eine Studie belegt!

Indikationen

Spermatozoengewinnung zur Insemination bei starker Oligozoospermie.

Kryokonservierung

Indikationen

Bei anstehenden therapeutischen Maßnahmen, wie z. B. Operationen (z. B. bei einer Vasektomie), Bestrahlungen, Chemotherapien oder Knochenmarktransplantationen, insbesondere, wenn eine Regeneration der reproduktiven Gonadenfunktion nicht zu erwarten ist, wird empfohlen, die Möglichkeit einer Kryokonservierung des Samens als Möglichkeit der *Schaffung einer Zeugungsreserve* in Betracht zu ziehen. Darüber hinaus findet die Kryokonservierung von menschlichem Samen bei der Durchführung heterologer Inseminationen bzw. IVF zur Bereitstellung von Donorsamen oder aber im Rahmen der Qualitätskontrolle in andrologischen Laboratorien Anwendung.

Voraussetzungen

- Günstige Prognose der Tumorkrankheit,
- Möglichkeit eines Theapieaufschubs,
- junges Alter, - Kinderwunsch (?),
- es sollte möglich sein, 2–5 Ejakulate im Abstand von 3–5 Tage zu gewinnen,
- ausreichende Qualität der Spermatozoen (Minimalanforderungen: Spermatozoenkonzentration $\geqslant$ 10 Mio./ml, Globalmotilität 30–60 % vor bzw. 20–40% nach dem Auftauen; Keck und Nieschlag 1993).

> Bei malignen Erkrankungen treten Reproduktionsstörungen häufig schon vor der Therapie auf, so daß die Samenqualität für eine Kryokonservierung nicht ausreichend ist; 52% der Patienten mit einem Seminom hatten bereits zum Zeitpunkt der Diagnosestellung pathologische Spermiogramme!

Vorgehensweise

Die Samenprobe zur Konservierung wird wie bei einer üblichen Ejakulatanalyse gewonnen. Nach Verflüssigung des Samens wird kontrolliert, ob die Probe die zur Kryokonservierung notwendige Qualität aufweist. Nach Mischen (1:2) der Probe mit einem speziellen kryoprotektiven Medium (enthält neben Kulturmedium u. a. Serumalbumin, Glyzerin; kommerziell erhältlich z. B. Steritec, Fa. SteriPharm, Berlin) werden Aliquots des so vorbereiteten Samens in einem vollautomatischen Gerät langsam auf -180 °C abgekühlt. Dieser Vorgang bedarf viel Erfahrung und muß zeitlich exakt gesteuert werden, da zu rasches Abkühlen eine Schrumpfung der Zelle zur Folge haben kann, zu langsames Einfrieren dagegen führt zur Bildung intrazellulärer Eiskristalle, die die Zellen schädigen. Die Proben werden dann bis zur Verwendung in flüssigem Stickstoff gelagert.

Bei Bedarf wird die eingefrorene Probe bei 37 °C aufgetaut, die motilen Samenzellen werden gemäß der üblichen Methoden (Glaswollfiltration, Swim-up etc.; s. 5.1) angereichert und inseminiert. Zusätze verschiedener Pharmaka zum Kryosperma (z. B. Koffein, Kallikrein, etc.) zeigten keinen verbessernden Einfluß auf die erzielten Schwangerschaftsraten.

> Mit zunehmender Lagerungszeit nimmt die Qualität des Samens ab; die besten Ergebnisse der Spermiozytogramme werden erreicht, wenn die Lagerzeit der eingesetzten Probe weniger als 3 Jahre beträgt.

Durch das im Rahmen der Kryokonservierung notwendige Einfrieren/Auftauen der Probe verschlechtert sich deren Samenqualität. Um hierüber eine Aussage machen zu können, wird empfohlen, ein Aliquot der eingefrorenen Probe bereits nach 2 h aufzutauen und die Motilität der Spermatozoen zu bestimmen. Nur wenn diese $\geqslant$ 10 % ist, wird eine langfristige Lagerung des Samens mit der Möglichkeit der späteren Erzielung einer Schwangerschaft für sinnvoll erachtet (Keck und Nieschlag 1993).

Prognose

Über erfolgreiche Inseminationen unter Verwendung von Kryosperma gibt es bislang wenig Berichte, da die Samenqualität der Patienten im Rahmen ihrer Grunderkrankungen meist schon vor der Konservierung bereits stark eingeschränkt ist. In vielen Fällen wird das asservierte Sperma später nicht mehr abgerufen (Köhn und Schill 1988).

Kosten

Die Kosten für die Aufbewahrung der Samenproben betragen pro Jahr etwa 500–1000 DM und werden von den Krankenkassen nicht getragen. Anbieter sind meist kommerzielle Unternehmen.

5 Assistierte Reproduktion

In den letzten Jahren wurden zahlreiche Techniken der assistierten Reproduktion entwickelt, deren Ziel es ist, die Gameten beider Partner möglichst nahe zusammenzubringen und so eine Befruchtung der Eizelle zu erreichen. Gerade auf diesem Gebiet haben sich aufsehenerregende Entwicklungen ergeben und neue Chancen für kinderlose Paare eröffnet. Diese Verfahren sind jedoch keineswegs in jedem Fall erfolgreich. Im folgenden wird ein Überblick über die z. Z. zur Verfügung stehenden Verfahren gegeben. Es muß betont werden, daß in Zusammenhang mit der assistierten Reproduktion der Androloge als Arzt besonders gefordert ist, damit bei diesem unphysiologischen, stark mechanistischen Vorgehen der Mann als Patient ausreichend betreut wird!

Darüber hinaus muß bedacht werden, daß bei Patienten mit verminderter Spermatozoenzahl (Oligozoospermie) die Inzidenz von Chromosomenanomalien erhöht ist (s. 4.3.23). Die praktische Relevanz der Chromosomenanomalien für die assistierte Reproduktion ist bisher nicht genau definiert. Bei Patienten mit Verschlüssen des Ductus deferens bzw. im Nebenhodenbereich läßt sich in einem hohen Prozentsatz eine genetische Disposition zur Entwicklung einer Mukoviszidose diagnostizieren. Vor Durchführung einer mikroassistierten Fertilisation (MAF) ist bei solchen Patienten daher sicherzustellen, daß sie keine Träger des Mukoviszidosegens sind! Eine humangenetische Untersuchung ist daher unbedingt erforderlich.

Es zeigte sich inzwischen, daß bei einem männlichen Sterilitätsfaktor die Erfolgsaussichten der assistierten Reproduktion wesentlich schlechter sind als bei tubarer Sterilität (Krause 1993). In einer randomisierten Studie waren innerhalb eines Beobachtungszeitraumes von 6 Monaten die Schwangerschaftsraten bei einzelnen IVF-Zyklen nicht besser als nach einer konventionellen Behandlung der Partner (Soliman et al. 1993). Da die Erfolgsraten der assistierten Reproduktion von verschiedenen Autoren auf unterschiedliche Variablen (Schwangerschaft pro Zyklus, Eizelle oder Embryotransfer) bezogen werden, sind die verschiedenen Techniken bezüglich ihrer Erfolgsraten nur bedingt vergleichbar. Man muß sich bei den auf den ersten Blick geringen Erfolgsraten jedoch vor Augen halten, daß sie durch zunehmende Versuche kumulativ verbessert werden (Ben-Shlomo et al. 1992). Darüber hinaus ist zu berücksichtigen, daß mit den genannten Verfahren, insbesondere bei den Techniken der mikroassistierten Reproduktion, nur stark selektierte Patienten behandelt werden. Es handelt sich daher um eine Negativauswahl, bei der ohne Einsatz der Techniken eine Fortpflanzung in der Regel ausgeschlossen wäre.

In jüngster Zeit werden die verschiedenen Behandlungsmöglichkeiten der Infertilität, insbesondere die Techniken der assistierten Reproduktion, nicht mehr allein unter dem Blickwinkel der Erfolgsrate, sondern zunehmend auch unter ökonomischen Aspekten betrachtet (Neumann et al. 1994; Collins et al. 1995; Comhaire 1995; Shushan et al. 1995). Dabei werden die einzelnen Verfahren, je nach Sichtweise des Autors, unterschiedlich bewertet.

1994 beliefen sich die durchschnittlichen Kosten für In-vitro-Fertilisationen, die ein subfertiles Paar in den USA bis zu Entbindung eines Kindes investierte, auf durchschnittlich 40 000–67 000 US-$ (in Extremfällen bis 800 000 $). Bezogen auf die Gesamtheit der krankenversicherten US-Bürger entstanden dabei jedem einzelnen jedoch nur Kosten in Höhe von 2,8–3,2 $ pro Jahr (Collins et al. 1995). Im Vergleich hierzu sind herkömmliche Verfahren, wie z. B. die intrauterine Insemination (über 3 Zyklen) erheblich günstiger (Comhaire 1995). Die Indikation assistierter Reproduktionstechniken sollte daher stets kritisch geprüft werden. So erwies sich die konventionelle IVF nur bei tubarer Sterilität und männlicher Subfertilität als angebracht (Shushan et al. 1995).

5.1 Präparation der Spermatozoen

Als Folge des raschen Fortschrittes auf dem Gebiet der assistierten Reproduktion gewinnen Präparationsmethoden, mit deren Hilfe die funktionell besten Spermatozoen einer Ejakulatprobe isoliert werden, zunehmend an Bedeutung. Neben einer Entfernung des Seminalplasmas (das bei Inseminationen zu Uteruskrämpfen führen kann) sollen diese Techniken helfen, eine möglichst große Zahl motiler und morphologisch normaler Samenzellen in einem kleinen, inseminierbaren Volumen an Medium bereitzustellen und damit die Erfolgsaussichten der assistierten Reproduktion zu verbessern. Gleichzeitig erhofft man sich durch die vorherige Samenzellpräparation eine zumindest teilweise Befreiung der Spermatozoen von evtl. anhaftenden Antikörpern und eine Verminderung des Risikos der Übertragung pathologischer Keime.

Auch kann u. U. durch Zusatz bestimmter Wirkstoffe zum Präparationsmedium in vitro eine Verbesserung der Spermatozoenmotilität erreicht werden. Nicht zuletzt wird auch an Techniken gearbeitet, die eine Selektion der Samenzellen hinsichtlich der Geschlechtschromosomen erlauben. Damit soll eine Vorherbestimmung des Geschlechtes des durch assistierte Reproduktion gezeugten Nachkommens möglich werden.

Zur Aufbereitung des Samens stehen verschiedene Verfahren, die sich besonders hinsichtlich ihrer Ausbeute unterscheiden, zur Verfügung. Neben einem Waschen der Samenzellen werden Sedimentations-, Migrations- oder Filtrationstechniken eingesetzt. Neuerdings bedient man sich auch der Durchflußzytometrie mit Zellsortierung sowie der Elektrophorese. Eine allen anderen Verfahren überlegene Methodik, die sich für alle Ejakulate eignet, gibt es dabei nicht (Übersicht: Balerna et al. 1994). Aufgrund der individuell unterschiedlichen Seminalplasmen, der unterschiedlichen Samenzellqualitäten, auch die Spermatozoenfunktionen betreffend, sowie der Effekte der unterschiedlichen Techniken ihrerseits (z. B. Interferenz mit der Kapazitation der Samenzellen) muß die geeignete Präparationsmethode für jedes Ejakulat individuell gefunden werden (Smith et al 1995).

Generell gilt, daß Präparationsmethoden, bei denen auf Zentrifugationen verzichtet werden kann, von Vorteil sind, da Spermatozoen durch die Scherkräfte hochtouriger Zentrifugationen leicht geschädigt werden, es andererseits aber bei niedrigtourigen Zentrifugationen zu einem Verlust gerade an hochmotilen Zellen kommen kann. Insbesondere bei Belastung des Ejakulats durch kontaminierende Granulozyten induzieren Zentrifugationen die Bildung reaktiver Sauerstoffverbindungen, die ihrerseits mit den Funktionen der Spermatozoen interferieren (s. 4.3.18).

Als Medien werden verschiedene kommerziell erhältliche Nährlösungen, wie z. B. Ham's F10, HTF oder Menezzo B2, eingesetzt. Andere der üblichen Zellkulturmedien sind dagegen nicht geeignet, da sie aufgrund ihrer Hypoosmolarität den Samenzellen gegenüber (die im Vergleich zur Blutosmolarität hyperton sind) Kapazitation und Akrosomreaktion induzieren und zu einer Schwellung der Zellen mit nachfolgender Schädigung führen (Velez de la Calle 1992). Es versteht sich von selbst, daß bei der Spermatozoenaufbereitung mit dem Ziel einer Insemination der gewonnenen Spermatozoen stets steril gearbeitet werden muß.

Im Rahmen der mikroassistierten Reproduktionstechniken, bei denen letztlich nur einzelne Spermatozoen für die Befruchtung erforderlich sind, wurden und werden die genannten Verfahren weiter modifiziert, beispielsweise als „Mini-Percoll" oder „Mini-Swim-up" (Al-Hasani et al. 1995). Der genaue Stellenwert der verschiedenen Verfahren läßt sich gegenwärtig noch nicht abschließend beurteilen.

5.1.1 Waschen der Spermatozoen

Prinzip

Durch das Waschen der Zellen soll das anhaftende Seminalplasma entfernt werden. Es findet dabei keine Anreicherung besonders motiler oder morphologisch normaler Zellen statt.

Durchführung

Zunächst wird das Ejakulat mit Medium verdünnt und bei geringer Zentripetalkraft (10 min, 600 g) zentrifugiert. Der Überstand (verdünntes Seminalplasma) wird verworfen, das Zellpellet in Medium resuspendiert und erneut abzentrifugiert. Gegebenenfalls wird der Zyklus ein weiteres Mal wiederholt, bevor das Samenzellpellet letzendlich in wenig Medium aufgenommen und zur assistierten Reproduktion eingesetzt wird.

Vorteile

Schnelligkeit und Einfachheit. Bei besonders schonenden Zentrifugationen kann eine eventuelle bakterielle Belastung des Samens vermindert werden. Gute Ausbeute.

Nachteile

Die wiederholten Zentrifugationen können schädigenden Einfluß haben.

5.1.2 Swim-up vom Pellet (= „klassischer" Swim-up)

Prinzip

Diese Separationstechnik beruht auf der aktiven Einwanderung („aufschwimmen") der Spermatozoen in ein Trennmedium.

Durchführung

Das verflüssigte Ejakulat wird 1:5 mit Medium verdünnt und anschließend 10 min bei 300 g zentrifugiert. Der Überstand wird verworfen, das Zellpellet vorsichtig mit 0,5–1 ml frischem Inkubationsmedium (37 °C) überschichtet. Während der nun folgenden 1stündigen Inkubation bei 37 °C wandern die gut beweglichen Spermatozoen aktiv in das Nährmedium ein. Schlecht motile und tote Spermatozoen dagegen bleiben im Pellet am Gefäßboden zurück. Nach beendeter Inkubation wird das Medium mit den motilen Spermatozoen vorsichtig abgenommen und für die Insemination verwendet.

Vorteile

Bei einer sehr einfachen Durchführung erhält man eine Zellsuspension mit einem hohem Anteil progressiv motiler Spermatozoen. Bakterien werden aus der zur Insemination einzusetztenden Suspension weitgehend entfernt.

Nachteile

Geringe Ausbeute an Zellen, da diese nur über die begrenzte Oberfläche des Pellets in das überstehende Medium übertreten können. Das Verfahren ist daher nur für Patienten, deren Ejakulate hohe Konzentrationen gut motiler Spermatozoen enthalten, geeignet. Darüber hinaus ist durch die extrem dichte Packung der Zellen im Pellet und dem daraus resultierenden starken Zellkontakt eine Schädigung der Spermatozoen durch die Bildung reaktiver Sauerstoff-spezies, die sich in jedem Fall in einem Motilitätsverlust äußert, vorprogrammiert. Dieses Verfahren zur Spermatozoenpräparation sollte deshalb nicht mehr verwendet werden (Mortimer 1991; Aitken und Clarkson 1988).

5.1.3 Swim-up vom Samen (= Overlay-Methode)

Prinzip

Gleiches Trennprinzip wie beim Swim-up vom Pellet.

Durchführung

Zirka 500 μl des verflüssigten Ejakulats werden vorsichtig mit 0,5–1 ml frischem Inkubationsmedium (37 °C) überschichtet (Schrägstellen des Inkubationsröhrchens zwecks Vergrößerung der Oberfläche der Schichtgrenze). Während der nun folgenden 1stündigen Inkubation bei 37 °C wandern die gut beweglichen Spermatozoen aktiv in das Nährmedium (oben) ein, die schlecht motilen und die toten Spermatozoen dagegen bleiben im Seminalplasma des Ejakulates (unten) zurück. Nach beendeter Inkubation wird das obere Medium mit den motilen Spermatozoen vorsichtig abgenommen und zur Insemination eingesetzt.

Vorteile

Wie beim Swim-up vom Pellet erhält man eine Zellsuspension mit einem hohen Anteil progressiv motiler Spermatozoen; die einfache Durchführung vermeidet jedoch die zellschädigende Zentrifugation. Effektive Entfernung kontaminierender Bakterien.

Nachteile

Geringe Ausbeute an Zellen, d. h. auch dieses Verfahren ist nur bei Ejakulaten hoher Konzentration gut motiler Spermatozoen geeignet.

5.1.4 Hyaluronsäurefiltration

Prinzip

Diese Separationstechnik beruht auf einer Migration der Zellen in viskoses, hyaluronsäurehaltiges Medium im Swim-up-Verfahren.

Durchführung

Das verflüssigte Ejakulat wird mit einem hyaluronsäurehaltigen Medium (1 mg/ml; s. Anhang D, Bezugsquellenregister) überschichtet und 60 min bei 37 °C unter 5%iger CO_2-Atmosphäre inkubiert. Anschließend wird das obere Medium mit den motilen Spermatozoen vorsichtig abgenommen und für die Insemination verwendet.

Vorteile

Anreicherung v. a. hochmotiler Spermatozoen mit guter Membranintegrität. Günstige Effekte des Polymers auf die Samenzellen wurden berichtet.

Nachteile

Bei schlechter Ausgangsqualität geringe Ausbeute.

5.1.5 Dichtegradientenzentrifugation

Prinzip

Dieses Verfahren ermöglicht eine Trennung der Samenzellen aufgrund ihrer Dichte und ihrer Motilität. Aktiv in die Richtung des Sedimentationsgradienten sich bewegende Zellen erreichen die unteren Schichten schneller. Infolgedessen kommt es an den Grenzschichten zu höheren Dichten (unten) und zu einer Anreicherung gut beweglicher Zellen.

Durchführung

Zunächst wird eine isotone Percoll-Stammlösung angesetzt (9 Teile Percoll und 1 Teil 10fach konzentriertes Medium), aus der dann durch entsprechendes Verdünnen mit Medium eine 90%ige und eine 45%ige Percollösung hergestellt werden (alternativ können auch Ficoll- oder Nycodenz-Medien eingesetzt werden; s. Anhang D, Bezugsquellenregister). Zur Herstellung des Dichtegradienten wird 1 ml 45%iges Percoll in ein Zentrifugenröhrchen vorgelegt und vorsichtig mit 1 ml 90%igem Percoll unterschichtet (Lösungen sind auf 37 °C temperiert). Dieser Gradient wird dann vorsichtig mit 1 ml verflüssigtem Ejakulat überschichte. Das nach der anschließenden Zentrifugation (30 min, 300 g, langsame Beschleunigung; ohne Abbremsung des Rotors) am Boden des Zentrifugationsglases befindliche Pellet aus beweglichen Spermatozoen wird mit Hilfe einer sterilen Pasteur-Pipette aufgenommen. Durch Verdünnen mit Medium, erneuter Zentrifugation und Abnehmen des zu verwerfenden Überstandes werden die Samenzellen von anhaftenden Percollresten befreit. Die Spermatozoen werden letztendlich in 0,5–1 ml Medium aufgenommen und zur Insemination eingesetzt.

Vorteile

Gute Ausbeute motiler Spermatozoen bei einer schonenden Aufbereitung (niedrigtourige Zentrifugationen). Oozytenpenetrationsrate und Chromatinkondensationsstatus derart präparierter Zellen waren besser als bei Spermatozoen, die mittels der Swim-up-Techniken isoliert worden waren.

Nachteile

Bislang ist nicht eindeutig geklärt, ob Percoll Einflüsse auf die Spermatozoenmembranen hat. Relativ aufwendige Präparationsmethode. Geringe Ausbeute.

5.1.6 Glaswollfiltration

Prinzip

Diese Separationstechnik beruht auf einer Filtration der Zellen, wobei gut bewegliche Spermatozoen den Filter signifikant besser passieren als schlecht motile Zellen.

Durchführung

Die Glaswollsäule (SpermFertil, s. Anhang D) wird zunächst mit 3 ml Medium gewaschen (37 °C), um evtl. vorliegende Verunreinigungen der Säule auszuschwemmen. Dann wird 1 ml des verflüssigten Ejakulats auf die Säule gegeben und der gesamte Ansatz bei 37 °C inkubiert, bis der Samen den Filter passiert hat. Danach wird die Säule ggf. mit 1 ml Medium gespült, um – sofern angebracht – die restlichen guten Spermatozoen zu gewinnen. Die Filtrate vom Ejakulat sowie von der anschließenden Spülung der Säule werden vereinigt, ca. 1:5 mit Medium verdünnt und anschließend zur Abtrennung der Spermatozoen vom Seminalplasma zentrifugiert (10 min, 300 g). Das Spermatozoenpellet wird letztendlich in 500 μl Inseminationsmedium aufgenommen und zur Insemination eingesetzt.

Vorteile

Bei einer sehr einfachen Durchführung kann man eine hohe Ausbeute an Zellen erwarten, d. h. diese Präparationsmethode eignet sich insbesondere für die Spermatozoenaufbereitung bei Patienten mit Oligozoospermie. Das Verfahren garantiert eine sehr schonende Behandlung der Zellen, die eine Schädigung der Zellen (z. B. durch reaktive Sauerstoffverbindungen) weitgehend verhindert. Der einzige Zentrifugationsschritt findet nach Abtrennung der schlechten Spermatozoen und der Granulozyten statt.

Nachteile

Relativ hoher Kostenaufwand (eine Glaswollsäule kostet 7,50 DM).

5.1.7 L4-Filtration

Prinzip

L4-Filter sind modifizierte Polyestermembranen, die bei Blutfiltration Leukozyten zu über 99,9 % zurückhalten, Erythrozyten und Thrombozyten jedoch passieren lassen. Erste Versuche dieses Verfahren zur Ejakulatfiltration einzusetzen, zeigten eine Ausbeute von 40 % der motilen, morphologisch normalen Samenzellen des Ejakulates (Agarwal et al. 1992).

Vorteile/Nachteile

Die Erfahrungen mit dieser neuen Methode sind noch zu gering, um sie mit herkömmlichen Verfahren vergleichen zu können.

5.1.8 Gelfiltration

Es stehen kommerziell erhältliche fertige Sephadex-Säulen zum Einmalgebrauch zur Verfügung (SpermPrep, s. Anhang D), die ähnlich der Glaswollfiltration pathologische Spermatozoen binden. Bisherige Erfahrungen mit dieser Methode sind begrenzt.

5.1.9 Durchflußzytometrie

Prinzip

Anhand von Zellgröße und -dichte lassen sich mit Hilfe eines Durchflußzytometers (mit Zellsortierung) verschiedene Zellpopulationen trennen.

Durchführung

In Vorversuchen werden durch Fluoreszensmarkierung einzelner Zellpopulationen die Charakteristika (Zellgröße und -morphologie betreffend) verschiedener Zelltypen ermittelt. Diese können dann in späteren Versuchsdurchläufen anhand ihrer Merkmale getrennt werden.

Vorteile/Nachteile

Gute Abtrennung der wesentlich größeren Rundzellen. Aufgrund der notwendigen teuren Ausrüstung für die Routine nicht geeignet.

5.1.10 Elektrophorese

Prinzip

Selektion der Spermatozoen anhand ihrer elektrochemischen Ladung. Verwendet wird diese Methode zur Trennung von X- bzw. Y-tragenden Samenzellen (Geschlechtsselektion). Es findet im wesentlichen keine Selektion bezüglich Motilität oder Morphologie der Spermatozoen statt.

5.2 Methoden der assistierten Reproduktion

Die verschiedenen Störungen von Spermatozoenfunktionen können durch den gezielten Einsatz unterschiedlicher Techniken der assistierten Reproduktion umgangen werden (Abb. 5.1).

Aus andrologischer Indikation werden die verschiedenen möglichen assistierten Verfahren in der in Tabelle 5.1 genannten Häufigkeit durchgeführt (Stand 5/1992).

5.2.1 Intrauterine Insemination (IUI)

Definition

Intrauterine Insemination der Spermatozoen des Partners (= homologe Insemination) oder eines Spenders (= heterologe oder donogene Insemination, s. 5.3)

Indikationen

- Zervikale Sterilität,
- androgene Subfertilität,
- idiopathische Sterilität,
- Deponierungsstörungen (bei Ejakulatvolumina < 2 ml),
- vor weitergehenden Verfahren.

Tabelle 5.1. Häufigkeit der verschiedenen möglichen assistierten Verfahren aus andrologischer Indikation (Stand 5/1992)

Verfahren	Andrologische Indikation [%]	Erfolgsaussichten (Schwangerschaften pro Behandlungszyklus) [%]
IUI	Wechselnd	Zirka 10–15
IVF	27 (Tendenz steigend)	Zirka 14
GIFT	> 38	Zirka 17–18
TET/ZIFT	> 33	Zirka 20–21
ICSI	> 80	28

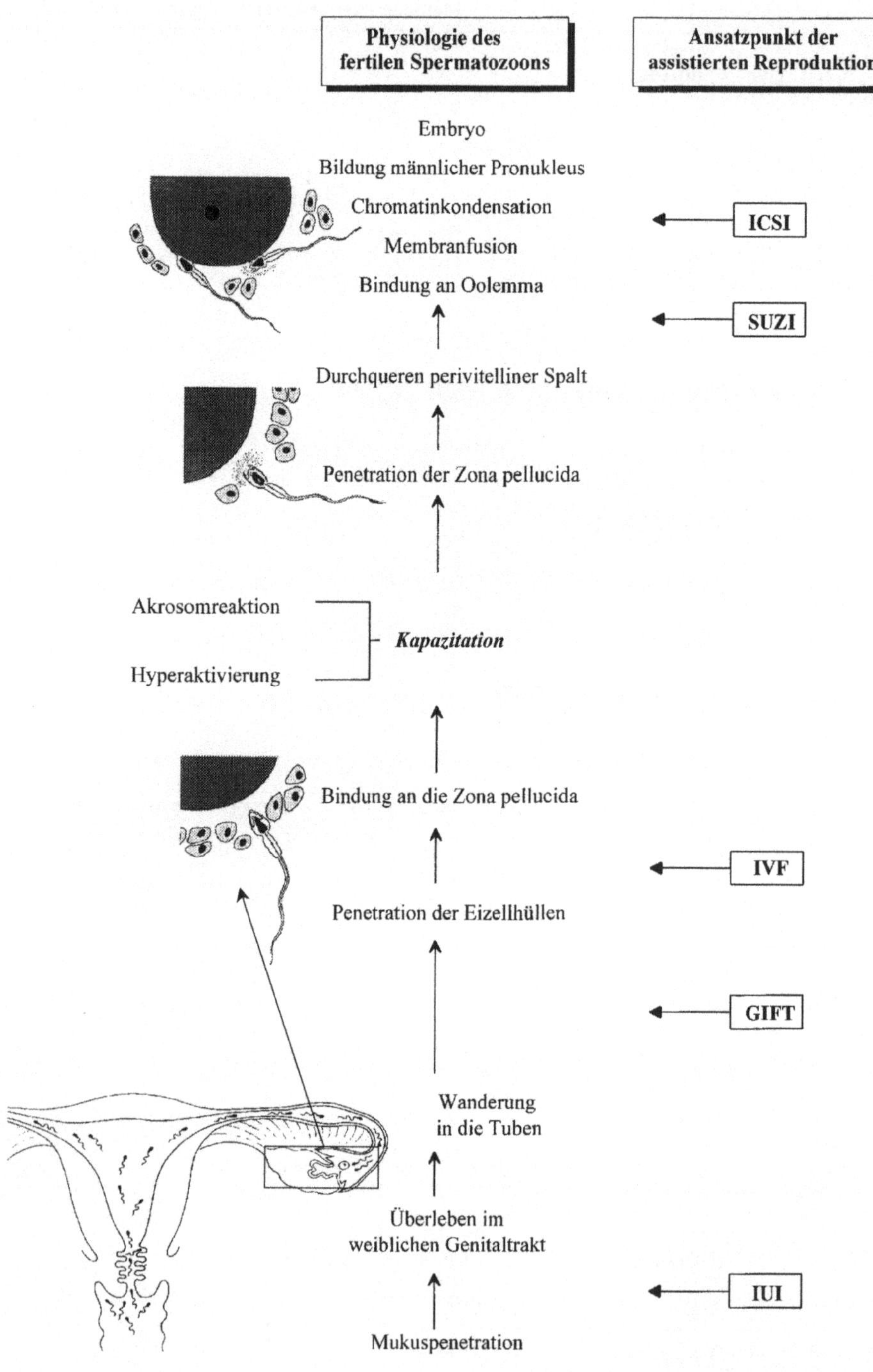

Abb. 5.1. Spermatozoenfunktion und assistierten Reproduktion. Die unterschiedlichen Techniken der assistierten Reproduktion ermöglichen es, verschiedene Spermatozoenfunktionen zu umgehen, die bei der Fertilisierung auf natürlichem Wege erforderlich sind

Durchführung

Zum Ovulationszeitpunkt werden selektierte, kapazitierte Spermatozoen mit Hilfe eines Katheters intrazervikal und/oder in das Cavum uteri inseminiert (Abb. 5.2). Von dort wandern die Samenzellen dann wie bei der natürlichen Empfängnis in die Eileiter, d. h. die Befruchtung der Oozyte findet auf natürlichem Wege statt, das Einbringen der männlichen Samenzellen in den weiblichen Reproduktionstrakt jedoch erfolgt instrumentell. Der optimale Zeitpunkt für die Insemination ist die Phase kurz vor dem Eisprung. Er läßt sich durch eine aufwendige Zyklusüberwachung (Follikulometrie, LH-Monitoring) erfassen. Andernfalls wird die Terminierung der IUI durch eine hormonelle Stimulationstherapie bei der Frau festgelegt. Dabei ist zu berücksichtigen, daß allein schon eine hormonelle Stimulation prinzipiell die Konzeptionschancen verbessert (auch ohne jede weitere Behandlung!).

Ein Schema der hormonellen Stimulation zeigt Tabelle 5.2. Die Spermatozoendichte nach der Aufbereitung sollte ≥ 3 Mio./ml sein. Inseminiert wird ein Volumen von 0,4–0,5 ml.

Erfolgsaussichten

Bei idiopathischer Infertilität und Oligozoospermie sind die Angaben über die Erfolgsaussichten für eine Schwangerschaft durch eine IUI uneinheitlich (Allen et al. 1985; Kerin und Quinn 1987). Die Schwangerschaftsraten pro Zyklus sollen zwischen 3,5 und 10 % liegen. Nach Comhaire et al. (1995) lag die monatliche Schwangerschaftsrate bei andrologischer Indikation in den ersten 4 Monaten bei 4,3 % pro Zyklus, in den folgenden beiden Monaten bei 1,8 %. Nach 4 Inseminationen sinken statistisch die Erfolgsaussichten. Grenzwerte für eine erfolgreiche Insemination waren 15 Mio. Spermatozoen/ml, Motilität (WHO-Klassen a und b) 9 %, 8 % normale Morphologie.

Andere Autoren berichten schlechtere Ergebnisse: bei andrologischem Faktor (= pathologisches Spermatogramm) lag die Schwangerschaftsrate pro Zyklus bei 0,9 % gegenüber 6,8 % bei einem pathologischen Postkoitaltest und

Tabelle 5.2. Schema der hormonellen Stimulation

Zeitpunkt	Maßnahme
5.–9. Zyklustag	Clomifen 50 mg/Tag
Am 10. Zyklustag	Follikulometrie
Ab dem 10. Zyklustag	1–2 Amp. hMG tgl., Follikulometrie alle 2 Tage, Hormonanalysen
x. Zyklustag	Leitfollikel 20 mm, Ausschluß einer Hyperstimulation (d. h. nicht mehr als 3 Follikel > 16 mm), dann um 22.00 Uhr 5000–10000 IE hCG i.m.
Am x. Tag + 34 h	8.00 Uhr: Spermagewinnung und Präparation
Am x. Tag + 36 h	10.00 Uhr: IUI

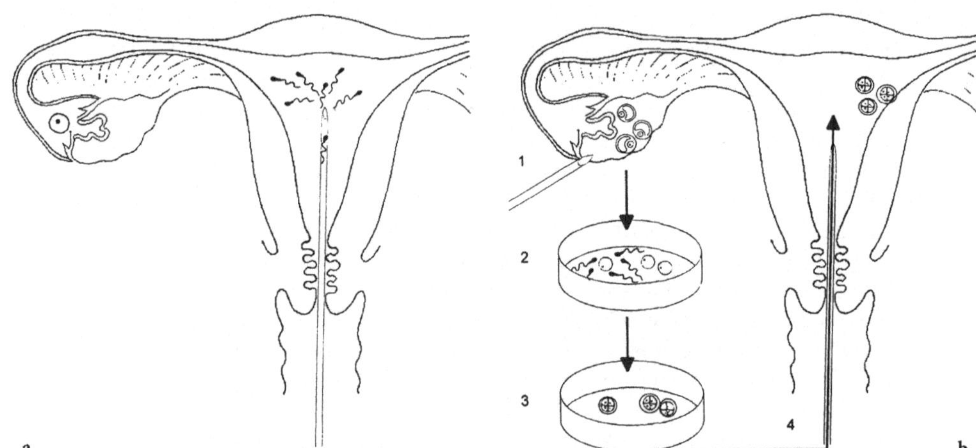

Abb. 5.2a,b. Intrauterine Insemination (IUI). Zum Zeitpunkt des Eisprungs wird das Sperma mit Hilfe eines Übertragungskatheters nach vorheriger Aufbereitung direkt in die Gebärmutterhöhle gebracht (**a**). **b** In-vitro-Fertilisation mit anschließender Embryoübertragung: *1* Gewinnung der Follikel nach Stimulation der Ovarien und Auslösung des Eisprungs (z.B. durch Ultraschallpunktion von der Scheide aus). *2* Die gewonnenen Eizellen werden 24–48 h mit den zuvor aufbereiteten Samenzellen inkubiert. *3* Hat eine Befruchtung stattgefunden, wird (werden) der (die) Embryo(nen) im Zwei- oder Vierzellstadium *4* mittels eines speziellen Katheters in den Uterus zurückübertragen

sonst normaler Samenqualität (Hänggi et al. 1993). Die IUI ist demnach bei andrologischem Faktor im Sinne einer verminderten Samenqualität nur wenig erfolgversprechend, besser sind die Erfolgschancen bei einem pathologischen Zervikalfaktor. Brasch et al. (1994) betonen die Gesamtzahl motiler Zellen (> 20 Mio./ml) als wesentlichen prognostischen Faktor (kumulative Schwangerschaftsrate nach 6 Versuchen: 52 %).

5.2.2 In-vitro-Fertilisation mit nachfolgendem Embryotransfer (IVF/ET)

Definition

Extrakorporale Befruchtung der durch Follikelpunktion gewonnenen Eizelle mit den aufbereiteten Spermatozoen und anschließender Transfer des Embryos in den Uterus der Partnerin.

Indikationen

- Tubare Sterilität,
- zervikale Sterilität,
- androgene Subfertilität (in zunehmendem Maße: von 35 % 1991 auf 48 % 1994),

- idiopathische Sterilität,
- Diagnostik bei lang andauernder Sterilität.

Durchführung

Nach hormoneller Stimulation und Terminierung der Ovulation (mit Hilfe von hCG/hMG; Clomifen/hCG/hMG; GnRH-Analoga/hCG/hMG) wird 24–36 h nach der hCG-Injektion die ultraschallgesteuerte Punktion durchgeführt, üblicherweise transvaginal.

Die gewonnenen Cumulus-Oozyten-Komplexe werden mit den vom Seminalplasma befreiten, selektierten Spermatozoen inkubiert (bei einer nativ normalen Samenqualität werden $2 \cdot 10^4$ bis $5 \cdot 10^4$ Spermatozoen, bei pathologischem Spermiogramm bis zu $5 \cdot 10^5$ Spermatozoen zur IVF eingesetzt).

Wenn sich innerhalb von 18 h in den befruchteten Oozyten 2 sichtbare Pronuclei entwickelt haben, gilt dies als sicheres Zeichen einer Fertilisation. 44–48 h nach der Oozytengewinnung werden dann bis zu 3 in Teilung befindliche Embryonen in den Uterus transferiert (Variante: PROST = „pronuclear stage embryo transfer").

Erfolgsaussichten

Die Erfolgsaussichten der IVF/ET sind stark abhängig von ihrer Indikation sowie von verschiedenen Begleitfaktoren, wie z. B. dem Alter der Frau.

- tubare Sterilität: 25 % pro Embryotransfer,
- männlicher Faktor: 10–15 % pro Embryotransfer,
- Geburtenrate pro Transfer: $\leqslant$ 10 % pro Zyklus,
- Abortrate: im Durchschnitt bei 20 %, (bei normaler Gonadotropinbehandlung ohne IVF: gleiche Rate),

Retrospektiv betrachtet erhöht sich bei wiederholten IVF-Versuchen die Wahrscheinlichkeit eines Schwangerschaftserfolges (Ben-Shlomo et al. 1992). Bleibt ein erster IVF-Versuch erfolglos, empfiehlt sich daher eine Wiederholung, bei erneutem Fehlschlag evtl. sogar ein 3. und 4. Versuch. Bei andrologischer Indikation lag die Schwangerschaftsrate bei 15,7 % pro Behandlungsversuch (Comhaire et al. 1995). Grenzwerte für eine erfolgreiche Behandlung waren nach diesen Autoren 15 Mio. Spermatozoen/ml, Motilität (a und b) 19 %, 4 % normale Morphologie. Ben-Chetrit et al. (1995) betonen, daß die Fertilisierungsrate mit der Zahl motiler Spermatozoen nach Spermatozoenpräparation anstieg: von 21 % bei weniger als $0{,}5 \cdot 10^6$ motiler Spermatozoen pro ml (Schwangerschaftsrate 8 %) auf 63 % bei mehr als $1{,}5 \cdot 10^6$ (Schwangerschaftsrate 22 %). Nach Meinung der Autoren sollte daher ein konventioneller IVF-Versuch erfolgen, solange mehr als $100 \cdot 10^3$ Spermatozoen pro Eizelle zur Verfügung stehen. Andere Kliniken setzen andere Grenzwerte, z. B. > 1 Mio. progressiv motile Spermatozoen sowie > 20 % motile Spermatozoen nach 24 h.

Komplikationen

- Risiko einer Mehrlingsschwangerschaft: etwa 20–25 %,
- ektope Schwangerschaft: ca. 5 %.

5.2.3 Intratubarer Gametentransfer (GIFT = „gametes intra fallopian tube transfer")

Definition

Laparoskopischer Gametentransfer nach laparoskopischer Follikelpunktion. Es bestehen keine kontrollierten Fertilisationsbedingungen, da Spermatozoen und Oozyten ohne vorherige Befruchtung zeitgleich in den Eileiter gegeben werden (Abb. 5.3).

Vorteil: Ablauf der Befruchtung unter physiologischen Bedingungen.

Indikationen

- Zervikale Sterilität,
- androgene Subfertilität,
- idiopathische, lang andauernde Sterilität.

Erfolgsaussichten

- Bei idiopathischer Sterilität: 26–31 % pro Zyklus,
- bei andrologischem Faktor: 15–17 % pro Zyklus,
- bei Endometriose: 33 % pro Zyklus.

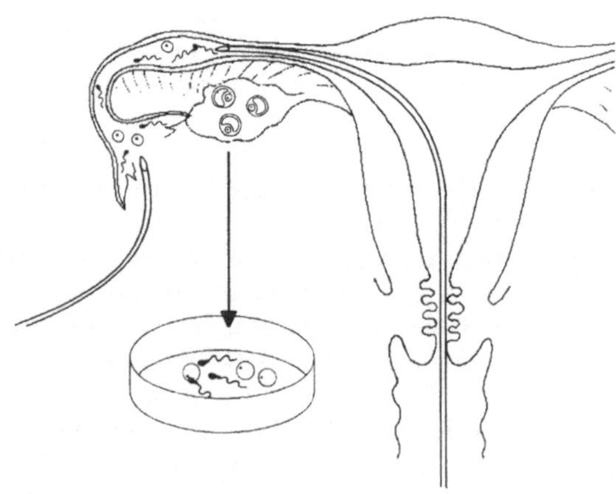

Abb. 5.3. Schema der intratubaren Gamentenübertragung (GIFT). Nach Gewinnung der Eizellen durch sonographische Follikelpunktion (transvaginal oder laparoskopisch) werden diese zusammen mit aufbereiteten Spermatozoen noch während des operativen Eingriffs in die Eileiter gebracht

Komplikationen

- Abortrate: 20 %,
- Mehrlingsschwangerschaften: 16–20 %.

5.2.4 Intratubarer Zygoten- oder Embryotransfer (ZIFT oder EIFT = „zygote-" oder „embryo intra fallopian tube transfer")

Definition

Transvaginale Follikelpunktion und Embryotransfer. Dieses Verfahren kombiniert die Vorteile der IVF (kontrollierte Fertilisationsbedingungen) und des GIFT (physiologisches Milieu für die frühe Embryonalentwicklung).

Indikationen

Siehe GIFT.

Erfolgsaussichten

- Bis zu 32 % pro Zyklus,
- bei andrologischer Sterilität 21 % pro Zyklus.

5.2.5 Mikromanipulation (MAF = mikroassistierte Fertilisation)

Bei männlichem Sterilitätsfaktor und ausbleibender Fertilisation in vitro gab es bisher keine weitere Therapiemöglichkeit mehr. Inzwischen wurden verschiedene Techniken entwickelt, bei denen bewegliche und unbewegliche Spermatozoen direkt in die durch Follikelpunktion gewonnene Eizelle injiziert werden können (Hill et al. 1991).

„Zona drilling" – „zona cutting" – „partial zona dissection"

Prinzip

Da die Entfernung der gesamten Zona pellucida die Entwicklung des Embryos im Präimplantationsstadium beeinträchtigen kann, soll den Spermatozoen mit folgenden Techniken der Zugang zur Eizelle erleichtert werden (es entfällt: Durchdringen des Cumulus oophorus, Penetration der Zona pellucida). Bei „zona drilling" bzw. „cutting" können nur kapazitierte Spermatozoen mit vollendeter Akrosomreaktion mit dem Oolemma fusionieren. Nach Vorbehandlung der Oozyten („zona drilling" bzw. „cutting" oder „partial zona dissection") werden die Spermatozoen zur Befruchtung zusammen mit diesen inkubiert (s. Abb. 5.4c).

„*Zona drilling*": Nach Entfernen der Cumulus-oophorus-Zellen mittels Hyaluronidase bzw. der Corona-radiata-Zellen mit Hilfe des Einsatzes von Pi-

petten oder Nadeln wird die Zona pellucida perforiert (chemisch, mechanisch, Laser; Payne et al. 1991).
„Zona cutting“: Hier werden mit geeigneten Pipetten Teile der Zona pellucida entfernt.
„Partial zona dissection“: Die Zona pellucida wird mit Hilfe mikromanipulatorischer Methoden geschlitzt.

Erfolgsaussichten

- Fertilisation: 29–50 % je nach Schweregrad der andrologischen Störung.
- Schwangerschaftsrate: noch nicht beurteilbar, bislang aber wie es scheint gering. Bei Anwendung der „partial zona dissection“ gibt es bisher widersprüchliche Angaben hinsichtlich eventueller Erfolge (Cohen et al. 1989; Vanderzwalmen et al. 1992).

Subzonale Insemination (SUZI)

Prinzip

Mit einer Mikropipette werden Spermatozoen (5–10) in den perivitellinen Raum injiziert (Abb. 5.4b; Catt et al. 1994; Fishel et al. 1991).

Erfolgsaussichten

Die Schwangerschaftsrate lag bei 5–16 %, nach Comhaire et al. (1995) lag sie pro Zyklus bei 10 %. Grenzwerte für eine erfolgreiche Behandlung waren

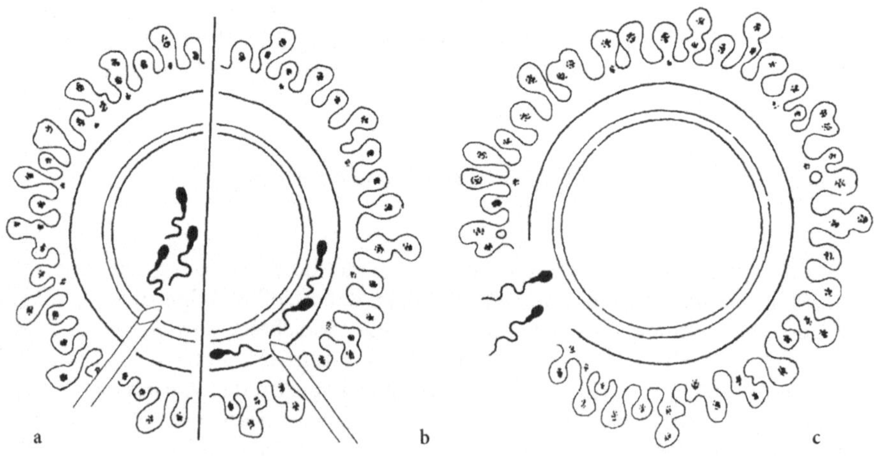

Abb. 5.4a-c. Schematische Darstellung der Techniken SUZI (**a**) und ICSI (**b**). Nach Gewinnung der Eizellen durch sonographische Follikelpunktion werden einzelne Spermatozoen nach Aufbereitung mittels Mikropipette unter die Zona pellucide (**a**) bzw.in das Zytoplasma der Eizellen injiziert (**b**)

18 Mio. Spermatozoen/ml, 15 % Motilität (a und b), 1 % normale Morphologie.

Intrazytoplasmatische Spermatozoeninjektion (ICSI)

Prinzip

Ein einzelnes Spermatozoon wird in das Zytoplasma einer sich in der Metaphase II befindenden Oozyte injiziert (Abb. 5.4a; Palermo et al. 1993; Van Steirteghem et al. 1993; Tsirigotis et al. 1994).

Indikationen

- Schwere Asthenozoospermie (v. a. Flagellumstörungen),
- keine Fertilisation in IVF,
- schweres OAT-Syndrom,
- Kryptozoospermie, Motilität< 10 %, Morphologie < 5 %,
- Akrosomdefekte oder Stummelschwanzspermatozoen,
- Verschluß oder Aplasie der Ductus deferentia (Kombination mit MESA/ TESE),
- Epididymisaplasie.

Erfolgsaussichten

- Fertilisationsrate 66 %,
- Schwangerschaftsrate > 23 % pro Transfer.

Intrazytoplasmatische Spermatozoeninjektionen werden zunehmend an immer mehr Zentren durchgeführt. Alle vorliegenden Erfahrungen deuten auf derart hohe Erfolgsraten (s. unten, Al-Hasani et al. 1995) hin, daß dieses Verfahren als Methode der Zukunft gesehen wird.

Bemerkenswerterweise unterscheiden sich diese Zahlen nicht, ob morphologisch normale oder pathomorphe Spermatozoen inseminiert wurden oder ob Spermatozoen, die aus Nebenhoden (MESA) bzw. Hoden (TESE) isoliert worden waren, zur Injektion verwendet wurden. Auch gab es keine signifikanten Unterschiede bei Verwendung frischer oder kryokonservierter Proben. Einzelne Autoren sprachen daher sogar davon, daß unter Verwendung der genannten Verfahren nahezu jede Form der männlichen Infertilität zu behandeln sei (Silber 1995). So sollte jedem Patienten mit nichtobstruktiver Azoospermie eine MESA angeboten werden (Tournaye et al. 1995).

Die Entwicklung auf dem Gebiet der assistierten Reproduktion schreitet rasant fort. Inzwischen wurden erfolgreiche Versuche unternommen, durch Injektion des Zellnukleus einer Spermatide (unreife Vorstufe des Spermatozoons) in die befruchtungsreife Oozyte eine Fertilisierung zu erreichen (Orgura et al. 1994; Sofikitis et al. 1995). Offenbar ist bei Zuhilfenahme der Techniken der mikroassistierten Reproduktion nicht einmal eine vollständige Spermiogenese erforderlich. Die Relevanz dieser Technik wird sich jedoch erst in zukünftigen Untersuchungen an menschlichen Keimzellen zeigen.

Probleme der mikromanipulatorischen Verfahren

Alle genannten Verfahren der Mikromanipulation beruhen auf einer Beschädigung der Eizelle! Der Einsatz dieser Methoden ist daher nicht unumstritten (Gordon 1992; Cohen et al. 1991).

Von 1991–1994 wurden von der European Society for Human Reproduction 3758 Schwangerschaften nach ICSI erfaßt. Die Mißbildungsrate lag in dem Zentrum mit Vorreiterrolle der Methode, in Brüssel, bei 2,7 % (18/669) und war damit gegenüber der natürlichen Empfängnis nicht erhöht. Da die Selektion gegen genetische Defekte erst im Verlauf der Embryonalentwicklung und Fetalperiode erfolgt, ist nach Ansicht von Humangenetikern nicht davon auszugehen, daß es durch die Anwendung der mikroassistierten Reproduktion zu einer relativen Zunahme genetisch bedingter Erkankungen oder genetisch bedingter Fertilitätsstörungen beim Menschen kommt. So wird auch das Mißbildungsrisiko für derart gezeugte Nachkommen als nicht erhöht eingeschätzt (Engel und Schmid 1995).

Bisher ungelöste Probleme sind jedoch nach wie vor:

- Spermatozoenselektion, d. h. wie läßt sich das geeignetste (genetisch intakte, befruchtungsfähige) Spermatozoon identifizieren und zur Insemination gewinnen?
- Verhinderung einer Polyploidie, da im Rahmen der genannten Verfahren in der Regel kein effektiver Spermatozoenblock auftritt.

Weiterhin stellt sich die Frage, welche Patienten diesen Methoden zugeführt werden sollen. Abgesehen von den Kosten der assistierten Reproduktion (in den USA zwischen 70 000 US-$ im günstigsten und 800 000 $ im ungünstigsten Fall bis zur Entbindung; Neumann et al. 1994) müssen aufgrund des hohen Aufwands und der begrenzten Verfügbarkeit einzelner Methoden Kriterien zur Auswahl geeigneter Paare festgelegt werden. Zukünftige Stellungnahmen der Fachgesellschaften bzw. von aktuellen Veröffentlichen in wissenschaftlichen Zeitschriften sind abzuwarten.

Zum gegenwärtigen Zeitpunkt kann man sich an dem von Professor Dietrich aus Lübeck auf der Tagung der Deutschen Gesellschaft für Andrologie (September 1995, Marburg) vorgestellten und derzeit in seiner Klinik praktizierten Schema über den praktischen Einsatz der verschiedenen Verfahren orientieren (Abb. 5.5).

Prognoseparameter zur Vorhersage des Therapieerfolgs

Aufgrund der komplexen Interaktionen zwischen männlichen und weiblichen Faktoren ist eine sichere Vorhersage von Fertilisation und Schwangerschaft in vivo kaum möglich. Insbesondere das Routinespermatogramm erwies sich hierfür als ungeeignet (Krause 1993). Retrospektive mathematisch-statistische Analysen früherer Studienbefunde, bei denen z. T. auch funktionelle Variablen, wie z. B. die Mukuspenetrationsfähigkeit, einbezogen worden waren, führten zu mehr oder minder komplexen Fertilitäts-Scores. Abgesehen von den starken Differenzen dieser Scores bei verschiedenen Autoren ist jedoch auch

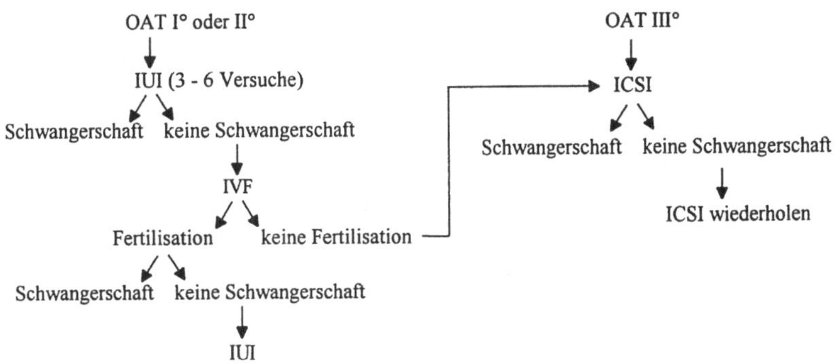

Abb. 5.5. Algorithmus zum Einsatz verschiedener Verfahren der assistierten Reproduktion. (Nach Dietrich 1995)

mit diesen keine sichere Differenzierung fertil/infertil möglich (Bostofte et al. 1993, Eimers et al. 1994).

In einigen Studien waren zwar die Konzentration, Progressivmotilität, normale Morphologie der Spermatozoen bei der fertilen Gruppe höher und die Zahl unreifer Germinalzellen („Rundzellen") niedriger als bei der infertilen Gruppe, wobei Leukozyten keine Rolle spielten (Tomlinson et al. 1993), in prospektiven Untersuchungen jedoch erwiesen sich nur die Penetrationsrate im HOP-Test sowie die oxidative Belastung des Samens als prognostisch relevant (Aitken et al. 1991).

Assistierte Reproduktionstechniken erlauben die Beobachtung der Befruchtungsfähigkeit eines einzelnen Spermatozoons. Die für das jeweilige Paar geeignete Reproduktionsmethode auszuwählen, ist schwierig. Zahlreiche Studien mit dem Ziel, relevante Prognoseparameter zu definieren, führten zu einem uneinheitlichen Bild. Tabelle 5.3 zeigt eine beispielhafte Auswahl verschiedener Veröffentlichungen zur IVF-Prognose. Wie zu erkennen, finden sich selbst bei solch eng kontrollierten Bedingungen wie der In-vitro-Fertilisation divergierende Angaben zur prognostischen Relevanz verschiedener Variablen.

5.3 Komplikationen

Die Kenntnis möglicher Komplikationen ist bei der Beratung eines Paars wichtig, um einen eventuellen Schaden für eine bis dahin gesunde Frau zu verhindern. Komplikationen können durch die hormonelle Stimulation, die Laparaskopie, die notwendige Anästhesie oder die Oozytengewinnung bedingt sein. Die Rate ektoper, heterotoper und multifetaler Schwangerschaften ist bei der assistierten Reproduktion ebenso erhöht wie die Abort- und die Frühgeburtenrate. Auch die perinatale Mortalität und Morbidität sind erhöht. Der Schwangerschaftsverlauf wird häufiger durch mütterliche Erkrankungen (Präeklampsie, Diabetes mellitus, Blutung, Anämie) kompliziert (Schenker und Ezra 1994).

Tabelle 5.3. Beispielhafte Auswahl verschiedener in der Literatur zur Vorhersage einer Befruchtung in einem IVF-Programm angegebene Prognoseparameter

Autor	Kollektiv	Variablen	Grenzwert für gute Prognose
Hinting et al. 1990	IVF, GIFT	Normale Morphologie	>16%: gute Prognose < 5%: IVF wenig sinnvoll
Tomlinson et al. 1992	IVF, idiopathisch	Rundzellen (nicht Leukozyten)	Median fertil 13 000/ml, infertil 162 000/ml
Stovall et al. 1994	IVF	% Spermatozoen nach Swim up	>2 Mio./ml
		% motile Spermatozoen nach 24 h	>20%
Biljan et al. 1994	IVF	Spermatozoen-migration (Swim-up)	>1 Mio./ml
Grow et al. 1994	IVF	Normale Morphologie	>14%: >85% Fertilisation
Gamzu et al. 1994	IVF	Hemizona-Assay	>23%
Yavetz et al. 1995	IVF	HOS nach Migrations-Sedimentations-Präparation	>45% Fertilisation, Gesamtzahl motiler Zellen nach Präparation: Median fertil 5,8 Mio./ml, infertil 1,4 Mio./ml

Neben einer erhöhten Rate von Mehrlingsschwangerschaften soll auch die Geburtsrate unterdurchschnittlich großer Kinder im Rahmen assistierter Reproduktionstechniken erhöht sein (Comhaire et al. 1995b). Ein geringeres Geburtsgewicht soll aber mit einem erhöhten Risiko für die spätere Entwicklung von nichtinsulinpflichtigem Diabetes mellitus (McCance et al. 1994), Insulinresistenz (Phillips et al. 1994), koronarer Herzkrankheit (Barker et al. 1989) und verminderten Schulleistungen verbunden sein (Hack et al. 1994). Derartige Berichte bedürfen einer Bestätigung.

Ovarielle Überstimulation

Die hormonelle Überstimulation des Ovars (durch die hCG-Behandlung) kann zu folgenden 3 möglichen Komplikationen führen:

Syndrom der ovariellen Hyperstimulation (OHSS)

Die ovarielle Hyperstimulation kann infolge einer als Nebenwirkung auftretenden erhöhten Freisetzung von Prostaglandinen und Renin/Angiotensin zu einer plötzliche Zunahme der Kapillarpermeabilität führen. Daraus kann eine Flüssigkeitsverschiebung vom intravaskulären zum interstitiellen Raum, einschließlich Bauchraum und Lunge, mit den klinischen Symptomen der Hypovolämie resultieren. Die Folgen sind verminderte Nierendurchblutung und Flüssigkeitsausscheidung, eingeschränkte Leberfunktion, Atemnot, Thromboembolien und Hämokonzentration. Die resultierende Symptomatik im gesamten wird als ovarielles Hyperstimulationssyndrom (OHSS) bezeichnet.

Inzidenz

- Mäßig stark ausgeprägt: 3–4 %,
- stark ausgeprägt: 0,1–0,2 %.

Komplikationen des schweren Syndroms

Aszites, Ovardrehung, Atemnotsyndrom des Erwachsenen, Thromboembolien (arteriell, venös), Leberfunktionsstörung, Nierenerkrankung, Tod (selten).

Zentrale Komplikationen (Hypophyse)

- Adenomwachstum (wenige Fallberichte),
- Hypophyseneinblutung (wenige Fallberichte).

Krebs

- Ovar (wenige Fälle),
- Mamma (noch nicht sicher bewiesen).

Extrakorporale Befruchtung

Laparoskopische Komplikationen:
  - Vollnarkose: 2–3 ‰ (Hypoxie, Aspiration, Pneumonie, Lungenödem, Pneumothorax, Magenperforation, Tod),
  - Leitungsanästhesie: 2–4 ‰ (vorübergehender Kopfschmerz, Rückenschmerzen, Blasenentleerungsstörung, unbeabsichtigte Rückenmarkverletzung, Nervenverletzung),

Pneumoperitoneum, Trokareinstich 1–3 ‰:
  - Verletzung der Bauchwand (Nabelhernie): 0,5–0,7 ‰,
  - Verletzung von Blutgefäßen: 0,3 ‰,
  - Verletzung des Darms: 1–3 ‰,
  - Verletzung des Uterus: 10–30 ‰,
  - Verletzung der Blase: 2–5 ‰,
  - Tod gelegentlich,
  - Gasembolie: < 0,02 ‰,
  - Notfallaparatomie: 1,8–4,2 ‰,

transvaginale Oozytengewinnung (Verletzung von Blutgefäßen, Blase, Darm, Infektion): gelegentlich,

Infektionen durch evtl. infiziertes Kulturmedium (Hepatitis, HIV): gelegentlich.

Schwangerschaftskomplikationen

- erhöhte Rate spontaner Aborte: 20–30 %,
- erhöhte Rate ektoper Schwangerschaften: 3–5,5 %,
- erhöhte Rate heterotoper Schwangerschaften: 0,5–1,2 %,

- erhöhte Rate von Mehrlingsschwangerschaften: 18–24 %,
- Frühgeburten
  - bei Einzelschwangerschaft: 8–10 %,
  - bei Zwillingen: 33–55 %,
  - bei Drillingen: 83–95 %,
- erhöhte Inzidenz von Blutung, intrauteriner Wachstumsretardierung, Anämie, niedrigem Geburtsgewicht, Bluthochdruck, Diabetes mellitus,
- Perinatale Morbidität und Mortalität
  - bei Einzelschwangerschaft: 0,7–2,3 %,
  - bei Zwillingen: 3,8–7,2 %,
  - bei ≥ Drillingen: 7–17 %.

5.4 Donogene Insemination

In anderen Ländern, wie den USA oder Großbritannien, ist die donogene Insemination, d. h. die Insemination der Partnerin eines infertilen Mannes mit dem Ejakulat eines Spenders, eine anerkannte Methode zur Behandlung einer infertilen Partnerschaft. In der Bundesrepublik fehlen hierfür bisher eindeutige gesetzliche Regelungen. So ist die Samenspende zwar nicht verboten, mit ihrer Durchführung aber sind, neben sozialen, moralischen und ethischen, zahlreiche ungeklärte juristische Probleme, wie die Aufklärungspflicht gegenüber dem Kind oder Erbfragen, verbunden (Ciba Foundation Symposium 1973; Snowden und Mitchell 1981). Ausführliche Informationen finden sich in den Richtlinien der American Fertility Society (1990, 1993) sowie bei Barratt et al. (1990) und Irvine und Templeton (1994).

Indikationen

Hauptindikationen der donogenen Insemination sind Azoospermien oder Anejakulationen beim männlichen Partner. Auch genetische Defekte mit entsprechenden schwerwiegenden Risiken für das Kind (Chorea Huntington, Hämophilie, Chromosomenanomalien), eine Subfertilität mit stark eingeschränkter Samenqualität bzw. langdauernder Infertilität oder die HIV-Seropositivität des Mannes stellen Indikationen dar.

Beratung

Der donogenen Insemination muß eine ausführliche Beratung des Paares vorausgehen, die mögliche Alternativen (Adoption, Verzicht oder ICSI), die emotionalen Aspekte für Mann und Frau, die ungeklärten ethischen und rechtlichen Fragen, die praktischen Aspekte der Durchführung sowie die Risiken [Infektionsübertragung, keine Garantie einer (problemlosen) Schwangerschaft und eines gesunden Kindes] beinhaltet. Eine gynäkologische Untersuchung der Frau muß ihre Konzeptionsfähigkeit klären, zuweilen werden die gleichen Untersuchungen wie beim Samenspender empfohlen (s. unten).

Anforderungen an den Spender (Screening-Untersuchungen)

Die Rekrutierung entsprechender Samenspender ist aufgrund der an ihre Samenqualität gestellten Anforderungen sowie des erforderlichen Einverständnisses des Spenders zu einem umfangreichen Screening nach genetischen Risikofaktoren und sexuell übertragbaren Krankheiten schwierig. Letzteres ist jedoch unverzichtbar, um für Frau und Kind eine größtmögliche Sicherheit zu garantieren.

Nach einer umfangreichen Anamneseerhebung, die insbesondere das Vorliegen sexuell übertragbarer Erkrankungen (u. a. rezidivierender genitaler Herpes simplex), von HIV-Infektionen und genetischen Erkrankungen klären sollte (Übersicht: Irvine und Templeton 1994), folgt die klinische Untersuchung des potentiellen Spenders, bei der auf Fehlbildungen und Anzeichen sexuell übertragbarer Erkrankungen (Ausfluß, Ulzera, Condylome) zu achten ist. Ferner sind Abstrichpräparate aus der Urethra auf das Vorliegen von Neisseria gonorrhoea, Chlamydia trachomatis, fakultativ auch auf Trichomonas vaginalis, Ureaplasma urealyticum, Mycoplasma hominis und Gruppe-B-Streptokokken zu untersuchen (Chauhan et al. 1988). Die serologische Untersuchung des Patienten muß bezüglich HIV-Antikörpern (Basisuntersuchung und 6 Monate danach), Hepatitis-B-surface-Antigenen (Basisuntersuchung und einmal monatlich danach), Zytomegalovirusantikörpern und VDRL negativ sein. Blutgruppe und Rhesusfaktor werden bestimmt, fakultativ kann eine Karyotypisierung hinzukommen.

Die an die Samenqualität gestellten Minimalanforderungen (> 1 ml, > 50 Mio. motile Spermatozoen/ml, > 60 % progressiv motile Samenzellen, > 60 % normale Morphologie nach der American Fertility Society 1990) sollen eine möglichst hohe Erfolgsrate garantieren. Nach dem Auftauen der kryokonservierten Probe soll deren Spermatozoenkonzentration nicht unter $5 \cdot 10^6$ motile Spermatozoen/ml liegen (Mortimer 1990). Die an die Samenqualität gestellten Bedingungen variieren jedoch je nach Autor (Johnston et al. 1994).

Bei Anwendung all dieser Ausschlußkriterien kamen nur noch 15–32 % der untersuchten Männer als potentielle Spender in Frage (Chauhan et al. 1988).

Praktisches Vorgehen

Zur Insemination darf nur kryokonserviertes Sperma verwendet werden! Erst wenn sich die bakteriologischen Untersuchungen der Samenprobe sowie die HIV-Serologie des Spenders sowohl zum Zeitpunkt der Spende als auch 3–6 Monate danach zweifelsfrei als negativ erwiesen haben, darf die Probe zur donogenen Insemination eingesetzt werden. Daraus ergibt sich eine Mindestdauer der Lagerung von 90–180 Tagen. Da die Menge der gespendeten Samenproben begrenzt ist, wird nur eine Insemination pro Zyklus durchgeführt. Diese sollte am besten nach dem im Urin gemessenen LH-Wert terminiert werden. Der optimale Inseminationszeitpunkt wird kontrovers diskutiert

(Barratt et al. 1990). Durch vorherige Stimulation der Ovulation konnte dabei die Erfolgsrate verdoppelt werden (Irvine und Templeton 1994). Generell ist zu beobachten, daß die Erfolgsrate bei Partnerinnen von Männern mit Azoospermie am höchsten, bei denen von subfertilen Männern am geringsten ist, was ein gleichzeitiges Vorliegen weiblicher Infertilitätsfaktoren andeutet (s. Kap. 1). Ein Alter der Frau von über 36 Jahren war prognostisch ebenfalls ungünstig.

Langzeituntersuchungen

Es liegen nur wenige Verlaufsstudien über Familien und Kinder nach donogener Insemination vor. Aus diesen ergeben sich keine Hinweise auf ein erhöhtes Risiko von Schwangerschaftskomplikationen, kongenitaler Mißbildungen oder Auffälligkeiten in der Schule im Vergleich zu Kindern aus spontanen Schwangerschaften.

Ethische und juristische Probleme

Nach einem Gerichtsurteil hat das Kind mit Beginn seiner Volljährigkeit das Recht, seinen genetischen Vater in Erfahrung zu bringen. Andererseits wünschen mehr als 80 % der Spender Anonymität. So nahm die Bereitschaft zur Samenspende rapide ab, als in Schweden die Anonymität der Spender aufgehoben wurde. Auf ungeklärte Probleme (Weitergabe genetischer Informationen über den Vater ohne Identifizierung desselben; Irvine und Tempelton 1994) und die Notwendigkeit der Qualitätssicherung wurde kürzlich hingewiesen (Baker und Paterson 1995).

Im März 1995 wurde in der Bundesrepublik ein Arbeitskreis für donogene Insemination gegründet, der für Fragen zur Verfügung steht (Anschrift: Prof. Dr. E. Günther, Grietgasse 11, 07743 Jena, Telefon 03641/50250; Fax 03641/331868).

6 Erektionsstörungen

Erektionsstörungen (Impotentia coeundi, erektile Dysfunktion) betreffen etwa 20 % der 50- bis 60jährigen und ca. 30 % der über 60jährigen Männer. Aber auch bei jüngeren Patienten können Erektionsstörungen der Grund für eine andrologische Untersuchung sein. Für eine normale Erektion ist ein komplexes Zusammenwirken von arteriellen, kavernösen, venösen, neurogenen und psychischen Faktoren erforderlich. Nach Stief et al. (1987, 1988) sollen in 60 % der Fälle Störungen der arteriellen Durchblutung, in 30–40 % eine pathologische Drainage der Corpora cavernosa, in 20 % neurogene, in 15 % psychogene und in 2 % hormonelle Störungen Ursache der Erektionsprobleme sein.

Auch wenn pathologische Veränderungen in den genannten Bereichen gefunden werden, sind sexuelle Störungen in der Regel niemals monokausal, sondern werden durch ein Ursachenbündel mit individuell sehr unterschiedlichen Anteilen psychischer und organischer Faktoren bedingt. Es ist wichtig, daß diese Komplexität dem Patienten auch dargestellt wird, um die einseitige Sicht von der organischen Bedingtheit seiner Störung zu relativieren (Kockott 1989).

Für die Praxis ist dabei von Bedeutung, daß Diagnostik und Therapie der erektilen Dysfunktion zum Leistungsspektrum der gesetzlichen Krankenversicherung gehören. Daher sind auch die therapeutisch eingesetzten Substanzen, auch wenn sie für diese Indikation nicht zugelassen sind, grundsätzlich verordnungsfähig (Schroeder-Printzen et al. 1994).

6.1 Begriffsbestimmungen der Ejakulationsstörungen

- Ejaculatio retarda = verzögerter Samenerguß,
- Ejaculatio praecox = vorzeitiger Samenerguß,
- Aspermie = Fehlen des Samenergusses,
- Ejaculatio deficiens = Ausbleiben der Emission (mögliche Ursache: Anejakulation, Anorgasmie),
- Ejaculatio retrograda = Samenerguß in die Harnblase aufgrund einer Insuffizienz des Blasenhalsverschlusses (Nachweis von Spermatozoen im postejakulatorischen Urin).

Schmerzhafte Ejakulationen können bei chronischer Prostatitis, Obstruktion der Ductus ejaculatorii, Dysfunktion autonomer Nerven oder psychogen auftreten.

Eine Anorgasmie kann organische (Querschnittlähmung, Sympathektomie oder eine autonome Neuropathie, z. B. bei Diabetes) oder psychologische Ursachen haben. Auch Medikamente können als Nebenwirkungen zur Anorgasmie führen (z. B. Psychotropika, Antihypertensiva, Ganglienblocker).

6.2 Physiologie der Erektion

Zur Erzielung einer Erektion müssen die in Kap. 3 beschriebenen anatomischen Strukturen (Arterien, Venen, Schwellkörper, Nerven) aufeinander abgestimmt reagieren.

Bei der Erektion werden Nervenreize über die parasympathischen Anteile des vegetativen Nervensystems geleitet. Die Elongation des Penis wird durch Erweiterung der Penisarterien, Relaxation der Sinusoide der Corpora cavernosa, Drosselung des venösen Abflusses und Verschluß arteriovenöser Shunts erreicht. Bis die Sinusoide der Corpora cavernosa vollständig blutgefüllt sind werden die ableitenden Venen gegen die Tunica albuginea gedrückt, was einen nahezu vollständigen Stop des venösen Rückstroms zur Folge hat. Dadurch wird die Rigidität des Pars penis erreicht (Lue und Tanagho 1987). Das Erektionszentrum (S 2–S 4) wird sowohl reflektorisch durch lokale genitale Reize als auch psychogen durch Sinneswahrnehmungen oder Vorstellungen übergeordneter Zentren aktiviert. In den letzten Jahren vermehrten sich zudem die Kenntnisse über die molekularen Abläufe der Erektion. So wurde z. B. Stickstoffoxid (NO) als erektionsauslösender Neurotransmitter identifiziert (Carrier et al. 1993) und gezeigt, daß die glatten Muskelzellen des Corpus cavernosum durch ein komplexes Netzwerk interzellulärer Kanäle verbunden sind (Lerner et al. 1993). Das bessere Verständnis der biochemischen Abläufe während Erektion und Ejakulation sollte in naher Zukunft eine verbesserte Diagnostik und Behandlung ermöglichen.

Die Ejakulation wird reflektorisch durch sensible genitale Reize ausgelöst, die über sympathische Anteile des vegetativen Nervensystems (Th 12–L 2) zur Entleerung (Emission) von Nebenhodenschwanz, Samenleiter, Bläschendrüsen und Prostata in die hintere Harnröhre führen. Der Druckanstieg hier löst dann über das parasympathische Ejakulationszentrum (S 2–S 4) reflektorische Muskelkontraktionen aus, die zur eigentlichen Ejakulation führen. Emission und Ejakulation werden über α-adrenerge Neurone des Sympathikus vermittelt. Auch die Ejakulation unterliegt zentralnervösen Einflüssen.

6.3 Diagnostik

Für eine erfolgreiche Behandlung sollte die Hauptursache der Erektionsstörung gefunden werden. Teilweise finden sich mehrere der unten genannten Ursachen, so daß in der Regel von einem pathophysiologischen Zusammenwirken mehrerer Faktoren ausgegangen werden muß.

Anamnese

Das Besprechen von Potenzproblemen fällt auch im 20. Jahrhundert nicht jedem leicht. Man sollte sich davor hüten, beim Erstkontakt das „Problem" lösen zu wollen. Es geht zunächst darum, das Vertrauen des Patienten zu gewinnen, um die korrekte diagnostische Einordnung der Beschwerden zu ermöglichen.

Spezielle Fragen (hier geht es darum, die Symptome in die Kategorien organisch/nicht organisch einzuordnen):

1) Art der Störung (Erektion/Ejakulation/Libidoverlust) (Abb. 6.1).
2) Genaue Symptomatik d. h.:
   - Seit wann?
   - Morgendliche/nächtliche Erektion?
   - Gelegentliche Erektion (Anlaß)?
   - Treten Erektionen seltener als früher auf?
   - Qualität der Erektion?
   - Tritt ein vorzeitiger Erektionsverlust auf?
   - Partnerabhängigkeit?
   - Ejaculatio praecox, Ejaculatio retardata, schmerzhafte Ejakulation?
   - Erektion bei Masturbation möglich?
   - Libido:„Wie häufig spüren Sie ein Verlangen nach sexuellem Erleben?"

> Die Grenze zwischen intakter und herabgesetzter Libido ist unscharf und kann inter- und intraindividuell erheblich schwanken.

„Glauben Sie, daß im Vergleich zu Personen Ihres Alters Ihr Verlangen gleich stark, schwächer oder stärker ausgeprägt ist?"„Haben Sie eine

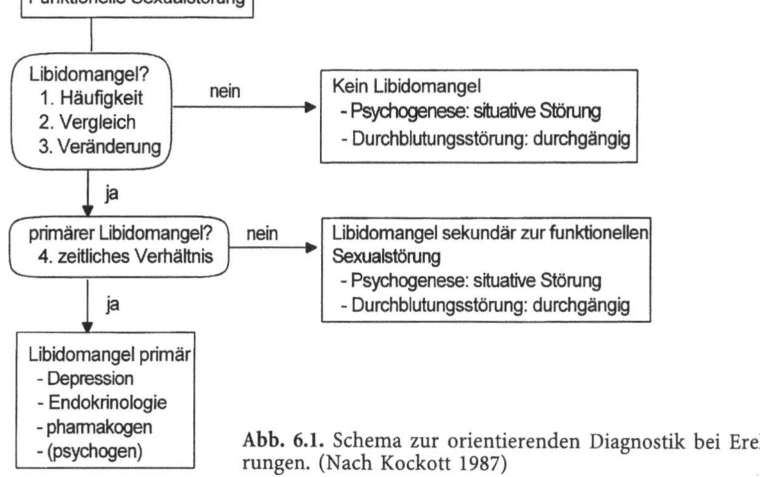

Abb. 6.1. Schema zur orientierenden Diagnostik bei Erektionsstörungen. (Nach Kockott 1987)

Veränderung im Verlangen bemerkt?" „Bemerken Sie diesen Mangel seit oder nach dem Auftreten Ihrer sexuellen Probleme oder war er schon vorher vorhanden?"

4) Sexualleben, d. h.:
   - Häufigkeit des Geschlechtsverkehr pro Monat?
   - Häufigkeit der Masturbationen pro Monat?
   - Reaktion der Partnerin?
   - Aktuelle Ehe- bzw. Partnerschaftssituation (Disharmonie, Ehemüdigkeit)?
   - Außereheliche Sexualpartner(innen)?

> Die Fragen 1–3 klären, ob ein Libidomangel besteht. Ist die sexuelle Appetenz nicht gestört, so muß man am ehesten an eine vorwiegend psychisch bedingte Sexualstörung oder an vorwiegend organisch bedingte Sexualstörungen vaskulärer Genese denken, seltener an Sexualstörungen im Rahmen eines Partnerkonfliktes. Bei Durchblutungsstörungen handelt es sich um „durchgängige" Probleme (Erektion auch bei Masturbation gestört, fehlende nächtliche/morgendliche Erektion) im Gegensatz zu den psychischen Störungen, die „situativ" bestehen.

Ein primärer Libidomangel findet sich bei psychischen Erkrankungen (Depression), Allgemeinerkrankungen mit entsprechender Leistungsminderung, endokrinen Störungen (Androgenmangel), Stoffwechselstörungen (Diabetes mellitus/Niereninsuffizenz), als Medikamentennebenwirkung und bei Alkohol- und Drogenabusus.

Bei den organischen Ursachen existiert eine gewisse Ursachenspezifität. So sollen vaskuläre Störungen in erster Linie zu Erektionsproblemen, endokrinologische Veränderungen zu Libidostörungen, lokale Reizungen zu einem vorzeitigen Samenerguß führen. Psychische Ursachen können dagegen zu jeder Form sexueller Störung führen.

Die psychischen Ursachen lassen sich dabei in 3 Bereiche einteilen:

1) Probleme in der Partnerschaft. Sind diese Probleme offensichtlich, sind sie leicht festzustellen, sind sie verdeckt, werden sie oft erst während einer Psychotherapie deutlich.
2) Probleme in der Persönlichkeit. Von Bedeutung sind hier Ängste, v. a. vor einer engen Beziehung, vor Übernahme von Verantwortung oder eine enge Bindung an das Elternhaus.
3) Psychosexuelle Probleme im engeren Sinne. Die Mehrzahl der psychisch bedingten Funktionsstörungen haben ein phobisches Gepräge, die durch Selbstverstärkungsmechanismen der Angst aufrechterhalten werden (s. unten).

Allgemeine Anamnese (hier geht es darum, mögliche Risikofaktoren für eine organische Ursache festzustellen):

- Hypertonie,

- koronare Herzkrankheit,
- arterielle Durchblutungsstörungen,
- Diabetes mellitus,
- Fettstoffwechselerkrankungen,
- Niereninsuffizienz,
- Lebererkrankungen,
- neurologische Erkrankungen (multiple Sklerose),
- Diskusprolaps,
- Hormonstörungen,
- plastisch-chirurgische Eingriffe im Kindesalter (z. B. Hypo-/Epispadie),
- sonstige Operationen/Traumen im kleinen Becken/Rektum/LWS,
- transurethrale Prostataresektion,
- Tumorleiden,
- Nikotin; Alkohol,
- psychische Erkrankungen.

Man sollte sich ein Bild vom Leben des Patienten machen:

- Beruf,
- Schichtdienst,
- Streßfaktoren,
- Medikamente (wesentliche Ursache; s. Tabelle 6.1). Treten während einer Pharmakotherapie sexuelle Funktionsstörungen auf, ist es nicht immer einfach zu entscheiden, ob das Präparat oder die Grunderkrankung für die Symptome verantwortlich ist oder ob andere Faktoren relevant sind.

Körperliche Untersuchung

Hier müssen das Genitale (Hodenhypoplasie?), die Prostata (bei jüngeren Patienten litten 49 von 69 Patienten an Prostatitis, Prostatakongestion; Molnar 1987), und das kardiovaskuläre System untersucht werden. Weitere lokale Ursachen einer Erektionsstörung können sein: Phimose, verkürztes Frenulum, Induratio penis plastica. Die körperliche Untersuchung ist insbesondere aus Sicht des Patienten von zentraler Bedeutung, da sie erkennbar zeigt, daß der Patient ernst- und angenommen wird.

Labor

Bestimmung von Testosteron, Prolaktin, FSH, LH, Schilddrüsenhormonen. Kleines Blutbild, Kreatinin, Transaminasen, Glukose, Gerinnungsstatus.

Tumeneszenzmessung

Die Messung der Spontanerektion kann mit einem Erektiometer oder über Messung der nächtlichen penilen Tumeneszenz (NPT) mittels eines Rigidometers erfolgen (Weiske 1986).

Tabelle 6.1. Nebenwirkungen von Medikamenten auf Libido, Erektion und Ejakulation. (Nach Przybilla und Schill 1984) (↑Stimulation; ↓Dämpfung; + Auslösung; ( ) seltener oder fraglicher Effekt)

Arzneistoff	Wirkung auf Libido	Erektions störung	Ejakulations-hemmung
Endokrin wirkende Medikamente			
Östrogene	↓	+	(Ejaculatio praecox)
Gestagene	↓	+	+
Androgene und Anabolika	↓	+	
Cyproteronacetat	↓	+	+
Spironolacton	↓	+	
Cimetidin	↓	+	
Ketoconazol	↓	(+)	
Digoxin	↓	+	
Glukokortikosteroide	(↓)	(+)	
Zentralnervöse Pharmaka			
Neuroleptika	↓(↓)	+	+ (Ejaculatio praecox, schmerzhafte Ejakulation)
Trizyklische Antidepressiva	↓(↑)	+	+ (Steigerung des Ejakulat-volumens)
Lithiumsalze	↓	+	
Monoaminooxidaseinhibitoren	(↓)	+	+
Tranquillanzien	↓	+	(+)
	Auch Besserung psychovegetativer Sexualstörungen		
Hypnotika, Antiepileptika	↓	+	
Psychoanaleptika	↓↑	+ (auch Stimulation)	
Levodopa	↓	Besserung bei gestörter Funktion (+)	
Amantadin	(↑)		
Antihypertensiva			
Guanethidin	(↓)	+ (Priapismus)	+
Reserpin	↓	+	+
Methyldopa	↓	+	+
Clonidin	(↓)	+	(+)
Hydralazin	(↑)	(+) (Stimulation, Priapismus)	
Prazosin		(+) (Priapismus)	
Guanfacin		+	
Labetalol		(Priapismus)	(+)
Benzothiadiazindiuretika	(↓)	(+)	
β-Blocker	(↓)	+ (Induratio penis plastica)	
Ganglienblocker		+	+
α-Bezeptorenblocker			+
Sonstige Pharmaka			
Lipidsenker (Clofibrat)	↓	+	
Parasympatholytika		+	+
Perhexilin	↓	+	
Serotoninantagonisten		(+)	
Zytostatika (Polychemo)	↓		
Vincristin		+	
Parachlorophenylalanin	↑		
Propafenon	(↓)	(+)	
Disopyramid		(+) bei Überdosie-rung	
Isoniazid	(↓)	(+)	
Demeclocyclin	(↓)		
Tiabendazol		(+)	
Indometacin		(+)	
Naproxen		(+)	(+)
Heparin		(Priapismus)	
ε-Aminocapronsäure			+
Baclofen	↑	(+)	
Disulfiram		(+)	

Pharmaka-Doppler-sonographische Untersuchung der Penisarterien

Mit Hilfe dieser Untersuchungsmethode soll die Durchblutungssituation des Pars penis geklärt werden.

Nach Injektion definierter Mengen gefäßaktiver Substanzen in das Corpus cavernosum werden mittels Ultraschall-Doppler-Sonde (8 MHz), Duplex-Sonographie oder Farbduplexsonographie die Pulse der Aa. profundae penis und der Aa. dorsalis penis bestimmt. Als gefäßaktive Substanzen werden hierbei Papaverin (25–75 mg), Papaverin/Phentolamin (7,5/0,25–45/1,5 mg), Prostaglandin E1 (5–20 μg) oder in jüngster Zeit Stickoxiddonor (SIN-1; 1 mg) eingesetzt (Porst 1988; Stief et al. 1991). Alle diese Substanzen sind für die genannte Indikation nicht zugelassen. Der Patient muß dieser Maßnahme daher schriftlich zustimmen.

Kontraindikationen sind in erster Linie schwere Herz/Kreislauferkrankungen. Für Papaverin bzw. Phentolamin gelten zusätzlich folgende Erkrankungen als Kontraindikationen: Herzinsuffizienz, schwere koronare Herzkrankheit, Zustand nach frischem Herzinfarkt, respiratorische Insuffizienz, Zustand nach Apoplex, schwere Hypertonie, schwere Leberfunktionsstörungen, Herzrhythmusstörungen (> Lown III), AVK II-IV, Engwinkelglaukom, mechanische Stenosen im Gastrointestinaltrakt, Obstipation infolge Darmatonie sowie Erkrankungen, die mit hypertensiven Ereignissen einhergehen können (wie z. B. Phäochromozytom).

Weitere Diagnostik

Tritt auch bei den höchsten genannten Dosen dieser gefäßaktiven Substanzen keine vollständige Erektion ein, so besteht der Verdacht auf eine venöse Abflußstörung. Diese kann mit Cavernosometrie und Cavernosographie näher untersucht werden. Präoperativ kann auch eine selektive Kontrastmitteldarstellung der Aa. pudendae internae indiziert sein (Wespes und Schulman 1993).

Bei Verdacht auf Vorliegen einer neurologischen Störung (anamnestisches Trauma, Fehlen des Cremasterreflexes) muß die Bulbo-cavernosus-Reflexzeit bestimmt werden, ggf. muß auch eine neurophysiologische Klärung mit Ableitung evozierter Potentiale durchgeführt werden (Weidner und Becker 1988).

> Bei allen Maßnahmen sind psychologische Faktoren zu berücksichtigen, die Ursache oder Überlagerung sein können!

6.4 Therapie

Voraussetzung jeder Behandlung ist die Bereitschaft des Arztes, den Patienten als Person anzuerkennen und ernst zu nehmen. Nur wenn sich der Patient verstanden und mit seinem Problem akzeptiert fühlt, ist eine erfolgreiche Behandlung möglich. Dabei sollte das Therapieziel nicht die Erektion per se sein, sondern ein erfülltes Sexualleben.

Gerade im Bereich der Sexualität existieren teilweise irrationale Vorstellungen darüber, was „normal" sei (Häufigkeit des Geschlechtsverkehrs etc.). Teilweise genügt hier eine Aufklärung. Voraussetzung ist, daß offen über intime, vielfach tabuisierte Themen gesprochen und unbefangen Fragen gestellt werden können. Es zeigen sich dann mögliche Hemmfaktoren wie erhöhter Leistungsdruck, die Erwartungsangst, den eigenen Ansprüchen nicht genügen zu können, eine verkrampfte Selbstbeobachtung oder das Bedürfnis, die fehlende Erektionsstärke zu kaschieren. Nicht selten sind auch irrationale Überzeugungen, wie die Auffassung, daß eine einmal eingetretene Erektion über den ganzen Ablauf des Intimkontakts aufrecht erhalten werden müsse. Ein Nachlassen der Gliedstärke wird bereits als Versagen interpretiert. Hier gilt es, die subjektive Bewertung dieser völlig normalen Erregungsschwankungen zu verändern.

Man muß dem Patienten bewußt machen, daß eine ängstliche Selbstbeobachtung und ein genußvolles sexuelles Erleben mit der dazu erforderlichen passiven Entspannung unvereinbar sind. Hier sind meditative Entspannungstechniken hilfreich, ebenso wie die Beteiligung des Partners mit einer entsprechenden Aufklärung (Abb. 6.2).

Auch eine nachgewiesene organische Störung sollte in bezug auf ihre psychische Verarbeitung eingeschätzt werden. So war bei Patienten mit nachgewiesener arterieller Durchblutungsstörung durch Beratung und Mithilfe der Partnerin in 90 % der Fälle ein Geschlechtsverkehr möglich, obwohl keine komplette Rigidität erreicht wurde (etwa 70 % Gliedsteife sind ausreichend; Vogt, Universitätsklinikum München, persönliche Mitteilung). Zudem sind verständliche Versagensängste anzusprechen. Bei Diabetikern ist eine Erektionsstörung nicht obligat; mehr als 50 % der männlichen Diabetiker entwickeln keine Erektionsstörungen. Nach einem Herzinfarkt hat der Patient oft Angst vor der körperlichen Belastung des Koitus. Dabei entspricht die Herzbelastung

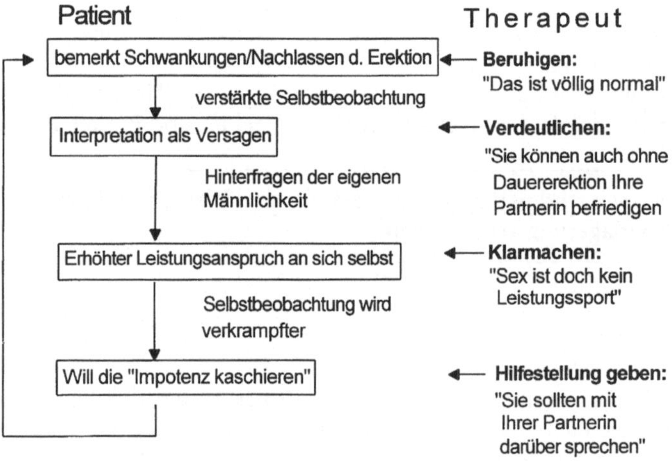

Abb. 6.2. Strategien zur Durchbrechung des Circulus vitiosus bei Impotenz. (Nach Kochenstein 1987)

lediglich etwa dem Treppensteigen über 1–2 Stockwerke oder raschem Gehen um einen Häuserblock (sie ist damit geringer als ein familiärer Streit oder eine heftige Auseinandersetzung mit dem Vorgesetzten; Kockott 1989a, b).

Insbesondere wenn man beide Partner betreut, kann es als Übung hilfreich sein, dem männlichen Patienten ans Herz zu legen, bei den nächsten Intimkontakten alles zu denken, zu fühlen, zu tun und geschehen zu lassen, ohne daß sich bei ihm eine Erektion einzustellen braucht. Die Partnerin wird ebenso instruiert, keinen Geschlechtsverkehr zu erzwingen, da nicht die Erektion, sondern eine von Ängsten unbelastete Zärtlichkeit das Ziel des Beisammenseins sein sollte. Der Erfindungsreichtum der erotischen Beziehung soll hierbei gefördert werden. Dadurch wird dem männlichen Partner die wesentliche Bedingung der Erektionsschwäche, nämlich die Angst zu versagen, entzogen. Neben dem aktuellen Problem finden sich beim Mann natürlich möglicherweise noch andere Probleme in der Gesamtpersönlichkeit, wie Selbstwertprobleme, allgemeine soziale Störungen, Tendenzen zur Zwanghaftigkeit, zum Perfektionismus. Die Vielfalt der begleitenden oder auch auslösenden Grundstörungen, auch bei der Frau (wie Zustand nach Vergewaltigung mit Orgasmusstörungen), erfordern einen entsprechenden Therapeuten und eine psychotherapeutische Therapie (Kochenstein 1987).

Als Resümee bleibt demnach festzuhalten, daß der Patient in diesen Gesprächen informiert und aufgeklärt werden muß, um die Basis für eine gemeinsame Aussprache des Paares zu schaffen. Diese Aussprache kann unter Umständen nach Abbau von Mißverständnissen, Hemmungen etc. vom Paar selbst zu Hause fortgeführt werden. Eine komplexere Sexualtherapie dagegen sollte einem Spezialisten überlassen werden.

Auch bei geplanten Operationen ist eine gemeinsame psychologische Beratung beider Partner unbedingt erforderlich, um spätere Enttäuschungen bzw. Komplikationen zu vermeiden.

Allgemeine Empfehlungen

Basis der Behandlung sind allgemeine Empfehlungen, wie adäquate Information, Rat zur Vermeidung von Risikofaktoren (wie Streß in der Lebensführung, Nikotin- und Alkoholkonsum, ausreichender Schlaf). Stoffwechselstörungen wie Diabetes oder Schilddrüsendysfunktionen müssen adäquat eingestellt werden (Köhn et al. 1991).

Therapie vaskulärer oder neurogener Störungen

Sind Durchblutungsstörungen als Hauptursache der Erektionsstörung nachgewiesen, sollte an erster Stelle der Versuch der Verbesserung der Durchblutungssituation (Operation?, Dilatation?) diskutiert werden. Bei isolierten Gefäßstenosen können Anastomosen gebildet werden. Bei venösen Abflußstörungen kann eine Ligatur der Vv. dorsales penis versucht werden. Bei Inoperabilität, nach erfolgloser Operation bzw. nervalen Störungen und gutem Ansprechen auf die Schwellkörperinjektion, kann diese als SKAT (= Schwellkörperautoinjektion) zur Behandlung eingesetzt werden. Hier muß eine Unterweisung des Patienten erfolgen und ein dauernd erreichbarer Arzt zur Behandlung der seltenen Nebenwirkung des Priapismus zur Verfügung stehen (Weiske 1989).

Kontraindikationen für eine Schwellkörperautoinjektionstherapie sind: Alter über 65 Jahre, Herzrhythmusstörungen, AVK (Stadium III), manifeste Suchterkrankungen, schwere Leber- und Nierenerkrankungen, sexuelle Deviation, Dauer der erektilen Dysfunktion von weniger als einem Jahr, keine Zuverlässigkeit und Kooperationsfähigkeit des Patienten (Stief et al. 1986, 1987). Gegenwärtig als wirksamste Medikation zu beurteilen ist offenbar die Gabe von Prostaglandin E1, das bei einer Erfolgsrate von 70–80 % relativ wenige Nebenwirkungen aufweist (17 % Schmerz während Injektion oder Erektion, 1,5 % Hämatome und 1,3 % verlängerte Erektion/Priapismus; Linet und Neff 1994).

Therapie sonstiger Erektionsstörungen

Medikamente

Anekdotischen Berichten zufolge soll insbesondere bei arteriellen Durchblutungsstörungen lokal applizierte Nitroglyzerincreme zu einer Verbesserung der Erektion führen. Kontrollierte Studien hierzu liegen jedoch nicht vor. Als Nebenwirkungen sind Kopfschmerzen möglich. Wegen der Gefahr der Resorption bei der Partnerin (gleiche Nebenwirkungen) muß ein Kondom getragen werden.

Der α-Rezeptorenblocker Yohimbin soll bei bis zu 46 % der Patienten mit *psychogener Impotenz* helfen (Reid et al. 1987). Auch bei Impotenz anderer Ursachen wurde bei 34 % der Patienten ein Ansprechen beobachtet (bis maximal 42 mg Yohimbin/Tag = 8 Tbl.) (Susset et al. 1989). Die Nebenwirkungen waren leichtgradig und reversibel (bei ca. 3 % der Patienten traten Nebenwirkungen in Form von Kopfschmerzen, Magenbeschwerden, Schlaflosigkeit, Blutdruckerhöhung, Nervosität, Appetitlosigkeit oder Übelkeit auf). Vor allem bei *Hypertonikern* sind Therapieerfolge mit Nitrendipin (Kalziumantagonist; 20 mg 1- bis 2mal/Tag) berichtet worden (Haidl 1989). Bei Verdacht auf eine frühzeitige Involution von zerebralen Strukturen (*vorzeitige Alterungsphänomene*) kann versuchsweise Pirazetam (1200 mg, 2mal 1/Tag) als Therapeutikum eingesetzt werden. Bei gleichzeitigen Zeichen einer Leydig-Zellinsuffizienz (verringerte Hodengröße, niedriger Testosteronspiegel) empfiehlt sich evtl. zusätzlich eine Gabe von Mesterolon (25 mg, 2mal 1/Tag) (Hofmann 1978).

Erektionshilfssysteme

Unabhängig von der Ursache der Störung kann die Erektion mechanisch erreicht werden. Es gibt Vakuumpumpen, die nach Stülpen über den Penis und Erzeugen eines Unterdrucks den venösen Abfluß über einen Gummizug an der Penisbasis verhindern (s. Anhang D, Bezugsquellenregister). Die Erfahrungsberichte der Patienten sind durchaus positiv, über Nebenwirkungen wurde bisher nicht berichtet (Wiles 1988; Moul and McLeod 1989; Witherington 1989; Derouet und Zehl 1993).

Operative Verfahren

Es besteht die Möglichkeit, Penisprothesen zu implantieren (verschiedene Modelle: halbstarre, biegsame, selbstauffüllbare, aufblasbare halbstarre Prothesen). Diese haben den Nachteil der möglichen mechanischen Komplikationen, der Gefahr von Infektionen und - bei bestimmten Modellen - der dauernden Erektion (Weidner et al. 1988). Ein Vergleich der besprochenen Verfahren ist in Tabelle 6.2 zusammengefaßt.

Psychotherapie

Einerseits können psychische Konflikte selbst eine Erektionsstörung auslösen, andererseits kann die seelische Verarbeitung einer organisch bedingten sexuellen Funktionsstörung zu weiteren Konflikten führen. Es wurde mehrfach auf die Bedeutung aufklärender und beratender Gespräche hingewiesen. Teilweise ist der Arzt nur ein Vermittler für das betroffene Paar, das das klärende Gespräch dann alleine fortführen kann. Eine spezifische psychotherapeutische Behandlung ist bei Vorliegen folgender Punkte zu diskutieren:

Tabelle 6.2. Vergleich verschiedener zur Verfügung stehender Verfahren zur Behandlung einer erektilen Dysfunktion; Gegenüberstellung der Vor- und Nachteile der einzelnen Verfahren

Behandlung	Vorteile	Nachteile
Medikamente zur Gefäßerweiterung	Sicher	Bei Anwendung von Nitroglyzerin Kondom erforderlich
	Keine Operation erforderlich	Keine Langzeiterfahrungen
	Schmerzlos	Kopfschmerz als häufige Nebenwirkung
	Behandlung nur, wenn erforderlich	Keine wissenschaftlichen Studien über tatsächliche Wirksamkeit
	Wenn erfolglos, keine Wechselwirkung mit anderen Methoden	Hohe Versagerquote
	Preiswert	Sehr geringe Wirksamkeit
Yohimbin	Sicher	Tägliche Medikamenteneinnahme
	Keine Operation erforderlich	Keine Langzeiterfahrungen
	Schmerzlos	Nebenwirkungen: Nervosität, Kopfschmerz, Übelkeit, Schwindel
	Nebenwirkungen selten	Versagerquote 75–80%
	Libidosteigerung möglich	Beschränkte Wirksamkeit
	Erfolgsrate 20–25%	
	Preiswert	
Testosterontherapie	Keine Operation erforderlich	Nur bei den wenigen Patienten mit pathologischen Hormonspiegeln wirksam
	Schmerzlos	Regelmäßige Medikamenteneinnahme
	Einfach	Nebenwirkungen wie Flüssigkeitsretention und Leberschädigung

Tabelle 6.2 (*Forts.*)

Behandlung	Vorteile	Nachteile
	Kann Libido normalisieren	Beschränkte Wirksamkeit
	Wenn erfolglos, keine Wechselwirkung mit anderen Methoden	
	Preiswert	
SKAT-Therapie	Keine Operation erforderlich	Erfordert Injektionen in den Penis
	Minimaler Schmerz	Risiko der Infektion, Blutergüsse, Fibrose, Narbenbildung
	Behandlung nur bei Bedarf	Priapismus möglich
	Neuere Pharmaka verhindern Risiko	Keine völlig akzeptablen Pharmaka für Injektionsbehandlung verfügbar
	Keine Wechselwirkung mit anderen Verfahren bei Erfolglosigkeit	Weniger effektiv bei Gefäßerkrankungen
	70% Erfolgsrate, preiswert	
	Zufriedenstellende Effektivität	
Externe Vakuumtherapie	Sicher	Erfordert gewisse manuelle Geschicklichkeit und Kraft
	Keine Operation erforderlich	
	Schmerzlos	Gummiring muß liegen bleiben, um Erektion aufrechtzuhalten, sollte aber innerhalb von 30 min entfernt werden
	Kann natürliche Erektionen bei manchen Patienten verbessern	Ejakulation kann unangenehm sein
	Keine Beeinflussung anderer Therapieverfahren	Vorspiel wird unterbrochen
	90% Erfolgsrate	Richtige Größe des Gummirings ist für den Erfolg entscheidend
	Gute Effektivität, preiswert	Erfordert Übung
Halbrigide Penisprothese	Einfache Operation	Konstante Dauererektion
	Relativ wenige Komplikationen	Verbergen kann schwierig sein
	Keine beweglichen Teile	Penisweite wird nicht erhöht
	Preiswerteste Prothese	Risiko istder den Infektion
	90 % Erfolgsrate	Ständige Alteration bzw. mögliche Verletzung der Schwellkörper
Aufblasbare Prothesen	Imitation des natürlichen Vorgangs	Relativ hohe Rate mechanischen Versagens
	Patient kontrolliert Grad der Erektion	Risiko der Infektion
	Natürliches Aussehen	Teuerste Prothese
	Keine Probleme der Verbergung	Ständige Alteration bzw. mögliche Verletzung der Schwellkörper
	Erhöht die Penisweite im aktivierten Zustand	
	90% Erfolgsrate	
	Hohe Effektivität	

- die Sexualproblematik besteht seit kurzem; der Zeitpunkt des Auftretens kann mit einem psychischen Trauma korreliert werden,
- es wird deutlich Erwartungsangst und Vermeiden sexueller Kontakte angegeben,
- die Sexualaufklärung und einige Aussprachen haben kein neues Verständnis der gegenwärtigen Situation erbracht oder
- die Patienten geben selbst eine erhebliche Partnerproblematik an.

Die Art der Psychotherapie richtet sind nach der Grundproblematik. Bestehen in erster Linie partnerschaftliche Probleme, so ist eine Partnertherapie angezeigt (verhaltenstherapeutisch, psychoanalytisch orientiert). Handelt es sich im wesentlichen um Persönlichkeitsprobleme eines der beiden Partner, wäre eine tiefenpsychologisch orientierte Psychotherapie oder eine speziell auf Ängste ausgerichtete Verhaltenstherapie indiziert. Für phobische Störungen wurden in erster Linie Behandlungsmethoden nach Masters und Johnson (1973), die den Mechanismus der Selbststärkung fördern, empfohlen.

Ejaculatio praecox

Die vorzeitige Ejakulation ist stets psychogen bedingt. Hier gilt es, die Patienten zu beraten. Unterstützend kann vor dem Verkehr ein lokalanästhetikahaltiges Gel auf die Glans appliziert werden. Ansonsten sind psychotherapeutische Verfahren nach Masters und Johnson angezeigt.

7 Kontrazeption beim Mann

Familienplanung umfaßt die Verwirklichung des Kinderwunsches sowie die Verhinderung ungewollter Schwangerschaften. Während in den Entwicklungsländern die Bevölkerung nach wie vor stark expandiert, entspricht die Geburtenrate in den industrialisierten Ländern in etwa der Sterberate. Dies liegt u. a. an der Verfügbarkeit moderner kontrazeptiver Verfahren, die in der Regel von der Frau anzuwenden sind. Männliche Kontrazeption ist bisher nur über Koitus interruptus (unsicher), periodische Enthaltsamkeit (ggf. unsicher), Kondome (unsicher) sowie Vasektomie (irreversibel) möglich (Schill 1989). Um auch die Männer an der Verantwortung der Kontrazeption zu beteiligen, gab es in den letzten Jahren zahlreiche Studien mit dem Ziel, einer effektiven und reversiblen Verhinderung einer Konzeption näher zu kommen.

7.1 Experimentelle Ansätze

Es sind verschiedene Mechanismen denkbar, über die eine vorübergehende Beeinträchtigung der männlichen Fertilität mit dem Resultat eines Konzeptionsschutzes hervorgerufen werden kann (Übersicht: Matlin 1994). Anfängliche Konzepte, wie die Störung der Samenzellreifung (insbesondere der Motilitätsentwicklung) durch eine Beeinflussung der Nebenhodenfunktion (Cooper 1992) oder die Beeinträchtigung der Spermatozoenfunktionen durch eine Immunisierung des Patienten gegen hCG, Bestandteile der Zona pellucida (ZP 3) oder Spermatozoenoberflächenantigene (Aitken et al. 1992a), erwiesen sich bisher als wenig aussichtsreich. Dagegen ist der Eingriff in die Steuerung der Spermatozoenbildung über die Interaktion mit dem hormonellen Regelkreis als Methode der Kontrazeption bereits über die präklinischen Experimente der beiden anderen Ansätze hinaus fortgeschritten (Nieschlag et al. 1992; Haidl 1992).

In einer Multicenterstudie, bei der Testosteronenanthat als alleinige kontrazeptive Methode beim Mann eingesetzt wurde (WHO 1990), trat bei 157 von 217 Männern infolge einer wöchentlichen Verabreichung des Testosteronderivats (200 mg/Woche i.m.) eine reversible Azoospermie (im Mittel 120 Tage nach Therapiebeginn) ein. Während einer 12monatigen Nachbeobachtungszeit der Paare trat bei insgesamt 1486 Beobachtungsmonaten nur eine einzige Schwangerschaft auf. Im Mittel 3,7 Monate nach Ende der kontrazeptiven Testosteronbehandlung erreichten die Spermatozoenkonzentrationen in den

Ejakulaten der Testpersonen wieder Werte über 20 Mio./ml, nach 6,7 Monaten lagen die Spermatozoenzahlen wieder in Höhe der Ausgangswerte (Nieschlag et al. 1992). Eine Verbesserung der Effektivität sowie der Akzeptanz der Methode könnte durch Testosteronderivate mit anderer Pharmakokinetik oder Kombination von Testosteron, beispielsweise mit LH-RH-Antagonisten, möglich sein (Nieschlag et al. 1992).

7.2 Vasektomie

Die Sterilisation durch Vasektomie ist in den Ländern attraktiv, in denen andere Methoden der Kontrazeption aus den verschiedensten Gründen (Kosten, Compliance etc.) mit Problemen behaftet sind. Zudem ermöglicht diese Methode bei abgeschlossener Familienplanung eine Beteiligung des Mannes an der bis dahin in der Regel von der Frau übernommenen Last und Verantwortung für die Kontrazeption. Jährlich sollen in Australien 35 000, in Deutschland 50 000 und in den USA etwa 500 000 Vasketomien durchgeführt werden. Weltweit sollen bis 1991 etwa 50 Mio. Männer vasektomiert worden sein (WHO 1991).

Im Rahmen von Infertilitätssprechstunden müssen daher u. a. Fragen nach Indikationen, Erfolgskontrollen und Risiken für Vasektomien sowie Reanastomosierungen nach früher durchgeführten Vasektomien beantwortet werden.

Indikation

Eine Vasektomie ist keine Methode der vorübergehenden Kontrazeption. Vielmehr ist sie aufgrund des unsicheren Erfolgs der Reanastomosierung prinzipiell als irreversibel anzusehen. Eine absolute Indikation für eine Vasektomie gibt es daher nicht. Mögliche Gründe, die eine Vasektomie nahelegen, sind z. B. Erbkrankheiten des Mannes oder Kontraindikationen für eine weitere Schwangerschaft bei der Frau. Kontraindiziert ist die Vasektomie dagegen bei instabilen Partnerschaften, bei psychologischer Instabilität (psychiatrisches Konsil!) bzw. geistiger Unzurechnungsfähigkeit des Mannes oder wenn bei der Frau ein organisch bedingter Konzeptionsschutz besteht bzw. zu erwarten ist.

Technik

Angewendet werden verschiedene Operationstechniken. Werden größere Anteile des Ductus deferens entfernt, um die Rekanalisierung möglichst sicher zu verhindern, ist die postoperative Komplikationsrate erhöht und die Reanastomosierung sehr schwierig. Minimal-invasive Verfahren wie die Fixierung der durchtrennten Enden in verschiedenen Ebenen, teils ohne Verschluß des testikulären Endes (Shapiro and Silber 1979), die in China entwickelte „no scalpel technique" mit Komplikationsraten unter 0,5 % (Nirapathongporn et al. 1990; Li et al. 1991) oder die v. a. in China durchgeführte perkutane Punktion des Ductus deferens mit nachfolgender Injektion von Cyanoacrylat, Polyurethran-Elastomer oder Silikon (Zhao 1990; Zhao et al. 1992) werden daher bevorzugt. Obwohl letztgenannte Injektionsverfahren möglicherweise Vorteile bezüglich der Reanastomosierung haben, fehlen weiterreichende Untersuchungen an größeren Patientenkollektiven zur Klärung vieler offener Fragen (Verträglichkeit, Dosis, Sicherheit etc.).

Komplikationen

Während geringgradige Hämatome der Skrotalhaut als *frühe Komplikationen* häufig beobachtet werden, sind größere Hämatome selten (ca. 0,4 %). Bei aseptischer Technik ist bei 0,3 % der Operationen mit Wundinfektionen zu rechnen. Innerhalb der ersten 3 Monate nach der Operation sind spontane Rekanalisierungen möglich. An sie muß gedacht werden, wenn 3 Monate nach dem Eingriff noch motile Spermatozoen im Ejakulat zu finden sind.

Als *Spätkomplikationen* können schmerzhafte Granulome am Ort der Vasektomie oder im Nebenhoden auftreten. Ins Gewebe ausgetretene Spermatozoen können noch bis zu 6 Jahre nach dem Eingriff zu einer Fremdkörperreaktion führen. Bei bis zu 15 % der Patienten muß daher mit auftretenden Schmerzen am Skrotum gerechnet werden (McMahon et al. 1992). Schließlich kann eine spontane Rekanalisierung (unabhängig von der Technik!) auch noch 3–10 Jahre nach der Vasektomie auftreten. Die Häufigkeit dieser Komplikation liegt, je nach Autor, bei 1 pro 100–2300 durchgeführten Eingriffen (Hargreave 1994e). Auf dieses Risiko sollte der Patient schriftlich hingewiesen werden.

In der Regel führt die Vasektomie nicht zu *psychologischen Schwierigkeiten* (Massey et al. 1984; Goebel und Ortmann 1987). Mehr als 90 % der Männer waren nach dem Eingriff zufrieden. Jedoch gibt es auch gegenteilige Berichte (Philliber und Philliber 1985). Dabei ist zu berücksichtigen, daß Studien über die psychologischen Folgen der Vasektomie in der Regel unkontrolliert und daher nicht sicher verwertbar sind. Darüber hinaus besteht die Gefahr, daß Symptome wie Ejakulationsstörungen, Impotenz, Kastrationsphantasien, Gefühl der Unterlegenheit etc. bei schon vor dem Eingriff psychologisch instabilen Patienten durch eine Vasektomie klinisch manifest werden können (Johnson 1964).

Bei einem hohen Prozentsatz der Patienten (mittlerer Wert der Studien 70 %, Spannbreite 20–90 %) waren nach der Vasektomie zirkulierende *Spermatozoenantikörper* im Blut nachweisbar. Die Bildung dieser Antikörper wird durch austretende Spermatozoenantigene in Lymphgefäßen stimuliert und unterhalten (Ball and Setchell 1983). Da diese Antikörper nicht mit anderen Körperzellen kreuzreagieren, besteht kein Erkrankungsrisiko für andere Organe. In Tierversuchen wurden nach Vasektomie teilweise zirkulierende Immunkomplexe nachgewiesen und Erkrankungen wie Glomerulonephritiden oder Atherosklerose als mögliche Folgen einer Vasektomie beschrieben. Es ergaben sich jedoch aus zahlreichen Studien an Menschen bislang keine Hinweise auf ein erhöhtes Risiko für kardiovaskuläre oder andere Erkrankungen infolge einer Vasektomie (Übersicht: Hargreave 1994e).

Die Beurteilung des *Karzinomrisikos* nach Vasektomie dagegen ist schwieriger. Während ältere Studien erhöhte Inzidenzen von Hodenkarzinomen beschrieben, zeigen die an größeren Kollektiven erhaltenen Ergebnisse neuerer Arbeiten sowie eine Metaanalyse der älteren keine Assoziation zwischen Vasektomie und Hodenkarzinomen (Neinhus et al. 1992; Giovannucci et al. 1992; West 1992; Hewitt et al. 1993; Moller et al. 1994).

Gegenwärtig nicht zu entscheiden ist hingegen, ob eine Vasektomie das Risiko der Entwicklung eines Prostatakarzinoms erhöht. So gibt es Studien, die auf ein erhöhtes Risiko hinweisen (Giovannucci 1993), und andere, die diese Assoziation nicht bestätigten (Sidney et al. 1991; Moller et al. 1994). Da ein dieser Assoziation zugrunde liegender biologischer Mechanismus z. Z. schwer vorstellbar und rein spekulativ ist, werden die diskrepanten Ergebnisse auf unterschiedliche Methodiken der Studien zurückgeführt (Howards and Peterson 1993). Gegenwärtig ist der Arzt daher gehalten, diese Unsicherheit bezüglich der Entwicklung eines Prostatakarzinoms darzustellen und den Patienten auf ein u. U. erhöhtes Prostatakarzinomrisiko hinzuweisen. Es muß aber betont werden, daß bisher keine Studie eine erhöhte Letalität, gleich welcher Ursache, bei Männern mit Vasektomie im Vergleich zu solchen ohne Vasektomie finden konnte.

Beurteilung des Erfolges

Üblicherweise sollte innerhalb von 3 Monaten nach der Vasektomie eine Azoospermie erreicht werden, wobei jedoch diese Zeitspanne offenbar vom Alter des Patienten und von der Häufigkeit der Ejakulationen abhängt. Bei 10 % der Patienten einer größeren Studie (1600 Fälle) lag 3 Monate nach Vasektomie noch keine Azoospermie vor, bei Männern im Alter von über 50 Jahren wiesen 54 % erst nach 12 Monaten eine Azoospermie auf (Dodds 1972; Marwood and Beral 1979).

Als sicheres Zeichen einer Sterilität gilt, wenn mehr als 3 Monate nach dem operativen Eingriff in 2 in einwöchigem Abstand gewonnen Ejakulaten eine Azoospermie diagnostiziert wird. Manche Autoren begnügen sich dabei allerdings mit dem Nachweis ausschließlich toter Spermatozoen (Supravitalfärbung), deren Konzentration bei den Kontrollen konstant bleibt (Dodds 1972).

Reanastomosierung

Erfahrungsgemäß wünschen etwa 3–6 % der Männer später eine Reanastomosierung nach früherer Vasektomie. Hierzu können verschiedene Techniken verwendet werden, wobei jedoch mikrochirurgische Verfahren offenbar Vorteile bezüglich der Erzielung einer Gefäßdurchgängigkeit und hinsichtlich der Schwangerschaftsrate haben (Übersicht: Hargreave 1994e). Neben der Operationstechnik hängt die Erfolgsrate aber auch vom Alter der Frau, dem Vorliegen sekundärer epididymaler Obstruktionen und der Zeitspanne zwischen Vasektomie und Reanastomosierung ab (Tabelle 7.1).

Auch die Anwesenheit zirkulierender Spermatozoenantikörper im Serum des Patienten vermindert die Chancen einer Schwangerschaft nach erfolgreicher Reanastomosierung (Fuchs 1990). Da aber zirkulierende Spermatozoen-

Tabelle 7.1. Zusammenhang zwischen Zeitdauer von Vasektomie zur Reanastomisierung und Eintritt einer Schwangerschaft. (Nach Belker et al. 1991)

Zeit zwischen Vasektomie und Reanastomosierung (Jahre)	Schwangerschafts-rate[%]
< 3	76
3–8	53
9–14	44
> 15	30

antikörper keine Fertilitätsprognose erlauben (s. 4.3.16), ist der Nachweis zirkulierender Antikörper nicht als Kontraindikation hinsichtlich des Versuchs einer Reanastomosierung zu werten.

Insgesamt kann man die Wahrscheinlichkeit für eine erfolgreiche Reanastomosierung mit etwa 50 % angeben, wobei sie jedoch in Abhängigkeit von der zwischen Vasektomie und Refertilisierung liegenden Zeitspanne abnimmt.

8 Spermatogramm

Neben der eingehenden Anamnese sowie der körperlichen Untersuchung des Patienten ist die Beurteilung seines Ejakulates grundlegender Bestandteil der andrologischen Diagnostik bei unerfülltem Kinderwunsch. Diagnostisch hilfreich ist darüber hinaus eine Erhebung des entsprechenden *endokrinologischen* Status des Patienten (s. Kap. 9).

Im folgenden wird eine Reihe einfach durchzuführender, diagnostisch relevanter Ejakulatanalysen dargestellt. Dabei gehören nicht alle der aufgeführten Untersuchungen zur andrologischen Routinediagnostik. Einige sind erst bei Verdacht auf bestimmte, der Fertilitätsstörung zugrundeliegende Ursachen angebracht. Die Indikationen zur Veranlassung dieser Untersuchungen werden bei der Darstellung der jeweiligen Testmethode dargestellt. Auch werden einige Untersuchungsmöglichkeiten zur Beurteilung verschiedener Spermatozoenfunktionen vorgestellt, die hinsichtlich der Erfolgswahrscheinlichkeit einer evtl. angestrebten assistierten Reproduktionsmaßnahme von prognostischem Wert sein können. Auf weiterführende spezielle Untersuchungen, wie z. B. die Beurteilung des endokrinologischen Status des Patienten oder der Spermatozoen-Zervikalmukus- bzw. der Spermatozoen-Oozyten-Interaktionen, wird in Kap. 9 näher eingegangen.

Alle dargestellten Analysen sollten in einem andrologischen Labor von geschultem Fachpersonal, dem die besondere Gefahr beim Umgang mit toxischen, infektiösen bzw. potentiell infektiösen Materialien bekannt ist, durchgeführt werden. Auf einen sachgerechten Umgang mit diesen Materialien sowie den Laborgeräten ist zu achten. Bezüglich der allgemeinen Richtlinien zur Laborarbeit sei u. a. auf die „Guidelines for human andrology laboratories" der American Fertility Society verwiesen (1992).

Wie bei jeder anderen medizinischen Disziplin, so gibt es auch in der Andrologie bei der Durchführung klinischer Analysen eine nur bedingte Verläßlichkeit der erhaltenen Meßergebnisse. Jede Analysenmethode hat selbst bei sorgfältigster Durchführung Fehlerquellen und Grenzen. Um Meßergebnisse richtig werten zu können, ist es unerläßlich, mögliche Fehlerquellen, deren Ursachen, Einflüsse und Ausmaße sowie die Grenzen der eingesetzten Methode zu kennen und zu berücksichtigen. Eine Qualitätskontrolle in der klinischen Labordiagnostik (interne und externe Kontrollen, Monats-, Jahresstatistiken; s. 8.6), die ein Erkennen und Bewerten solcher Fehler ermöglicht, sollte unbedingt Bestandteil der täglichen Laborpraxis sein.

Es sei explizit darauf hingewiesen, daß alle Untersuchungen unter streng standardisierten Bedingungen durchzuführen sind. Nur so können die Befunde der Fertilitätsuntersuchungen eines Patienten zuverlässig interpretiert werden. So ist zunächst die *Zeit der sexuellen Karenz* vor Gewinnung des Ejakulates zu standardisieren, da Ejakulatvolumen und Spermatozoenkonzentration mit zunehmender Karenzzeit ansteigen. Nach Angaben der WHO sollte die Karenz mindestens 2 bis höchstens 7 Tage betragen. Eine Dauer von 5 Tagen hat sich als weitgehend praktikabel erwiesen, um einerseits der Samenreifung eines Patienten mit zu geringer Spermatozoenzahl (Oligozoospermie) und andererseits der oftmals geringen Begeisterung der Patienten über die verordnete Zeit der Enthaltsamkeit entgegenzukommen. Grundsätzlich sollten für jede Analysemethode in jedem Labor zunächst „eigene" Normalwerte ermittelt werden (vorzugsweise durch Untersuchung von Ejakulatproben von Männern, deren Partnerinnen innerhalb des letzten Jahres schwanger wurden).

Das zu untersuchende Ejakulat wird nach Einhaltung der sexuellen Karenz vom Patienten durch Masturbation gewonnen. Es sollte in einem sauberen, sterilen Spezialgefäß aus Glas aufgefangen werden (s. Abb. 8.1); der Zeitpunkt der Gewinnung wird protokolliert. Da viele Kunststoffe spermizid wirkende Bestandteile enthalten, ist – sofern möglich – auf die Verwendung von Kunststoffgefäßen zur Ejakulatsammlung zu verzichten! Gegebenenfalls ist die Verwendung kommerziell erhältlicher Einmalgefäße oder spezieller, spermizidfreier Kondome zu erwägen (Bezugsquellen s. Anhang D). Zirka 1 h nach Gewinnung des Ejakulates und seiner Verflüssigung werden dann folgende Spermatogrammparameter bestimmt:

Physikalische Parameter:

- Viskosität des Ejakulates und Verflüssigungszeit,
- Gesamtvolumen des Ejakulates,
- pH-Wert des Ejakulates.

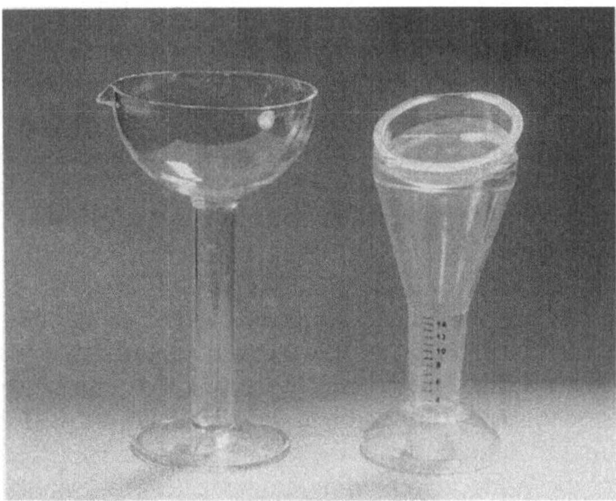

Abb. 8.1. Gefäße zum Auffangen des Ejakulats: Glaszylinder (*links*) bzw. Einmalgefäß aus Plastik (*rechts*)

Zelluläre Parameter:

- Zahl der Spermatozoen,
- Agglutinationen,
- Motilität der Spermatozoen (auch 2 und 4 h post ejaculationem),
- Vitalität der Spermatozoen,
- Morphologie der Spermatozoen,
- Konzentration der Rundzellen im Ejakulat,
- Konzentration der neutrophilen Granulozyten im Ejakulat,
- Anwesenheit pathogener Keime im Ejakulat.

Biochemische Parameter:

- Fruktosegehalt des Seminalplasmas,
- Zitrat- oder Zinkgehalt des Seminalplasmas bzw. die Aktivität der sauren Phosphatase im Seminalplasma.

Bei allen Patienten, die zum ersten Mal die Infertilitätssprechstunde besuchen, empfiehlt sich darüber hinaus die Untersuchung von:

- Penetrationsfähigkeit der Spermatozoen in Zervikalmukus,
- Integrität der Spermatozoenmembranen (HOS- bzw. Water-Test).

Ferner können bei entsprechender Indikation weitere Tests durchgeführt werden wie z. B.:

- Bestimmung der α-Glukosidaseaktivität im Seminalplasma,
- differenzierte Beurteilung der Spermatozoenflagellen (Shorr-Färbung),
- Beurteilung der Chromatinkondensation der Spermatozoen (Anilinblaufärbung),
- Beurteilung der Fähigkeit der Spermatozoen zur Akrosomreaktion,
- Bestimmung der Akrosinaktivität,
- Untersuchung des Ejakulates auf die Anwesenheit von Spermatozoenantikörpern (IgA).

Allgemeine Hinweise

Bei allen genannten Einzeluntersuchungen ist *stets darauf zu achten, daß das Ejakulat vor jeder Probenentnahme gut durchmischt wird!* Eine ungenügende Durchmischung, kann die Bestimmung verschiedener Spermatogrammparameter gravierend beeinflussen (de Ziegler et al. 1987). Dies gilt im besonderen, wenn die Mischbarkeit des Ejakulates durch eine gestörte Verflüssigung erschwert ist (s. 4.3.20).

An dieser Stelle sei besonders darauf hingewiesen, daß sich für den Umgang mit viskosen Medien, wie es das menschliche Seminalplasma darstellt, die in den meisten Laboratorien vorhandenen herkömmlichen Pipettierhilfen nicht eignen! Empfohlen wird die Verwendung von Pipettierhilfen, die auf der Basis positiver Verdrängungstechnik arbeiten (Bezugsquellen s. Anhang D), da nur mit diesen eine zuverlässige Volumenabmessung bei einem so viskosen Medium möglich ist (Mortimer et al. 1989).

Für die Auswertung jeglicher Ausstrichpräparate wird empfohlen, daß sich der Betrachter bei jedem neuen Präparat zunächst im Überblick, d. h. bei Betrachtung unter geringer Vergrößerung, orientieren sollte. Er sollte sicherstellen, daß er zur eigentlichen Auswertung, die bei stärkerer Vergrößerung vorgenommen wird, Bereiche des Präparates herausgreift, in denen eine gleichmäßige Zellverteilung vorliegt. Nur in solchen Regionen kann von einer repräsentativen Zellverteilung und damit von einem repräsentativen Meßergebnis ausgegangen werden.

8.1 Physikalische Ejakulatparameter

8.1.1 Verflüssigung und Konsistenz (= Viskosität)

Während der Ejakulation sondern die akzessorischen Drüsen ihre Sekrete nicht gleichzeitig, sondern in zeitlich voneinander getrennten Fraktionen von recht unterschiedlichem Volumen ab. Wegen der unterschiedlichen qualitativen Beschaffenheiten der verschiedenen Fraktionen ist das frische Ejakulat uneinheitlich zusammengesetzt: es ist von teils dünnflüssiger, teils fadenziehender, teils gallertartiger Konsistenz.

Für das normale Ejakulat ist charakteristisch, daß sich diese heterogenen Bestandteile bei Raumtemperatur innerhalb 1 h verflüssigen und erst dann homogen miteinander vermischbar sind. Dieses Phänomen muß bei der spermatologischen Diagnostik beachtet werden: *Erst nach vollständiger Verflüssigung und Durchmischung ist eine verläßliche quantitative Angabe über die Konzentration zellulärkorpuskulärer oder biochemischer Bestandteile möglich,* d. h. eine ungenügende Verflüssigung bzw. pathologische Konsistenz des Ejakulates kann die Bestimmung vieler Ejakulatparameter beeinträchtigen! Störungen der Verflüssigung des Ejakulates sind daher in jedem Fall zu notieren und bei der Beurteilung der Untersuchungsergebnisse zu berücksichtigen!

Zeichen unvollständiger Verflüssigung:

- Schleimfäden (situativ?, Bakterien?),
- gallertartige Körner, die sich nicht auflösen (sog. Sago-Körner; Ursache und Bedeutung unbekannt).

Durchführung

Konsistenz und Verflüssigungszustand des Ejakulates (1 h post ejaculationem) können entweder mit einem (sehr teuren) Viskosimeter oder (ungenauer, aber einfacher) durch Betrachtung der Tropfenbildung des Ejakulates bei Pressen desselben durch eine Injektionsnadel bzw. beim freien Abtropfen des Ejakulates aus einer 5-ml-Glaspipette beurteilt werden (Abb. 8.2).

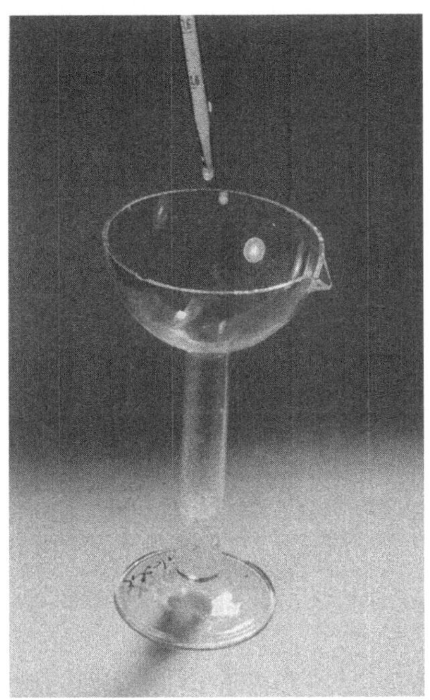
a

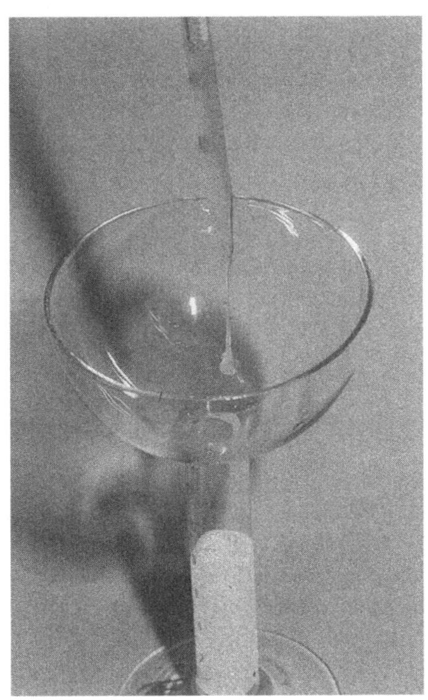
b

Abb. 8.2 Normale (**a**) und verzögerte (**b**) Verflüssigung des Ejakulats: Prüfung mittels einer Pipette

- Ejakulat normaler Konsistenz: einzelne Tropfen,
- Ejakulat pathologischer Konsistenz: Fadenbildung.

Alternativ kann zur Beurteilung der Konsistenz wie folgt vorgegangen werden: das Ejakulat wird mit einem Glasstab gerührt, anschließend wird der Glasstab langsam herausgezogen und die maximale Länge des sich zwischen Ejakulat und Glasstab spannenden Fadens beurteilt:

- Ejakulat normaler Konsistenz: Fadenlänge ≤ 2 cm,
- Ejakulat pathologischer Konsistenz: Fadenlänge > 2 cm.

Tritt keine ausreichende Verflüssigung des Ejakulates ein, so kann versucht werden, die für die Diagnostik notwendige Verflüssigung in vitro durch enzymatische Katalyse zu beschleunigen. Zu diesem Zweck können Proteasen wie Bromelin (1 g/l), Plasmin (0,35–0,5 Kasein-U/ml) oder α-Chymotrypsin (150 USP-Units/ml = 6,75 BTEE-Units/mg) eingesetzt werden.

Cave: Die Wirkungen der genannten Enzyme auf die Spermatozoenfunktion ist nicht bekannt! Ihr Einsatz zur Samenzellgewinnung aus einem schlecht verflüssigten Ejakulat für deren Verwendung zur assistierten Reproduktion kann daher gegenwärtig nicht eindeutig beurteilt werden.

Normalwert

Bei einer Inkubation bei 37 °C sollte das Ejakulat innerhalb 1 h eine normale Konsistenz und Mischbarkeit erlangen.

Beurteilung

Zur Ätiologie von Verflüssigungsstörungen existieren bislang nur wenige Mitteilungen. Fehlfunktionen der Bläschendrüsen als Ursache einer Hyperviskosität werden diskutiert (Gonzales et al. 1993). Aber auch ein Androgenmangel kann eine Viskosipathie bedingen (s. 4.3.20).

8.1.2 Volumen

Das Volumen des Ejakulates wird in erster Linie von der Sekretmenge der Bläschendrüsen, erst in zweiter Linie durch das Sekret der Prostata bestimmt. Die Volumenanteile beider Sekrete hängen von der sexuellen Karenzzeit sowie von der Stimulation der Organe durch Androgene ab. Dabei ist die Bläschendrüse in ihrer Funktion wesentlich stärker von den genannten Faktoren abhängig.

Durchführung

Eine exakte Volumenbestimmung ist nur nach der Verflüssigung des Ejakulates und nach Herunterfließen evtl. am Glasrand befindlicher Spermareste möglich. Aus diesem Grund wird ein Spezialgefäß verwendet, um das Ejakulat aufzufangen. Dieses weist an seiner Basis einen graduierten Zylinder auf, an dessen Skalierung das Volumen der Probe direkt nach seiner Verflüssigung abgelesen werden kann (abgelesen wird an der Basis des Flüssigkeitsmeniskus; s. Abb. 8.1).

Normalwert

$\geq$ 2 ml.

Beurteilung

0 ml = Asemie.

Mögliche Ursachen:

- zu geringe Ejakulatmenge $\Rightarrow$ versickert im Bereich der Urethra posterior (pars prostatica) und/oder in den ableitenden Samenwegen,
- retrograde Ejakulation (ggf. Gutron-Test (s. 9.2).

< 2 ml = Hyposemie (s. 4.3.21).

Mögliche Ursachen:

- Gewinnungsfehler,
- partielle retrograde Ejakulation,
- Verschluß (Ductus ejaculatorius),
- Androgenmangel.

> 6 ml = Multisemie (Hypersemie),

Mögliche Ursachen:

- Normvariante,
- Entzündung.

Nach der WHO ist die Multisemie (> 6 ml) nicht mehr eigenständig definiert. Sofern eine genitale Infektion als deren Ursache ausgeschlossen werden kann, scheint das erhöhte Ejakulatvolumen, welches dann in der Regel mit einem erhöhtem Hodenvolumen vergesellschaftet ist (Duyck und Steeno 1990), eine Normvariante darzustellen (s. 4.3.22).

8.1.3 pH-Wert

Die Wasserstoffionenkonzentration des Ejakulates ist keine konstante Größe! Frisch gewonnenes Ejakulat ist leicht alkalisch, bei längerem Stehen jedoch schlägt der pH-Wert infolge von Bakterienwachstum, Milchsäurebildung und dem Entweichen von CO_2 ins Saure um. Größere Abweichungen des pH-Wertes frischen Ejakulates vom neutralen Bereich nach der sauren Seite hin sind ein Hinweis für eine volumenmäßige Zunahme des Prostatasekretes, Abweichungen nach der alkalischen Seite hin sind ein Hinweis für ein Überwiegen des Bläschendrüsensekretes. Jedoch sind hier nur große Abweichungen von klinischer Bedeutung.

Durchführung

Ein kleiner Tropfen verflüssigtes Ejakulat wird auf einem Streifen Spezialindikatorpapier (pH-Bereich 6,4–8,0, s. Anhang D) abgestrichen. Zirka 30 s später wird die Färbung des pH-Papiers im benetzten Bereich mit der Farbskala des Kalibrierstreifens verglichen und der pH-Wert des Ejakulates ermittelt.

Cave: Aufgrund seiner Verschiebungen im Verlauf der Zeit sollte der pH-Wert stets in etwa zur gleichen Zeit innerhalb von 1–2 h post ejaculationem bestimmt werden!

Normalwert

7,2–8.

Beurteilung

< 7: Anteil des Prostatasekretes überwiegt,
> 8: Anteil des Bläschendrüsensekretes überwiegt.

Bei einem pH < 7 und dem Vorliegen einer Azoospermie sollte an eine Fehlanlage von Samenleiter, Samenblase oder Nebenhoden gedacht werden!

8.2 Zelluläre Ejakulatparameter

8.2.1 Konzentration der Spermatozoen

Voraussetzung für die Bestimmung der Konzentration an Spermatozoen ist eine gute Durchmischung des Ejakulates. *Insbesondere bei schlechter Verflüssigung des Ejakulates sollte daher genau darauf geachtet werden, daß das Ejakulat genügend gemischt wird.* Um dies zu erreichen, sollte das gesamte Ejakulat 3- bis 4mal mit einer entsprechenden Pipette (5-ml-Pipette) aufgenommen und wieder abgelassen werden.

Zur Bestimmung der Spermatozoenkonzentration wird das gemischte Ejakulat mit NaCl-haltiger, wäßriger Formaldehydlösung (1 % Formaldehyd, 0,81 % NaCl) verdünnt. Formaldehyd immobilisiert die Spermatozoen durch Vernetzung der zellulären Proteine, so daß ein einfaches Zählen der Spermatozoen bei mikroskopischer Betrachtung möglich ist, ohne daß die Samenzellen während des Zählens über Feldergrenzen hinwegwandern. Bestimmt wird die Konzentration der Spermatozoen bei mikroskopischer Betrachtung mit 400facher Vergrößerung nach der Zählkammer(Zytometer)-Methode Zur Abnahme eines definierten Volumens an Ejakulat, um darin die Spermatozoenkonzentration zu bestimmen, müssen Pipetten verwendet werden, die auf der Basis positiver Verdrängungstechnik arbeiten, da nur mit diesen eine zuverlässige Volumenabmessung bei einem so viskosen Medium wie dem menschlichen Ejakulat möglich ist (Mortimer et al. 1989).

Durchführung

1,8 ml 0,9%ige NaCl-Lösung (wäßrig),
100 µl 2%ige Formaldehydlösung (wäßrig) und
100 µl verflüssigtes, gut gemischtes Ejakulat

werden in einem kleinen Reagenzglas gemischt. Eine Probe dieses Gemisches wird dann in eine Neubauer-, Thoma- oder Makler-Kammer übertragen und die Anzahl der Spermatozoen im inneren Teil der Kammer bestimmt. Dabei werden nur die morphologisch ausgereiften Keimzellen mit Schwanz berücksichtigt. Aufgrund des Zusatzes der Formaldehyd- und NaCl-Lösungen resultiert eine Verdünnung der Spermatozoenprobe um den Faktor 20, die bei der Auswertung des Ergebnisses der Zytometerzählung berücksichtigt werden muß. Sollte die vorläufige Untersuchung des Ejakulates eine überproportional hohe oder niedrige Spermatozoenkonzentration zeigen, muß die Verdünnung der Probe zur Bestimmung der Zellkonzentration entsprechend angepaßt werden! Zur Verwendung der Zytometer s. Anhang C.1. Die Zahl der Spermatozoen sollte stets im Doppelansatz an zwei aus dem zu untersuchenden Ejakulat entnommenen Proben bestimmt werden. Die Spermatozoenkonzentration des Ejakulates ergibt sich dann aus dem Mittelwert beider Zählungen, sofern die Abweichung zwischen den bei beiden Proben gezählten Spermatozoenkonzentrationen nicht größer als 10 % ihres Mittelwertes ist. Andernfalls müssen die Zählungen nach erneuter guter Durchmischung des Ejakulates wiederholt werden.

Normalwert

≥ 20 Mio. Spermatozoen/ml oder
≥ 40 Mio. Spermatozoen/Ejakulat.

Beurteilung

Keine Spermatozoen = Azoospermie.

Mögliche Ursachen:

- exkretorische Hodeninsuffizienz,
- Verschluß der Samenwege im Nebenhoden[1],
- Verschluß des Ductus deferens[1].

< 1 Mio. Spermatozoen/ml = Kryptozoospermie.

< 20 Mio. Spermatozoen/ml = Oligozoospermie.

Gradeinteilung:
- Grad I 10–20 Mio./ml,
- Grad II 5–10 Mio./ml,
- Grad III 1–5 Mio./ml.

Mögliche Ursachen einer Oligozoospermie bei normaler Spermatozoenmotilität und -morphologie:

- Hodenschädigung,
- Störung des Ejakulationsmechanismus,
- Stenose der samenabführenden Wege,
- zu kurze sexuelle Karenz.

> 250 Mio. Spermatozoen/ml = Polyzoospermie (Ursache unbekannt).

Bestimmung der Spermatozoengesamtzahl

Bei der Beurteilung der Samenzellkonzentration muß stets das Gesamtvolumen des Ejakulates berücksichtigt werden. So kann eine Oligozoospermie auch

[1]Ein Verschluß der ableitenden Samenwege kann ausgeschlossen werden, wenn Spermiogenesezellen im Ejakulat zu finden sind!

durch Hypersemie bedingt sein. In diesem Fall sollte der Terminus „relative Oligozoospermie“ verwendet werden. Es empfiehlt sich daher, stets auch die *Gesamtzahl der Spermatozoen im Ejakulat*, die sich durch Multiplikation der Spermatozoenkonzentration mit dem Gesamtvolumen der Probe ergibt, zu beachten (Duyck und Steeno 1990). Der Normalwert für diese Gesamtspermatozoenzahl wird von der WHO mit ≥ 40 Mio. Spermatozoen/Ejakulat angegeben.

Cave: Da eine ausgeprägte intraindividuelle Variation der Spermatozoenkonzentration vorkommen kann (s. Abb. 8.3; Cooper et al. 1991), sollten vor einer abschließenden Diagnosestellung stets zwei zu unterschiedlichen Zeitpunkten gewonnene Ejakulatproben des Patienten untersucht werden. Die Zeitspanne zwischen den beiden Spermiozytogrammen sollte dabei nicht weniger als 7 Tage oder mehr als 3 Monate betragen. Weisen die beiden untersuchten Ejakulate gravierend unterschiedliche Spermatozoenkonzentrationen auf, sollten weitere Samenproben untersucht werden. Ferner gilt zu beachten, daß länger andauernde, starke körperliche Belastungen ebenfalls zur Verminderung der Spermatozoenkonzentration führen können (Roberts et al. 1993; Knuth et al. 1989).

Zeigt die vorläufige Untersuchung des Ejakulates scheinbar eine Azoospermie, so ist vor einer endgültigen Beurteilung unbedingt zu klären, ob im abzentrifugierten Samenzellpellet des Gesamtejakulates nicht doch vereinzelt Spermatozoen vorliegen. Erfahrungen von Zentren, an denen intrazytoplasmatische Spermatozoeninjektionen (ICSI) nach vorheriger Spermatozoengewinnung durch Nebenhodenpunktion (MESA) oder aus Hodenbiopsiematerial (TESE) durchgeführt werden, unterstreichen die weitreichende Bedeutung dieses Befundes für den Patienten. So wird berichtet, daß bei vielen Patienten, die sich

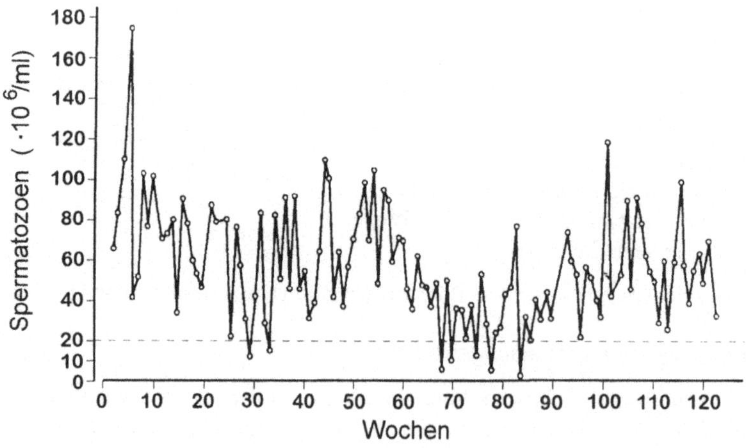

Abb. 8.3. Spermienkonzentration eines Mannes über 120 Wochen. Während dieser Zeit nahm die Versuchsperson keine Medikamente zu sich und berichtete nicht über fieberhafte Infekte. Die *gestrichelte Linie* markiert 20 · 10^6 /ml Spermatozoen, die allgemein als untere Normgrenze angesehen werden. (Aus WHO 1993)

mit einer auswärts diagnostizierten Azoospermie vorstellten, einzelne Spermatozoen im abzentrifugierten Samenzellpellet ihres Ejakulates gefunden wurden, so daß hinsichtlich der anstehenden assistierten Reproduktionsmaßnahme auf eine invasive Spermatozoengewinnung mit deren Risiken verzichtet werden konnte.

8.2.2 Motilität der Spermatozoen

Die Motilität der Spermatozoen wird 1, 2 und 4 h post ejaculationem bestimmt. Dazu wird jeweils ein Tropfen (ca. 10 µl) gut gemischtes Ejakulat auf einen Objektträger gegeben, mit einem Deckglas abgedeckt und sofort unter 400facher Vergrößerung beurteilt. Es werden 4 Bewegungsklassen differenziert (nach WHO):

- schnelle Spermatozoen (= Klasse a),
- langsame Spermatozoen (= Klasse b),
- am Ort bewegliche Spermatozoen (= Klasse c),
- unbewegliche Spermatozoen (= Klasse d).

Die Motilität der Spermatozoen ist für jeden Patienten individuell verschieden, d. h. ein schnelles Spermatozoon von Patient A kann deutlich langsamer sein als ein schnelles Spermatozoon von Patient B! Dennoch sind bei jedem Patienten meist Spermatozoen aller 4 Bewegungsformen zu finden. Es ist daher notwendig, sich zunächst im Überblick am mikroskopischen Bild der Ejakulatprobe eines jeden Patienten neu zu orientieren (Betrachtung des gesamten Gesichtsfeldes). Aufgrund der Abhängigkeit der Zellmotilität von der Umgebungstemperatur sollte die Motilitätsbeurteilung unter standardisierten Bedingungen möglichst bei 37 °C durchgeführt werden (WHO 1993; Birks et al. 1994). Ebenso wie die Spermatozoenkonzentration sollte auch die Motilität der Samenzellen an 2 verschiedenen Proben des Ejakulates beurteilt werden. Differiert der Anteil progressiv motiler Zellen (Klasse a und b nach WHO) dabei um mehr als 10 % des Mittelwertes beider Zählungen, sollte eine weitere Ejakulatprobe analysiert werden. Die prozentualen Anteile der den 4 Bewegungsklassen zugeordneten Spermatozoen werden dann gemittelt. Im Fall einer Probe, deren Spermatozoen zu mehr als 50 % unbeweglich sind, gilt die 10-%-Abweichung für den Anteil unbeweglicher Samenzellen.

Es ist uns bewußt, daß diese Bestimmung sehr subjektiv ist und viel Erfahrung und Übung voraussetzt! Untersuchungen mit modernen EDV-gesteuerten Bildanalysesystemen jedoch haben gezeigt, daß der geübte Blick eines trainierten Mitarbeiters im Labor dem Vergleich mit diesen technischen Geräten durchaus standhalten kann (s. 8.5). Während sich bei normozoospermen Proben eine weitgehende Übereinstimmung der subjektiv mit dem Auge und der per EDV-gestützer Analyse ermittelten Motilitätsparameter fand, wurde bei Samenproben von Patienten mit einer ausgesprochenen Astheno- oder Oligozoospermie die Motilität der Samenzellen bei der Beurteilung per EDV-Analyse im Vergleich zu der mit dem Auge in der Regel um 10–15 % unterschätzt (Hinney et al. 1992; Krause und Brake 1992).

Durchführung

Mindestens 100 Spermatozoen werden unter Zuordnung zu den 4 Bewegungsklassen ausgezählt. Dabei wird das mikroskopische Gesichtsfeld gedanklich in 3 Sichtfelder gleicher Größe eingeteilt. Nacheinander werden in jedem Halbkreis zunächst die schnellen, dann die langsamen und schließlich die nichtprogressiven und unbeweglichen Spermatozoen ausgezählt. Wandern nach Beginn der Zählung noch Spermatozoen in das jeweilige Beobachtungsfeld ein, werden diese nicht mitbewertet. Die prozentualen Anteile der 4 Bewegungsklassen werden an einem Zählgerät erfaßt. Fällt bei der Motilitätsbeurteilung auf, daß sich in verschiedenen Gesichtsfeldern recht unterschiedlich viele Spermatozoen finden, so deutet dies auf eine Inhomogenität der Probe und eine ungenügende Durchmischung hin. In diesem Fall sollte eine neue Probe des zuvor nochmals gut durchmischten Nativejakulats zur Analyse eingesetzt werden.

Motilitätsbestimmung nach Ishii

Als einfacheres Verfahren wurde auch die Motilitätsbestimmung nach Ishii empfohlen (Ishii et al. 1977). Hier werden alle Spermatozoen einer 1:20 verdünnten Samenprobe, die innerhalb 1 min einen Meridian von 1 mm Länge (= Kantenläge eines Großquadrats der Neubauer-Kammer) überqueren, ins Verhältnis zur Zellkonzentration gesetzt. Hieraus ergibt sich der Motilitätsindex („sperm motile efficiency"; in %/min). Bei fertilen Probanden lag dieser Wert bei mindestens 70 % /min, im Mittel bei 152 %/min.

$$\text{Motilitätsindex} = \frac{\text{Zahl der Spermatozoen, die den Meridian passieren}}{\text{Zahl der Spermatozoen pro ml}} \cdot 100$$

Normalwert der WHO-Methode

Normale Globalmotilität (1 h post ejaculationem):

≥ 50 % progressiv bewegliche Spermatozoen (WHO-Klassen a und b) oder
≥ 25 % schnell bewegliche Spermatozoen (WHO-Klasse a).

Zwar wird die Bestimmung der Samenzellmotilität 4 h nach Ejakulation von der WHO nicht ausdrücklich empfohlen, doch kann sie wertvolle Hinweise auf Störungen der Langzeitmotilität der Spermatozoen (z. B. unter oxidativer Belastung) geben. Zwischen der 1. und 4. h post ejaculationem sollte der Anteil unbeweglicher Spermatozoen nicht mehr als 10–15 % zunehmen (Engel et al. 1985).

Cave: In der Literatur werden zwar vielfach Normwerte angegeben, jedoch wird in der Regel nicht exakt beschrieben, zu welchem Zeitpunkt post ejaculationem die Motilität der Spermatozoen beurteilt wurde. In den meisten Fällen ist wohl davon auszugehen, daß es sich um die Motilität der Spermatozoen 1 h nach Ejakulatgewinnung handelt.

Beurteilung

Globalmotilität ≥ 50 % = normale Beweglichkeit,
Globalmotilität < 50 % = Asthenozoospermie,
Globalmotilität = 0 % = Akinozoospermie.

8.2.3 Agglutination von Spermatozoen

Die Agglutination von Samenzellen, d. h. das feste Aneinanderheften der Spermatozoen, deutet auf eine immunologisch bedingte Beeinträchtigung der Fertilität des Patienten hin, wenngleich sie - selbst bei stark gehäuftem Auftreten - kein tatsächlicher Beweis dafür ist. Dennoch sollte, bei vermehrtem Auffallen, das Vorkommen dieses Phänomens vermerkt und eine detaillierte Untersuchung der Ejakulatprobe hinsichtlich des Vorliegens von Spermatozoenantikörpern angeschloßen werden.

Durchführung

Die Suche nach Agglutinationen kann nach der Beurteilung der Spermatozoenmotilität am selben Frischpräparat durchgeführt werden. In 10 zufällig ausgewählten Blickfeldern wird nach Agglutinaten motiler Spermatozoen gesucht. Gleichzeitig wird das vorherrschende Muster der Samenzellagglutinationen vermerkt; so unterscheidet man je nach den beteiligten Regionen der Spermatozoen Kopf-zu-Kopf-, Mittelstück-zu-Mittelstück- oder Schwanz-zu-Schwanz-Agglutinationen. Auch gemischte Formen, bei denen die Spermatozoen über unterschiedliche Regionen aneinandergeheftet sind, kommen vor. Das Anheften von Spermatozoen an Schleimfäden, Rundzellen oder Debris wird als unspezifische Agglutination betrachtet und als solche protokolliert.

Beurteilung

Sollten vermehrt Spermatozoenagglutinationen zu beobachten sein, weist dies auf immunologische Phänomene hin. Es sollte daher in der Ejakulatprobe unbedingt gezielt nach Spermatozoenantikörpern gefahndet werden.

8.2.4 Vitalität der Spermatozoen

Für die Beurteilung der Fertilität des Patienten ist der Gesamtanteil lebender Spermatozoen im Ejakulat von Interesse, da nur diese für eine Befruchtung der Eizelle zur Verfügung stehen.

Sollte der prozentuale Anteil aller motilen Spermatozoen (WHO Klassen a, b und c) größer als 75 % sein, so kann der Vitalitätstest entfallen, da hier per se schon von einem Anteil vitaler Spermatozoen von mindestens 75 % ausgegangen werden kann.

Zur Beurteilung wird eine Vitalfärbung der Spermatozoen durchgeführt. Da intakte Zellmembranen für Vitalfarbstoffe eine Diffusionsbarriere darstellen, werden vitale Zellen hierbei nicht angefärbt. Im Gegensatz dazu sind die im mikroskopischen Bild gefärbt dargestellten Spermatozoen, bei denen die Semipermeabilität der Plasmamembran offensichtlich nicht mehr intakt ist, als devital anzusehen.

Durchführung

Zirka 10 µl gut gemischtes Ejakulat werden auf einem Objektträger mit etwa 10 µl 0,5%iger wäßriger Eosin-Y-Lösung mit der Ecke des Deckglases vermischt. Nach 1–2 min werden 100 Spermatozoen anhand der Färbung ihres Kopfes in vitale (ungefärbt oder leicht rosa erscheinend) und devitale (intensiv rosarot gefärbt) differenziert.

„Rot ist tot".

Alternativ zur sofortigen Auswertung kann von den Eosin-Y-gefärbten Spermatozoen auch ein Ausstrichpräparat angefertigt werden, das später beurteilt wird. Zur Kontrastierung der nicht mit Eosin angefärbten, als vital zu bewertenden Zellen im Ausstrichpräparat sollte das Präparat jedoch mit Nigrosin gegengefärbt werden. Zur Durchführung der Vitalitätsbestimmung im Ausstrichpräparat empfiehlt sich die Verwendung von 1%iger Eosin-Y-Lösung, die im Volumenverhältnis 2:1 mit frischem Ejakulat gemischt wird (2 Trpf. Eosin, 1 Trpf. Ejakulat). Nach 30 s werden dem Ansatz 3 Trpf. 10%iger Nigrosinlösung zugegeben und ein dünnes Ausstrichpräparat hergestellt.

Normalwert

75 % vitale, 25 % devitale Spermatozoen.

Beurteilung

100 % devitale Spermatozoen = Nekrozoospermie.

Da es sich bei der Nekrozoospermie um ein sehr selten zu beobachtendes Symptom handelt, sollte primär an eine Verunreinigung des Ejakulatauffanggefäßes mit spermizid wirkenden Substanzen als mögliche Ursache gedacht werden. Auch eine Gewinnung des Ejakulates in ein spermizidbeschichtetes Kondom durch den unaufgeklärten Patienten kann zum Befund einer Nekrozoospermie führen.

8.2.5 Morphologie der Spermatozoen

Die Beurteilung der Morphologie menschlicher Spermatozoen gestaltet sich aufgrund der Vielfalt möglicher morphologischer Variationen schwierig. Detaillierte Untersuchungen der Zellstrukturen von Spermatozoen, die aus dem weiblichen Genitaltrakt (hinterer Zervikalkanal, Uterus) isoliert worden waren, führten zur Definition strenger Kriterien, denen ein morphologisch als normal zu bezeichnendes und offenbar zur Befruchtung fähiges Spermatozoon genügen muß. Ein normaler Spermatozoenkopf ist oval, 4–5,5 μm lang und 2,5–3,5 μm breit. Der Quotient aus Länge zu Breite liegt üblicherweise zwischen 1,5 und 1,75 (Katz et al. 1986). Das Akrosom sollte gut abzugrenzen sein und 40–70 % des Spermatozoenkopfes einnehmen. Das Mittelstück mißt in seiner Länge 5–7 μm und ca. 1 μm in seiner Breite; das Flagellum ist knapp 1 μm breit und 45–50 μm lang (s. Anhang A). Nach der WHO sind alle „Grenzformen“ als morphologisch abnorm zu klassifizieren (WHO 1993). Untersuchungen verschiedener Arbeitsgruppen haben jedoch gezeigt, daß die Reproduzierbarkeit der morphologischen Beurteilung und damit die Aussagekraft dieses Parameters deutlich verbessert wird, wenn die Grenzformen noch als morphologisch normal klassifiziert werden (Comhaire et al. 1994; Hofmann et al. 1995).

Die Tatsache, daß pathomorphe Spermatozoen Zervikalschleim schlechter durchdringen können (Katz et al. 1990), weist auf die grundlegende Bedeutung der Spermatozoenmorphologie für die Fertilisierungskapazität der Spermatozoen hin. Darüber hinaus erwies sich die Spermatozoenmorphologie als verläßlicher Prognoseparameter hinsichtlich der Spermatozoenfunktion (Mortimer et al. 1990) und der Befruchtungsfähigkeit der Samenzellen bei der assistierten Reproduktion (Kruger et al. 1988, 1993).

Die Beurteilung der Spermatozoenmorphologie im Frischpräparat, d. h. die Bestimmung der Anteile der verschiedenen pathomorphen Formen im Nativpräparat, setzt neben einem geübten Mitarbeiter die Möglichkeit zur stärkeren Kontrastierung des mikroskopischen Bildes (Phasenkontrast- oder Differentialinterferenzkontrasteinrichtung) voraus. Eine einfachere Möglichkeit zur Differenzierung der Samenzellen dagegen bietet die Auswertung fixierter und gefärbter Ausstrichpräparate bei hellfeldmikroskopischer Betrachtung. Wie Untersuchungen zeigten, sind die Köpfe gefärbter Spermatozoen zwar minimal kleiner, ihre Form jedoch wird durch den Prozeß der Färbung nicht verändert (Katz et al. 1986).

Durchführung

Herstellung eines Ejakulatausstriches: ca. 10 μl gemischtes Ejakulat werden auf den Rand eines Objektträgers gegeben und mit Hilfe eines zweiten Objektträgers unter einem Winkel von ca. 20° ähnlich dem Vorgehen bei der Herstellung eines Blutausstrichs ausgestrichen.

Der an der Luft getrocknete Ausstrich wird dann zur mikroskopischen Beurteilung der Morphologie beispielsweise mit Hämatoxylin-Eosin gefärbt (Färbevorschrift s. Anhang C.2).

Zur Bestimmung des Anteils der verschiedenen pathomorphen Spermatozoen an der Gesamtheit aller Spermatozoen werden bei 1000facher Vergrößerung (Ölimmersion) mindestens 100, besser jedoch 200 Samenzellen unter Zuordnung zu den verschiedenen Morphologieklassen ausgezählt. Die prozentualen Anteile der verschiedenen pathomorphen Spermatozoen werden mit Hilfe eines Zählgerätes erfaßt. Für die Zuordnung der Spermatozoen zu den verschiedenen Klassen der Morphologiestörungen sei auf Tabelle A.2 (s. S. 352) verwiesen.

Zur Beurteilung der Spermatozoenmorphologie können auch andere Färbeverfahren wie z. B. die Papanicolaou- oder die Bryan-Leishman-Färbung eingesetzt werden (WHO 1993; Färbevorschriften s. Anhang C.2). Auch die Shorr-Färbung ist geeignet (s. 8.4.4). Die hier vorgestellte Hämatoxylin-Eosin-Färbung erscheint jedoch am wenigsten aufwendig.

Normalwert

≥ 30 % normal geformte Spermatozoen (bzw. ≥ 14 % normal geformte Spermatozoen nach „strictly normal sperm criteria").

Früher wurde bei der Beurteilung der Spermatozonemorphologie ein unterer Grenzwert von 50 % morphologisch normalen Samenzellen angenommen (WHO 1987). Da sich bei Untersuchungen fertiler Probanden jedoch nicht selten auch Ejakulate fanden, die nur zu 30 % normal geformte Spermatozoen aufwiesen (Wenner et al. 1993), wurde der Grenzwert zur Beurteilung der Samenzellmorphologie auf 30 % morphologisch normale Samenzellen gesenkt.

Beurteilung

> 70 % pathomorphe Spermatozoen = Teratozoospermie.

Die Beurteilung der Morphologie der Spermatozoen als Parameter der Fertilitätsprognose des Patienten wird in jüngerer Zeit besonders betont (Grow et al. 1994). Die Wertigkeit der verschiedenen morphologischen Abweichungen von der Norm werden jedoch von verschiedenen Autoren höchst unterschiedlich gewertet (s. Anhang A). Weitgehend einig sind sich die Autoren jedoch in der Ansicht, daß pathomorphe Spermatozoen die Zervix nur zu einem geringen Teil passieren: sie fallen für eine Fertilisierung somit aus (Eggert-Kruse et al. 1995)!

8.2.6 Konzentration der Rundzellen

Neben den Spermatozoen finden sich in menschlichen Ejakulaten eine Reihe anderer Zellen, wie Epithelzellen, samenzellphagozytierende Makrophagen und Nebenhodenzellen, weiße Blutkörperchen und Spermiogenesezellen, die kollektiv als Rundzellen bezeichnet werden. Unter letzteren finden sich v. a. Spermatiden in verschiedenen Differenzierungsstadien, seltener prämeiotische Spermatozyten. Spermatogonien und Sertoli-Zellen sind im Ejakulat in der Regel nicht zu finden. Mittels der Zytometermethode kann im Feuchtpräparat die Konzentration der Gesamtheit dieser Rundzellen oder bei gezielter Färbung spezifischer Zellen selektiv deren Konzentration ermittelt werden (s. unten).

Durchführung

Die Ermittlung der Konzentration der Rundzellen kann gleichzeitig mit der Bestimmung der Spermatozoenkonzentration im selben Zytometerpräparat durchgeführt werden. Zwar ist eine vorherige Immobilisierung der Spermatozoen durch Formaldehydzusatz nicht unbedingt erforderlich, gilt das Interesse in diesem Fall ja nicht den motilen Zellen, doch vereinfacht es die Auszählung der Rundzellen. Je nach Konzentration der Rundzellen wird dann entweder bei 400facher Vergrößerung das gesamte innere Feld der Neubauer-Kammer ausgezählt oder - sofern aufgrund einer niedrigen Zahl an Rundzellen zur genaueren Bestimmung notwendig - bei 200- bis 400facher Vergrößerung die gesamte äußere Kammer.

Wurde zur Bestimmung der Rundzellkonzentration die bereits zur Zählung der Spermatozoenkonzentration verwendete Probe eingesetzt, so muß die vorherige Verdünnung der Samenprobe (Faktor 20) bei der Auswertung des Ergebnisses der Zytometerzählung berücksichtigt werden. Zur Verwendung der Zytometer und Berechnung s. Anhang C.1.

Beurteilung

Die Zahl an Rundzellen im Ejakulat kann innerhalb weiter Grenzen schwanken, Normalwerte können gegenwärtig nicht angegeben werden. Nimmt ihre Zahl überhand (> 5 Mio./ml nach WHO), muß zunächst hinsichtlich der beteiligten Zellarten differenziert werden (Bestimmung des Anteils an Granulozyten s. unten). Handelt es sich überwiegend um Leukozyten, so liegt der Verdacht auf eine Infektion nahe (s. unten), finden sich dagegen in erster Linie Spermiogenesezellen, so weist dies auf eine gestörte Spermatogenese und eine eingeschränkte Fertilität hin (Tomlinson et al. 1992, 1993).

8.2.7 Konzentration der Granulozyten

Leukozyten, darunter in erster Linie neutrophile Granulozyten, sind in nahezu jedem menschlichen Ejakulat in mehr oder minder großer Zahl nachweisbar (Baratt et al. 1990; Aitken et al. 1994). Bei exzessivem Vorhandensein solcher Zellen (d. h. bei sog. Leukozyto- oder Pyospermie) muß eine Entzündung der akzessorischen Drüsen in Betracht gezogen werden. Ein negativ ausgefallener Nachweis von Leukozyten im Ejakulat schließt aber die Möglichkeit einer Infektion der akzessorischen Drüsen nicht aus (Übersicht: Purvis und Christiansen 1993). Eine Schwellenkonzentration von Leukozyten anzugeben, die die Fertilität des Patienten beeinträchtigt, ist schwer, da der Einfluß dieser Zellen auf die Spermatozoenfunktion vom Grad der Aktivierung dieser Rundzellen, ihrer Art und dem Zeitpunkt bzw. der Dauer ihres Kontaktes zu den Spermatozoen abhängt. In Hinblick auf die Anfälligkeit der Spermatozoen gegenüber oxidativer Belastung (Aitken et al. 1989; Aitken und West 1990) scheinen Infektionen im Bereich des Rete testis oder im Nebenhoden besonders ungünstig zu sein. Dagegen ist der Eintritt der Leukozyten zum Zeitpunkt der Ejakulation via Prostata oder Bläschendrüsen aufgrund der wirksamen antioxidativen Effekte verschiedener Bestandteile des Seminalplasmas wahrscheinlich weniger schädlich (Jones et al. 1979; Ochsendorf et al. 1996). Neben der Beeinflussung durch die von Granulozyten gebildeten reaktiven Oxidanzien können die Spermatozoen darüber hinaus auch durch die von den weißen Blutkörperchen freigesetzten zytotoxischen Zytokine geschädigt werden (Hill et al. 1987).

Testprinzip

Mit Hilfe immunhistochemischer Methoden ist neben der Bestimmung des prozentualen Anteils weißer Blutkörperchen am Gesamtkollektiv der Rundzellen im Ejakulat eine differenzierte Beurteilung der darunter zu findenden Zelltypen möglich. Es handelt sich hierbei um eine recht zeitaufwendige und aufgrund der Verwendung monoklonaler Antikörper kostenintensive Methode, bei der die weißen Blutkörperchen in Ejakulatausstrichen mit Hilfe spezifischer Antikörper markiert werden (Wolff und Anderson 1988).

Für die andrologische Routinediagnostik jedoch ist eine differenzierte Ermittlung der verschiedenen Leukozytenzelltypen bisher verzichtbar. Da neutrophile Granulozyten mit etwa 90 % (Wolff und Anderson 1988) den Hauptanteil der weißen Blutkörperchen ausmachen, ist es völlig ausreichend, ihren Anteil am Gesamtkollektiv der Ejakulatzellen zu bestimmen. Diese durch eine hohe Peroxidaseaktivität gekennzeichneten Zellen lassen sich dabei mit Hilfe einer einfachen Färbemethode nachweisen, deren Grundlage die – durch den bei der peroxidasekatalysierten Zerlegung von Wasserstoffperoxid freigesetzten Sauerstoff hervorgerufene – Oxidation von Benzidin zu braunem Benzopurpurin ist. Der Anteil der durch diese Reaktion braun angefärbten Zellen (= peroxidasepositive Granulozyten) kann mit Hilfe eines Zytometers quantitativ bestimmt werden. Zu den Rundzellen, die nicht als neutrophile Granulozyten identifiziert werden, gehören v. a. Spermatogenesezellen und Lymphozyten (Eggert-Kruse et al. 1992a).

Cave: Mit Hilfe der Peroxidasefärbung erhält man stets niedrigere Leukozytenzahlen als bei Differenzierung der Zellen mit Hilfe monoklonaler Leukozytenantikörper! Aufgrund ihrer Spezifität, der einfachen Handhabung und des sehr geringen Kostenaufwands erscheint die Peroxidasemethode dennoch für die klinische Anwendung am ehesten geeignet (Wolff et al. 1992). Vergleichende Untersuchungen, in denen die Konzentration kontaminierender Granulozyten sowohl mit Hilfe der immunzytochemischen als auch mittels der Esterasemethode bestimmt wurde, zeigten, daß eine mit Hilfe der erstgenannten Methode bestimmte Granulozytenkonzentrationen von $1 \cdot 10^6$ Zellen/ml in der Esterasemethode einem Wert von $5 \cdot 10^5$ Granulozyten/ml entsprach (Politch et al. 1993).

Jedoch kann auch die Aktivität der Granulozytenelastase des Seminalplasmas, eines Enzyms, das bei der phagozytären Degranulation der Neutrophilen freigesetzt wird, als quantitatives Maß der Leukozytenbelastung des Ejakulates herangezogen werden. Zur quantitativen Bestimmung stehen kommerzielle Enzym-Immuno-Assays (s. Anhang D) zur Verfügung.

Durchführung

Zur Färbung peroxidasepositiver Zellen nach Endtz (1974; modifiziert) wird eine 6,7 mM Benzidinlösung (Haltbarkeit: bei Raumtemperatur 6 Monate; Lösungsmittel: wäßriges, 50%iges EtOH) verwendet, der 0,125 Vol.-% Wasserstoffperoxidlösung (30%ig, wäßrig) zugesetzt werden. Die fertige Wasserstoffperoxid enthaltende Reagenzlösung ist lichtgeschützt aufbewahrt bei Raumtemperatur ca. 1 Monat haltbar.

20 µl des frischen, gut gemischten Ejakulats werden mit 20 µl oben genannter Reaktionslösung vermischt und 5 min bei Raumtemperatur inkubiert (resultierender Verdünnungsfaktor, der bei der Auswertung des Ergebnisses der Zytometerzählung berücksichtigt werden muß: 2). Anschließend wird bei 200facher Vergrößerung mit Hilfe einer Neubauer-Kammer (äußere Kammer; Verwendung s. Anhang C.1) die Zahl der braun angefärbten Rundzellen bestimmt. Inzwischen sind als einfachere, aber teurere Variante fertige Testkits kommerziell erhältlich (s. Anhang D).

Normalwert

Nach Angaben der WHO ist eine Zahl von $< 10^6$ Leukozyten/ml als nichtpathologisch anzusehen. Auf die Diskrepanz der Befunde je nach eingesetzter Nachweismethode wird dabei nicht eingegangen. Bei Einsatz der weniger sensitiven Peroxidasefärbung zum Nachweis der Leukozyten sollten daher bereits ab Granulozytenkonzentrationen von 5 Mio./ml therapeutische Konse-quenzen abgewägt werden.

Beurteilung

Der diagnostische Wert der Bestimmung der Leukozytenkonzentration hinsichtlich der Erkennung asymptomatischer Entzündungsgeschehen im Bereich des Genitale und der akzessorischen Geschlechtsdrüsen ist umstritten (Übersicht: Purvis und Christiansen 1993; Wolff 1995). Der Nachweis einer Leukozytospermie sollte jedoch stets eine intensive mikrobiologische Untersuchung des Ejakulates, sowie ggf. des separat gewonnenen Prostatasekretes nach sich ziehen (4-Gläser-Probe, s. 4.3.17). Eventuell sollte sich eine Ultraschalluntersuchung des Genitale, die als sensitive Methode zum Nachweis einer Entzündung diskutiert wird (Purvis und Christiansen 1993), anschließen.

Cave: Ein negativer Leukozytennachweis schließt das Vorliegen einer Entzündung nicht aus!

8.2.8 Anwesenheit pathogener Keime im Ejakulat

Bei einer Infektion des männlichen Reproduktionstraktes mit verschiedenen Keimen ist eine Beeinträchtigung der Fertilität über 2 Wege denkbar:

1. Reduktion der Fertilität infolge entzündlicher Gewebsveränderungen, katarrhalischer Schleimhautprozesse, entzündlicher Verklebungen, Nekrosen, etc.,
2. direkte Schädigung des Spermatozoons durch den Infektionserreger oder durch sein Toxin.

Das Wissen über die durch verschiedene Keime hervorgerufenen Fertilitätsminderungen des Mannes ist noch lückenhaft. Das Vorkommen pathogener Keime im Ejakulat kann unterschiedlicher Ursache sein:

- Art der Spermagewinnung (Kontaminationskeime, s. unten),
- Partnerinfektionen (z. B. mit Candida albicans),
- Besiedelung der Urethra mit Keimen der Mundhöhle infolge oraler Praktiken,
- medikamentös bedingte Veränderungen der normalen Keimflora.

Durchführung

Da Seminalplasma stark bakteriostatisch ist (Mardh und Colleen 1975), muß die Ejakulatprobe zunächst 1:10 mit steriler physiologischer Kochsalzlösung verdünnt werden, um dann zur weiteren Untersuchung (Anzüchten der pathogenen Keime und Differenzierung ihrer Art) in ein geeignetes Speziallabor weitergereicht zu werden. Die kulturelle Anzucht der Mikroorganismen muß dabei noch am gleichen Tage angesetzt werden.

Cave: Die vor der Masturbation durchgeführte gründliche Reinigung des äußeren Genitale und der Hände mit Wasser und Seife ist hier von besonderer Bedeutung. Außerdem muß die Harnröhre vor der Ejakulatgewinnung gespült werden, d. h. der Patient sollte vor der Masturbation urinieren. Es ist wichtig, den Patienten ausdrücklich auf diese Maßnahmen hinzuweisen, um Kontaminationen des Ejakulates mit Keimen der äußeren Genitaloberfläche oder der Urethra, die fälschlicherweise zu einem als pathologisch zu interpretierenden Befund führen könnten, zu vermeiden (Boucher et al. 1995). Die Ejakulatprobe sollte noch am selben Tag in das Labor transportiert werden, da sonst durch zwischenzeitliches Heranwachsen vereinzelter Keime falsch-positive Befunde erhalten werden können.

Beurteilung

Je nach Aufwand lassen sich aus über 90 % aller Ejakulate Mikroorganismen anzüchten (Eggert-Kruse et al. 1992b). Die Relevanz des Testergebnisses hängt daher weniger von der bloßen Anwesenheit der Bakterien als vielmehr von der bestimmten Keimzahl kontaminierender Mikroorganismen ab. Bei Gram-negativen Keimen werden Keimzahlen von $> 10^3$ Keimen/ml als pathologisch angesehen, bei Gram-positiven Keimen dagegen wird erst bei Keimzahlen von $> 10^4$ Keimen/ml eine antibiotische Therapie empfohlen (Purvis und Christiansen 1993; Weidner und Schiefer 1988).

Zur Differenzierung, ob ein Nachweis pathogener Mikroorganismen im Ejakulat eher auf eine Kontamination des Samens während der Passage der mit Mikroorganismen besiedelten Urethra oder auf eine Infektion im Bereich des Genitale oder der akzessorischen Geschlechtsdrüsen hinweist, *muß auch der vor der Masturbation gewonnene Mittelstrahlurin auf die Anwesenheit pathogener Keime untersucht werden.*

8.3 Biochemische Ejakulatparameter

Anhand der biochemischen Bestimmung der Konzentrationen einzelner, aus dem weiten Spektrum biochemischer Bestandteile des Seminalplasmas herausgegriffener Parameter kann die Funktion der akzessorischen Drüsen beurteilt werden. Eine verminderte Sekretionsleistung der Drüsen spiegelt sich in einer erniedrigten Gesamtmenge der spezifischen Markersubstanzen wider.

Es sei darauf hingewiesen, daß die Mengen der verschiedenen Markersubstanzen innerhalb weiter Normgrenzen schwanken können. Infektionen verursachen gelegentlich eine beträchtliche Minderung der sekretorischen Kapazität der Drüsen, ohne daß damit zwangsläufig auch eine Reduktion der Menge an Markersubstanz im Seminalplasma verbunden sein muß. Selbst nach Behandlung der Infektion kann die Sekretionsleistung der Geschlechtsdrüsen eingeschränkt bleiben. Ein pathologischer Befund der Geschlechtsdrüsenparameter ist also Hinweis, kein Beweis für eine Beeinträchtigung der akzessorischen Organe.

Es gibt zahlreiche biochemische Markersubstanzen zur Beurteilung der sekretorischen Funktionen der akzessorischen Drüsen: u. a. Fruktose und Prostaglandine als Sekretionsprodukte der Bläschendrüsen; Zitronensäure, Zink und die saure Phosphatase als Marker der Prostata; L-Carnitin und die neutrale Isoform der α-Glukosidase als Produkte der Nebenhoden.

Für die andrologische Routinediagnostik empfiehlt sich die Bestimmung der Konzentration jeweils eines Markers der Funktion von Bläschendrüsen bzw. Prostata. Da am einfachsten durchzuführen, erscheint die Bestimmung der Fruktose- und Zitratkonzentrationen im Seminalplasma hier besonders geeignet. Hierbei ist zu beachten, daß sich insbesondere der Fruktosegehalt, aber auch die Zitratkonzentration des Ejakulates, bei längerem Stehen in Abhängigkeit von der Temperatur und der Zahl der darin enthaltenen beweglichen Spermatozoen erheblich ändern (Schirren 1989). Beide Parameter sollten daher stets zum gleichen Zeitpunkt 1 h post ejaculationem bestimmt werden. Es wird in diesem Fall dann von „Initialfruktose" bzw. „Initialzitrat" gesprochen.

Im Gegensatz zur Erfassung der Parameter der Bläschendrüsen- und der Prostatafunktion ist die Ermittlung der Aktivität der neutralen α-Glukosidase bzw. die Bestimmung der L-Carnitinkonzentration im Seminalplasma als Indikatoren der Nebenhodenfunktion nur bei Vorliegen bestimmter Indikationen (Krypto- oder Azoospermie) sinnvoll. Die Bestimmung der Aktivität der neutralen α-Glukosidase wird dabei bevorzugt.

8.3.1 Fruktosegehalt des Seminalplasmas

Die Fruktosekonzentration im menschlichen Ejakulat ist wesentlich höher als die Fruktosekonzentration in jeglicher anderen biologischen Flüssigkeit! Sie ist ein Maß für die Sekretionsfunktion der Bläschendrüsen (Krause und Rothauge 1991). Eine verminderte Sekretionsleistung dieser Drüsen spiegelt sich in einer verminderten Gesamtmenge des Markers Fruktose wider.

Testprinzip

Grundlage der enzymatischen Bestimmung bildet die Methode der Blutzuckeranalytik mittels der Hexokinase-/Dehydrogenasemethode nach vorheriger Entfernung der im Seminalplasma vorliegenden Proteine (gekoppelter optischer Test, Reaktionsschema s. Anhang C.7).

Dabei werden die im Seminalplasma vorliegenden Hexosen unter Enzymkatalyse (Hexokinase) mit ATP als Kofaktor zu den entsprechenden Hexose-6-Phosphaten (Glc-6-P bzw. Fru-6-P) phosphoryliert. Gleichzeitig wird unter der enzymatischen Katalyse der Glc-6-P-Dehydrogenase mit $NADP^+$ als Kofaktor und Wasserstoffakzeptor das dabei entstandene Glc-6-P zu Gluconat-6-P oxidiert. Die Menge der im Verlauf dieser Reaktion anfallenden Reduktionsäquivalente (NADPH) ist der Menge an umgesetztem Glc-6-P und damit der Menge an Glukose im Seminalplasma äquivalent.

Nach Ablauf dieser Reaktion - also nach Entfernen der im Untersuchungsmaterial vorhandenen Glukose - wird die mittlerweile in ihrer phosphorylierten Form vorliegende Fruktose (Fru-6-P) durch Zusatz von Phosphoglukose-Isomerase in Glc-6-P überführt. Dieses nun allein aus der im Probenmaterial vorliegenden Fruktose gebildete Glc-6-P wird durch die bereits im Reaktantengemisch vorliegende Dehydrogenase und dem ebenfalls bereits vorliegenden $NADP^+$ unter Bildung von Gluconat-6-P und reduziertem NADPH umgesetzt.

Da die reduzierte Form des Nikotinamidnukleotids im Gegensatz zu seiner oxidierten Form Licht bei 340 nm stark absorbiert, ist eine quantitative Bestimmung der NADPH-Menge durch Photometrie in einfacher Weise möglich. Aus der Differenz der $O.D._{340nm}$ des Gemisches vor und nach Ablauf der isomerasekatalysierten Reaktion kann die entstandene Stoffmenge an NADPH, die der Stoffmenge an Fruktose im Seminalplasma proportional ist, bestimmt werden.

Durchführung

Bevor die oben beschriebenen enzymatischen Reaktionen durchgeführt werden können, müssen die im Seminalplasma vorliegenden, die Reaktion störenden Proteine entfernt werden (sog. Enteiweißung des Seminalplasmas). Ein geeignetes Enteiweißungsmittel, das anschließend gemeinsam mit den gefällten Proteinen ohne Schwierigkeiten (durch Fällung mit Kaliumcarbonat, anschließende Zentrifugation und Abtrennung des Überstandes) aus dem Ansatz wieder entfernt werden kann, ist die Perchlorsäure.

Die *Enteiweißung* wird durchgeführt, indem in einem Zentrifugenröhrchen 100µl Seminalplasma (1 h post ejaculationem, durch Zentrifugation von Zellen befreit) zu 3,9 ml kalter 0,33 M Perchlorsäure gegeben, gut vermischt (Vortex) und 30 min bei 0 °C (Eis/Wasserbad) inkubiert werden. Die gefällten Proteine werden durch Zentrifugation (2000 g, 4 °C, 15 min) und Abnehmen des Überstandes abgetrennt. Zur Entfernung der überschüssigen Säure werden 2 ml dieses nun proteinfreien Überstandes mit 1 ml kalter 0,75 M wäßriger Kaliumcarbonatlösung vermischt (Vortex) und 30 min bei 0 °C (Eis/Wasserbad) inkubiert. Das ausgefallene Kaliumperchlorat wird dann durch Zentrifugation (15 min, 4 °C, 2000 g) und Abnehmen des Überstandes, in welchem anschließend die Fruktosekonzentration bestimmt wird, abgetrennt.

Der *Fruktosegehalt* wird mit Hilfe eines kommerziell erwerblichen Kits zur Glukose-/Fruktosebestimmung (s. Anhang D) nach oben beschriebener Methode bestimmt. Nach Erwärmung aller Reagenzien sowie des enteiweißten Seminalplasmas auf Raumtemperatur (s. unten, allgemeine Hinweise) werden

1 ml	Reagenz 1 (ATP-, NADP-haltige Pufferlösung),
500 µl	enteiweißtes Seminalplasma (bzw. Aqua dest. beim Reagenzienleerwert oder Standardlösung als Positivkontrolle),
1,5 ml	Aqua bidest. und
20 µl	Reagenz 2 (Hexokinase, Glc-6-P-DH)

gemischt. Nach 20minütiger Inkubation bei Raumtemperatur wird die Extinktion E_1 dieses Reaktantengemisches bei 340 nm gegen Leerwert (Schichtdicke 1 cm; Makroküvetten) bestimmt. Anschließend werden 20 µl der Phosphoglukoseisomeraselösung (= Reagenz 3) zugesetzt und nach 15minütiger Inkubation bei Raumtemperatur die Extinktion E_2 des Ansatzes bei 340 nm gegen Leerwert ermittelt. Nach eigenen Erfahrungen eignet sich die Methode bei Halbierung der angegebenen Volumina auch zur Durchführung in Halbmikroküvetten.

Die Fruktosekonzentration in mg/ml errechnet sich aus der Differenz der Extinktionen vor und nach Isomerasereaktion entsprechend folgender Gleichungen:

$$\text{Fruktose } \mu\text{mol/ml} = \frac{\Delta E \cdot F \cdot V}{\varepsilon} = \frac{364,8 \cdot \Delta E}{\varepsilon} = 57,90 \cdot \Delta E$$

mit $\Delta E = E_2 - E_1$; F = $\text{Verdünnungsfaktor}_{\text{Enteiweißung}}$ (= 60);
V = $\text{Verdünnungsfaktor}_{\text{Reaktionsansatz}}$ (= 6,08);
ε_{340nm} = Extinktionskoeffizient (= 6,3 $l \cdot mmol^{-1} \cdot cm^{-1}$).

Der Fruktosegehalt des Gesamtejakulates errechnet sich durch Multiplikation der bestimmten Fruktosekonzentration (μmol/ml) mit dem Ejakulatvolumen.

Allgemeine Hinweise

Zwar kann zur Enteiweißung auch direkt das noch zellhaltige Ejakulat eingesetzt werden, doch empfiehlt sich eine vorherige Abtrennung der Zellen durch Zentrifugation (Gewinnung des Seminalplasmas durch 10minütige Zentrifugation bei mindestens 600 g). Um eine möglichst vollständige Proteinfällung zu erhalten, sollten die Reagenzien Perchlorsäure und Kaliumcarbonatlösung gekühlt zur Enteiweißung eingesetzt werden. Dies ist am einfachsten zu realisieren, wenn die Lösungen im Kühlschrank (4 °C) aufbewahrt und während des Abnehmens des notwendigen Volumens auf Eis gestellt werden. Aufgrund der Instabilität von Fruktose in wäßriger Lösung ist eine längerfristige Lagerung des enteiweißten Seminalplasmas (maximal 2 Tage bei 4 °C) zu vermeiden. Sollte aus Gründen der Praktikabilität, um z. B. die Proben mehrerer Tage gemeinsam in einem Testansatz zu bestimmen, eine längere Lagerung des Probenmaterials notwendig sein, ist anzuraten, die frisch enteiweißte Probe zu aliquotieren und bei -20 °C zu lagern. Im Verlauf der Lagerung kann es zu Nachfällungen kommen, die jedoch nach deren Abtrennung durch Filtration das Testergebnis nicht beeinträchtigen.

Wie vom Hersteller angegeben, sind die Reagenzien bei 4 °C zu lagern, erst unmittelbar vor ihrer Verwendung auf Raumtemperatur zu erwärmen (5- bis 10minütige Inkubation bei 20–25 °C im Wasserbad) und direkt nach Gebrauch wieder in den Kühlschrank zu stellen. Insbesondere das enzymatische Reagenz (Phosphoglukoisomerase) sollte nicht länger als notwendig bei Raumtemperatur stehen.

Interne Kontrollen, Qualitätssicherung

Zur Testüberwachung empfiehlt es sich, bei jeder Testdurchführung einen internen Standard mitlaufen zu lassen. Zu diesem Zweck kann eine selbsthergestellte, wäßrige z. B. 500 μM D-Fruktoselösung eingesetzt werden, für die sich gemäß des molaren Extinktionskoeffizienten eine Sollextinktion von 0,52 ergibt. Die Abweichung der im Test ermittelten Extinktion dieses Standards von dieser Sollextinktion sollte nicht mehr als 5 % betragen.

Normalwert

≥ 13 μmol/Ejakulat.

Beurteilung

Im Gegensatz zu früheren Ansichten zeigten neuere Untersuchungen, daß ein Fruktosemangel zwar ein Hinweis auf eine Bläschendrüseninsuffizienz ist, jedoch nichts an der Fertilisationskapazität der Spermatozoen ändert (Krause und Rothauge 1991). Der Fruktosegehalt ist daher allein als Marker der Sekretionsleistung der Bläschendrüsen anzusehen.

Bei einer durch kongenitale Agenesie der Ductus deferentia bedingten Azoospermie kann ein verminderter Fruktosegehalt des Ejakulates auf eine assoziierte Dysgenesie der Samenbläschen hinweisen. Ein solches Ejakulat ist ferner charakterisiert durch ein vermindertes Volumen, einen niedrigen pH-Wert, eine verminderte Koagulation und ein Fehlen des typischen Geruchs. Auch bei einer bilateralen Obstruktion der Ductus ejaculatorii, einem selten zu beobachtenden Krankheitsbild, kann die Bestimmung des Fruktosegehaltes von diagnostischem Wert sein (Azoospermie mit verminderter α-Glukosidaseaktivität und vermindertem Fruktosegehalt).

8.3.2 Zitratgehalt des Seminalplasmas

Der Gehalt an Zitrat im Seminalplasma ist ein verläßlicher Indikator der Sekretionsleistung der Prostata.

Testprinzip

Der Zitratgehalt wird nach Entfernen der störenden Proteine in einem gekoppelten optischen Test nach der Zitratlyasemethode bestimmt (Reaktionsschema s. Anhang C.7).

Dabei wird das im Seminalplasma vorliegende Zitrat unter Enzymkatalyse (Zitratlyase) zu Oxalacetat und Acetat gespalten. In Gegenwart der Enzyme Malat- und Laktatdehydrogenase sowie des Wasserstoffdonators NADH + H^+ werden Oxalacetat und sein Decarboxylierungsprodukt Pyruvat zu L-Malat bzw. L-Laktat reduziert. Die Stoffmenge des im Verlauf dieser Reaktionen gebildeten NAD, die aufgrund der unterschiedlichen optischen Eigenschaften der reduzierten und der oxidierten Form dieses Wasserstoffträgers ermittelt werden kann (Fruktosebestimmung s. oben), ist direkt proportional der Stoffmenge an umgesetztem Zitrat.

Durchführung

Ebenso wie bei der Bestimmung der Fruktosekonzentration empfiehlt sich auch hier die Verwendung von zellfreiem Seminalplasma. Da die hierin enthaltenden Proteine die enzymatischen Reaktionen und den optischen Nachweis des NADH stören, müssen diese zunächst aus dem Ansatz entfernt werden. Man bedient sich dabei der gleichen Enteiweißungsmethode wie bei der Bestimmung des Fruktosegehaltes (s. 8.3.1). Die Fällung der Proteine des Seminalplasmas kann daher für beide enzymatischen Tests gemeinsam durchgeführt werden, was insbesondere bei Ejakulaten mit geringem Volumen von Vorteil ist.

Die *Enteiweißung* der Probe kann also gemeinsam mit der für die Bestimmung der Fruktosekonzentration im Seminalplasma notwendigen Enteiweißung durchgeführt werden. Wie für die Bestimmung der Fruktosekonzentration gilt auch für die Ermittlung des Zitratgehaltes eine Beschränkung der maximalen Lagerfähigkeit des zur Analyse einzusetzenden, enteiweißten Seminalplasmas auf 2 Tage bei 4 °C. Ist eine längerfristige Lagerung notwendig, sollte die frisch enteiweißte Probe aliquotiert und tiefgefroren (–20 °C) werden. Zur Analyse wird die gelagerte Probe dann unmittelbar vor seiner Verwendung aufgetaut und auf Raumtemperatur erwärmt (5- bis 10minütige Inkubation bei 20–25 °C, Wasserbad).

Der *Zitratgehalt* des Seminalplasmas wird mit Hilfe eines kommerziell erwerblichen Kits (s. Anhang D) bestimmt. Nach vorheriger Erwärmung der Reagenzien bzw. des enteiweißten Seminalplasmas auf Raumtemperatur werden

1 ml	Reagenz 1 (NADH, Malat- und Laktatdehydrogenase in Puffer),
1,8 ml	Aqua dest. und
200 µl	enteiweißtes Seminalplasma (bzw. Aqua dest. beim Reagenzienleerwert oder Standardlösung als Positivkontrolle)

gemischt (Vortex). Nach 5minütiger Inkubation bei Raumtemperatur wird die Extinktion E_1 des Gemisches bei 340 nm gegen Leerwert (Schichtdicke 1 cm; Makroküvette) ermittelt. Nach Zugabe von 20µl Reagenz 2 (Zitratlyase, pH-Optimum 7,8) sowohl zu jeder der Proben als auch zum Leerwert und anschließender 10minütiger Inkubation bei Raumtemperatur wird die Extinktion E_2 des Ansatzes bei 340 nm gegen Leerwert bestimmt. Die Konzentration des Zitrates (in Form des Anhydrates) im Seminalplasma errechnet sich entsprechend folgender Gleichungen:

$$\text{Zitratanhydrat } \mu\text{mol/ml} = \frac{\Delta E \cdot F \cdot V}{\varepsilon} = \frac{906 \cdot \Delta E}{\varepsilon} = 143{,}81 \cdot \Delta E$$

mit $\Delta E = E_2 - E_1$; F = $\text{Verdünnungsfaktor}_{\text{Enteiweißung}}$ (= 60);
V = $\text{Verdünnungsfaktor}_{\text{Reaktionsansatz}}$ (= 15,1);
$\varepsilon_{340\text{nm}}$ = Extinktionskoeffizient (= 6,3 $\text{l} \cdot \text{mmol}^{-1} \cdot \text{cm}^{-1}$)

Der Zitratgehalt des Gesamtejakulates errechnet sich durch Multiplikation der ermittelten Zitratkonzentration (µmol/ml) mit dem Ejakulatvolumen.

Allgemeine Hinweise

Kritischer Punkt der Analysemethode ist eine ausreichend gute Durchmischung der Reagenzien. Intensives Vortexen bzw. die Verwendung spezieller Rührspatel für Photometerküvetten ist anzuraten. Die Handhabung der Reagenzien entspricht der der Reagenzien zur Fruktosebestimmung (Lagerung bei 4 °C, Vermeidung von unnötig langem Stehen bei Raumtemperatur, Erwärmung erst unmittelbar vor Verwendung). Aufgrund einer – wenn auch schwachen – Lichtempfindlichkeit der Zitratlyase ist darauf zu achten, daß starke Lichtexpositionen (direkte Sonneneinstrahlungen) vermieden werden.

Interne Kontrollen, Qualitätssicherung

Auch bei der Bestimmung des Zitratgehalts empfiehlt es sich, bei jeder Testdurchführung als internen Standard eine wäßrige Zitronensäurelösung mitlaufen zu lassen! Gemäß des molaren Extinktionskoeffizienten ergibt sich z. B. für eine 1,3 mM Zitratlösung eine Sollextinktion von 0,54. Die Abweichung der im Test ermittelten Extinktion dieses Standards sollte nicht mehr als 10 % betragen.

Normalwert

≥ 52 µmol/Ejakulat.

Beurteilung

Ein verminderter Zitratgehalt im Seminalplasma ist ein Hinweis auf eine gestörte Prostatafunktion, bevorzugt im Rahmen von Entzündungsprozessen.

8.3.3 Zinkgehalt des Seminalplasmas

Ein weiterer Indikator der Sekretionsleistung der Prostata ist der Zinkgehalt des Seminalplasmas. Früher war eine zuverlässige Bestimmung der Zinkkonzentration nur unter großem apparativem Aufwand (Atomabsorptionsspektroskopie, AAS) möglich. Inzwischen jedoch sind kommerzielle Kits erhältlich, mit deren Hilfe in einfacher Weise photometrisch Zinkkonzentrationen in biologischen Materialien bestimmt werden können. Untersuchungen von Johnsen und Eliasson (1987) zeigten, daß die mit Hilfe eines solchen Assays in Seminalplasmen bestimmten Zinkkonzentrationen hervorragend mit den im selben Material mittels AAS ermittelten Zinkgehalten korrelierten. In Laboratorien, die nicht über ein Atomabsorptionsspektrophotometer verfügen, kann daher auch eine einfach durchzuführende kolorimetrische Nachweismethode zur Bestimmung des Zinkgehalts in Seminalplasmen eingesetzt werden.

Testprinzip

In alkalischer wäßriger Lösung bilden Zinkionen mit 5-Br-PAPS [= 2-(5-Brom-2-Pyridylazo)-5-(N-propyl-N-sulfopropylamino)-phenol] einen rot-violetten Chelatkomplex, dessen Farbintensität der Zinkkonzentration proportional ist (Makino et al. 1982). Gleichfalls im Untersuchungsmaterial vorliegende Kupfer-, Eisen-, Nickel- und Kobaltionen werden zuvor mit Zitrat, Dimethylglyoxim und Salicylaldoxim maskiert.

Durchführung

Zum Test eingesetzt wird zellfreies Seminalplasma, das durch Zentrifugation der Ejakulatprobe (2500 g, 10 min, 4 °C) und Abnahme des Überstandes erhalten wird. Auf eine nachfolgende Enteiweißung des Seminalplasmas, wie bei der Bestimmung der Fruktose- oder Zitratkonzentrationen nötig, kann aufgrund der zunächst durchzuführenden starken Verdünnung des Probenmaterials verzichtet werden.

Der *Zinkgehalt* des Seminalplasmas wird mit Hilfe eines kommerziell erwerblichen Kits (s. Anhang D) bestimmt.

Zunächst wird die abzentrifugierte, frische Seminalplasmaprobe 1:200 mit Aqua dest. verdünnt. Die so vorbereitete Probe kann zur späteren Analyse bei -20 °C eingefroren werden. Das gelagerte Probenmaterial wird dann unmittelbar vor Durchführung der Bestimmung aufgetaut und auf Raumtemperatur erwärmt (5- bis 10minütige Inkubation in einem 20–25 °C warmen Wasserbad). Der in der Assay-Anleitung angegebene Schritt der Enteiweißung (TCA-Fällung) kann aufgrund der zuvor durchzuführenden starken Verdünnung des Probenmaterials entfallen.

Vor Testbeginn werden die im Testkit enthaltenen Farbreagenzien A und B im Verhältnis 4 + 1 vermischt. Aufgrund der geringen Langzeitstabilität des Gemisches sollte hierbei nur die zur Analyse benötigte Menge an Reagenz (1 ml pro Probenansatz plus 2 ml für Positivkontrolle und Leerwert) hergestellt werden. Zur Analyse werden dann

200 µl verdünntes Probenmaterial (bzw. Aqua dest. beim Leerwert bzw. das im Kit enthaltene Standardreagenz zur Positivkontrolle) und
1 ml der Mischung aus den Farbreagenzien A und B

gemischt (Vortex). Nach mindestens 5minütiger Inkubation bei Raumtemperatur (20–25 °C), spätestens aber nach 1 h, wird die Lichtextinktion des Gemisches bei 560 nm gegen Leerwert ermittelt (Schichtdicke 1 cm; Halbmikroküvette). Die Konzentration des Zinks im Seminalplasma errechnet sich entsprechend folgender Gleichung:

$$\text{Zink } \mu\text{mol/ml} = \frac{K \cdot E_{\text{Probe}} \cdot F}{E_{\text{Standard}}} = \frac{6,12 \cdot E_{\text{Probe}}}{E_{\text{Standard}}}$$

mit K = Konzentration der Zinkstandard-Lösung (= $30{,}6 \cdot 10^{-3}$ µmol/ml);
F = Faktor der Vorverdünnung (=200)

Der Zinkgehalt des Gesamtejakulates errechnet sich durch Multiplikation der ermittelten Zinkkonzentration (µmol/ml) mit dem Ejakulatvolumen.

Allgemeine Hinweise

Um Verfälschungen der Meßergebnisse zu vermeiden, sollte das verwendete Laborgeschirr von anhaftenden Zinkspuren gesäubert werden. Eine vorherige Reinigung der Gerätschaften (Pipettenspitzen, Reagenzgläser) mit Triton-X 100-haltigem Aqua dest. oder 10%iger Salzsäure ist zu erwägen. Insbesondere sollte darauf geachtet werden, daß weder die verwendeten Reagenzien, noch das Laborgeschirr mit Gummi in Kontakt kommt (keine Gummiverschlußstopfen verwenden), da Gummi vielfach Zink enthält.

Interne Kontrollen, Qualitätssicherung

Die Herstellerfirma des Testkits bietet 2 Kontrollseren an, mit deren Hilfe eine ständige Testüberwachung möglich ist. Es empfiehlt sich, bei jedem Testdurchlauf jeweils mindestens eines der beiden Seren als Referenz mitlaufen zu lassen, um eventuelle Testfehler, wie z. B. die Verunreinigung des Laborgeschirrs mit Zinkspuren, erkennen zu können.

Normalwert

$\geq$ 2,4 μmol/Ejakulat.

Beurteilung

Hinsichtlich ihrer Aussagekraft sind Zink- oder Zitratbestimmung einander gleichgestellt. Zink als Spurenelement soll darüber hinaus physiologische Funktionen bei der Chromatinstabilisierung haben (Kvist et al. 1989).

8.3.4 Aktivität der sauren Phosphatase im Seminalplasma

Die Aktivität der sauren Phosphatase im Seminalplasma ist ein weiterer Indikator der Sekretionsleistung der Prostata. Auch sie kann in einfacher Weise in biologischen Medien bestimmt werden (Heite und Wetterauer 1979).

Testprinzip

Biochemische Grundlage der Bestimmung der Aktivität der sauren Phosphatase des Seminalplasmas ist die mit Hilfe optischer Methoden quantitativ erfaßbare, durch dieses Enzym katalysierte Bildung von p-Nitrophenol (pNp) durch Abspaltung der Phosphatgruppe des dem Reaktantengemisches zugefügten Substratmoleküls (p-Nitrophenolphosphat). Nach einer 30minütigen Inkubationszeit wird die enzymatische Reaktion durch Zusatz von NaOH gestoppt und die innerhalb der Reaktionszeit entstandene Menge an Reaktionsprodukt (p-Nitrophenol) – als Maß der Phosphataseaktivität – anhand der mit der Produktbildung einhergehenden Änderung der Lichtabsorption des Reaktantengemisches bei 405 nm bestimmt.

Durchführung

Zum Test eingesetzt wird zellfreies Seminalplasma, das durch Zentrifugation der Ejakulatprobe (2500 g, 10 min, 4 °C) und Abnahme des Überstandes erhalten wird. Sollte die Bestimmung der Aktivität der sauren Phosphatase nicht unmittelbar nach Gewinnung des Seminalplasmas möglich sein, muß das Probenmaterial sofort zur Stabilisierung des Enzyms zu gleichen Teilen mit wäßriger 87 mM Natriumbisulfatlösung ($NaHSO_4$) verdünnt werden. So vorbehandelt kann es bei Raumtemperatur für einige Stunden, im tiefgefrorenen Zustand (–20 °C) für einige Monate gelagert werden. Aufgrund der Instabilität des Enzyms sollte die auf ihre Phosphataseaktivität zu untersuchende Seminalplasmaprobe unmittelbar nach der vollständigen Verflüssigung des Ejakulates gewonnen und analysiert bzw. mit Natriumbisulfatlösung stabilisiert werden.

Vorbereitung der Reagenzien

Zitratpuffer: 0,09 mol/l Zitrat in Aqua dest. (pH 4,8 /NaOH). Lagerung bei 4 °C.

Substratlösung: 4 mg/ml p-Nitrophenolphosphat (Na_2-Salz) in Zitratpuffer. Das benötigte Volumen an Substratlösung muß jeweils frisch angesetzt werden. Sollte das Abwiegen des Substrates aufgrund eines geringen Bedarfs Schwierigkeiten bereiten, können kommerziell erhältliche 5-mg-Tabletten (s. Anhang D) verwendet werden.

pNp-Stammlösung: 5 mmol/l p-Nitrophenol (pNp) in Aqua dest. Zur quantitativen Lösung des p-Nitrophenols (0,0695 g 100 ml Aqua dest.) kann die Lösung kurzzeitig erwärmt werden. Lagerung bei 4 °C, lichtgeschützt (dunkle Flasche).

Darüber hinaus werden benötigt: 0,1 M NaOH und 87 mM wäßrige $NaHSO_4$-Lösung (12 g $NaHSO_4 \cdot H_2O$ gelöst in 1 l Aqua dest.).

Bestimmung der Enzymaktivität

Die frische Seminalplasmaprobe wird zunächst 1:10 000 mit 0,09 M Zitratpuffer verdünnt. Bei Verwendung einer älteren, zur Lagerung mit Natriumbisulfat stabilisierten und dadurch bereits 1:2 verdünnten Seminalplasmaprobe (kurz vor Testdurchführung durch 10minütige Inkubation im 20–25 °C warmen Wasserbad aufgetaut) wird diese hier lediglich 1:5 000 mit Zitratpuffer verdünnt.

Für die eigentliche Nachweisreaktion werden dann 100 µl Substratlösung (5 min bei 37 °C vorgewärmt) mit 10 µl verdünntem Seminalplasma (bzw. Aqua dest. beim Reagenzienleerwert) gut vermischt (Vortex) und 30 min bei 37 °C inkubiert. Dabei ist auf genaue Einhaltung der Inkubationszeit und -temperatur zu achten. Nach Ablauf der Reaktionszeit wird die enzymatische Reaktion durch Zusatz von 1 ml 0,1 M NaOH und erneutem Mischen (Vortex) gestoppt und die Lichtextinktion der Ansätze bei 405 nm gegen Reagenzienleerwert bestimmt (Schichtdicke 1 cm, Halbmikroküvetten).

Gegen Ende der Inkubationszeit werden parallel zur Analyse (durch Verdünnung der 5-mMol-pNp-Stammlösung mit 0,1 M NaOH) pNp-Standard lösungen der Konzentrationen 0, 20, 40, 60, 80 und 100 µmol/l hergestellt. Kurz vor Ablauf der Inkubationszeit der Proben wird durch Bestimmung der Lichtextinktionen dieser Standardlösungen bei 405 nm (gemessen gegen reine 0,1M NaOH-Lösung) eine Kalibriergerade erstellt, mit deren Hilfe die Menge des bei den Probenansätzen im Verlauf der enzymatischen Umsetzung entstandenen Reaktionsproduktes pNp und darüber hinaus unter Einbeziehung der Inkubationsdauer die Enzymaktivität ermittelt werden kann. Die im Seminalplasma vorliegende Aktivität der sauren Phosphatase errechnet sich entsprechend folgender Gleichungen:

$$\text{Enzymaktivität}[\,\text{mU/ml}] = \frac{\Delta E \cdot F \cdot V}{S \cdot T} = \frac{\Delta E \cdot 1{,}11 \cdot 10^6}{S \cdot T} = \frac{(\Delta E \cdot 3{,}7 \cdot 10^4)}{S}$$

$$[\text{U/ml}] = \frac{\Delta E \cdot 37}{S}$$

mit: $\Delta E = E_{Probe} - E_{Leerwert}$; S = Steigung der Kalibriergeraden in Absorptionseinheiten / µM; F = Verdünnungsfaktor$_{Reaktionsansatz}$(= 111); V = Faktor der Vorverdünnung (= 10^4); T = Reaktionsdauer in min (= 30 min)

Eine Phosphataseeinheit ist dabei definiert als diejenige enzymatische Aktivität, die bei 37 °C/min 1 mol p-Nitrophenolphosphat unter Bildung von p-Nitrophenol dephosphoryliert. Die Enzymaktivität des Gesamtejakulates berechnet sich durch Multiplikation der pro ml bestimmten Enzymaktivität (U/ml) mit dem Ejakulatvolumen.

Interne Kontrollen, Qualitätssicherung

Zur Testüberwachung empfiehlt es sich, bei jeder Testdurchführung interne Standards bekannter, hoher und niedriger Phosphataseaktivität mitlaufen zu lassen. Zu diesem Zweck können Seminalplasmen verschiedener Patienten herangezogen werden, die aliquotiert bei –80 °C tiefgefroren zu lagern sind. Die hierfür ausgewählten Seminalplasmen müssen sofort nach Ejakulatverflüssigung mit Natriumbisulfatlösung stabilisiert und eingefroren werden. Für ihren Einsatz in der Analyse wird unmittelbar vor Testdurchführung je ein Aliquot hoher bzw. niedriger Enzymaktivität auf Eis aufgetaut und eingesetzt. Da durch den Prozeß des Einfrierens/Auftauens u. U. mit einer Abnahme der enzymatischen Aktivität zu rechnen ist, ist die Höhe der im Test nachzuweisenden und als Standardreferenz anzunehmenden Phosphataseaktivität zunächst in mehreren Analysedurchläufen zu ermitteln. Erweist sich die Aktivität dieser Referenzstandards über mehrere Analysen hinweg als stabil (zulässige Abweichung: 5 % vom Mittelwert), kann der Mittelwert der im Verlauf der Analysen ermittelten Enzymaktivitäten als Sollwert angenommen werden. Dies bedeutet: Neigt sich der Vorrat eines Referenzstandards dem Ende zu, muß rechtzeitig ein Pool neuer Standardaliquots angelegt und parallel zur Verwendung letzter Aliquots des alten Standards die Referenzaktivität der neuen Standardproben ermittelt werden.

Normalwert

≥ 200 U/Ejakulat.

Beurteilung

Die biochemischen Parameter Zitrat, Zink sowie die Aktivität der sauren Phosphatase sind stark miteinander korreliert, so daß für die andrologische Routine die Bestimmung eines dieser 3 Parameter ausreichend ist.

8.4 Parameter der erweiterten Spermatogrammdiagnostik

8.4.1 α-Glukosidaseaktivität im Seminalplasma

Bei der Bestimmung der α-Glukosidaseaktivität des Seminalplasmas handelt es sich bereits um eine diagnostische Maßnahme des erweiterten Spermatogramms, deren Durchführung in der Routinediagnostik nur bei Vorliegen bestimmter Indikationen (s. unten) sinnvoll ist. Im menschlichen Ejakulat finden sich verschiedene Isoformen dieses Enzyms, die sich durch unterschiedliche Eigenschaften auszeichnen. Der Hauptanteil der α-glykosidischen enzymatischen Aktivität stammt von der neutralen Isoform, die ausschließlich epididymaler Herkunft ist. Sie ist somit ein Marker der Funktionsfähigkeit des Nebenhodens (Cooper et al. 1988 1990; Guerin et al. 1986). Die ebenfalls im Ejakulat nachzuweisende saure Isoform des Enzyms wird dagegen in erster Linie von der Prostata sezerniert. Bei einer Bestimmung der α-Glukosidaseaktivität im Seminalplasma muß das Vorkommen beider Isoformen und deren unterschiedliche Herkunft berücksichtigt werden. Dem kann beim biochemischen Nachweis durch selektive Hemmung der Aktivität der sauren Isoform durch Zusatz spezifischer Inhibitoren, wie z. B. Natriumlaurylsulfat (SDS), Rechnung getragen werden (Paquin et al. 1984).

Indikation

zZur Differenzierung, ob einer Azoospermie bzw. einer starken Kryptozoospermie ein Verschluß der ableitenden Samenwege oder ein primärer Hodenschaden zugrunde liegt. Sind im Seminalplasma normale Konzentrationen dieses Enzyms nachweisbar, kann ein Verschluß der ableitenden Samenwege – nicht jedoch ein Verschluß im Bereich des Rete testis oder im Bereich Nebenhodenkopfes – als Ursache einer verminderten Spermatozoenzahl ausgeschlossen werden (Cooper et al. 1990).

Testprinzip

Biochemische Grundlage der Bestimmung der α-glykosidischen Aktivität des Seminalplasmas ist die mit Hilfe optischer Methoden quantitativ erfaßbare, durch das Enzym katalysierte Spaltung der α-glykosidischen Bindung eines dem Reaktantengemisches zugefügten Substratmoleküls (p-Nitrophenolglukopyranosid). Nach einer definierten Zeitspanne (4 h) wird die im Ansatz ablaufende enzymatische Reaktion gestoppt und die innerhalb der Reaktionszeit entstandene Stoffmenge an Spaltprodukten (p-Nitrophenol) - als Maß der α-Glukosidaseaktivität - anhand der mit der enzymkatalysierten Reaktion einhergehenden Änderung der Lichtabsorption des Reaktantengemisches bei 405 nm bestimmt.

Durchführung

Aus der zum Nachweis einzusetzenden Ejakulatprobe werden die darin enthaltenen Zellen zunächst durch Zentrifugation (2 500 g, 10 min, 4 °C) und anschließende Abnahme des Überstandes abgetrennt. Das so gewonnene Seminalplasma ist bis zu seiner Verwendung im Assay ununterbrochen auf Eis zu halten. Sollte die Bestimmung der α-Glukosidaseaktivität nicht am gleichen Tag möglich sein, kann das zellfreie Seminalplasma, sofern es sofort nach seiner Gewinnung aliquotiert und schockgefroren wurde (s. unten, „Interne Kontrolle, Qualitätssicherung"), einige Tage bei -80 °C gelagert werden.

Vorbereitung der Reagenzien

Phosphatpuffer: 0,1 M Na/K-Phosphatpuffer (pH 6,8). Dieser wird durch Mischen von 0,1 M Na_2HPO_4- und 0,1 M KH_2PO_4-Lösung, Volumenverhältnis 1:1,08 (12 ml + 13 ml), und anschließender Adjustierung des pH-Wertes hergestellt (Zugabe von wenig Na_2HPO_4-Lösung, falls er niedriger als 6,8 ist; Zugabe von KH_2PO_4-Lösung, falls er darüber liegt).

Substratlösung: 0,5 % (w/v) p-Nitrophenolglukopyranosid (PNPG) und 0,1 % (w/v) Natriumdodecylsulfat (SDS) in Na/K-Phosphatpuffer. Zur quantitativen Lösung des Glukopyranosids empfiehlt es sich, das Gemisch 10 min lang unter ständigem Rühren auf 50 °C zu erhitzen. Die fertige Substratlösung kann aliquotiert bei -20 °C bis zu 6 Monate gelagert werden.

Inhibitorlösung: 1 mM Castanospermin in Aqua dest. Lagerung bei -20 °C, Haltbarkeit ca. 1 Jahr. Aufgetaute Lösung kann einige Wochen bei 4 °C aufbewahrt werden.

pNp-Stammlösung: 5 mM/l p-Nitrophenol (pNp) in Aqua dest. Zur quantitativen Lösung des p-Nitrophenols (0,0695 g 100 ml Aqua dest.) kann die Lösung kurzzeitig erwärmt werden. Lagerung bei 4 °C, lichtgeschützt (dunkle Flasche).

Stoppreagenz: 0,1 M Na_2CO_3-Lösung (wäßrig).

Bestimmung der Aktivität der neutralen α-Glukosidase
Für die eigentliche Nachweisreaktion werden 500 µl Substratlösung (unmittelbar vor Testdurchführung bei 37 °C aufgetaut) mit 50 µl Seminalplasma (bzw. Aqua dest. beim Reagenzienleerwert) vermischt (Vortex) und 4 h bei 37 °C inkubiert. Um den Anteil evtl. im Probenmaterial enthaltener interferierender Aktivitäten an der Gesamtheit der im Seminalplasma nachgewiesenen α-glykosidischen Aktivität zu bestimmen, wird parallel zu den Probenansätzen jeweils ein Seminalplasmaleerwert erstellt, bei dem die im Probenmaterial enthaltene α-glykosidische Aktivität durch Zusatz von Castanospermin, einem spezifischen Hemmstoff der α-Glukosidase, selektiv inhibiert wird. Hierzu ist bei der Analysendurchführung ein drittes Probenröhrchen vorzusehen, im welchem den vorgelegten 500 µl Substratlösung zunächst 5 µl Inhibitorlösung (Castanospermin) zugemischt werden, bevor die 50 µl Seminalplasma zugesetzt und der Ansatz gemeinsam mit den Probenansätzen und dem Ansatz des Reagenzienleerwerts 4 h bei 37 °C inkubiert wird. Grundsätzlich ist auf genaue Einhaltung der Inkubationszeit und -temperatur zu achten. Nach Ablauf der Reaktionszeit werden von jedem der nochmals gut durchgemischten Ansätze je 110 µl in ein neues Probenrörchen überführt und zum Abstoppen der enzymatischen Reaktion mit je 1 ml Na_2CO_3-Lösung versetzt. Als Maß der α-Glukosidaseaktivität werden dann die Lichtextinktionen der Ansätze bei 405 nm gegen Reagenzienleerwert bestimmt (Schichtdicke 1 cm, Halbmikroküvetten).

Gegen Ende der Inkubationszeit werden parallel zur Analyse (durch Verdünnung der 5 mM pNp-Stammlösung mit Na_2CO_3-Lösung) pNp-Standardlösungen der Konzentrationen 0, 20, 40, 60, 80 und 100 µmol/l hergestellt. Kurz vor Ablauf der Inkubationszeit der Proben wird durch Bestimmung der Lichtextinktionen dieser Standardlösungen bei 405 nm (gemessen gegen reine Na_2CO_3-Lösung) eine Kalibriergerade erstellt, mit deren Hilfe die Menge des bei den Probenansätzen im Verlauf der enzymatischen Umsetzung entstandenen Reaktionsproduktes pNp und darüber – unter Einbeziehung der Inkubationsdauer – die Enzymaktivität ermittelt werden kann. Die im Seminalplasma vorliegende Aktivität der neutralen α-Glukosidase errechnet sich entsprechend folgender Gleichung:

$$\text{Enzymaktivität [mU/ml]} = \frac{\Delta E \cdot F}{S \cdot T} = \frac{\Delta E \cdot 0,46}{S}$$

mit $\Delta E = E_{Probe} - E_{Leerwert}$;
S = Steigung der Kalibriergeraden in Absorptionseinheiten / µM;
F = $\text{Verdünnungsfaktor}_{Reaktionsansatz}$ (= 111);
T = Reaktionsdauer in min (= 240 min)

Eine α-Glukosidaseeinheit ist dabei definiert als diejenige enzymatische Aktivität, die bei 37 °C/min 1 µmol p-Nitrophenolglukopyranosid unter Bildung von p-Nitrophenol spaltet. Die Enzymaktivität des Gesamtejakulates berechnet sich durch Multiplikation der pro ml bestimmten Enzymaktivität (mU/ml) mit dem Ejakulatvolumen.

Allgemeine Hinweise

Bei längerem Stehen der Substratlösung bei Raumtemperatur kann sich ein Niederschlag bilden, der jedoch durch kurze Inkubation bei 37 °C sofort wieder in Lösung zu bringen ist. Gleiches gilt für Aliquots gelagerter Substratlösung, die nach dem Auftauen trüb sind und Niederschläge aufweisen. Das Präzipitat gibt keinen Anlaß zur Beunruhigung, es beeinträchtigt die Nachweisreaktion nicht.

Da es trotz Zugabe des Stoppreagenzes nach abgelaufener Reaktionszeit insbesondere bei starker Licht- und Wärmeexposition mit der Zeit zu einer Intensivierung der Färbung des Reaktionsgemischs kommen kann, sollte die Lichtabsorption der Testansätze möglichst schnell nach Abstoppen der Reaktion bestimmt werden.

Interne Kontrollen, Qualitätskontrolle

Die Bestimmung der α-Glukosidaseaktivität sollte stets im Doppelansatz durchgeführt und die Enzymaktivität gemittelt werden. Zur Testüberwachung empfiehlt es sich, bei jeder Testdurchführung interne Standards bekannter, hoher und niedriger α-Glukosidaseaktivität mitlaufen zu lassen. Zu diesem Zweck können Seminalplasmen verschiedener Patienten herangezogen werden, die aliquotiert bei −80 °C tiefgefroren zu lagern sind. Da die α-Glukosidaseaktivität des Seminalplasmas bei längerem Stehen bei Raumtemperatur abnimmt, müssen die hierfür ausgewählten Seminalplasmen sofort nach Abnahme der 50 μl zur Frischanalyse auf Eis gehalten werden! Auch beim Aliquotieren (60-μl-Portionen) sollte ununterbrochen auf Eis gearbeitet werden. Zum raschen Einfrieren werden die Portionsröhrchen in flüssigen Stickstoff oder ein Trockeneis-/Methanolbad getaucht. Für ihren Einsatz in der Analyse wird unmittelbar vor Testdurchführung je ein Aliquot hoher bzw. niedriger Enzymaktivität auf Eis aufgetaut und eingesetzt. Da durch den Prozeß des Einfrierens/Auftauens mit einer Abnahme der glykosidischen Aktivität zu rechnen ist, ist die Höhe der im Test nachzuweisenden und als Standardreferenz anzunehmenden α-Glukosidaseaktivität zunächst in mehreren Analysedurchläufen zu ermitteln (s. 8.3.4).

Normalwert

≥ 20 mU/Ejakulat.

Beurteilung

Als Marker der Nebenhodenbeteiligung am Ejakulat dient die neutrale α-Glukosidaseaktivität des Seminalplasmas der Differenzierung möglicher Ursachen einer Azoospermie. Eine deutlich verminderte α-Glukosidaseaktivität im Seminalplasma bei gleichzeitig vorliegender Azoospermie deutet auf eine bilaterale Obstruktion der ableitenden Samenwege im Bereich zwischen Nebenhoden und Ductus deferens hin (Guerin et al. 1986). Finden sich dagegen normale α-Glukosidaseaktivitäten im Seminalplasma, dürfte die Azoospermie des Patienten entweder auf einem Stopp der Spermatogenese (= primärer Hodenschaden) oder auf einer Obstruktion der Samenwege im Bereich zwischen Rete testis und Nebenhoden oder im Rete testis selbst beruhen.

8.4.2 Penetrationsfähigkeit der Spermatozoen in Zervikalschleim

Die Überprüfung der Penetrationsfähigkeit von Spermatozoen in Zervikalschleim liefert wertvolle Hinweise auf das männliche Fertilitätspotential. Mit verschiedenen kommerziell zur Verfügung stehenden Tests (s. Anhang D) läßt sich die Bestimmung unter standardisierten Bedingungen und unabhängig von der Beeinflussung durch Faktoren des humanen Zervikalmukus (z. B. Zeitpunkt der Mukusentnahme, Kontaminationen mit Detritus oder bakterieller Art) durchführen (Alexander 1981; Gehring 1987). Alternativ kann auch frisches Hühnereiweiß eingesetzt werden (Bostofte et al. 1992).

Prinzip des Penetrak-Tests

Mit standardisiertem Rinderzervikalschleim gefüllte Teströhrchen werden nach Verflüssigung des Ejakulates in Spermaproben gestellt und bei Raumtemperatur inkubiert. Nach 90 min wird die Laufstrecke des am weitesten in den Mukus eingedrungenen Spermatozoons bestimmt.

Durchführung

Die Teströhrchen werden bis zu ihrer Verwendung bei –20 °C gelagert. Zirka 20 min vor Durchführung des Tests werden die Röhrchen bei Raumtemperatur aufgetaut. Vor Testbeginn ist die vollständige Verflüssigung des Ejakulates abzuwarten. Aufgrund der abfallenden Motilität der Samenzellen sollte der Test jedoch möglichst bald nach Beginn der Ejakulatuntersuchungen (also nach Verflüssigung) angesetzt werden.

Zur Analyse werden 200 µl gemischtes Ejakulat in die Probenbecher vorgelegt. Anschließend wird das an der Sollbruchstelle abgebrochene Teströhrchen mit der Bruchstelle in die Spermatozoensuspension gestellt. Nach 90minütiger Inkubation bei Raumtemperatur wird unter dem Mikroskop die Laufstrecke des am weitesten in das Röhrchen eingewanderten Spermatozoons bestimmt.

Normalwert

> 30 mm normal, 20–30 mm eingeschränkt, < 20 mm ungenügend.

Beurteilung

Da die Penetrationsstrecke der Spermatozoen u. a. von der Spermatozoenkonzentration abhängt und sich sehr geringe Spermatozoenkonzentrationen vermindernd auf die Penetrationsweite auswirken können (Engel et al. 1990), sind pathologische Penetrakbefunde bei Ejakulatproben mit starker Oligozoospermie primär kritisch zu bewerten. Eine eingeschränkte Penetrationsstrecke bei normaler Spermatozoenkonzentration jedoch deutet auf eine Störung der Spermatozoenfunktion oder auf das Vorliegen von Spermatozoenantikörpern hin. Die prognostische Bedeutung dieses Tests wird kontrovers diskutiert (Baratt et al. 1992).

8.4.3 Beurteilung der funktionellen Integrität der Spermatozoenmembran (HOS- bzw. Water-Test)

Die Membranintegrität ist nicht nur für den Metabolismus der Spermatozoen, sondern auch für den erfolgreichen Ablauf von Kapazitation und Akrosomreaktion, der Bindung der Spermatozoen an die Oberfläche des Ovums sowie der Penetration und damit letztendlich für eine erfolgreiche Keimzellfusion von Bedeutung. Die klinische Relevanz der Untersuchung der Schwellfähigkeit der Spermatozoenmembran wird jedoch kontrovers diskutiert.

Testprinzip

Der hier dargestellte, einfach durchzuführende Test (Jeyendran et al. 1984) basiert auf der Semipermeabilität der intakten Zellmembran. Unter hypoosmotischen Bedingungen in der Zellumgebung kommt es (bei Vorliegen einer intakten Zellmembran) aufgrund des Wassereinstroms in die Zelle zu einer Expansion des Zellvolumens, das Spermatozoon „schwillt" sichtbar an (HOS-Test = hypoosmotischer Spermatozoenschwelltest). Der Test liefert damit Informationen über Integrität und „Dehnbarkeit" der Spermatozoenmembran, insbesondere im Bereich des Spermatozoenflagellums. Weisen Spermatozoen in diesem Test keine Schwellreaktion auf, so liegen Membranstörungen vor, oder die Samenzelle ist devital. Abbildung 8.4 zeigt die bei diesem Test auftretenden typischen morphologischen Veränderungen menschlicher Spermatozoen.

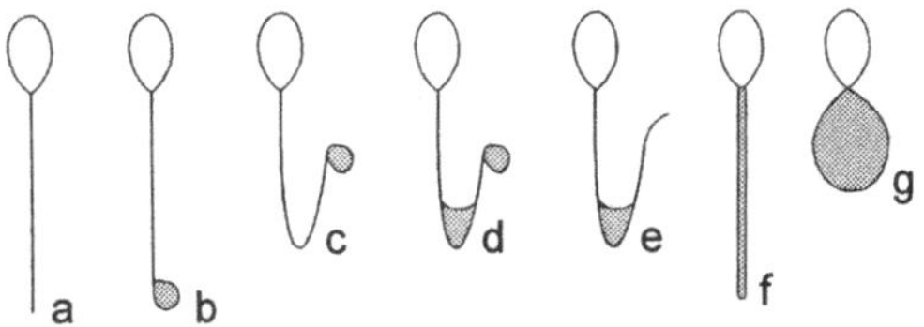

Abb. 8.4. Schematische darstellung typischer morphologischer Veränderungen menschlicher Spermatozoen unter hypoosmotischen Bedingungen (**a** keine Veränderung, **b–g** verschiedene Typen von Schwanzveränderungen). (Nach Jeyendran et al. 1984)

Durchführung

100 µl frisches Ejakulat werden mit 1 ml 5 min bei 37 °C vorgewämter Reaktionslösung (2,5 mmol Natriumzitrat, 7,5 mmol Fruktose in Aqua dest.; aliquotiert haltbar bei–20 °C) vermischt. Nach mindestens 30- bis längstens 120minütiger Inkubation bei 37 °C wird der prozentuale Anteil der Spermatozoen mit angeschwollenem Schwanz an der Gesamtheit der Spermatozoen bestimmt. Hierfür werden mindestens 100 Samenzellen jeweils unter Zuordnung zu den beiden Gruppen „nichtgeschwollener" und „geschwollener" Schwanz ausgezählt.

Normalwert

≥ 60 % geschwollene Spermatozoenschwänze.

Beurteilung

Die praktische Bedeutung dieses Tests wird kontrovers diskutiert (Smith et al. 1992; Van den Saffele et al. 1992).

8.4.4 Beurteilung der Spermatozoenmembran (Shorr-Färbung)

Anhand des Färbeverhaltens der Samenzellen in der Shorr-Färbung können Funktionalität und Integrität der Flagellenmembran der Spermatozoen beurteilt werden (Hofmann 1988; Haidl et al. 1993).

Indikation

Bei Vorliegen einer gravierenden Motilitätsstörung der Spermatozoen (> 70 % unbeweglich) zur Differenzierung, ob die Motilitätsstörung möglicherweise auf einem Nebenhodenschaden beruht oder ob ihr eine andere Ursache zugrunde liegt.

Test-/Färbeprinzip

Die Shorr-Färbung ist eine recht material- und zeitaufwendige, dafür aber aussagekräftige Färbung, die die Färbeeigenschaften von Hämatoxylin und Scharlachrot vereint. Es wurde gezeigt, daß es eine hochsignifikante Übereinstimmung zwischen der Global- sowie der Progressivmotilität der Spermatozoen und dem Färbeverhalten ihrer Flagellen gibt. Anhand korrelationsstatistischer Vergleiche kann festgehalten werden, daß Spermatozoen, deren Flagellen nicht mit Scharlachrot angefärbt werden, immotil sind (kommen in der Shorr-Färbung aufgrund des Hämatoxylins blau-grün zur Darstellung; Haidl et al. 1987).

Durch das beschriebene Färbeverhalten werden in erster Linie Samenzellen gekennzeichnet, die nach der Düsseldorfer Nomenklatur Flagellumstörungen

I. Grades (s. Anhang A) aufweisen. Das Phänomen der Nichtanfärbbarkeit läßt sich auf eine gestörte Nebenhodenfunktion zurückführen (Haidl et al. 1993). Ihre Bewegungsfähigkeit erlangen die Spermatozoen im distalen Caput bzw. am Übergang Caput/Corpus epididymis. Bei Spermatozoen mit blauen Flagellen in der Shorr-Färbung konnte in vitro durch Inkubation der Samenzellen mit Phosphatidylcholin das Färbeverhalten der Flagellen der Zellen sowie deren Motilität positiv beeinflußt werden. Demnach scheint das Fehlen von Phospholipiden in der Flagellenmembran Ursache der Motilitätsstörung und des pathologischen Färbeverhaltens zu sein (Haidl et al. 1993). Auch Pentoxifyllin zeigte in vitro einen positiven Einfluß auf die genannten Parameter (Haidl, persönliche Mitteilung 1993).

Ist das pathologische Färbeverhalten mit einer schlechten Vitalität der Samenzellen verbunden, so ist die vorliegende Schädigung in der Regel therapeutisch nicht zu beheben (Hofmann 1988).

Durchführung

Herstellung eines Ejakulatausstrichs (einen mittelgroßen Tropfen gemischtes Ejakulat auf den Rand eines Objektträgers geben und mit Hilfe eines zweiten Objektträgers unter einem Winkel von ca. 20 ° ähnlich dem Vorgehen bei der Herstellung eines Blutausstriches ausstreichen).

Der an der Luft getrocknete Ausstrich wird dann zur mikroskopischen Beurteilung der Flagellenmembranen gefärbt (Färbevorschrift der Shorr-Färbung s. Anhang C.3). Zur Bestimmung des Anteils der Spermatozoen, deren Flagellen ein gestörtes färberisches Verhalten aufweisen (= blau-grün angefärbt), werden 100 Spermatozoen unter Zuordnung zu den beiden Klassen des Färbeverhaltens (rot bzw. blau-grün) ausgezählt. Der prozentuale Anteil der Spermatozoen mit defekter Flagellenmembranen wird mit Hilfe eines Zählgerätes erfaßt.

Beurteilung und Normalwert

Eine pathologische Färbbarkeit der Spermatozoen-Flagellenmembran (die Flagellen erscheinen bei mikroskopischer Betrachtung blau-grün) ist Ausdruck einer gestörten Membranstruktur epididymaler Ursache.

„Blau ist mau!“

Solche Zellen sind immotil (Haidl et al. 1987).

Das Ergebnis einer Shorr-Färbung ist daher vor dem Hintergrund der Globalmotilität der untersuchten Spermatozoen zu beurteilen. Liegt eine weitgehende Übereinstimmung der prozentualen Anteile unbeweglicher und pathologisch gefärbter Spermatozoen vor, weist dies auf eine epididymale Ursache der Motilitätsstörung hin. Umgekehrt deutet eine normale Färbbarkeit der Schwänze weitgehend unbeweglicher Spermatozoen auf eine nichtepididymale Ursache der Bewegungsstörung hin.

Ist der Quotient Prozentsatz strukturell normaler, rot-violett gefärbter Flagellen/Gesamtmotilität > 1, so kommen u. a. folgende Faktoren als ursächlich in Betracht:

- Viskosipathie und Koagulopathie,
- kleines Volumen/hohe Spermatozoenzahl,
- Spermatozoenantikörper,
- Entzündungen der akzessorischen Geschlechtsdrüsen,
- entzündliche Testesschäden,
- Streß.

8.4.5 Beurteilung der Chromatinkondensation (Anilinblaufärbung)

Im Verlauf von Spermatogenese und Samenzellreifung werden im Kern der heranreifenden Spermatozoen die lysinreichen, sauren, „somatic-type" Histone durch spermatozoenspezifische Nukleoproteine, die Protamine, ersetzt. Letztere sind gekennzeichnet durch einen hohen Anteil basischer Aminosäuren, vorwiegend von Arginin und Cystein (Meistrich et al. 1978; Courtens und Loir 1981). Ob dieser Prozeß der Umstrukturierung des Kernchromatins im Verlauf der Spermatozoenreifung erfolgreich abgeschlossen wurde, kann durch eine Färbung der Samenzellen mit saurem Anilinblau beurteilt werden (Hofmann und Hilscher 1991).

Indikation

Idiopathische Infertilität.

Testprinzip

Saures Anilinblau ist ein Farbstoff, der bevorzugt an saure Proteine bindet. Mit der Änderung der Zusammensetzung der Kernproteine während der Reifung der Spermatozoen (s. oben) geht eine Änderung des Verhaltens der Zellen bezüglich einer Färbung mit saurem Anilinblau einher (Terquem und Dadoune 1983; Dadoune und Alfonsi 1986). Mit Hilfe der Anilinblaufärbung von Ejakulatausstrichen ist es daher möglich, Spermatozoen mit unvollständiger Kondensation des Kernchromatins (= Persistenz der lysinreichen Histamine) von normal ausgereiften Spermatozoen zu differenzieren: im Gegensatz zu den unreifen Spermatiden und im Gegensatz zu den Spermatozoen, bei denen während der Kondensation des Kernchromatins Störungen auftraten, färben sich die Köpfe der vollständig ausgereiften Spermatozoen mit saurem Anilinblau nicht an! Eine Möglichkeit zur Therapie einer gestörten Chromatinkondensation ist bislang nicht bekannt. Als Ursache der Störung wird eine Beeinflussung der Regulation des für die Protamine kodierenden Gens angenommen (Keime et al. 1991).

Durchführung

Herstellung eines Ejakulatausstriches (einen mittelgroßen Tropfen gemischtes Ejakulat auf den Rand eines Objektträgers geben und mit Hilfe eines zweiten Objektträgers unter einem Winkel von ca. 20 ° ähnlich dem Vorgehen bei der Herstellung eines Blutausstriches ausstreichen).

Der an der Luft getrocknete Ausstrich wird zur mikroskopischen Beurteilung des Zustandes des Kernchromatins gefärbt (Färbevorschrift der Anilinblaufärbung s. Anhang C.4).

Zur Bestimmung des Anteils schlecht ausgereifter Spermatozoen, die durch eine Anfärbbarkeit ihres Kopfes gekennzeichnet sind, werden 100 Spermatozoen unter Zuordnung zu den beiden Klassen des Färbeverhaltens (blau bzw. nicht angefärbt) ausgezählt. Der prozentuale Anteil der unvollständig ausgereiften Spermatozoen wird mit Hilfe eines geeigneten Zählgerätes erfaßt.

„Blau ist mau!“

Beurteilung und Normalwert

Eine pathologische Kernreifung während der Spermatogenese äußert sich in einer Anfärbbarkeit der Samenzellen.

Nach Arbeiten von Dadoune et al. (1988) finden sich gefärbte Köpfe (= pathologisch) bei etwa 20 % der morphologisch normalen Spermatozoen und bei 50–60 % der Spermatozoen mit morphologischen Auffälligkeiten. Berücksichtigt man diese Normalverteilung bei der Bewertung aller Spermatozoen eines anilinblaugefärbten Ausstrichpräparates, muß daher mit einer pathologischen Chromatinkondensation gerechnet werden, wenn mehr als 41 % der Spermatozoen [20 % der morphologisch normalen Spermatozoen (= 6 % aller Spermatozoen) und 50 % der pathomorphen Samenzellen (= 35 % aller Spermatozoen)] blaue Köpfe aufweisen! Arbeiten von Auger et al. (1990) bestätigten, daß im Mittel 74,5 ± 2,6 % der Samenzellen fertiler Probanden, dagegen nur 53 ± 1,1 % der Spermatozoen infertiler Patienten normale, nichtanfärbbare Köpfe aufwiesen.

Die prognostische Bedeutung der Anfärbbarkeit der Spermatozoenköpfe mit Anilinblau im Hinblick auf die Erfolgsaussicht einer IVF wurde in einer prospektiven Studie untersucht. Es zeigte sich, daß bei Partnerschaften, bei denen die Samenzellen des Partners zu 35 % blau gefärbte Köpfe aufwiesen, keine Schwangerschaft eintrat, während es bei 100 % der Partnerinnen von Patienten, deren Spermatozoen nur zu 15 % blaue Köpfe aufwiesen, zu einer Empfängnis kam (Haidl und Schill 1994a). Bei der Auswertung der anilinblaugefärbten Ejakulatausstriche wurden hierbei vermutlich jedoch nur die morphologisch normalen Spermatozoen betrachtet.

8.4.6 Fähigkeit der Spermatozoen zur Akrosomreaktion und Bestimmung der Akrosinaktivität

An den physiologischen Differenzierungsprozeß der Kapazitation, der im einzelnen einer Untersuchung nicht zugänglich ist, schließt sich die mit morphologischen Veränderungen verbundene Akrosomreaktion an (s. 3.5). Während der im Rahmen dieser morphologischen Differenzierungsreaktion auftretenden Vesikulation und der anschließenden Lyse der akrosomalen Membran wird die im Akrosom der Samenzelle enthaltene Protease Akrosin freigesetzt. Im Fertilisierungsprozeß wird diesem Enzym eine wesentliche Rolle bei der zur Penetration der Zona pellucida notwendigen Proteolyse der Zonamatrix zugeschrieben. Im normalen Ejakulat findet eine spontane Akrosomreaktion nur bei einem geringen Prozentsatz (bei ca. 10 %) der Spermatozoen statt. Zur Beurteilung der Fähigkeit der Samenzellen zur Akrosomreaktion wird diese in vitro artifiziell induziert (z. B. Zusatz von Kalziumionophoren, Follikelflüssigkeit, Kälteschock).

Wie verschiedene Autoren zeigten, sind verringerte Akrosinaktivitäten in der Regel mit Einschränkungen der Fertilität verbunden (De Jonge 1993; Goodpasture et al. 1987; Schill 1974). Die Akrosinaktivität des Ejakulates kann daher als Prognoseparameter für die Fertilität des Patienten herangezogen werden (Tummon et al. 1991; Bartoov et al. 1994).

Indikationen

Eine Bestimmung der akrosomalen Parameter ist z. B. indiziert bei einer idiopathischen Infertilität zur Klärung, ob eine verminderte Fähigkeit der Spermatozoen zur Akrosomreaktion bzw. eine verringerte Akrosinaktivität Ursache der Fertilitätsstörung ist. Darüber hinaus kann die auf die Spermatozoenzahl bezogene Akrosinaktivität bei Vorliegen einer Polyzoospermie von Interesse sein. In erster Linie aber erscheint die Bestimmung dieses Parameters sinnvoll zur Erfolgsprognose bei einer geplanten In-vitro-Fertilisation (IVF/ET) (Schill 1986; Pampiglione et al. 1993).

Durchführung

Beurteilung der Fähigkeit der Spermatozoen zur Akrosomreaktion
Triple-stain-Technik:
Diese Spezialfärbung nach Talbot und Chacon (1982) ermöglicht es, unter den lebenden Spermatozoen den Anteil derer zu bestimmen, die spontan oder nach exogener Induktion zur Akrosomreaktion (und damit zur Penetration der Zona) fähig sind. Hierzu werden Spermatozoen vor und nach Inkubation unter Bedingungen, die die Akrosomreaktion induzieren, wie z. B. unter Kälteschock, nacheinander 3fach gefärbt: mit Trypanblau zur Differenzierung zwischen toten und lebenden Zellen, mit Bengal-Rosa zur Anfärbung des Akrosins und mit Bismarck-Braun zur Gegenfärbung des Zellkörpers. Zur Durchführung der Färbung s. Anhang C.5.

Fluoreszenzmikroskopie:
Pisum-sativum-Agglutinin bindet ausschließlich an das intakte Akrosom humaner Spermatozoen, nicht aber an den Kopf von Samenzellen nach vollendeter Akrosomreaktion. Bei Verwendung fluoreszenzmarkierter Agglutinine (z. B. FITC-konjugierte) und mikroskopischer Betrachtung einer zuvor mit dem markierten Agglutinin inkubierten Samenzellprobe kann zwischen Zellen mit intaktem und nichtintaktem (= fehlendem oder reagiertem) Akrosom unterschieden werden (Fluoreszenzmikroskopie bei geeignetem Anregungslicht). Die Abnahme der Zahl fluoreszierender Samenzellen nach Inkubation der Spermatozoenprobe mit einem Kapazitationsinduktor (z. B. Kalziumionophor oder Kälteschock) ist demnach ein Maß der Fähigkeit der Samenzellen zur Akrosomreaktion (Cross et al. 1986; Tesarik et al. 1993). Zur Durchführung der FITC-Markierung s. Anhang C.6. Um gleichzeitig neben einer Unterscheidung zwischen akrosomreagierten und nichtakrosomreagierten eine Differenzierung zwischen vitalen und devitalen Zellen zu ermöglichen, kann der FITC-Markierung eine Inkubation der Samenzellen unter hypoosmotischen Bedingungen (s. 8.4.3) vorangestellt werden. In dem anschließend hergestellten Ausstrichpräparat können die vitalen Zellen dann anhand der Anschwellung ihres Schwanzes von den devitalen unterschieden werden.
AcroBeads-Test:
Der AcroBeads-Test ist ein kommerziell erhältlicher Testkit (s. Anhang D) zur Bestimmung des akrosomalen Status menschlicher Spermatozoen. Er enthält paramagentische Partikel, deren Oberflächen mit MH61-monoklonalen Antikörpern besetzt sind, welche spezifisch an lebende akrosomreagierte Spermatozoen binden. Je nach Fähigkeit der Spermatozoen zur Akrosomreaktion kommt es somit im Lauf der Zeit zur Bildung mikroskopisch nachweisbarer Agglutinationen zwischen akrosomreagierten Samenzellen und MH61-Beads (Ohashi et al. 1992).

Kürzlich wurde darüber hinaus eine neue Methode vorgestellt, bei der man mittels Immunobead-gekoppelter Lektine die Akrosomreaktion erfassen kann (Köhn et al. 1995).

Bestimmung der Akrosinaktivität

Zur Bestimmung der Akrosinmenge und/oder -aktivität stehen verschiedene Methoden zur Verfügung. Die unabhängig von der gewählten Methode notwendige Freisetzung des Enzyms aus dem Akrosom der Spermatozoen wird in der Regel im ersten Schritt der Analyse durch Zusatz eines membranpermeabilisierenden Detergens hervorgerufen. Wird das Protein indirekt, d. h. über seine enzymatische Aktivität, nachgewiesen, so muß das im Akrosom der Zellen zu ca. 90 % in inaktiver Form als Proakrosin vorliegende Enzym (Goodpasture et al. 1980) zunächst in seine katalytisch aktive Form überführt werden. Dies kann z. B. durch Alkalisierung des Reaktantengemisches erreicht werden.
Gelatinolyse-Assay:
Nachweis der proteolytischen Wirkung von Akrosin durch Bildung von Lysehöfen um die Köpfe der auf einem Gelatinemedium ausgestrichenen Spermatozoen (Henkel et al. 1995). Die Größe der Lyseplaques ist dabei der Akrosinaktivität des zentral gelegenen Spermatozoons proportional.

Radioimmunoassays:
Direkter Nachweis des Proteins durch spezifische Antigen-Antikörper-Reaktionen. Da diese Testverfahren den Umgang mit radioaktiv markierten Substanzen erfordern, werden sie heute nur noch selten eingesetzt. Vorteil der Methode ist die Tatsache, daß das Meßergebnis nicht durch evtl. im Ejakulat vorhandene Akrosininhibitoren beeinflußt wird (Mohsenian et al. 1982).
Fluorometrie:
Unter der proteolytischen Aktivität von Akrosin wird aus dem zugesetzten Substrat N-Benzoyl-arginin-B-naphthylamid (BANA) Naphthylamin freigesetzt. Die Menge des gebildeten Naphthylamins als Maß der Akrosinaktivität der Probe kann, da Naphthylamin im Gegensatz zu BANA stark fluoresziert, mit Hilfe eines Fluorometers bestimmt werden (Mohsenian 1982).
Photometrie:
Biochemische Grundlage des photometrischen Nachweises ist die akrosinkatalysierte Umsetzung des dem Testansatz zugesetzten Substrates N-Benzoyl-DL-arginin-p-nitroanilin-hydrochlorid (BAPNA) zu einem löslichen, gefärbten Reaktionsprodukt (= 4-Nitroanilin), dessen Bildung mit Hilfe optischer Verfahren quantitativ nachgewiesen werden kann (Kennedey et al. 1989; De Jonge et al. 1993). Wie bei der Fluorometrie wird die Akrosinaktivität auch hier anhand des quantitativen Nachweises eines in einer akrosinkatalysierten Reaktion entstandenen Reaktionsproduktes erfaßt. Zur Durchführung s. unten.

Durchführung der photometrischen Bestimmung des Akrosingehalts

Charakteristikum des akrosomalen Spermatozoenenzyms Akrosin und gleichzeitig Grundlage der angewendeten Methode zur Aktivitätsbestimmung ist seine Sensitivität gegenüber dem Amidaseinhibitor Benzamidin. Bislang gibt es keine Hinweise darauf, daß Spermatozoen eine zweite benzamidinsensitive Argininamidase aufweisen. Die Akrosinaktivität einer Samenprobe kann daher bei Verwendung eines geeigneten Substrats (N-Benzoyl-DL-arginin-p-nitroanilin-hydrochlorid) als benzamidinsensitive Amidaseaktivität bestimmt werden.

Vorbereitung der Reagenzien

Detergenzpuffer:
0,01 Vol.-% Triton-X 100 und 0,055 M Hepes in 0,055 M wäßriger NaCl-Lösung, stabilisiert mit 0,1 % Natriumazid (pH 8,0). Der pH-Wert wird mit 1 N NaOH eingestellt. Haltbarkeit: bei 4 °C etwa 3 Monate.
Substratlösung:
23 mmol Nα-Benzoyl-DL-arginin-p-nitroanilid (BAPNA) in DMSO. Die DMSO/BAPNA-Mischung sollte mindestens 10 min lang gerührt werden, um eine vollständige Lösung des Naphthylamids zu erreichen. Haltbarkeit: aliquotiert und bei -20 °C eingefroren etwa 3 Monate.
Stoppreagenz:
500 mmol Benzamidin in Aqua dest. Haltbarkeit: aliquotiert und bei -20 °C eingefroren etwa 3 Monate.

Reagenzlösung:
9 ml Detergenzpuffer + 1 ml Substratlösung mischen. Die Reagenzlösung sollte möglichst spät am Tag des Verbrauchs hergestellt werden. Längeres Stehen bei Raumtemperatur kann zu einer Präzipitatbildung führen. Die Lösung ist dann nicht mehr zu verwenden.

Vorbereitung der Samenzellen
Nach vollständiger Verflüssigung des Ejakulates wird zunächst die Konzentration der darin vorliegenden Spermatozoen bestimmt (s. 8.2.1) und entsprechend der bestimmten Samenzellkonzentration ein Volumen, das zwischen 1 und $2 \cdot 10^7$ Spermatozoen enthält, abgenommen. Zur Abtrennung evtl. im Seminalplasma enthaltener löslicher Inhibitoren, die mit der Aktivität des Akrosins interferieren könnten, wird das abzentrifugierte und vom Überstand abgetrennte Pellet der Samenzellen in 1 ml Earl's Salt Solution (s. Anhang D) resuspendiert und erneut zentrifugiert (Zentrifugationen: 10 min, 600 g, Raumtemperatur). Anschließend werden die abzentrifugierten Samenzellen in ca. 250 µl Puffer aufgenommen und die Zellsuspension durch Verdünnung mit Earl's Salt Solution auf eine resultierende Spermatozoenkonzentration von 40 Mio. Spermatozoen pro ml eingestellt. Zur Analyse werden je Ejakulatprobe 2mal 100 µl der so hergestellten Spermatozoensuspension benötigt. Sollte die Bestimmung der Akrosinaktivität nicht am gleichen Tag möglich sein, kann die aus dem frischen Ejakulat hergestellte Spermatozoensuspension (40 Mio. Spermatozoen/ml) über Nacht bei 4 °C aufbewahrt und am nächsten Tag nach Erwärmen auf Raumtemperatur zur Analyse eingesetzt werden.

Da davon ausgegangen werden kann, daß nur die funktionell besten Spermatozoen zur Penetration der Eizellhüllen und Befruchtung der Oozyte in der Lage sind, ist ggf. die Akrosinaktivität allein dieser Samenzellen von Interesse. In diesem Fall ist der Vorbereitung der Samenzellen zur Analyse eine Selektion der funktionell besten durch Dichtegradientenzentrifugation oder „swim-up" (s. 5.1) voranzustellen.

Bestimmung der Akrosinaktivität
Die eigentliche Nachweismethode zur Bestimmung der Enzymaktivität gliedert sich in 3 Schritte:

1. Freisetzung der akrosomalen Enzyme (durch das detergenzhaltige Medium),
2. Überführung des Proakrosins in die enzymatisch aktive Form des Akrosins (durch das basisches Milieu; pH 8),
3. enzymatische Umsetzung eines synthetischen Enzymsubstrates und photometrischer Nachweis des innerhalb einer 3stündigen Reaktionszeit entstandenen Reaktionsproduktes (durch Ermittlung der Differenz der $O.D._{340nm}$ zwischen der Probe und einer Negativkontrolle, bei der die Akrosinaktivität durch Zusatz von Benzamidin von Beginn der Reaktionszeit an selektiv inhibiert wurde).

Für die Nachweisreaktion werden pro zu untersuchender Ejakulatprobe zwei Reaktionsgefäße vorbereitet, in welche je 1 ml Reagenzlösung vorgelegt wird.

Jeweils einer der Ansätze dient als Negativkontrolle der Bestimmung des Anteils benzamidininsensitiver, BAPNA-lysierender Aktivitäten im Probenmaterial. Bei diesen Negativkontrollansätzen werden dem Probenröhrchen *vor* Zusatz der vorbereiteten Samenzellsuspension zunächst je 100 µl Stoppreagenz zupipettiert und untergemischt (Vortex). Die enzymatische Reaktion wird dann durch Zusatz von je 100 µl Samenzellsuspension (à 4 Mio. Spermatozoen) pro Probenröhrchen (sowohl beim Probenansatz als auch beim Ansatz der Negativkontrolle) gestartet. Nach 3stündiger Inkubation bei 23 °C im bewegten Wasserbad (halbstündliches Durchmischen der Proben durch Vortexen ist anzuraten) werden allen Probenansätzen, nicht aber den Negativkontrollansätzen, je 100 µl Stoppreagenz zugesetzt und untergemischt. Anschließend werden die Fragmente der lysierten Zellen durch halbstündige Zentrifugation bei 1000 g (Raumtemperatur) abgetrennt und die Lichtextinktion der Zentrifugationsüberstände bei 410 nm (gemessen gegen reine Reagenzlösung) als Maß der im Verlauf der Reaktionszeit entstandenen Stoffmenge an Reaktionsprodukt und darüber hinaus - unter Einbeziehung der Inkubationsdauer - der Akrosinaktivität bestimmt.

Die Akrosinaktivität der Zellen, der Einfachheit halber pro 10^6 Spermatozoen angegeben, errechnet sich entsprechend folgender Gleichung:

$$\mu\text{IU Akrosin}/10^6\text{Spermatozoen} = \frac{(\text{O.D.}_{\text{Probe}} - \text{O.D.}_{\text{Neg.kontrolle}}) \cdot 10^6}{5940}$$

Eine internationale Einheit der Akrosinaktivität ist dabei definiert als die enzymatische Aktivität, die bei 23 °C in 1 min 1 µmol BAPNA hydroloysiert.

Allgemeine Hinweise

Die optische Dichte der Negativkontrollen sollte jeweils nahezu 0 betragen. Ist hier dennoch eine signifikante Absorption zu beobachten, war entweder die Zentrifugation nicht ausreichend (im Ansatz finden sich noch Schwebeteile, die die Lichtabsorption verstärken), oder aber das Stoppreagenz (Benzamidinlösung) war zu alt und unbrauchbar. In diesem Fall sollte die gesamte Analyse wiederholt werden.

Interne Kontrollen, Qualitätssicherung

Zur Testüberwachung können als interne Standards selbst hergestellte, wäßrige Trypsinlösungen eingesetzt werden. Trypsin Typ I (EC 3.4.21.4) ist bei verschiedenen Anbietern als Lyophilisat erhältlich. Je nach verwendetem Lyophilisat und dessen enzymatischer Aktivität müssen in Vorversuchen zunächst die Trypsinkonzentrationen ermittelt werden, die im Testansatz des Akrosinnachweises zu Meßergebnissen innerhalb des zulässigen Meßbereichs führen. Es sollten 2 Trypsinstandardlösungen hergestellt werden, die nach Einfrieren und Auftauen (einem Prozeß, der sich vermindernd auf die enzymatische Aktivität auswirken kann) einen Meßwert nahe der unteren Grenze des Meßbereiches bzw. einen Meßwert im mittleren oder oberen Meßbereich liefern. Von diesen gebrauchsfertigen Lösungen werden dann Aliquots von 110 µl im flüssigem Stickstoff oder einem Trockeneis-/Methanolbad schockgeforen und bei −80 °C gelagert. Sowohl beim Ansetzen der Lösungen als auch beim Aliquotieren sollte stets auf Eis gearbeitet werden.

Für ihren Einsatz in der Analyse wird dann unmittelbar vor Testdurchführung je ein Aliquot Standard hoher bzw. niedriger Enzymaktivität auf Eis aufgetaut und 100 µl davon anstelle der Zellsuspension zur Analyse eingesetzt. Die im Test nachzuweisenden und als Standardreferenzen anzunehmenden Enzymaktivitäten der aliquotiert eingefrorenen Lösungen sind dann zunächst in mehreren Analysedurchläufen zu ermitteln (s. 8.3.4).

Beurteilung und Normalwert

Da nicht jeder Fertilitätsstörung ein Akrosinmangel zugrundeliegt, findet sich eine weite Überlappung zwischen den bei gut motilen, morphologisch normalen Spermatozoen fertiler bzw. infertiler Männern bestimmten Akrosinaktivitäten (Tummon et al. 1991). Lag die nachgewiesene Enzymaktivität jedoch unter 14 $\mu U/10^6$ Spermatozoen (nach vorheriger Dichtegradientenpräparation der Samenzellen), konnte in keinem der Fälle eine Fertilisation erreicht werden. Bei einer Akrosinaktivität über 25 $\mu U/10^6$ isolierten Spermatozoen dagegen konnte in über 90 % eine Befruchtung erreicht werden (Kennedy et al. 1989). Andere Autoren berichten von reproduzierbaren Fertilisierungserfolgen bei Akrosinaktivitäten von mehr als 30 bzw. 54 $\mu U/10^6$ Samenzellen (Blackwell et al. 1992; Bartoov et al. 1994).

Da gut motile Spermatozoen im Durchschnitt höhere Akrosingehalte aufweisen als schlecht motile, sind diese Grenzwerte bei Einsatz unpräparierter Spermatozoen (d. h. vom Seminalplasma befreiten, jedoch nicht durch vorheriges „swim-up“ oder Dichtegradientenzentrifugation selektierten Samenzellen) nach unten zu korrigieren (Kennedy et al. 1989). Durch Untersuchung der Ejakulate fertiler Probanden sollten daher in jedem Labor eigene Normalwerte ermittelt werden.

8.4.7 Untersuchung des Ejakulates auf die Anwesenheit relevanter Spermatozoenantikörper

Die Anwesenheit von Spermatozoenantikörpern im Ejakulat wird vielfach als typisches und spezifisches Zeichen einer immunologisch bedingten Infertilität angesehen. Diese Ansicht ist jedoch bei manchen Autoren umstritten. Spermatozoenantikörper gehören verschiedenen immunologischen Klassen an, wobei nur die agglutinierend wirkenden Antikörper des IgA-Typs für die männliche Infertilität von Bedeutung sind (Kremer und Jager 1980). Sie sind auf der Zelloberfläche der Spermatozoen zu finden, gelegentlich auch im Seminalplasma. Dagegen beobachtet man im Blutserum der Patienten in der Regel keine IgA-Antikörper gegen Spermatozoen. Die Anwesenheit von IgG-Antikörpern im Samen erwies sich zur Beurteilung der Fertilität des Patienten als unbedeutend (s. 4.3.16).

Indikationen

Die Agglutination und Immobilisation der Spermatozoen ist als Hinweis auf das Vorhandensein einer gegen die Spermatozoen gerichteten immunologischen Aktivität zu werten. Allerdings treten Agglutinationen gehäuft auch ohne Antikörper, insbesondere bei Karenzzeiten von über 7 Tagen, auf. Ein Verdacht auf das Vorhandensein von Spermatozoenantikörpern liegt vor, wenn das Spermatogramm normal ist, Penetrations- und/oder Postkoitaltest jedoch ein abnormes Ergebnis liefern. Bei Vorliegen einer Astheno- oder einer Nekrozoospermie unklarer Genese, aber auch bei einem Wunsch des Patienten nach einer Refertilisierung nach Vasektomie, ist das Ejakulat auf die Anwesenheit relevanter Spermatozoenantikörper zu überprüfen.

Testprinzip

Die Anwesenheit von Spermatozoenantikörpern im Ejakulat wirkt sich verändernd auf die Funktion der Spermatozoen aus. Charakteristische Änderungen im Verhalten der Spermatozoen können zum Nachweis der Antikörper herangezogen werden:

- *Agglutinationstests*: In Gegenwart von Spermatozoenantikörpern (Seminalplasma des Patienten) kommt es zur Agglutination von antikörperfreiem Spendersamen.
- *Immobilisationstests*: In Gegenwart von Spermatozoenantikörpern (Seminalplasma des Patienten) wird die Motilität von Spenderspermatozoen deutlich vermindert.
- *Immunobead-Tests* (Abb. 8.5): In Gegenwart von Spermatozoenantikörpern im Ejakulat des Patienten kommt es bei Zusatz von Polyacrylamidkügelchen, die an ihrer Oberfläche kovalent mit den gegen Spermatozoenantikörper gerichteten Anti-human-Immunoglobulinen besetzt sind, zur Anheftung der (vom Seminalplasma befreiten, in Pufferlösung resuspendierten) Spermatozoen an diese Partikel.
- *MAR-Tests* (Abb. 8.5): Der frisch gewonnenen Ejakulatprobe werden Latexpartikel zugesetzt, die an ihrer Oberfläche mit humanen Spermatozoenantikörpern (Typ IgG) besetzt sind. Gleichzeitig wird ein monospezifisches Anti-human-Immunoglobulin-Antiserum (anti-IgG) hinzugefügt. In Gegenwart von Spermatozoenantikörpern im Ejakulat des Patienten kommt es aufgrund der Bindung der im zugesetzten Antiserum vorliegenden bivalenten Immunoglobulinantikörper an die Spermatozoenantikörper (die sowohl auf den Latexpartikeln als auch auf der Zelloberfläche der Spermatozoen vorliegen) zur Bildung von Mischagglutinaten aus Partikeln und

►

Abb. 8.5 Schematische Darstellung der Prinzipien von **MAR-** (**a**) und **Immunobead-Test** (**b**). Beim MAR-Test werden ein IgG Antiserum sowie mit IgG-beladene Latexpartikel in die Spermatozoensuspension gegeben. Durch das IgG-Antiserum bilden sich mikroskopisch sichtbare Mischagglutinate aus IgG-Antikörperbeladenen Spermatozoen und den Latexpartikeln. Beim Immunobead-Test sind die Polyacrylamidpartikel bereits mit einem IgA- (oder auch IgG-) Antikörper beladen. Nach Zugabe dieser Beads zu einer Spermatozoensuspension bilden sich aufgrund der Bivalenz der Antikörper auf den Beads mikroskopisch sichtbare Agglutinate zwischen Antikörperbeladenen Spermatozoen und den Beads

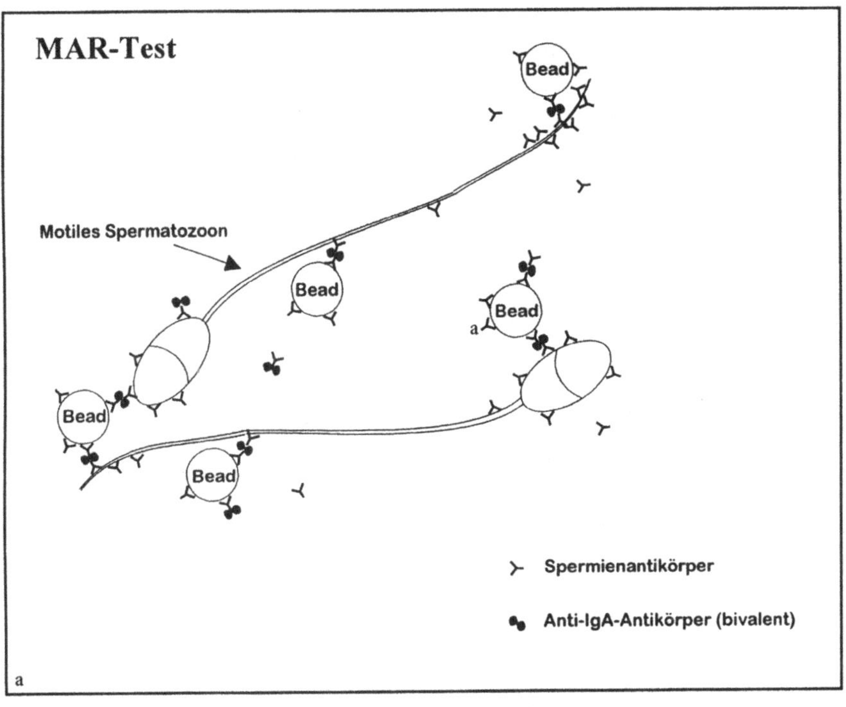
MAR-Test
Bead
Motiles Spermatozoon
Bead
Bead
a
Bead
Bead
Spermienantikörper
Anti-IgA-Antikörper (bivalent)
a

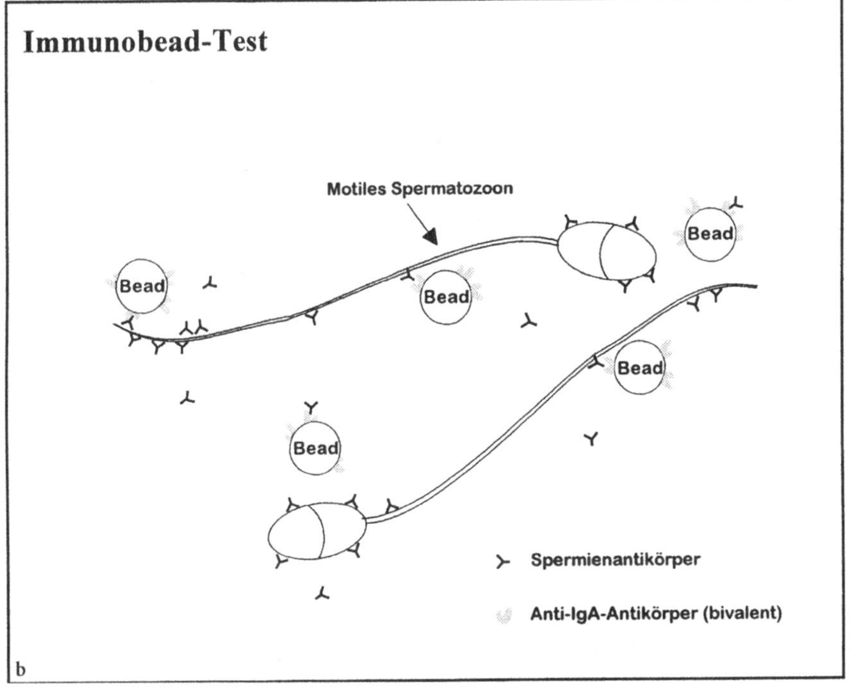
Immunobead-Test
Motiles Spermatozoon
Bead
Bead
Bead
Bead
Bead
Spermienantikörper
Anti-IgA-Antikörper (bivalent)
b

Spermatozoen (Übersicht in: Bronson et al. 1984). Dieser Test eignet sich sowohl für einen direkten als auch für einen indirekten Nachweis der Antikörper (MAR = „mixed antiglobulin reaction").

- „Enzyme linked immuno sorbent assay" (ELISA): Direkter biochemischer Nachweis der Antikörpermoleküle auf der Spermatozoenoberfläche oder im Seminalplasma.
- Radio-Immuno-Test (RIA): Durch Inkubation des Patientensamens mit radioaktiv markierten Antikörpern gegen menschliche Immunoglobuline kann die Menge an Spermatozoenantikörpern anhand der an die Oberfläche der Spermatozoen gebundenen Radioaktivität bestimmt werden.

Die genaue Durchführung eines IgG-MAR-Tests wird im Laborhandbuch der WHO (1993) beschrieben.

Durchführung des SpermMar-Tests IgA

Bei dem kommeziell erhältlichen, als IgA SpermMar (s. Anhang D) bezeichneten Test handelt es sich vom Prinzip her um einen einfach durchzuführenden Immunobeadtest.

10µl des frischen, gut gemischten Ejakulats werden auf einem Objektträger mit 10µl einer homogenen Suspension von Latexpartikeln (Durchmesser 2,4µm, mit IgA-Antigenen besetzt und mit einem Deckgläschen abgedeckt. Das Präparat wird dann in einer feuchten Kammer bei Raumtemperatur inkubiert. Nach 3 min (und zur Überprüfung der Vollständigkeit der Reaktion nochmals nach 10 min) wird bei mikroskopischer Betrachtung der *prozentuale Anteil der beweglichen, über die Antigene der Latexpartikel mit diesen agglutinierten Spermatozoen bestimmt.* Eine Reaktion mit den Antigenen der Latexpartikel liegt dann vor, wenn das motile Spermatozoon fest an dem Latexpartikel anhaftet. Zur Auswertung werden 100–200 motile Spermatozoen ausgezählt, mit Hilfe eines Zählgerätes wird der prozentuale Anteil der fest mit Latexpartikeln assoziierten Spermatozoen erfaßt. Ferner sollte die Lokalisation der Bindungsstelle zwischen Latexpartikel und Spermatozoon vermerkt werden (Kopf, Mittelstück, Schwanz).

Beurteilung des SpermMar-Tests IgA

Liegt der Prozentsatz der latexpartikelassoziierten Spermatozoen zwischen 10 und 39 %, so besteht lediglich der Verdacht auf eine immunologisch bedingte Beeinträchtigung der Fertilität des Patienten. Sind dagegen mehr als 40 % der Spermatozoen mit Latexpartikeln assoziiert, kann mit hoher Wahrscheinlichkeit von einer immunologisch bedingten Infertilität ausgegangen werden.

Durchführung des Immunobead-Tests

Anti-IgA-Immunobead-Tests sind kommerziell erhältlich (s. Anhang D). Es wird nach Herstellerangaben vorgegangen:

Vorbereitung der Immunobeads

Das lyophilisierte Immunobead-Reagenz wird zunächst entsprechend den Herstellerangaben mit Aqua dest. resuspendiert (resultierende Beadkonzentration: 10 mg/ml). Entsprechend des Bedarfs wird ein geeignetes Volumen (z. B. 300 µl) der hergestellten Immunobeadsuspension mit dem 10fachen Volumen an PBS-Puffer (0,4 % Rinderserumalbumin) aufgenommen, gemischt und abzentrifugiert (800 g, 10 min, Raumtemperatur). Das Beadpellet wird mit PBS-Puffer (5 % Rinderserumalbumin) aufgenommen und auf eine resultierende Beadkonzentration von 6 mg/ml eingestellt, der Zentrifugationsüberstand wird verworfen. Die so hergestellte, gebrauchsfertige Beadsuspension ist bei 4 °C ca. 6 Monate haltbar.

Testdurchführung

Parallel zur Vorbereitung der Immunobeads wird soviel Ejakulat wie notwendig, um ca. 5–10 Mio. Spermatozoen zu erhaltenen, mit 4 ml PBS-Puffer (0,4 % Rinderserumalbumin) vermischt und zentrifugiert (800 g, 8 min, Raumtemperatur). Der Überstand wird verworfen, der Zentrifugationsrückstand in 400 µl PBS-Puffer (0,4 % Rinderserumalbumin) aufgenommen und erneut zentrifugiert. Das wiederum in 400 µl PBS-Puffer (0,4 % Rinderserumalbumin) aufgenommene Zellpellet wird abzentrifugiert und letztendlich in 50 µl PBS-Puffer (0,4 % Rinderserumalbumin) resuspendiert und zur Förderung der Spermienmotilität mit 10 µl Pferdeserum (beim Testhersteller erhältlich) versetzt. 5 µl dieser Suspension werden nun mit 50 µl der vorbereiteten Bead-suspension vermischt. Nach 5- bis 10minütiger Inkubation bei Raumtemperatur wird eine Probe der Mischung auf einen Objektträger übertragen, mit einem Deckglas abgedeckt und bei 320- bis 400facher Vergrößerung (Phasenkontrast) der Anteil motiler, an Partikel angehefteter Spermatozoen bestimmt. Ferner sollte die Lokalisation der Bindungsstelle zwischen Immnobead und Spermatozoon vermerkt werden (Kopf, Mittelstück, Schwanz).

Die vorherige Entfernung des Seminalplasmas ist notwendig, da darin vorliegende freie (d. h. nicht an die Samenzelloberfläche gebundene) Spermatozoenantikörper ebenfalls mit den gegen sie gerichteten, an Beads gebundenen Antikörpern reagieren würden. Da diese Bindung im Gegensatz zu der Bindung spermatozoengebundener Antikörper an die Beads nicht mikroskopisch zu erfassen ist, wäre eine Verminderung der Sensitivität des Tests insbesondere bei hohem Anteil freier Spermatozoenantikörper und geringer Samenzellzahl die Folge.

Beurteilung des Immunobead-Tests

Liegen mehr als 20 % der motilen Spermatozoen an Immunobeads gebunden vor, so besteht der Verdacht auf eine immunologisch bedingte Infertilität. Sind mehr als 50 % der motilen Spermatozoen mit den Beads assoziiert, so kann mit hoher Wahrscheinlichkeit von einer klinischen Relevanz des immunologischen Phänomens ausgegangen werden (Ayvaliotis et al. 1985).

Beim Hersteller (s. Anhang D) können Anti-Spermatozoenantikörper-positive Kontrollseren bezogen werden, die zur Testkontrolle eingesetzt werden können. Negativkontrollen können selbst hergestellt werden, indem die Beads vor ihrem Einsatz zunächst 30 min mit humanem, 1:10 verdünntem Serum inkubiert und damit blockiert werden.

Allgemeine Beurteilung eines Antikörpernachweises

Bei einem Testergebnis, das den Verdacht auf eine immunologische Ursache der Fertilitätsstörung nahelegt, sollte zur Bestätigung ein Postkoitaltest, ein Spermatozoen-Zervikalmukus-Kontakt-Test (SCMC) oder ein Kremer-Test durchgeführt werden (s. 9.3).

8.5 Computergestützte Spermatozoenanalyse

Die Erhebung der klassischen Spermatogrammparameter erlaubt bislang nur eine sehr unzuverlässige Fertilitätsprognose (Holland-Moritz und Krause 1992). Um eine bessere Standardisierung der stark subjektiven Spermatogrammanalyse zu erreichen und damit ihren prognostischen Wert zu verbessern, wurde daher in den letzten Jahren zunehmend die EDV-gestützte Bildverarbeitung im andrologischen Labor eingeführt („computer aided sperm analysis", CASA; Abb. 8.6). Dabei werden Sequenzen digitalisierter, hochauflösender Videosignale des mikroskopischen Bildes der Samenprobe mit Hilfe eines Computers detailliert analysiert. Solche Systeme erlauben neben einer scheinbar objektiveren Beurteilung mancher herkömmlicher Parameter, wie z. B. der Zahl an Samenzellen oder deren Globalmotilität, auch die Erfassung weiterer Charakteristika der Spermatozoenmotilität, die dem bloßen Auge bisher verborgen blieben (Boyers et al. 1989). So ist es mit Hilfe der CASA möglich, die genaue Geschwindigkeit (μm/s) der Spermatozoen zu bestimmen

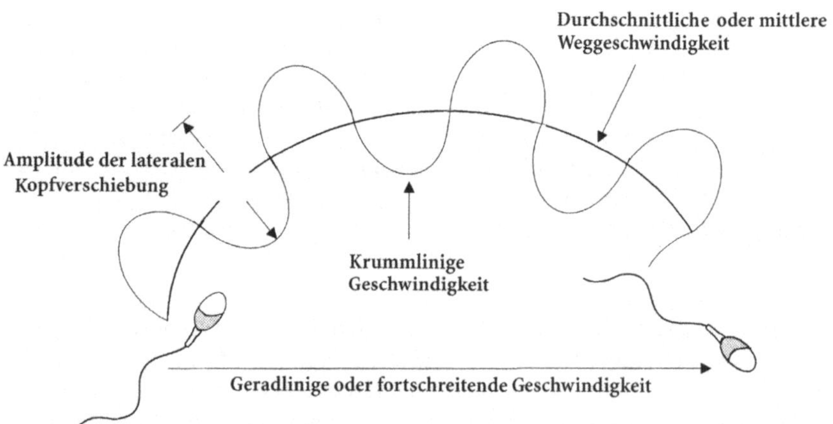

Abb. 8.6. Schema der mittels digitalisierter Bildanalyse erfaßbaren (CASA) Parameter der Spermatozoenmotilität (*ALH* ""amplitude of lateral head displacement")

und die Linearität ihrer Bewegung zu beurteilen. Hierfür werden Parameter wie die auf den tatsächlich vom Spermatozoon zurückgelegten Weg bezogene Geschwindigkeit („velocity curvilinear line", VCL), die auf den geglätteten Kurvenverlauf bezogene Geschwindigkeit („velocity average path", VAP) und die auf die geradlinige Verbindung zwischen Anfangs- und Endpunkt der Bewegung bezogene Geschwindigkeit des Spermatozoons („velocity straight line", VSL) bestimmt (s. Abb. 8.6).

Das Verhältnis der auf die geradlinige Fortbewegung bezogenen zu der auf den geglätteten Wegstreckenverlauf bezogenen Geschwindigbeit (VSL/VAP) gilt als Maß der Linearität der Zellfortbewegung und wird als sog. Linearitätsindex bezeichnet. Um die Fortbewegung einer Zelle als linear progressiv zu bezeichnen, sollte ihr Linearitätsindex je nach Autor mindestens 0,6–0,9 betragen.

Ein weiterer Motilitätsparameter, der mittels CASA bestimmt werden kann, ist die „amplitude of lateral head displacement (ALH)", ein Maß der Auslenkung des Spermatozoenkopfes vom mittleren Pfad.

Die computergestützte Bildanalyse des Ejakulates ermöglicht somit eine detailliertere Analyse der Samenzellmotilität. Darüber hinaus bietet sie eine deutliche Verbesserung hinsichtlich der Reproduzierbarkeit und Objektivität der Motilitätsbestimmung, vorausgesetzt, die Systemparameter, wie die Größe der Spermatozoenköpfe, die zu erwartende minimale und maximale Geschwindigkeit, die Bildsammelrate usw., wurden korrekt definiert und eingestellt (Knuth et al. 1987b). Auch physikalische Bedingungen, wie Temperatur (37 °C) und Luftfeuchtigkeit, die Art der verwendeten Zählkammer oder die Zellkonzentration, erwiesen sich als ähnlich bedeutend (Albe et al. 1988). Des weiteren wird die Reproduzierbarkeit und damit die Verläßlichkeit des Meßergebnisses durch die Vorgabe der Zahl der pro Probe zu analysierender Zellen, die erfahrungsgemäß mindestens 200 Spermatozoen betragen sollte (Knuth et al. 1987b; Aitken 1994), beeinflußt. Unter Einhaltung all dieser Voraussetzungen wurden mittels CASA erstmals reproduzierbar übereinstimmende Meßergebnisse in verschiedenen Laboratorien erhalten (Davis und Katz 1992). Doch sind auch Befunde, die mit Hilfe der CASA erhoben wurden, nicht fehlerfrei. Insbesondere bei Geräten älterer Generationen wurde die Bestimmung der Spermatozoenkonzentration durch andere im Ejakulat vorhandene Partikel stark beeinträchtigt (Chan et al. 1989; Hinney et al. 1993). Nichtprogressiv motile Spermatozoen wurden aufgrund der fehlenden Fortbewegung vielfach nicht erfaßt (Davis und Katz 1992). Modernere Geräte dagegen ermöglichen durch spezielle Algorithmen, anhand derer unbewegliche Partikel hinsichtlich der Charakteristika der Spermatozoenmorphologie („tail recognition") analysiert werden, inzwischen eine gute Differenzierung zwischen unbeweglichen Samenzellen und Debris bzw. anderen biologischen Partikeln.

Beurteilung

Die Fehlerquote auch moderner CASA-Geräte ist nicht zu vernachlässigen. Zum gegenwärtigen Zeitpunkt können daher solch technisierte Analysegeräte die Beurteilung des Samens durch den geübten Beobachter nicht ersetzen

(Barlow et al. 1992; Hinney et al. 1993). Darüber hinaus ist der klinische Wert der durch das menschliche Auge nicht erkennbaren Motilitätscharakteristika bislang umstritten. Während Mitteilungen von Korrelationen z. B. des Anteils an Spermatozoen mit einer „mean path velocity" von mehr als 25 µm/s und den Ergebnissen von Mukuspenetrationstests (Aitken 1994) bzw. bei retrospektiver Betrachtung von Korrelationen zwischen verschiedenen anderen Motilitätsparametern und dem Eintritt einer Schwangerschaft berichten, überwiegen in jüngerer Zeit Mitteilungen, die keinem der genannten Parameter eine signifikant prognostische Bedeutung beimessen (Michelmann et al. 1993; Krause et al. 1993).

Auch in neueren Arbeiten konnte bei Verwendung der automatisierten Spermatozoenanalyse eine Schwangerschaft auf natürlichem Wege nicht mit größerer Treffsicherheit vorausgesagt werden als mit konventionellen Techniken (Krause 1995). Dabei ist jedoch zu berücksichtigen, daß Konzeptionen auf natürlichem Weg durch viele nicht erfaßbare Parameter beeinflußt werden.

Untersuchungen über den Einsatz der automatisierten Spermatozoenanalyse zur Prognose bei donogenen Inseminationen bzw. IVF deuten auf eine prognostische Bedeutung der lateralen Kopfauslenkung (ALH) sowie der Geschwindigkeit der Samenzellen und damit dem Grad der Hyperaktivierung der Spermatozoen hin (Irvine 1995).

8.6 Qualitätskontrolle

So einfach die angewendeten Nachweismethoden auch sein mögen, keine ist sicher gegenüber verfälschenden Einflüssen: empfindliche Meßgeräte können leicht dejustiert sein; auch dem versiertesten Mitarbeiter unterlaufen gelegentlich Fehler. Die Folge können Verfälschungen der Meßergebnisse sein, die nicht offensichtlich ins Auge fallen und daher unerkannt bleiben. Die Kenntnis möglicher Fehlerquellen ist unabdingbare Voraussetzung dafür, solche Fehler erkennen und vermeiden zu können. Über eine kontinuierliche Überwachung der erhobene Daten durch monatliche Statistiken können technisch bedingte Veränderungen erfaßt werden (Knuth et al. 1989).

Leider gibt es in der andrologischen Diagnostik nur in den seltensten Fällen (wie z. B. bei der Hormondiagnostik) die Möglichkeit, an externen Ringversuchen teilzunehmen und sich mit anderen Laboratorien zu vergleichen. So finden sich teils erhebliche Differenzen zwischen unterschiedlichen Arbeits gruppen (Neuwinger et al. 1990). Um so wichtiger ist es daher, zumindest innerhalb des einzelnen Labors eine ständige Überprüfung der Meßergebnisse anhand von Standards und Kontrollreagenzien zu praktizieren. Nur in wenigen Fällen gibt es hierfür fertige Standards der Herstellerfirmen. Bei den biochemischen Analysen jedoch ist es in der Regel möglich, die nachzuweisenden Substanzen als Reinsubstanzen zu besorgen und sich damit selbst Referenzreagenzien herzustellen, die dann als interne Kontrollen bei jeder Meßreihe mitgetestet werden sollten. Für den Nachweis von Spermatozoenantikörpern in MAR- oder Immunobeadtests dagegen stehen kommerziell erhältliche antikörperpositive oder -negative Kontrollseren zur Verfügung (s. Anhang D).

Was die Bestimmung der Spermatozoenvitalität, -motilität und -funktion angeht, ist eine Qualitätskontrolle schwierig. Es sollte dennoch immer wieder versucht werden, Proben durch mehrere Mitarbeiter analysieren zu lassen und auf Übereinstimmung der Ergebnisse zu achten. Für die Bestimmung der Spermatozoenkonzentration z. B. kann ein Rest der Ejakulatprobe über Nacht bei 4 °C gelagert und am nächsten Tag durch einen anderen Mitarbeiter erneut ausgezählt werden. Darüber hinaus stehen eigens zur Überprüfung der verwendeten Zytometer kommerziell erhältliche Latexpartikelsuspensionen bekannter Partikelkonzentrationen zur Verfügung (s. Anhang D), anhand derer die Verwendung der Zählkammern erlernt und kontrolliert werden kann.

Bei der morphologischen Differenzierung der Spermatozoen sollten stets mehrere Ausstrichpräparate angefertigt und Tage oder Monate später neu ausgewertet werden. Gleiches gilt für Ausstrichpräparate, die zur Shorr-, Triple-stain- oder Anilinblaufärbung etc. angefertigt wurden.

Generell sollten zur Kontrolle für alle Analysen monatliche und jährliche Statistiken angefertigt werden, aufgrund derer ggf. jahreszeitliche Schwankungen oder sich einschleichende technische Fehler etc. erkannt werden können (Knuth et al. 1989; Cooper et al. 1992).

9 Ergänzende Diagnostik

Mit Hilfe der im folgenden aufgeführten Untersuchungen können mögliche Ursachen pathologischer Befunde der Routinediagnostik geklärt werden.

9.1 Endokrinologische Parameter und Funktionstests

9.1.1 Bestimmung der relevanten Hormonspiegel im Blutserum

Indikation

Liegen normale Spermatogrammbefunde vor, insbesondere eine normale Spermatozoenzahl, so ist es nicht erforderlich, die Konzentrationen der Sexualhormone sowie der Gonadotropine im Blutserum zu bestimmen. Da die Spermiogenese einer direkten Regulation durch die Hormone FSH und Testosteron unterliegt, kann hier von normalen Spiegeln dieser Hormone ausgegangen werden.

Bei Patienten jedoch, bei denen die Diagnosestellung aufgrund des fortschreitenden Alters drängt und um Zeitverluste zu vermeiden, ist die endokrinologische Untersuchung bereits bei der Erstvorstellung vorzunehmen. Ebenso ist bei Patienten mit pathologischen Spermatogrammbefunden eine endokrinologische Untersuchung sinnvoll.

Durchführung und Testprinzip

Die Konzentrationen der verschiedenen Sexualhormone im Blutplasma (in der Andrologie sind von besonderem Interesse: Testosteron, LH, FSH, Prolaktin) werden mit Hilfe kommerziell erhältlicher Assays bestimmt. Je nach Anbieter stehen verschiedene Verfahren zur Verfügung, wobei aufgrund des möglichen Verzichts auf den Umgang mit radioaktiven Stoffen insbesondere die Technik des Enzym-Immuno-Assays (EIA) zunehmend eingesetzt wird.

Testprinzip

Das Hormon wird spezifisch selektiert durch gegen ebendieses Hormon gerichtete Antikörper, die ihrerseits z. B. an Magnetpartikel gekoppelt sind (magnetische Trennung). Danach werden die Antigen-Antikörper-Komplexe mittels eines sensitiven, enzymatischen Markers, der entweder an das Antigen oder kompetitiv an den Antikörper bindet, quantifiziert.

Normalwerte

Da die Proteohormone FSH, LH und Prolaktin chemisch nicht einwandfrei identifiziert sind und die Analysenmethoden an Referenzpräparaten kalibriert werden, sind die in verschiedenen Laboratorien mit Hilfe unterschiedlicher Nachweismethoden erhaltenen Meßwerte nur bedingt miteinander vergleichbar! In jedem Labor müssen daher für die verwendete Analysemethode eigene Normalwerte ermittelt werden (bei kommerziellen Reagenzienpackungen werden in der Regel vom Hersteller für diesen Kit gültige Normalgrenzen angegeben).

Die Blutserumspiegel und Sekretionsraten der direkt in ihren Konzentrationen bestimmbaren Sexualhormone (Steroidhormone) sind in Tabelle 9.1 zusammengefaßt.

9.1.2 HCG-Test (= Leydig-Zell-Funktionstest)

Dieser Test prüft direkt das Zielorgan des hCG, das kompartiment der Leydig-Zellen des Hodens, hinsichtlich seiner Funktionsreserve in bezug auf die

Tabelle 9.1. Androgene, Östrogene, Gestagene. Synthese- und Sekretionsorgane, Blutspiegel und Sekretionsraten. Es sind Mittelwerte angegeben. Die individuellen Schwankungen sind relativ groß (*P* Proliferationsphase; *O* Ovulation; *L* Maximum der Lutealphase; *G* Endphase der Gravidität, NNR Nebennierenrinde, * Gesamtöstrogene). (Nach Jungermann und Möhler 1980)

Hormone	Synthese-und Sekretionsorgane				Blutspiegel [µg/µl]		Sekretionsrate[mg/Tag]	
	Hoden	Ovar	Plazenta	NNR	♂	♀	♂	♀
Androgene:								
Testosteron	+++	+	–	–	6	0,3	10	0,2
Androstendion	+			++	0,6	1,4	1,4	3,4
Dehydroepiandrostendion	+			++	100	70	15	12
Östrogene:								
Östradiol	+	+++	+++		0,15	0,2 P 0,6 O 30 G	0,02	0,1 *P < 0,5 *P < 100 *G
Östron	+	+++	+++		0,4	0,2 P 0,7 O 100 G	0,04	
Östriol	+	+++	+++		< 0,1	0,3 P 0,5 O 175 G	0,02	
Gestagene:								
Progesteron		+++	+++	+	0,3	1,5 P 1,5 O 12,5 L <150 G	5	4 P 4 O 30 L < 250 G

Testosteronproduktion. Liegt keine Funktionsstörung der Leydig-Zellen vor, ist die Reaktion des Testosteronspiegels auf eine einmalige Gabe von hCG biphasisch. 2–4 h nach hCG-Injektion erreicht der Testosteronspiegel sein erstes Maximum (ca. 50 % über dem Basiswert), das auf der Umwandlung bereits vorliegender Testosteronvorstufen beruht. Nach vorübergehendem Abfall steigt der Testosteronspiegel dann 24–48 h nach der hCG-Injektion infolge der einsetzenden Neusynthese des Hormons auf mindestens das 2fache des Ausgangswertes an (Krause 1985; Saez und Forest 1979).

Indikationen

Prüfung der endokrinen Reservekapazität der Testes durch Stimulation mit humanem Chorion-Gonadotropin (hCG, die Wirkung entspricht der von LH). Dieser Test wird zur Differenzierung zwischen Kryptorchismus/Hodenektopie (mäßiger Anstieg von Testosteron nach hCG) und Anorchie (kein Anstieg des niedrigen Testosteronbasiswerts nach hCG) oder zur Differenzierung zwischen Pubertas tarda (normale hCG-Reaktion) und primärer Leydig-Zellinsuffizienz (kein Anstieg von Testosteron nach hCG) eingesetzt. Daneben können durch Bestimmung der Konzentrationen von Testosteronvorstufen Störungen der Testosteronbiosynthese erfaßt werden.

Präparate

Primogonyl (Fa. Schering); Predalon (Fa. Organon); Pregnesin (Fa. Serono).

Rezept

Zum Beispiel Pregnesin 5000 IE Amp. Nr. 3

Durchführung

- Tag 1: zwischen 8.00 und 10.00 Uhr Blutabnahme zur Bestimmung des basalen Testosteronwertes; dann Injektion (i.m.) von 5000 IE hCG.
- Tag 3: 48 h nach der hCG-Injektion Blutabnahme zur Bestimmung des Testosteronspiegels.
- Tag 4: 72 h nach der hCG-Injektion evtl. erneute Blutabnahme zur nochmaligen Bestimmung des Testosteronspiegels.

Beurteilung

Der Anstieg des Testosteronspiegels gibt Auskunft über die Funktionslage des Kompartiments der Leydig-Zellen des Hodens:

- Anstieg um das 1,5- bis 2,5fache: normale Reaktion,
- kein Anstieg: Anorchie oder vollständige Hodenatrophie,
- Anstieg um den Faktor $< 1,5$: primärer Hypogonadismus (= primärer Hodenschaden),

- verzögerter Anstieg (oft um einen Faktor > 2,5): sekundärer Hypogonadismus (= zentrale Störung)

> Aufgrund des verzögerten Anstiegs ist ein sekundärer Hypogonadismus im hCG-Test häufig erst mit einer 2. Blutentnahme nach einer 2. vorausgegangenen hCG-Stimulation zu erfassen (Schreiber et al. 1991).

Erweiterung des hCG-Tests

Der hCG-Test kann auch bei Verdacht auf das Vorliegen von Testosteronbiosynthesestörungen (Symptome: hohe LH-Werte bei gleichzeitigen Symptomen des Androgenmangels) als Ursache eines primären Hypogonadismus eingesetzt werden. In diesem Fall erfordert die spezielle Fragestellung zusätzlich die Bestimmung der Konzentration von 17 α-Hydroxyprogesteron und Δ 4-Androstendion.

Beurteilung

Eine Erhöhung des 17 α-Hydroxyprogesteronspiegels spricht für einen 17, 20-Desmolasedefekt. Eine Erhöhung des Δ 4-Androstendionspiegels für einen 17 Δ-Ketoreduktase-(= 17-Oxosteroidreduktase-)defekt.

9.1.3 LH-RH-Test (= Hypophysenfunktionstest; Synonym: GnRH-Test)

Die Änderungen der LH- und FSH-Konzentrationen im Blut nach intravenöser LH-RH-Injektion ermöglichen eine Beurteilung der Ansprechbarkeit und Funktionslage der Hypophyse. Indirekt sind durch diesen Test auch Rückschlüsse auf die Hodenfunktion möglich.

Zur richtigen Interpretation der Befunde des LH-RH-Tests ist die Kenntnis der *zugrundeliegenden physiologischen Zusammenhänge* vorauszusetzen. Man kann sich diese wie folgt vorstellen:

Bei normaler Funktion des endokrinologischen Regelkreises wird die Hypophyse zur Bildung und Sekretion von LH und FSH angeregt. Infolgedessen stellen sich in den endokrin aktiven Zellen der Adenohypophyse physiologisch „normale" Konzentrationen an Gonadotropinen und deren Vorstufen ein (= *Speicherkapazität der endokrin aktiven Hypophyse*). Eine durch eine einmalige exogene LH-RH-Zufuhr induzierte Erhöhung des hypothalamischen Regelsignals (= LH-RH) führt zu einer gesteigerten Umwandlung der Gonadotropinvorstufen zu den jeweiligen hormonell aktiven Peptiden und zur unmittelbaren Freisetzung aller in den endokrin aktiven Zellen der Adenohypophyse vorliegenden Gonadotropine (= *Entleerung der Speicher*). Als Folge kommt es zu einer vorübergehenden, rasch anflutenden, langsam abklingenden Steigerung der FSH- und LH-Spiegel im Blutserum mit einem Maximum nach ca. 30 min: LH 2- bis 8facher, FSH 1,5- bis 2facher Anstieg (= *normale Reaktion im LH-RH-Test*).

Fällt das stimulierende Signal des Hypothalamus über längere Zeit weg bzw. ist es deutlich vermindert (z. B. tertiärer Hypogonadismus → die Hypophyse wird nicht ausreichend stimuliert), stellt die Adenohypophyse ihre endokrine Aktivität mehr oder minder ein, und die ggf. nunmehr nur noch in geringem Maße gebildeten Gonadotropine werden direkt an die Peripherie abgegeben (*keine Speicherkapazität der endokrin inaktiven Hypophyse*). In diesem Fall wird durch eine einmalige Gabe von Releasing-Hormon eine langsam anlaufende De-novo-Synthese der Gonadotropine induziert, die sich einem Nachweis im normalen LH-RH-Test entzieht. Für die Differenzierung hypothalamisch-hypophysärer Schäden ist daher zur Überbrückung der Phase der Gonadotropin-de-novo-Synthese, in der keine rasche Antwort der endokrin aktiven Zellen auf das exogen zugeführte LH-RH möglich ist, eine vorausgehende Stimulation der Hypophyse durch eine länger andauernde pulsatile Behandlung mit Releasing-Hormon (über mindestens 36 h) erforderlich.

Findet man im LH-RH-Test (ohne vorherige Behandlung mit Releasing-Hormon) einen überschießenden Anstieg der Gonadotropinspiegel bei zuvor normalen Basiswerten, weist dies auf eine klinisch nicht manifeste Überstimulation der Hypophyse hin. Die hierdurch angelegten Gonadotropinreserven in der Hypophyse werden durch den zusätzlichen LH-RH-Puls freigesetzt. Der Test erlaubt damit die Erkennung einer *latenten hypergonadotropen Stimulation*.

Indikationen

Prüfung der gonadotropen Reservekapazität der Hypophyse durch Gabe von synthetischem Gonadotropin-Releasing-Hormon. Dieser Test wird zur Differenzierung zwischen primärer und sekundärer Hodenunterfunktion eingesetzt. Er ist nur bei Vorliegen von niedrigen oder niedrig-normalen LH- und FSH-Werten sinnvoll; sind die Werte der Gonadotropine bereits basal erhöht, ist der Test nicht hilfreich (es besteht bereits eine optimale bis überoptimale Stimulation der Gonadotropinzielorgane, d. h. bei dennoch vorliegender Hodenunterfunktion ist mit Sicherheit ein primärer Schaden anzunehmen). Der Test ist damit ein geeignetes Mittel zur Differenzierung zwischen hypothalamisch und hypophysär bedingtem Hypogonadismus bzw. zur Differenzierung zwischen Pubertas tarda und hypogonadotropem Eunuchoidismus.

Präparate

GnRH (Fa. Serono), LH-RH (Fa. Ferring), Relefact LH-RH (Hoechst).

Rezept

- Zum Beispiel GnRH (Fa. Serono) 100 μg Amp. Nr. 1 oder
- LH-RH (Fa. Ferring) 0,1 mg Amp. Nr. 1,
- Relefact LH-RH (Fa. Hoechst) 0,1 mg Amp. Nr. 1.

Durchführung

Nach Bestimmung der basalen LH- und FSH-Basiswerte (d. h. Blutentnahme und Hormonanalyse) werden dem Patienten z. B. 100 µg GnRH injiziert (i.v.).

30 und 60 min nach der Injektion des Releasing-Hormons wird dann zur Bestimmung der LH- und FSH-Reaktionswerte Blut abgenommen und analysiert.

Wegen eines möglichen verzögerten Anstiegs der FSH-Werte nach Gabe des Releasing-Hormons wird in Zweifelsfällen d. h. bei diskrepanten Befunden der Klinik, des Spermatogramms und der Hormonanalysen, empfohlen, 90 min nach der Injektion eine weitere Blutentnahme mit anschließender Hormonanalyse durchzuführen (bei 45 % der Patienten wurden die LH- und FSH-Maximalwerte erst nach 60 oder 90 min erreicht; Wehrmann et al. 1986).

Sollte beim ersten Mal im LH-RH-Test keine Stimulation erreicht werden, muß zur weiteren Klärung ein Langzeittest durchgeführt werden. Dieser erfordert zunächst eine mindestens 36stündige Vorbehandlung des Patienten durch pulsatile Releasing-Hormoninjektionen (Durchführung s. Abb. 9.1).

Beurteilung

Zur Beurteilung kann zum einen die relative Zunahme als Faktor (s. unten), zum anderen die absolute Zunahme der FSH-Werte herangezogen werden: eine Differenz von mehr als 3 mU/ml gegenüber den Ausgangswerten wird als hypergonadotrope Regulationsstörung betrachtet (Wehrmann et al. 1986, Geisthövel und von zur Mühlen 1976).

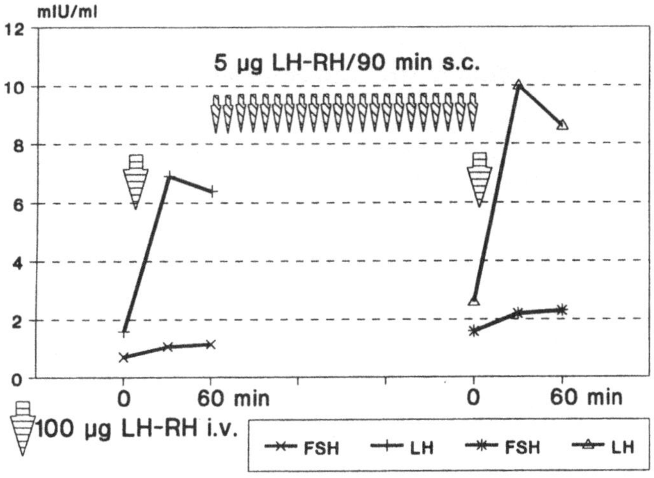

Abb. 9.1. Schema des LH-RH-Langzeittests am Beispiel eines isolierten FSH-Mangels: nach initial fehlendem FSH-Anstieg folgt eine pulsatile Simulation über 36 h, danach erneut ein LH-RH-Test. Auch nach Vorstimulation erfolgt kein FSH-Anstieg. Diagnose: hypophysärer Schaden

Beurteilung des Anstiegs der Gonadotropinkonzentrationen:

- LH: Faktor 2–8, FSH: Faktor 1,5–2: normale Reaktion.
- Überschießende Ausschüttung der Gonadotropine (LH: Faktor > 8; FSH: Faktor > 2) bei zuvor normalen Basiswerten: Hinweis auf eine subklinische, latent hypergonadotrope Tubulusschädigung (primärer Hodenschaden).
- Überschießende Ausschüttung der Gonadotropine bei zuvor hoch-normalen oder erhöhten Basiswerten: primäre Hodenunterfunktion (klinisch manifest). Erhöhte Basalwerte der Hormone weisen auf eine primäre Hodenschädigung hin. In einem solchen Fall liefert ein LH-RH-Test keine zusätzlichen Informationen.
- Kein oder nur geringer Anstieg der Gonadotropine bei zuvor niedrigen Basiswerten: Verdacht auf eine sekundäre, d. h. durch Insuffizienz der Hypophyse bedingte Hodenunterfunktion; im Einzelfall auch hypothalamische Läsion. In diesem Fall sollte zur Differenzierung zwischen hypophysärem und hypothalamischem Hypogonadismus unmittelbar vor einer Wiederholung des LH-RH-Tests eine pulsatile Behandlung mit Releasing-Hormon durchgeführt werden (s. 4.4.3), d. h. für eine Dauer von mindestens 36 h werden alle 90 min je 5 μg GnRH i.v. verabreicht. Nach dem letzten Hormonpuls wird dann erneut ein LH-RH-Test durchgeführt. Zeigt sich hierbei eine normale Reaktion der Gonadotropinsekretion, weist dies auf eine hypothalamische Störung hin. Bleibt der erwartete Anstieg der Gonadotropinsekretion jedoch aus, liegt ein hypophysärer Schaden vor.

Besondere Bedeutung hat der LH-RH-Test bei der Therapieplanung bei Vorliegen eines *OAT-Syndroms*!

Niedrige FSH-Basiswerte und eine *mäßige Testreaktion* deuten erfahrungsgemäß auf ein *vermutlich gutes Ansprechen auf* eine Gonadotropinbehandlung (kombinierte Therapie mit hCG/hMG) hin.

Erhöhte FSH-Basiswerte und eine *überschießende LH*-RH-Reaktion sind ein ungünstiges *prognostisches Zeichen* für eine Gonadotropinbehandlung.

Bei Verwendung eines RIA zur Bestimmung der Gonadotropine kann der Test wegen möglicher Kreuzreaktionen frühestens 4 Wochen nach einer vorherigen hCG-Gabe durchgeführt werden!

9.1.4 Hypothalamusfunktionstest (Tamoxifen-Test, Clomifen-Test)

Antiöstrogene blockieren die hypothalamischen Steroidrezeptoren und verhindern damit das für die Regulation der Hypothalamusaktivität notwendige negative Feedback der Gonadensteroide (Testosteron sowie daraus durch Aromatisierung gebildete Östrogene u. a.).

Bei voller Funktionsfähigkeit des Hypothalamus kommt es infolge einer Behandlung mit Antiöstrogenen (z. B. Tamoxifen oder Clomifen) zu einer verstärkten Freisetzung von Gonadotropin-Releasing-Hormonen und damit zu einer Erhöhung der Ausschüttung von FSH und LH (Funktionsfähigkeit der

Hypophyse vorausgesetzt). Letzteres bewirkt wiederum eine Steigerung der Testosteronproduktion und damit einen Anstieg des Testosteronspiegels im Blutserum (Übersicht: Luanan und Klopper 1978).

Indikationen

Dieser Test wurde zur Differenzierung zwischen sekundärer und tertiärer Hodeninsuffizienz eingesetzt; d. h. zur Unterscheidung, ob die Hodenunterfunktion auf eine Fehlfunktion der Hypophyse oder aber des Hypothalamus zurückzuführen ist. In heutiger Zeit wird hierzu jedoch bevorzugt der LH-RH-Test (s. 9.1.3) eingesetzt, da dieser einen geringeren zeitlichen Aufwand erfordert.

Durchführung

Zu Testbeginn wird zunächst zur Bestimmung der FSH-, LH- und Testosteronbasiswerte Blut abgenommen. Anschließend wird für eine Dauer von 5–7 Tagen eine tägliche Einnahme von 100 mg Clomifen p.o. verordnet (Dyneric 50 mg, 2mal 1/Tag). Am 6. Tag werden dann erneut die LH-, FSH- und Testosteronspiegel bestimmt. Zu Kontraindikationen und Nebenwirkungen der Medikation s. 4.4.3.

Beurteilung

Bei normal funktionierendem Regelkreis der Hypothalamus-Hypophysen-Gonaden-Achse ist ein ca. 2facher Anstieg der LH-Werte und ein etwa 1,5facher Anstieg der FSH-Spiegel zu beobachten. Ein Ausbleiben des Anstiegs der Gonadotropine nach Clomifenbehandlung kann als Beweis für eine dem Hypogonadismus ursächlich zugrunde liegende Störung im Bereich des Hypothalamus gewertet werden (tertiärer Hypogonadismus; z. B. Pubertas tarda). Gleiches gilt für den Tamoxifen-Test (Werner 1987).

9.2 Gutron-Test

Indikationen

Gutron (Wirkstoff Midodrin) ist ein Sympathomimetikum, dessen Verabreichung positiven Einfluß auf den überwiegend sympathisch gesteuerten Ejakulationsvorgang haben kann. Eine Gutron-Behandlung ist daher angezeigt

- bei Verdacht auf Vorliegen einer retrograden Ejakulation (der Verdacht liegt nahe bei niedrigem Volumen und/oder niedrigem pH),
- bei Verdacht auf Vorliegen von Transportstörungen (bei normalen Gonadotropinkonzentrationen und gleichzeitiger Krypto- oder gar Azoospermie),
- bei hochgradiger Oligozoospermie mit erniedrigter α-Glukosidaseaktivität im Seminalplasma.

Bevor aufgrund der genannten Indikationen eine Hodenbiopsie durchgeführt wird, sollte auf jeden Fall zunächst mit Hilfe des Gutron-Tests geklärt werden, ob die vorliegenden Befunde nicht Resultate einer gestörten Ejakulation sind!

Präparat

Gutron (Fa. Nycomed); s. 4.4.3.

Rezept

Gutron-Injektionslösung 2 ml, 5 Amp.

Durchführung

Gabe von 1 Amp. Gutron i.v., dann nach 30 min Gewinnung des Ejakulates. Falls der Test erfolglos blieb, Wiederholung mit Injektion von 2 oder maximal 3 Amp. Gutron. Zu Gegenanzeigen und Nebenwirkungen s. 4.4.3.

Beurteilung

Finden sich nach Behandlung mit Gutron wesentlich verbesserte Ejakulatparameter, so weist dies eindeutig auf das Vorliegen eines gestörten Ejakulationsmechanismus hin. In manchen Fällen wird sich eine anstehende Hodenbiopsie erübrigen (Köhn et al. 1994).

9.3 Tests zur Beurteilung der Spermatozoenfunktion

Im weiblichen Reproduktionstrakt müssen die Spermatozoen zunächst die Hürde des mit Zervikalsekret verschlossenen Gebärmutterhalses (Cervix uteri) überwinden. Der von den Zervixdrüsen abgesonderte Zervikalschleim besteht zu über 90 % aus Wasser und ist leicht alkalisch. Seine Menge und Konsistenz wird durch die physiologischen Hormonschwankungen während des Menstruationszyklus bestimmt (s. Kap. 3, Abb. 3.1). Nur unter dem Einfluß der maximalen Östrogenaktivität in der präovulatorischen Phase verflüssigt er sich und ist dann für Spermatozoen durchgängig. Der rheologische Zustand des Zervikalsekrets sowie die Interaktion der Spermatozoen mit dem Mukus und ihre Fähigkeit, ihn zu durchdringen, kann in verschiedenen Verfahren getestet werden (s. unten). Darüber hinaus kann die Interaktion zwischen den Spermatozoen und einer Oozyte in verschiedenen Testverfahren beurteilt werden.

9.3.1 Zervix-Score und Postkoitaltest

Um die *Penetrationsfähigkeit* der Spermatozoen *in vivo* zu untersuchen, kann ein Postkoitaltest (Sims-Huhner-Test, Moghissi 1976, 1981) durchgeführt werden. Da eine Beeinträchtigung der Penetrationsfähigkeit der Spermatozoen allein auf einer ungünstigen Beschaffenheit des weiblichen Zervikalsekretes beruhen kann, muß die Qualität des Zervikalmukus gleichfalls untersucht werden (Bestimmung des Zervix-Scores = Beurteilung von Mukusqualität, -viskosität und des sog. Farnkrautphänomens). Da das Zervikalsekret Spermatozoen jedoch nur während einer begrenzten Zeitspanne zur Zyklusmitte (unter Östrogeneinfluß) eindringen läßt, müssen beide Tests möglichst nahe am Ovulationszeitpunkt durchgeführt werden. Der optimale Zeitpunkt wird über die Bestimmung der individuellen Zykluslänge, Aufwachtemperaturkurve, Veränderungen des Zervikalsekretes, Vaginalzytologie und ggf. über die Bestimmung der Östrogenkonzentration in Blutplasma und Urin sowie über Follikelsonographie ermittelt. Das Paar wird dabei unterwiesen, vor dem Test eine 2tägige sexuelle Karenz einzuhalten.

Durchführung

Die Zeit zwischen Koitus und Sektretbeurteilung sollte zwischen 9 und 24 h betragen (eigene Standardisierung für jedes Labor). Nach diesem Zeitraum wird mit einer nadellosen Tuberkulinspritze (Pipette oder Schlauch) eine Sekretprobe aus Endozervikalkanal und hinterem Scheidengewölbe abgesaugt. Diese Probe wird im Phasenkontrast hinsichtlich der Beweglichkeit evtl. darin vorhandener Spermatozoen untersucht.

Beurteilung des Zervix-Scores

Zur Beurteilung des Zervikalsekrets wird eine Punkteskala (Insler-Score) verwendet (Insler et al. 1980). Folgende 5 Kriterien fließen ein: Volumen, Konsistenz, Farnkrautbildung, Spinnbarkeit, zelluläre Bestandteile. Für jedes Kriterium können 0–3 Punkte vergeben werden. Die höchste Bewertung des Tests liegt demnach bei 15. Ein *Wert über 10 zeigt* gewöhnlich *gute Sekretverhältnisse* der Zervix an, die mit einer Spermatozoenpenetration vereinbar sind. Werte unter 10 weisen auf ungünstige Sekretverhältnisse hin. Der pH-Wert fließt dabei nicht in diese Beurteilung ein. Normalerweise liegt der pH-Wert des Zervikalsekrets zwischen 6,4 und 8, optimal für Spermatozoen ist ein pH-Wert von 7–8,5. Liegt der pH-Wert des Zervikalsekrets im stark sauren Milieu, kann die Beweglichkeit der Spermatozoen deutlich beeinträchtigt sein (Eggert-Kruse et al. 1993).

Beurteilung des Postkoitaltests

Untersuchung der Probe aus der Vagina: Da Spermatozoen aus der Scheide normalerweise innerhalb von 2 h absterben, klärt diese Probe lediglich, ob eine intravaginale Ejakulation stattgefunden hat.

Untersuchung der Probe aus dem Zervikalkanal: Die Spermatozoenzahl im Zervikalkanal ist abhängig von der Länge des Zeitintervalls zwischen Koitus und Untersuchung. Für die Bestimmung der Konzentration sind Standardbedingungen erforderlich (s. WHO-Laborhandbuch 1993). Näherungsweise entsprechen 10 Zellen pro Gesichtsfeld bei 400facher Vergrößerung (= HPF, „high power field") und Weitwinkelokular 500 Zellen/mm^3 (d. h. pro µl).

Die Beweglichkeit der Spermatozoen wird analog der Klassen im Spermatogramm (a–d) beurteilt. Unter normalen Bedingungen finden sich bei 400facher Vergrößerung mehr als 50 bewegliche Spermatozoen (Kategorie a und b) pro Gesichtsfeld (d. h. > 2 500 Spermatozoen/mm^3). Mehr als 20 Spermatozoen mit einer Progressivmotilität (Kategorie a nach WHO) pro Gesichtsfeld bei 400facher Vergrößerung (d. h. $\geqslant$ 1 000 Spermatozoen/mm^3) können als ausreichend angesehen werden. Bei weniger als 10 Spermatozoen pro Gesichtsfeld, insbesondere bei träger Beweglichkeit, deutet dies auf eine verminderte Penetrationsfähigkeit der Spermatozoen oder eine gestörte Mukusqualität hin.

Der Test prüft nicht nur die Zahl der beweglichen Spermatozoen, sondern auch die Überlebensfähigkeit und das Bewegungsmuster der Spermatozoen nach dem Verkehr. Wird dabei eine ausreichende Zahl beweglicher Samenzellen in der Endozervix nachgewiesen, kann ein Zervikalfaktor als Ursache der Infertilität weitgehend ausgeschlossen werden.

Bei negativem Ergebnis des Postkoitaltests kann man zum Ausschluß einer pathologischen Beschaffenheit des Zervikalschleims diesen an mehreren Tagen im Zyklus entnehmen und einige In-vitro-Untersuchungen [z. B. Kurzrok-Miller-Test, Spermatozoen-Zervikalmukus-Kontakttest (= SCMC-Test)] durchführen. Die genannten Untersuchungen (Beschreibungen s. unten) werden bei Gynäkologen durchgeführt. Bei einem negativen Testergebnis des Postkoitaltests sollte der Test unbedingt zunächst wiederholt werden.

Mögliche Fehlerquellen sind ausgebliebene oder nicht intravaginale Ejakulationen oder ein ungünstiger Untersuchungszeitpunkt im Zyklus der Partnerin.

9.3.2 Kurzrok-Miller-Test

Indikation

Bei negativem Ergebnis des Postkoitaltests.

Durchführung

Ohne vorherige Kohabitation wird eine Probe Zervikalmukus einer fertilen Frau (zur Zyklusmitte) auf einem Objektträger mit einem Tropfen Ejakulat des Patienten ohne Durchmischung zusammengebracht. Anschließend wird unter mikroskopischer Beobachtung der Berührungsgrenze von Mukus und Ejakulat die Penetration der Spermatozoen in den Zervikalmukus beurteilt. In analoger Weise wird auch das Eindringen der Spermatozoen eines fertilen Spenders in eine Probe Zervikalsekret der Partnerin des Patienten beurteilt.

Beurteilung

Das Testergebnis ist schlecht quantifizierbar und oft nicht eindeutig, v. a. wenn viele Leukozyten oder Bakterien im Mukus vorliegen. Nur wenn über lange Zeit keine Einwanderung von Spermatozoen in den Mukus stattfindet, kann eine Penetrationsstörung angenommen werden. Anhand der Kreuztestung kann ggf. festgelegt werden, bei welchem der Partner die Ursache der Störung vorliegt.

9.3.3 Spermatozoen-Zervikalmukus-Kontakttest (SCMC-Test)

Dies ist ein Test zur Beurteilung der Progressivmotilität der Spermatozoen im Zervikalmukus der Partnerin.

Indikation

Bei negativem Ergebnis des Postkoitaltests.

Durchführung

Nach Durchmischung eines Tropfens Ejakulat des Patienten mit einer Probe Zervikalmukus der Partnerin auf einem Objektträger wird die Progressivmotilität der Spermatozoen in dieser Probe im Vergleich zu jener der Spermatozoen im Nativejakulat beurteilt.

Beurteilung

Ein Absinken der Progressivmotilität der Spermatozoen um mehr als 20 % im Vergleich zu der Motilität der Spermatozoen im Nativejakulat weist auf eine Penetrationsstörung hin. Zeigen bei diesem Test mehr als 50 % der Spermatozoen das sog. „shaking phenomenon" (Erläuterung s. 3.5), liegt der Verdacht auf das Vorhandensein von Spermatozoenantikörpern nahe.

9.3.4 Spermatozoen-Zervikalmukus-Penetrationstest (Kremer-Test)

Der Test dient wie der SCMC-Test der Beurteilung der Fähigkeit der Spermatozoen, in den Zervikalmukus der Partnerin einzuwandern und sich darin fortzubewegen.

Indikation

Bei negativem Ergebnis des Postkoitaltests.

Durchführung

Zum Ovulationszeitpunkt gewonnener Zervikalschleim der Partnerin wird in eine Glaskapillare aufgezogen, vor Testbeginn auf die Anwesenheit bereits vorhandener Spermatozoen geprüft und deren Zahl ggf. protokolliert (mikroskopische Betrachtung). Die Kapillare wird dann vertikal in 50 µl der nativen Samenprobe (1 h post ejaculationem) gestellt und bis zur Auswertung nach 1 h bei 37 °C inkubiert.

Beurteilung

Nach WHO (1993) werden die Spermatozoenkonzentrationen an verschiedenen Punkten der Kapillare sowie die Eindringtiefe des am weitesten in den Mukus eingewanderten Spermatozoons nach einem Punktesystem erfaßt und beurteilt.

9.3.5 Hemizona-Assay

Dies ist ein Test zur Beurteilung der Bindungsfähigkeit der Spermatozoen an die Zona pellucida einer Eizelle.

Indikation

Prognose hinsichtlich einer anstehenden In-vitro-Fertilisation (IVF/ET; s. 5.2.2).

Durchführung

Für den Test werden Eizellen von der Partnerin des Patienten, die mittels ultraschallgesteuerter Punktion gewonnen wurden, eingesetzt. Die Eihüllen dieser Oozyten werden dann mit Mikrodissektoren geteilt und je eine Hälfte mit den Spermatozoen eines fertilen Spenders bzw. denen des Patienten inkubiert. Die Zahl der an die Zona bindenden Spermatozoen korreliert zum einen mit der Morphologie der Samenzellen (bei schlechter Morphologie schlechte Bindungsfähigkeit) und zum anderen mit ihrer Fertilisierungsfähigkeit in einem IVF-Programm (Oehninger et al. 1992).

Für diesen Test sind Einrichtungen zur Mikromanipulation erforderlich.

9.3.6 Heterologer Ovumpenetrationstest (HOP-Test)

Dies ist ein Test zur Untersuchung der Fähigkeit der Spermatozoen, in eine Eizelle zu penetrieren.

Indikation

Prognose hinsichtlich einer anstehenden IVF/ET.

Durchführung

Nachdem von Hamstereizellen die Zona pellucida entfernt wurde, werden diese anschließend mit den Spermatozoen des Patienten inkubiert. Das genaue Vorgehen bei diesem Test ist im WHO-Laborhandbuch (WHO 1993) dargestellt. In IVF-Programmen verschiedener Arbeitsgruppen erwies sich die Rate der Penetration der Hamstereizellen durch die humanen Spermatozoen, insbesondere nach vorheriger Aktivierung der Samenzellen durch Inkubation mit dem Kalziumionophor A23187, als geeigneter Parameter zur Beurteilung der

Fertilität des Patienten (Aitken et al. 1987; Aitken 1988; Hargreave et al. 1988; Carrell et al. 1992). Jedoch gibt es auch Mitteilungen, die den prognostischen Wert des HOP-Tests in Frage stellen (Marglioth et al. 1989).

Dieser Test ist extrem aufwendig: die Hamster müssen stimuliert, ihre Eizellen gewonnen und präpariert werden, die Spermatozoen sollten zur Kapazitation angeregt und inkubiert werden. Als Kontrolle der korrekten Durchführung sind Spermatozoen eines fertilen Spenders erforderlich. Der Test ist daher in erster Linie als Methode zur Beurteilung der Fertilisierungsfähigkeit der Spermatozoen in der Grundlagenforschung von Bedeutung, für die Routine jedoch nicht geeignet (Aitken 1994b).

9.3.7 Kreatinphosphokinaseaktivität

Inzwischen gibt es zahlreiche Arbeiten, die die Aktivität der Kreatinphosphokinase (CPK) der Samenzellen als biochemischen Marker einer gestörten Spermatozoenfunktion beschreiben. So zeigte sich, daß bei Patienten mit Oligozoospermie die Enzymaktivität in der Regel erhöht ist (Huszar et al. 1988), was von den Autoren mit einem infolge einer fehlerhaften Zelldifferenzierung erhöhten Zytoplasmaanteil der Samenzellen in Zusammenhang gebracht wird. Die praktische Relevanz dieser Untersuchung und ihr prognostischer Wert jedoch sind noch Gegenstand aktueller Untersuchungen. Erste Studien zeigten Korrelationen zwischen der Fertilisierungsrate bei intrauteriner Insemination und dem CPK-Gehalt der Spermatozoen nach Präparation zur assistierten Reproduktion (Huszar et al. 1990).

9.4 Hodenbiopsie

Die histologische Untersuchung kleiner, jeweils wenige mm^3 (Größe eines Reiskorns) großen Gewebeproben beider Testes ermöglicht eine Beurteilung des Funktionszustandes der Gonaden.

Indikation

Hodenhistologien werden zur Differenzierung zwischen einem Verschluß der ableitenden Samenwege und einer Schädigung des Samenepithels eingesetzt (v. a. bei der Konstellation: normaler FSH-Wert, Azoospermie oder Oligozoospermie, normale Hodengröße, erniedrigte Konzentration des Nebenhodenmarkers α-Glukosidase). Stärker veränderte Einzelparameter beim OAT-Syndrom, z. B. wenn die Oligozoospermie unter 10 Mio. Spermatozoen/ml, die Asthenozoospermie unter 20 % bewegliche Spermatozoen oder die Teratozoospermie über 70 % pathomorphe Formen aufweist, sind gleichfalls Indikation zur Durchführung einer Hodenbiopsie. Ferner werden Hodenbiopsien zur Früherkennung eines manifesten Tumors oder eines Carcinoma in situ (Sigg 1991) sowie zur Therapieprognose bei Kryptorchismus eingesetzt.

Durchführung

Die Technik der Hodenbiopsie ist einfach, erfordert aber den gesamten Aufwand der Asepsis. Die am ehesten zu befürchtenden Komplikationen sind die postoperative Blutung in das Hodenparenchym mit irreversiblem Hodenschaden sowie die akzidentelle Biopsie des Nebenhodens mit nachfolgendem Verschluß der ableitenden Samenwege.

Man unterscheidet 3 Techniken der Biopsie:

- die Aspirationsbiopsie (= Hodenpunktion), bei der der Hoden mit einer Nadel punktiert und Hodengewebe abgesaugt wird (Vorteil: geringe Infektionsgefahr; Nachteil: geringer Materialgewinn, Gefahr traumatischer Schädigungen; Gottschalk-Sabag et al. 1993; Mallidis und Baker 1994),
- die transkutane Hodenbiopsie,
- die offene Hodenbiopsie.

Das gewonnene Gewebematerial wird zunächst in Bouin-Lösung (71,4 Vol.-% gesättigte, wäßrige Pikrinsäurelösung, 23,8 Vol.-% wäßrige Formaldehydlösung, 4%ig, und 4,8 Vol.-% Eisessig) fixiert und in Paraffin eingebettet. Mit Hilfe eines Mikrotoms werden Dünnschnitte hergestellt, die nach HE-Färbung (Hämatoxylin/Eosin) bei 1000facher Vergrößerung begutachtet werden. Wenn möglich, sollten Semidünnschnitte hergestellt werden, da aufgrund der geringeren Überlagerung verschiedener Strukturen eine bessere Differenzierung der verschiedenen Zelltypen und Stadien (z. B. die Unterscheidung zwischen A-pale- und A-dark-Spermatogonien, die Entwicklung des Akrosoms) möglich ist (Holstein und Wulfhekel 1971).

Beurteilung

Bei einem Normalbefund einer Hodenhistologie finden sich hauptsächlich tubuläre Strukturen (90 %) und nur wenig Zwischengewebe, das die Leydig-Zellen enthält. Störungen der Spermiogenese zeigen sich durch: eine geringe Höhe und Auflösung der typischen Schichtung des spermiogenetischen Epithels, eine Abschilferung der Zellen ins Lumen der Tubuli (= Desquamation), ein Fehlen von Zellen im basalen Kompartiment der Tubuli, ein Vorkommen von riesigen Spermatiden, ein Vorkommen hypoplastischer Zonen, ein Fehlen von Spermatiden (nur Spermatogonien vorhanden) und/oder eine Verdickung der Tubuluswand. In den meisten Fällen zeigt das Biopsiebild eine *„bunte Atrophie"* des Hodengewebes (Hedinger 1972), d. h. die Querschnitte verschiedener Tubuli zeigen unterschiedliche Schweregrade der Störung auf und erfordern somit eine differenzierte Wertung.

Klassifizierung tubulärer Hodenatrophien nach Sigg (1991)

Zuordnung der Biopsie zu einer der folgenden Kategorien der Verteilung der tubulären Atrophien:

A) diffuse tubuläre Hodenatrophie (alle Tubuli zeigen mehr oder minder den gleichen Atrophiegrad),

B) herdförmige tubuläre Hodenatrophie (Gruppen von mindestens 5 benachbarten Tubuli sind im gleichen Atrophiegrad verändert),
C) bunte Hodenatrophie (es findet sich ein Nebeneinander verschiedener Atrophiegrade, ohne daß die Kriterien der herdförmigen Läsion erfüllt werden).

Beurteilung des Atrophiegrades anhand folgender Depopulationsreihe (Schweregrade I–V):

I. schwache Atrophie der Tubuli (sämtliche Stufen der Spermatogenese sind erkennbar, jedoch Verminderung der Spermatozoenzahl pro Tubulusquerschnitt unter 10),
II. mäßige tubuläre Atrophie, gekennzeichnet durch:
  - Reduktion des Keimepithels,
  - geringe Abnahme der Tubulusdurchmesser,
  - geringe, oft nur sektorielle Verdickung der innersten Schichten der Lamina propria,
IIa. Stehenbleiben der Spermatogenese auf Stufe der Spermatiden,
IIb. Stehenbleiben der Spermatogenese auf Stufe der Spermatozyten,
IIc. Stehenbleiben der Spermatogenese auf Stufe der Spermatogonien,
III. schwere tubuläre Atrophie, gekennzeichnet durch:
  - Reduktion des Keimepithels bis auf das gelegentliche Vorkommen von vereinzelten Spermatogonien,
  - deutliche Abnahme des Tubuluslumens,
  - massive Verdickung der Lamina propria,
  - fakultativ degenerative Veränderung der Sertoli-Zellen,
IV. „Sertoli cell only syndrome“ (Germinalzellaplasie; vollständiges Fehlen der Keimzellen, die Tubuli sind nur noch von Sertoli-Zellen ausgekleidet),
V. schwerste Atrophieform mit
  - vollständigem Fehlen aller zellulären Elemente,
  - ausgesprochener Schrumpfung und Fibrosierung der Tubuli,
  - Hyalinose der Tubuli (Tubulussklerose).

Zusätzlich wird das Interstitium der Biopsieprobe beurteilt auf:

1) Zahl und Form der Leydig-Zwischenzellen,
2) Gehalt an Kollagenfasern,
3) Gefäßveränderungen,
4) entzündliche Infiltrate.

Klassifizierung tubulärer Hodenatrophien nach Johnson (De Kretser und Holstein 1976)

10 voll ausgeprägte Spermatogenese,
9 desorganisiertes Tubulusepithel, aber noch viele ausgereifte Spermatiden,
8 desorganisiertes Tubulusepithel, jedoch wenig ausgereifte Spermatiden,
7 desorganisiertes Tubulusepithel, keine ausgereiften, aber viele frühe Spermatiden,

6 Arrest der Spermatogenese auf Höhe der frühen Spermatidenbildung; Störung der Spermatidendifferenzierung,
5 keine Spermatiden, viele Spermatozyten 2. Ordnung,
4 Arrest der Spermatogenese auf Höhe der primären Spermatozyten: keine Spermatiden, wenig primäre Spermatozyten,
3 im tubulären Epithel finden sich nur Spermatogonien,
2 das tubuläre Epithel weist keine Germinalzellen, nur Sertoli-Zellen auf („Sertoli cell only syndrome"),
1 epithelfreie Tubuli seminferii (Tubulussklerose).

Ergebnisse von Hodenbiopsien und deren therapeutische Konsequenzen
- Azoospermie bei ungestörter Spermiogenese und normalem Interstitium: Verdacht auf einen Verschluß der ableitenden Samenwege,
- Hypospermiogenese (Hodenparenchymschaden I.–III. Grades), Azoospermie bei Desorganisation und Desquamation des Samenepithels: schlechte Prognose, evtl. Spermatozoen-Outlet verbessern, Aufbereitung der Spermatozoen und Insemination, MESA, TESE,
- Spermiogenesestop: Versuch der Therapie mit hCG/hMG, Sertoli-Zellsyndrom (Hodenparenchymschaden IV. Grades bzw. Johnson-Score 2): keine Therapiemöglichkeit,
- progressive interstitielle Fibrose: keine Therapiemöglichkeit,
- Tubulussklerose (Johnson-Score 1): keine Therapiemöglichkeit.

9.5 Selladiagnostik

Indikationen

- Niedrige Testosteron- und niedrige Gonadotropinwerte,
- Verdacht auf Raumforderung,
- Verdacht auf Prolaktinom (Darstellung von Mikroadenomen ab 2 mm Größe möglich).

Methoden

- Magnetresonanztomographie (MRT),
- bei Kontraindikationen: Computertomographie (CT),
- Röntgen: sinnvoll nur bei Verdacht auf eine große Raumforderung, die die Sella überschreitet.

9.6 Urologische Diagnostik

Idealerweise sollte die Zusammenarbeit mit Urologen als Ergänzung, nicht als Konkurrenz zur eigenen andrologischen Tätigkeit gesehen werden. Folgende Befunde können Indikationen für eine Überweisung zum Urologen sein:

- Varikozele 2. Grades mit der Frage der Operation/Sklerosierung,
- pathologischer Tastbefund an Hoden, Nebenhoden, Prostata zur Kontrolle, ggf. Durchführung einer Sonographie,
- zur Diagnostik und Therapie bei Verdacht auf Prostatitis oder Epididymitis,
- zur Diagnostik und Therapie bei Verdacht auf Erkrankungen der Bläschendrüsen,
- zur operativen Behandlung einer Verschlußazoospermie,
- zur Gefäßdiagnostik bei Erektionsstörungen und ggf. zur SKAT-Therapie,
- zur Diagnostik und Therapie bei Verdacht auf einen Hodentumor.

Literatur

Aafjes, J. H., Van der Vijver, J. C. M., Brugman, F. W. und Schenck P. E. (1983): Double-blind cross over treatment with mesterolone and placebo of subfertile oligozoospermic men - value of testicular biopsy. *Andrologia 15* (Spec. No. „Therapy"); 531–535.

Acosta, A. A., Khalifa, E. und Oehninger, S. (1992): Pure follicle stimulating hormone has a role in treatment of severe male factor infertility in assisted reproduction: Norfolk's experience. *Hum Reprod 7;* 1067–1072.

Adaikan, P. G., Kottegoda, S. R. und Ratnam, S. S. (1986): Is vasoactive intestinal polypeptide the principal transmitter involved in human penile erection? *J Urol (Balt.) 135* (3); 638–640.

Adlercreutz, H. (1974): Hepatic metabolism of estrogenes in health and disease. *New Engl J Med 290* (20); 1081–1083.

Agarwal, A., Manglona, A. und Loughlin, K.R. (1992): Filtration of spermatozoa through L4 membrane: a new method. *Fertil Steril 56*; 1162–1165.

Aiman, J. und Griffin, J. E. (1982): The frequency of androgen receptor deficiency in infertile men. *J Clin Endocrinol Metab 54* (4); 725–732.

Aitken, R. J., Thatcher, S., Glasier, A. F., Clarkson, J. S., Wu, F. C. W. und Baird, D. T. (1987): Relative ability of modified versions of the hamster oocyte penetration test, incorporating hyperosmotic medium or the ionophore A23187 to predict IVF outcome. *Hum Reprod 2* (3); 227–231.

Aitken, R. J. (1988): Assessment of sperm function for IVF. *Hum Reprod 3* (1); 89–95.

Aitken, R. J. und Clarkson, J. S. (1988): Significance of reactive oxygen species and antioxidants in defining the efficacy of sperm preparation techniques. *J Androl 9* (6); 367–376.

Aitken, R. J., Clarkson, J. S. und Fishel, S. (1989a): Generation of reactive oxygen species, lipid peroxidation, and human sperm function. *Biol Reprod 40* (1); 183–197.

Aitken, R. J., Clarkson, J. S., Hargreave, T. B., Irvine, D., S. und Wu, F. C. (1989, b): Analysis of the relationship between defective sperm function and the generation of reactive oxygen species in cases of oligozoospermia. *J Androl 10* (3); 214–220.

Aitken, R.J. und West, K.M. (1990) Analysis of the relationship between reactive oxygen species production and leukocyte infiltration in fractions of human semen separated on Percoll gradient. *Int J Androl 13*; 433–451.

Aitken, R. J., Irvine, D. S. und Wu, F. C. (1991): Prospective analysis of sperm-oocyte fusion and reactive oxygen species generation as criteria for the diagnosis of infertility. *Am J Obstet Gynecol 164* (2); 542–551.

Aitken, R. J., Bowie, H., Buckingham, D., Harkiss, D., Richardson, D. W. und West, K. M. (1992): Sperm penetration into a hyaluronic acid polymer as a means of monitoring functional competence. *J Androl 13;* 44–54.

Aitken, R. J., Paterson, M. und Thillai Koothan, P. (1992): Risks and benefits of immunological contraception. In: Nieschlag, E. und Habenicht, U. F. (Hrsg.): *Spermatogenesis - fertilization - contraception: Molecular, cellular and endocrine events in male reproduction.* Springer-Verlag, Berlin-Heidelberg-New York; 461–475.

Aitken, R. J., Harkiss, D. und Buckingham, D. (1993): Relationship between iron-catalysed lipid peroxidation potential and human sperm function. *J Reprod Fertil 98* (1); 257–265.

Aitken, R. J. (1994): New methods for the diagnosis of defective human sperm function and implications for treatment. In: Hargreave, T. B. (Hrsg.): *Male Infertility*. Springer-Verlag, Berlin-Heidelberg-New York; 75–103.

Aitken, R. J. (1994b): On the future of the hamster oocyte penetration assay. *Fertil Steril 62* (1); 17–19.

Aitken, R.J., West, K. und Buckingham, D. (1994): Leukocytic infiltration into the human ejaculate and its association with semen quality, oxidative stress and sperm function. *J Androl 15* (4): 343–352.
Al-Hasani, S., Diedrich, K., Küpker, W., Diedrich, C., Bauer, O., Sturm, R. und Yilmaz, A. (1995): „Mini-swim-up" technique and the outcome of the intracytoplasmic sperm injection in a consecutive series for severe male factor infertility. *Hum Reprod 10*; Abstr. Book 2, 21.
Albe, X., Auger, J., Margules, S. und Bisconte, J.C. (1988): Measurement of spermatozoal motility over prolonged periods of time using image analysis. *Comput Biomed Res 21*; 276–288.
Alexander, N. J. (1981): Evaluation of male infertility with an in vitro cervical mucus penetration test. *Fertil Steril 36* (2); 201–208.
Alken, C.E., Sökeland, Y. (1986) Urologie. Thieme-Verlag, Stuttgart.
Allen, N. C., Herbert, C. M., Maxson, W. S., Rogers, B. J., Diamond M. P. und Wentz A. C. (1985): Intrauterine insemination: a critical review. *Fertil Steril 44* (5); 569–580.
American Fertility Society (1990): New guidelines for the use of semen donor insemination. *Fertil Steril 53* (Suppl. 1), 1S - 13S.
American Fertility Society (1992): Guidelines for human andrology laboratories. *Fertil Steril 58* (Suppl. 1), 11S - 16S.
American Fertility Society (1993): Guide-lines for gamete donation. *Fertil Steril 59* (Suppl. a), 15–95.
American Fertility Society (1994): Ethical considerations of assisted reproductive technologies. *Fertil Steril 62* (Suppl.1); 1S - 92S.
Amuzu, B., Laxova, R. und Shapiro, S. S. (1990): Pregnancy outcome, health of children and family adjustment after donor insemination. *Obstet Gynecol 75*; 899–905.
Anderson, D.J. (1995): Should male infertility patients be tested for leukocytospermia? *Fertil Steril 63*; 246–248.
Andreeßen, R., Sudholff, F., Borgmann, V. und Nagel, R. (1993): Results of ofloxacin therapy in andrological patients suffering from therapy-requiring asymptomatic infections. *Andrologia 25*; 377–383.
Anguiano, A., Oates, R. D., Amos, J. A., Dean, M., Gerrard, B., Stewart, C., Maher, T.A., White, M.B. und Milunsky, A. (1992): Congenital bilateral absence of the vas deferens - a primary genital form of cystic fibrosis. JAMA *267;* 1794–1797.
Auger, J., Kunstmann, J. M, Czyglik, F. und Jouannet, P. (1995): Decline in semen quality among fertile men in Paris during the past 20 years. *N Engl J Med 332; 281–285.*
Auger, J., Mesbah, M., Huber, C. und Dadoune, J. P. (1990): Aniline blue staining as a marker of sperm chromatin defects associated with different semen characteristics discriminates between proven fertile and suspected infertile men. *Int J Androl 13* (6); 452–462.
Aulitzky, W., Frick, J. und Hadziselimovic, F. (1989): Pulsatile LHRH therapy in patients with oligozoospermia and disturbed LH pulsatility. *Int J Androl 12*; 265–272.
Ayvaliotis, B., Bronson, R., Rosenfeld, D. und Cooper, G. (1985): Conception rates in couples where autoimmunity to sperm is detected. *Fertil Steril 43*; 739–742.
Badenoch, D. F., Waxman, J. und Boorman, L. (1988): Administration of a gonadotrophin-releasing hormone analogue in oligozoospermic infertile males. *Act Endocrinol 117*; 265–267.
Baker, D. J. und Paterson, M. A. (1995): Marketed sperm: use and regulation in the United States. *Fertil Steril 63*; 947–952.
Baker, H. (1994): Clinical male infertility. II. Critical evaluation of prospects for therapy. *Reprod Fertil Dev 6*; 9–12.
Balerna, M., Piffaretti-Yanez, A., Togni, G. und Stoto, R. (1994): Human sperm processing: techniques and a critical review. In: Colpi, G. M. und Balerna, M. (Hrsg.): *Treating Male Infertility.* (Band 16) Prog Reprod Biol Med, Karger-Verlag, Basel; 45–75.
Ball, P. (1987): Normal pulsatile gonadotropin secretion in the male. In: Wagner, T. O. F. und Filicori, M. (Hrsg.): *Episodic Hormone Secretion: From Basic Science to Clinical Application.* TM-Verlag, Hameln; 175–180.
Ball, R. Y. und Setchell, B. P. (1983): The passage of spermatozoa to regional lymph nodes in testicular lymph following vasectomy in rams and boars. *J Reprod Fertil 68*; 145–153.
Bals-Prasch, M., Knuth, U. A., Hönigl, W., Klein, H. M., Bergmann, M. und Nieschlag, E. (1989): Pulsatile GnRH therapy in oligozoospermic men does not improve seminal parameters despite decreased FSH levels. *Clin Endocrinol 30*; 549–560.
Bar-Chama, N., Goluboff, E. und Fisch, H. (1994): Infection and pyospermia in male infertility. Is it really a problem? *Urol Clin North Am 21* (3); 469–475.
Bardin, C. W. und Paulsen, C. A. (1981): The Testes. In: Williams, R. H. (Hrsg.): *Textbook of Endocrinology.* Verlag Saunders, Philadelphia-Toronto-London; 293–354.

Barkay, J., Harpaz-Kerpel, S., Ben-Ezra, S., Gordon, S. und Zuckerman, H. (1984): The prostaglandin inhibitor effect of anti-inflammatory drugs in the therapy of male infertility. *Fertil Steril 42*; 406–411.

Barker, D. J. P., Winter, P. D., Osmond, C., Margetts, B., und Simmonds, S. J. (1989): Weights in infancy and death from ischaemic heart disease. *Lancet ii*; 577–580.

Barlow, P., Delvigne, A., Van-Dromme, J., Van-Hoeck, J., Vandenbosch, K. und Leroy, F. (1992): Predictive value of classical and automated sperm analysis for in-vitro fertilization. *Hum Reprod 6*; 1119-1124.

Barratt, C. L. R., Chauhan, M. und Cooke, I. D. (1990): Donor insemination - a look to the future. *Fertil Steril 54*; 375–387.

Barratt, C. L. R., McLeod, I. D., Dunphy, B. C. und Cooke, I. D. (1992): Prognostic value of two putative sperm function tests: hypo-osmotic swelling and bovine sperm mucus penetration test (Penetrak). *Hum Reprod 7* (9); 1240–1244.

Bartone, F. F., Huseman, C. A., Maizels, M. und Firlit, C. V. (1984): Pitfalls in using human chorionic gonadotrophin stimulation test to diagnose anorchia. *J Urol 132*; 563–567.

Bartoov, B., Reichart, M., Eltes, F., Lederman, H. und Kedem, P. (1994): Relation of human sperm acrosin activity and fertilization in vitro. *Andrologia 26* (1); 9–15.

Bartoov, B., Eltes, F., Pansky, M., Lederman, H., Caspi, E. und Soffer, Y. (1993): Estimating fertility potential via semen analysis data. *Hum Reprod 8*; 65–70.

Batata, M. A., Whitmore, W. F., Cun, F. C., Hlaris, B. S., Loh, J., Grabstald, H. und Golbey, R. (1980): Cryptorchidism and testicular cancer. *J Urol 124*; 382–387.

Beauchamp, T. L. und Childress, J. F. (1983): *The principles of biomedical ethics*. 2. Auflage, Oxford University Press, New York.

Bedford, J. M. (1975): Maturation, transport, and fate of spermatozoa in the epididymis. In: Hamilton, D. W., Greep, R. O. und Astwood, E. B. (Hrsg.): *Handbook of Physiology: Endocrinology, Male Reproductive System* (Kap. 7; Band 5), American Physiological Society, Washington DC; 303–317.

Behre, H. M. und Nieschlag, E. (1993): Diagnostik des Hypogonadismus und der Infertilität des Mannes. *Internist (Berl) 34* (8); 719–732.

Belker, A. M., Thomas, A. J., Fuchs, E. F., Konnak, J. W. und Sharlip, I. D. (1991): Results of 1469 microsurgical vasectomy reversals by the vasovasostomy study group. *J Urol 145*; 505–511.

Bell, J. S. und Alder, E. M. (1994): Psychology of infertility and management. In: Hargreave, T. B. (Hrsg.): *Male Infertility*. Springer-Verlag,-Berlin-Heidelberg-London-New York; 177–189.

Belloli, G., D'Agostino, S. und Campobasso, P. (1994): Epididymal and vasal abnormalities in undescended testes and azoospermia. *Pediat Surg Int 9*; 95–98.

Ben-Chetrit, A., Senoz, S., Greenblatt, E. M. und Casper, R. F.(1995): In vitro fertilization outcome in the presence of severe male factor infertility. *Fertil Steril 63*; 1032–1037.

Ben-Shlomo, I., Bider, D., Dor, J., Levran, D., Mashiach, S. und Ben-Rafael, Z. (1992): Failure to fertilize in vitro in couples with male factor infertility: what next? *Fertil Steril 58* (1); 187–189.

Bender, S. (1953): End results in treatment of primary sterility. *Fertil Steril 4* (1); 34 ff.

Bentivoglio, G., Melica, F. und Cristoforoni, P. (1993): Folinic acid in the treatment of human male infertility. *Fertil Steril 60* (4); 698–701.

Bents, H. (1985): Psychology of male infertility. *Int J Androl 8*; 325–336.

Bernadi, R. (1967): Sur le traitment chirurgical du varicocele. *J Urol Néphrol 73*; 609 ff.

Berthelsen, J. G. (1984): Sperm counts and serum follicle-stimulating hormone levels before and after radiotherapy in men with testicular germ cell cancer. *Fertil Steril 41*, 281–286.

Berul, C. I. und Harcleode, J. E. (1989): Effect of cocaine hydrochloride on the male reproductive system. *Life Sci 45*; 91.

Bieniek, K. W. und Riedel, H. H. (1993): Bacterial foci in the teeth, oral cavity, and jaw - secondary effects (remote action) of bacterial colonies with respect to bacteriospermia and subfertility in males. *Andrologia 25* (3); 159–162.

Bilinska, B. (1986): The effect of estradiol on enzymatic activity and androgen secretion in Leydig cells in vitro. *Andrologia 18* (4); 427–435.

Biljan, M. M., Taylo, C. T., Manasse, P. R., Joughin, E. C., Kingsland, C. R. und Lewis-Jones, D. E. (1994): Evaluation of different sperm function tests as screening methods for male fertilization potential - the value of the sperm migration test. *Fertil Steril 62*; 591–598.

Birkhäuser, M. H. (1994): Treatment by pulsatile administration of GnRH in male hypogonadotropic hypogonadism. In: Colpi, G. M. und Balerna, M. (Hrsg.): *Treating Male Infertility*. (Band 16) Prog Reprod Biol Med, Karger-Verlag, Basel; 18–28.

Birks, A. G., Izzard, H:, Moroll, D. R., Prior, J. R., Troup, S. A., Liebermann, B. A. und Matson, P. L. (1994): The routine assessment of sperm motility at room temperature and 37°C. *Int J Androl 17*; 289–291.

Blackwell, J., Kaminski, J.M., Bielfeld, P., Mack, S.R. und Zaneveld, L.J.D. (1992): Human sperm acrosin. Further studies with the clinical assay and activity in a group of presumably fertile man. *J Androl 13*; 571–578.

Blenk, H., Hofstetter, A., Böwering, R., Buttler, R., Hartmann, M. und Marx, F. J. (1974): Immunelektrophoreses des Ejakulates. *Münch Med Wochenschr 116* (1); 35–38.

Bostofte, E., Baggar, P., Michael, A. und Stakemann, G. (1992): The sperm penetration test (P-test) can predict fecundability in the male partner from infertile couples. *Andrologia 24*; 125–129.

Bostofte, E., Bagger, P., Michael, A. und Stakemann, G. (1993): Fertility prognosis for infertile couples. *Fertil Steril 59;* 102–107.

Bouchard, P., Wright, F., Portois, M. C., Couzinet, B., Schaison, G. und Mowszowicz, I. (1986): Androgen insensitivity in oligospermic men: a reappraisal. *J Clin Endocrinol Metab 63* (5); 1242–1246.

Boucher, P., Lejeune, H., Pinatel, M.C. und Gille Y. (1995): Sperm culture: improvement of the bacteriological quality of samples by direct verbal counseling before semen collection. *Fertil Steril 64*; 657–660.

Boyers, S. P., Davis, R. O. und Katz, D. F. (1989): Automated semen analysis. *In: Current Problems in Obstretics, Gynaecology and Fertility.* Chicago, II., Year Book Medical Publishers Inc., Vol. XII; 173–200.

Brämswig, J. H., Schellong G. und Nieschlag, E. (1983): Die hypophysäre-gonadale Funktion nach Therapie bei Jungen mit akuter lymphoblastischer Leukämie. *Klin Pädiatr 195* (3); 176–180.

Brämswig, J. H. (1995): Fertilitätsstörungen nach cytotoxischer Therapie von kindlichen Lymphomen. Vortrag auf der 7.Tagung der Deutschen Gesellschaft für Andrologie, Marburg, Oktober 1995.

Brannigan, E. F. und Muller C. H. (1994): Efficacy of treatment and recurrence rate of leukocytospermia in infertile men with prostatitis. *Fertil Steril 62*; 580–584.

Brasch, J. G., Rawlins, R., Tarchala, S., Radwanska, E. (1994): The relationship between total motile sperm count and the success of intrauterine insemination. *Fertil Steril 62*; 150–154.

Braun-Falco, O., Ring, J. (Hrsg.) (1990): Fortschritte der praktischen Dermatologie und Venerologie. Springer-Verlag, Berlin-Heidelberg-New York

Brennemann, W., Sitz, B., Van Ahlen, H., Brensing, K. A. und Klingmuller, D. (1993): Treatment of idiopathic erectile dysfunction in men with the opiate antagonist naltrexone - a double-blind study. *J Androl 14* (6); 407–410.

Breznik, R., Vlaisavljevic, V. und Borko, E. (1993): Treatment of varicocele and male fertility. *Arch Androl 30* (3); 157–160.

Breznik, R. und Borko, E. (1993): Effectiveness of antiestrogens in infertile men. *Arch Androl 31* (1); 43–48.

Brindley, G. S. (1994): Neurophysiology of ejaculation and treatment of infertility in men with spinal cord injuries. In: Hargreave, T. B. (Hrsg.): *Male Infertility.* Springer-Verlag, Berlin-Heidelberg-London-New York; 307-317

Bronson, R. A., Cooper, G. W. und Rosenfeld, D. (1984): Sperm antibodies: their role in infertility. *Fertil Steril 42* (2); 171–183.

Brown, J. S. (1976): Varicoceleectomy in the subfertile male: a ten year experience with 295 cases. *Fertil Steril 27* (9); 1046–1053.

Bruckert, E. (1991): How frequent is unintentional childlessness in Germany? *Andrologia 23* (3); 245–250.

Brzek, A., Skala, J. und Lachmann, M. (1978): Spermabefunde bei Alkoholikern. *Dermatol Monatsschr 164*; 557–559.

Bucher, O. (1977): *Cytologie, Histologie und mikroskopische Anatomie des Menschen.* Verlag Hans Huber, Bern-Stuttgart-Wien.

Burkman, L. J. (1990): Hyperactivated motility of human spermatozoa during in vitro capacitation and implications for fertility. In: Gagnon, C. (Hrsg.): *Controls of Sperm Motility: Biological and Clinical Aspects.* CRC Press, Boca Raton, FL; 303-329.

Burrow, G. (1991): The thyroid gland and reproduction. In: Yen, S. S. C. und Jaffe, R. B. (Hrsg.): *Reproductive Endocrinology.* Verlag Saunders, Philadelphia-Toronto-London; 555–575.

Byskov, A. G. und Høyer, P. E. (1988): Embryology of mammalian gonads and ducts. In: Knobil, E. und Neill, J. D. (Hrsg.): *The Physiology of Reproduction.* (Band 2), Raven Press, New York; 265–302.

Callan, V. J. und Hennessey, J. F. (1989): Strategies for coping with infertility. *Br J Med Psychol 62*; 343–354.

Carlsen, E., Giwerczman, A., Keiding, N. und Skakkebaek, N. E. (1992): Evidence for decreasing quality of semen during past 50 years. *Brit Med J 305*; 609–613.

Carrell, D. T., Bradshaw, W. S., Jones, K. P., Middleton, R. G., Peterson, C. M. und Urry, R. L. (1992): An evaluation of various treatments to increase sperm penetration capacity for potential use in an in vitro fertilization program. *Fertil Steril 57* (1); 134–138.

Carrier, S., Brock, G., Kour, N. W. und Lue, T. F. (1993): Pathophysiology of erectile dysfunction. *Urology 42*; 468–481.

Cates, W., Farley, T. M. M. und Rowe, P. J. (1985): Worldwide patterns of infertility: is Africa different? *Lancet* II (No. 8455); 596–598.

Catt, J., Kryminska, U., Tilia, L., Csehi, E., Ryan, J., Pike, I. und ÓNeill, C. (1994): Subzonal insertion of multiple sperm is a treatment for male factor infertility. *Fertil Steril 61* (1); 118–124.

Cavazos, L. F. (1977): The mammalian accessory sex glands: a morphological and functional analysis. In: Greep, R. O. und Koblinsky, M. A. (Hrsg.): *Frontiers in Reproduction and Fertility Control: a Review of the Reproductive Sciences and Contraceptive Development*. MIT Press, Cambridge, MA; 402–410.

Chan, S. Y., Wang, C., Song, B. L., Lo, T., Leung, A., Tsoi, W. L. und Leung, J. (1989): Computer-assisted image analysis of sperm concentration in human semen before and after swim up-separation: comparison with assessment by haemocytometer. *Int J Androl 12*; 339–345.

Chandley, A. C., Edmond, P., Christie, S., Gowans, L., Fletcher, J., Frackiewics, A. und Newton, M. (1975): Cytogenetics and infertility in man. Results of a five-year study of men attending a subfertility clinic. I. Karyotype and seminal analysis. *Ann Hum Genet (Lond) 39*; 231–252.

Chandley, A. C. (1994): Chromosomes. In: Hargreave, T. B. (Hrsg.): *Male Infertility*. Springer-Verlag, Berlin-Heidelberg-London-New York; 149–164.

Chandley, A. C. (1995): The genetic basis of male infertility. *Reprod Med Rev 4*; 1–8.

Chapman, R. M. (1983): Gonadal injury resulting from chemotherapy. *Am J Ind Med 4* (1), 149–161.

Charny, C. W. und Gordon, J. A. (1978): Testosterone rebound therapy: a neglected modality. *Fertil Steril 29*; 64–68.

Chauhan, M., Barratt, C., Cooke, S., und Cooke, I. D. (1988): A protocol for the recruitment and screening of semen donors for an artificial insemination donor program. *Hum Reprod 3*; 873–876.

Chehval, M. J. und Purcell, M. H. (1992): Deterioration of semen parameters over time in men with untreated varicocele: evidence of progressive testicular damage. *Fertil Steril 57* (1); 174–177.

Chilvers, C., Pike, M. C., Foreman, D., Fogelman, K. and Wadsworth, M. E. J. (1984): Apparent doubling of frequency of undescended testis in England and Wales in 1962–81. *Lancet ii*; 330–332.

Chung, P. H., Yeko, T. R., Mayer, J. C., Sanford, E. J. und Maroulis, G. B. (1995): Assisted fertility using electroejaculation in men with spinal cord injury - a review of literature. *Fertil Steril 64*; 1–9.

Ciba Foundation Symposium 17 (1973): *Law and ethics of AID and embryo transfer*. Associated Scientific Publishers, Amsterdam.

Clark, R. V. und Sherins, R. J. (1983): Clinical trial of testolactone for treatment of idiopathic male infertility. *J Androl 4*; 31.

Clark, R. V. und Sherins, R. J. (1989): Treatment of men with idiopathic oligozoospermic infertility using the aromatase inhibitor, testolactone. Results of a double-blinded, randomized, placebo controlled trial with crossover. *J Androl 10*; 240–247.

Clark, J. H., Schrader, W. T. und ÓMalley, B. W. (1992): Mechanisms of action of steroid hormones. In: Wilson, J. D. und Foster, D. W. (Hrsg.): *Williams Textbook of Endocrinology*. Saunders-Verlag, Philadelphia-Toronto-New York.

Clayton, R. N. (1987): Gonadotrophin releasing hormone: from physiology to pharmacology. *Clin Endocriol 26*; 361–384.

Cohen, J., Malter, H., Wright, G., Kort, H., Massey, J. und Mitchell, D. (1989): Partial zona dissection of human oocytes when failure of zona pellucida penetration is anticipated. *Hum Reprod 4* (4); 435–442.

Cohen, J., Talansky, B. E., Malter, H., Alikani, M., Adler, A., Reing, A., Berkeley, A., Graf, M., Davis, O., Liu, H. (1991): Microsurgical fertilization and teratozoospermia. *Hum Reprod 6* (1); 118–123.

Collins, J. A., Bustilo, M., Visscher, R. D. und Lawrence, L. D. (1995): An estimate of the cost of in vitro fertilization services in the United States in 1995. *Fertil Steril 64*; 538–545.

Colpi, G.M., Negri, L, Croppo, R.I. und Grugnetti, C. (1994): Ultrasonically guided treatment of anomalies of uroseminal carrefour. In: Colpi, G.M. und Balerna, M. (Hrsg.): *Treating Male Infertility*. (Band 16) Prog Reprod Biol Med., Karger-Verlag, Basel; 187–198.

Comhaire, F. (1976): Treatment of oligospermia with tamoxifen. *Int J Fertil 21*; 232–233.

Comhaire, F. und Vermeulen, A. (1978): Testosterone gradient across the tubular wall. *Ann Biol Anim 18*; 547–553.

Comhaire, F., Verschraegen, G. und Vermeulen, L. (1980): Diagnosis of accessory gland infection and its possible role in male infertility. *Int J Androl 3*; 32–45.

Comhaire, F. (1986): Varicocele and its role in male infertility. *Oxf Rev Reprod Biol 8*; 165–213.

Comhaire, F., Vermeulen, L. und Pieters, O. (1989): Study of the accuracy of physical and biochemical markers in semen to detect infectious dysfunciton of the accessory sex glands. *J Androl 10*; 50–53.

Comhaire, F. (1990): Treatment of idiopathic testicular failure with high-dose testosterone undeconoate: a double-blind pilo study. *Fertil Steril 54*; 689–693.

Comhaire, F., Schoonjans, F., Vermeulen, L. und De Clercq, N. (1994): Methodological aspects of sperm morphology evaluation: comparison between strict and liberal criteria. *Fertil Steril 62* (4); 857–861.

Comhaire, F. (1995 a): Economic strategies in modern male subfertility treatment. *Hum Reprod 10* (Suppl. 1); 103–106.

Comhaire, F. (1995 b): introduction to andrology in the nineties. *Hum Reprod 10* (Suppl. 1); 1–2.

Comhaire, F., Milingos, S., Liapi, A., Gordts, S., Campo, R., Depypere, H., Dhont, M. und Schoonjans, F. (1995): The effective cumulative pregnancy rate of different modes of treatment of male infertility. *Andrologia 27*; 217–221.

Connolly, K. J., Edelmann, R. J., Bartlett, H., Cooke, E. D., Lenton, E. und Pike, S. (1993): An evaluation of counselling for couples undergoing treatment for in-vitro fertilization. *Hum Reprod 8*; 1332–1338.

Cooper, T. G., Yeung, C. H., Nashan, D. und Nieschlag, E. (1988): Epididymal markers in human infertility. *J Androl 9* (2); 91 - 101.

Cooper, T. G., Yeung, C. H., Nashan, D., Jockenhövel, F. und Nieschlag, E. (1990): Improvement in the assessment of human epididymal function by the use of inhibitors in the assay of a-glucosidase in seminal plasma. *Int J Androl 13* (4); 297 - 305.

Cooper, T. G. (1991): In defense of a function for human epididymis. *Fertil Steril 54*; 965–975.

Cooper, T. G., Jockenhövel, F. und Nieschlag, E. (1991): Variations in semen parameters from fathers. *Hum Reprod 6* (6); 859 - 866.

Cooper, T. G., Neuwinger, J., Bahrs, S. und Nieschlag, E. (1992): Internal quality control of semen analysis. *Fertil Steril 58*; 172–178.

Cooper, T. G. (1992): The epididymis as a site of contraceptive attack. In: Nieschlag, E. und Habenicht, U. F. (Hrsg.): *Spermatogenesis - fertilization - contraception: Molecular, cellular and endocrine events in male reproduction*. Springer-Verlag, Berlin-Heidelberg-London-New York; 420–460.

Cooper, T. G., Keck, C., Oberdieck, U. und Nieschlag, E. (1993): Effects of multiple ejaculations after extended periods of sexual abstinence on total, motile and normal sperm numbers, as well as accessory gland secretions, from healthy normal and oligozoospermic men. *Hum Reprod 8* (8); 1251–1258.

Cooper, T. G. (1996): Epididymis and spermatozoa function.. *Andrologia 28* (Suppl. 1); in press.

Counis, und Jutisz, (1991): Regulation of pituitary gonadotropin gene expression - outline of molecular signalling pathway. *Trends Endocrinol Metab 2*; 181–187.

Courtens, J. L. und Loir, M. (1981): A cytochemical study of nuclear changes in boar, bull, goat, mouse, rat and stallion spermatids. *J Ultrastruct Res 74* (3); 327–340.

Coy, D. H. und Schally, A. (1976): Gonadotropin-releasing hormon analogues. *Ann Clin Res 10*; 139–144.

Craft, I, Tsirigotis, M., Bennett, V., Taranissi, M., Khalifa, Y., Hogewind, G., und Nicholson, N. (1995): Percutaneous epididymal sperm aspiration and intracytoplasmic sperm injection in the management of infertility due to obstructive azoospermia. *Fertil Steril 63*; 1038–1042.

Crich, J. P. und Jequer, A. M. (1978): Infertility in men with retrograde ejaculation: the action of urine on sperm motility and a simple method for achieving antegrade ejaculation. *Fertil Steril 30*; 572–576.

Cromie, W. J. (1983): Cryptorchidism and malignant testicular disease. In: Hadziselimovic, F. und Seguchi, H.; (Hrsg.) *Cryptorchidism. Management and Implications*. Springer-Verlag, Berlin-Heidelberg-New York.

Cross, N. L., Morales, P., Overstreet, J. W. und Hanson, F. W. (1986): Two simple methods for detecting acrosome-reacted human sperm. *Gamete Res 15*; 213–226.

Crossignani, P. G., Collins, J., Cooke, I. D., Diczfalusy, E. und Rubin, B. (1992): Unexplained infertility: proceedings of a European society for human reproduction workshop. *Hum Reprod 8*; 977–980.

Cumming, D. C. (1988): Pregnancy rates following intrauterine insemination with washed or unwashed sperm. *Fertil Steril 49*; 735–736.

D́Agata, R., Vicari, E., Moncada, M. L., Sidoti, G., Calogero, A. E., Fornito, M. C., Minacapilli, G., Mongioi, A. und Polosa, P. (1990): Generation of reactive oxygen species in subgroups of infertile men. *Int J Androl 13* (5); 344–351.

Dadoune, J. P., Mayaux, M. J. und Guihard-Moscato, M. L. (1988): Correlation between defects in chromatin condensation of human spermatozoa stained by aniline blue and semen characteristics. *Andrologia 20* (3); 211–217.

Dadoune, J. P. und Alfonsi, M. F. (1986): Ultrastructural and cytochemical changes of the heads components of human spermatids and spermatozoa. *Gamete Res 14*; 33–46.

Damber, J. E. und Bergh, A. (1992): Testicular microcirculation - a forgotten essential in andrology?. *Int J Androl 15*; 285–292.

Daumezon, J. (1978): Adénome hypophysaire avec hypersécrétion de FSH. *Nouv Press Med 7* (25); 2254–2255.

Daunter, B., Hill, R., Hennessey, J. and MacKay, E. V. (1989): Seminal plasma biochemistry. I. Preliminary report: a possible mechanism for liquefaction of human seminal plasma and its relationship to spermatozoal motility. *Andrologia 13*; 131–141.

Davis, R. O. und Katz, D. F. (1992): Standardization and comparability of CASA instruments. *J Androl 13* (1); 81–86.

Dawson, E.B., Harris, W.A., Rankin, W.E., Charpentier, L.A. und McGanity, W.J. (1979): Effect of ascorbic acid on male infertility. *Ann N Y Acad Sci 498*; 312–323.

Dawson, E. B., Harris, W. A., Teter, M. C. und Powell, L. C. (1992): Effect of ascorbic acid supplementation on the sperm quality of smokers. *Fertil Steril 58* (5); 1034–1039.

De Cherney, A. H. (1995): Infertility: we're not taking new patients! *Fertil Steril 64*; 470–473.

De Jonge, C. J., Tarchala, S. M., Rawlins, R. G., Binor, Z. und Radwanska, E. (1993): Acrosin activity in human spermatozoa in relation to semen quality and in-vitro fertilization. *Hum Reprod 8* (2); 253–257.

De Kretser, D. M., McLachlan, R. I., Robertson, D. M. und Burger, H. G. (1989): Serum inhibin levels in normal men and men with testicular disorders. *J Endocrinol 120*; 517–523.

De Lamirande, E. und Gagnon, C. (1993): Human sperm hyperactivation and capacitation as parts of an oxidative process. *Free Radical Biol Med 14* (2); 157–166.

De Lamirande, E. und Gagnon, C. (1995): Capacitation-associated production of superoxide anion by human spermatozoa. *Free Radical Biol Med 18* (3); 487–495.

De Ziegler, D., Cedars, M. I., Hamilton, F., Moreno, T. und Meldrum, D. R. (1987): Factors influencing maintenance of sperm motility during in vitro processing. *Fertil Steril 48*; 816–820.

Delemarre-Van de Waal, H. A. (1993): Induction of testicular growth and spermatogenesis by pulsatile, intravenous administration of gonadotrophin-releasing hormone in patients with hypogonadotrophic hypogonadism. *Clin Endocrinol (Oxf) 38* (5); 473–480.

Denil, J., Ohl, D. A., McGuire, E. J. und Jonas, U. (1992): Treatment of anejaculation with electroejaculation. *Acta Urol Belg 60* (3); 15–25.

Derouet, H. und Zehl, U. (1993): Die Behandlung der erektilen Dysfunktion mittels Vakuumsaugpumpen (EHS). *Urologe (A) 32* (4); 312–315.

Devine, P., Sedensky, B. J., Jordan, H. S., Friedman, A. J. und Berger, B. M. (1993): Detecting semen antisperm antibodies in the clinical laboratory. *Arch Pathol Lab Med 117* (8); 784–788.

Dhabuwala, C. B., Hamid, S. und Moghissi, K. S. (1992): Clinical versus subclinical varicocele: improvement in fertility after varicocelectomy. *Fertil Steril 57* (4); 854–857.

Dickermann, Z., Sagiv, M., Savion, M., Allalouf, D., Levinsky, H. und Singer, R. (1989): Andrological parameters in human semen of high (6 ml) and low (1 ml) volume. *Andrologia 21* (4); 353–362.

Diez, J. J., Iglesias, P., Sastre, J., Salvador, J., Gómez-Pan, A., Otero, I. und Granizo, V. (1994): Isolated defiency of follicle-stimulating hormone in men: a case report and literature review. *Int J Fertil 39*; 26–31.

Dodds, L., Marrett, L. D., Tomkins, D. J., Green, B., Sherman, G. (1993): Case-control study of congenital anomalies in children of cancer patients. *Brit Med J 307*; 164–168.

Dodds, D. J. U. (1972): Reanastomosis of the vas deferens. *JAMA 220*; 1498.

Drobnis, E. Z. (1993): Capacitation and acrosome reaction. In: Scialli, A. R. und Zinaman, M. J. (Hrsg.): *Reproductive Toxicology and Infertility*. McGraw Hill, New York; 77–132.

Drobnis, E. Z. und Katz, D. F. (1991): Videomicroscopy of mammalian fertilization. In: Wassarman, P. M. (Hrsg.): *Elements of Mammalian Fertilization.* CRC Press, Boca Raton, FL; 269–300.

Dufau, M. L. und Catt, K. J. (1978): Gonadotropin receptors and regulation of steroidgenesis in the testis and ovary. *Vitam Horm 36*; 461–592.

Dunphy, B. C., Barratt, C. L. R. und Cooke, I. D. (1991): Male alcohol consumption and fecundity in couples attending an infertility clinic. *Andrologia 23*; 219–221.

Duyck, F. und Steeno, O. (1990): High ejaculate volume: a distinct entity? *Andrologia 22*; 497–501.

Eaton, J. W. und Mayer, A. J. (1953): The social biology of very high fertility among the Hutterites: the demography of an unique population. *Hum Biol 25*; 260–264.

Edelmann, R. J. und Connolly, K. J. (1986): Psychological aspects of infertility. *Br J Med Psychol 59*; 209–219.

Eggert-Kruse, W., Christmann, M., Gerhard, I., Pohl, S., Klinga, K. und Runnebaum, B. (1989): Circulating antisperm antibodies and fertility prognosis: a prospective study. *Hum Reprod 4*; 513–520.

Eggert-Kruse, W., Gerhard, I., Näher, H., Tilgen, W. und Runnebaum, B. (1990): Chlamydial infection - a female and/or male infertility factor? *Fertil Steril 53*; 1037–1043.

Eggert-Kruse, W., Pohl, S., Näher, H., Tilgen, W. und Runnebaum, B. (1992): Microbial colonisation and sperm-mucus interaction - results in 1000 infertile couples. *Hum Reprod 7*; 612–620.

Eggert-Kruse, W., Bellmann, A., Rohr, G., Tilgen, W. und Runnebaum, B. (1992a): Differentiation of round cells in semen by means of monoclonal antibodies and relationship with male infertility. *Fertil Steril, 58*; 1046–1055.

Eggert-Kruse, W., Köhler, A., Rohr, G. und Runnebaum, B. (1993): The pH as an important determinant of sperm-mucus interaction. *Fertil Steril 59* (2); 617–628.

Eggert-Kruse, W., Reimenn-Andersen, J., Rohr, G., Pohl, S., Tilgen, W. und Runnebaum, B. (1995): Clinical relevance of sperm morphology assessment using strict criteria and relationship with sperm-mucus interaction in vivo and in vitro. *Fertil Steril 63* (3); 612–624.

Eimers, J. M., Vogelzang, E.T., Te Velde, E. R., Looman, C. W. R., Gerritse, R. und Habbema, J. D. F. (1994): The prediction of chance to conceive in subfertile couples. *Fertil Steril*; 44–52.

Eliasson, R., Hellinga, F., Lübcke, F., Meyhöfer, W., Niermann, H., Steeno, O. und Schirren, C. (1970): Empfehlungen zur Nomenklatur in der Andrologie. *Andrologia 2* (4); 186–187.

Elliott, S. L. und Rainsbury, P. A. (1994): Treatment of anejaculation. In: Colpi, G. M. und Balerna, M. (Hrsg.): *Treating Male Infertility.* (Band 16) Prog Reprod Biol Med, Karger-Verlag, Basel; 187–198.

Endtz, A. W. (1974): A rapid staining method for differentiation granulocytes from „germinal cells" in Papanicolaou-stained semen. *Acta Cytol 18* (1); 2–7.

Engel, S., Möckel, C. und Diezel, W. (1985): Der Einfluß von alpha-Tokopherolazetat auf die Spermienqualität. *Dermatol Monatsschr 171*; 800–805.

Engel, S. und Bollmann, R. (1995): Genus- und Spezies-spezifische Chlamydien-Antikörper in Serum und Seminalplasma von andrologischen Patienten. *Journal für Fertilität und Reproduktion 3*; 53–54.

Engel, W. und Schmid, M. (1995): Genetische Aspekte der assistierten Fertilisation. *Journal für Fertilität und Reproduktion 3*; 7–8.

Enginsu, M. E., Dumoulin, J. C. M., Pieters, M. H. E., Evers, J. L. H. und Geradts, J. P. M. (1993): Predictive value of morphologically normal sperm concentration in the medium for in-vitro fertilization. *Int J Androl 16* (2); 113–120.

Euler, W. S. (1935): Zur Kenntnis der pharmakologischen Wirkung von Nativsekreten und Extrakten akzessorischer Geschlechtsdrüsen. *Klin Wochenschr (Berlin) 14* (22); 1182–1183.

Eversmann, T., Moito, J. und von Werder, K. (1984): Testosteron- und Östradiolspiegel bei der Gynäkomastie des Mannes. *Dtsch Med Wochenschr (Stuttgart) 109* (44); 1678–1782.

Falk, H. C. und Kaufman, S. A. (1950): What constitutes a normal semen? *Fertil Steril 1*; 489 ff.

Fariss, B. L., Fenner, D. K., Plymate, S. R., Brannen, G. E., Jacob, W. H. und Thomason, A. M. (1981): Seminal characteristics in the presence of a varicocele as compared with those of expectant fathers and prevasectomy men. *Fertil Steril 35* (3); 325–327.

Fishel, S., Antinori, S., Jackson, P., Johnson, J. und Rinaldi, L. (1991): Presentation of six pregnancies established by sub-zonal insemination (SUZI). *Hum Reprod 6* (1); 124–130.

Fitzpatrick, T. J. (1980): Valves with smooth-muscle content in thin walled veins collecting blood from erectile tissue. Presented at *2nd International Conference of Vasculogenis Impotence*, Monaco, 2. - 12. Oktober 1980.

Flechel, B. und Hofmann, N. (1982): Untersuchungen zu den Doppel-Formen der Spermatozoen in Sperma und Testisgewebe. *Z Hautkr 58* (10); 711-720.

Flipse, R. J. (1969): Metabolism of bovine semen. IX. GOT and GPT activities. *J Dairy Sci 43*; 773–776.

Florman, H. M. und Babcock, D. F. (1991): Progress toward understanding the molecular basis of capacitation. In: Wassarman, P. M. (Hrsg.): *Elements of Mammalian Fertilization*. CRC Press, Boca Raton, FL; 105–132.

Forti, G. und Serio, M. (1993): Male infertility: is its rising incidence due to better methods of detection or an increasing frequency? *Human Reprod 8;* 1153–1154.

Fossa, S. D., Almaas, B., Jetre, V. und Bjerkedal, T. (1986): Paternity after irradiation for testicular cancer. *Acta Radio Oncol 25*; 33–36.

Frajese, G., Silvestroni, L., Malandrino, F. und Isidori, A. (1976): High deoxyribonucleic acid content of spermatozoa from infertile, oligospermic human males. *Fertil Steril 27* (1); 14–20.

Freischem, C. W., Knuth, U. A., Langer, K., Schneider, H. P. G. und Nieschlag, E. (1984): The lack of discriminant seminal and endocrine variables in the partners of fertile and infertile women. *Arch Gynecol 236* (1); 1–12.

Frick-Bruder, V. (1984): Die Arzt-Patient-Beziehung in der Sterilitätsbehandlung. In: Frick-Bruder, V. und Platz, P.: *Psychosomatische Probleme in der Gynäkologie und Geburtshilfe*. Springer Verlag, Heidelberg-Berlin-New York.

Friedrich, K. J. (1995): Isolierung und partielle Charakterisierung der Mantelfasern humaner Spermatozoen. *Hautnah Derm 11*; 322–344.

Frobenius, W., Siebzehnrübl, E., Woltering, U. und Wildt, L. (1993): *Wenn das Wunschkind ausbleibt*. Verlag Perimed-Spitta, Balingen.

Fuchs, E. F. (1990): The significance of antisperm antibodies after vasovasostomy: an update. *J Urol 143*; 344 A.

Fuse, H., Sakamoto, M., Ohta, S. und Katayama, T. (1993): Effect of pentoxifylline on sperm motion. *Arch Androl 31* (1); 9 - 15.

Gall, H. (1979): Die Hodentorsion. Ätiologie - Klinik - Differentialdiagnose - Therapie. *Z Hautkr 54* (20); 921-927.

Gall, H., Glowania, H. J. und Fischer, M. (1979): Circadiane Rhythmik des Plasmatestosteronspiegels. I. Physiologische Schwankungen des Plasmatestosteronspiegels innerhalb von 24 h. *Andrologia 11* (4); 287–292.

Gall, H. (1987): Diagnostik der Varikozele mit der bidirektionalen Dopplersonographie - Ein Beispiel zur Pathogenese der Varikozele. *Hautarzt 38*; 271–278.

Gall, H. und Bähren, W. (1994): Percutaneous sclerotherapy in subfertile patients with left-sided varicocele. In: Colpi, G. M. und Balerna, M. (Hrsg.): *Treating male infertility*. (Band 16) Prog Reprod Biol Med, Verlag Karger, Basel; 114–123.

Gamzu, R., Yogev, L., Amit, A., Lessing, J., Homonnai, Z. T. und Yavetz, H. (1994): The hemizona assay is of good prognostic value for the ability of sperm to fertilize oocytes in vitro. *Fertil Steril 62*; 1056–1059.

Gavella, M. und Lipovac, V. (1992): Pentoxifylline-mediated reduction of superoxide anion production by human spermatozoa. *Andrologia 24* (1); 37–39.

Gehring, W. G. (1987): Bovine mucus penetration test and routine semen analysis of fresh and cryopreserved human spermatozoa. *Andrologia 19* (5); 544–550.

Geisthövel, W. und v.zur Mühlen, A. (1976): Endokrinologische Funktionsdiagnostik in der Andrologie. *Diagnostik 9* (10); 720–725.

Gendrel, D., Job, J. C. und Roger, M. (1978): Reduced postnatal rise of testosterone in plasma of cryptorchid infants. *Acta Endocrinol 89*; 372–378.

Gerhard, I., Kloss, S., Eggert-Kruse, W., von Holst, T., Klinga, K. und Runnebaum, B. (1988): Diagnostik und Therapie präklinischer Hormonstörungen in der Sterilitätssprechstunde mit besonderer Berücksichtigung der Schilddrüsenfunktion. *Akt Endokrinol Stoffw 9*; 200–210.

Gerhard, I., Lenhard, H. K., Eggert-Kruse, W. und Runnebaum, B. (1992): Routine hormone load tests are unnecessary in infertile patients. *Andrologia 24*; 219–226.

Gerris, J., Comhaire, F., Hellemans, P., Peeters, K. und Schoonjans, F. (1991): Placebo-controlled trial of high-dose mesterolone treatment of idopathic male infertility. *Fertil Steril 55*; 603–607.

Gharib, S. D, Wierman, M. E., Shupnik, M. A. und Chin, W. W. (1990): Molecular biology of the pituitary gonadotropins. *Endocr Rev 11*; 177 -199.

Giovannucci, E., Tosteson, T. D., Speizer, F. E., Vessey, M. P. und Colditz, G. T. A. (1992): A long-term study of mortality in men who have undergone vasectomy. *N Engl J Med 326*; 1392–1398.

Giovannucci, E., Ascherio, A., Rimm, E., Colditz, G. A., Stampfer, M. J. und Willett, W. C. (1993): A prospective cohort study of vasectomy and prostate cancer in US men. *JAMA 269*; 873–877.

Glander, H.-J. und Herden, S. (1992): Die Inhibinkonzentration im Serum und im Seminalplasma von Patienten mit Normo- und Oligozoospermie. *Dermatol Monatsschr 178* (12); 499–502.

Glass, R. H. und Ericsson, R. J. (1979): Sponataneous cure of male infertility. *Fertil Steril 31*; 305–308.

Glatstein, I. Z., Best, C. L., Palumbo, A., Sleeper, L. A., Friedman, A. J. und Hornstein, M. D. (1995): The reproducibility of the postcoital test: a prospective study. *Obstet Gynecol 85*; 396–400.

Glezerman, M., Lunenfeld, E., Potashnik, G., Huleihel, M., Sofer, Y. und Segal, S. (1993): Efficacy of kallikrein in the treatment of oligozoospermia and asthenozoospermia: a double-blind trial. *Fertil Steril 60*; 1052–1056.

Glezerman, M. (1994): Varicocele: Questions and answers on etiology, pathophysiology, and management. In: Colpi, G. M. und Balerna, M. (Hrsg.): *Treating Male Infertility.* (Band 16), Prog Reprod Biol Med, Karger-Verlag Basel; 87–98.

Goebel, P. und Ortman, K. (1987): Risikofaktoren bei Vasektomie: Ein Vergleich zufriedener vasektomierter Männer mit unzufriedenen refertilisierungswilligen Männern. *Urologe (A) 26*; 142–145.

Gomathi, C., Balasubramanian, K., Bhanu, N. V., Srikanth, V. und Govindarajulu, P. (1993): Effect of chronic alcoholism on semen - studies on lipid profiles. *Int J Androl 16* (3), 175–181.

Gonzales, G. F., Kortebani, G. und Mazzolli, A. B (1993). Hyperviscosity and hypofunction of the seminal vesicles. *Arch Androl 30*; 63–68.

Goodpasture, J. C., Polakoski, K. L. und Zaneveld, L. J. D. (1980): Acrosin, proacrosin, and acrosin inhibitor of human spermatozoa: extraction, quantitation and stability. *J Androl 1* (1); 16–27.

Goodpasture, J. C., Zavos, P. M. und Zaneveld, L. J. D. (1987): Relationship of human sperm acrosin and proacrosin to semen parameters. II. Correlations. *J Androl 8* (4); 267–271.

Gordon, J. W. (1992): Current unresolved controversies in micromanipulation-assisted fertilization. *J Assist Reprod Genet 9* (3); 184–186.

Gorelick, J. I. und Goldstein, M. (1993): Loss of fertility in men with varicocele. *Fertil Steril 59* (3); 613–616.

Gottschalk-Sabag, S., Glick, T. und Weiss, D. B. (1993): Fine-needle aspiration of the testis and correlation with testicular open biopsy. *Acta Cytol 37* (1); 67–72.

Green, D. P. L. (1988): Sperm thrusts and the problem of penetration. *Biol Rev (Cambridge Philosophic Soc) 63* (1); 79–105.

Greenberg, S. H., Lipshultz, L. I., Morganroth, J. und Wein, A. J. (1977): The use of Doppler stethoscope in the evaluation of varicoceles. *J Urol (Balt.) 117* (3); 296–298.

Greiner, R. (1985): Die Hodenfunktion nach Einwirkung ionisierender Strahlen. *Strahlenschutz Forsch Prax 26*; 114–121.

Grow, D. R., Oehninger, S., Seltman, H. J., Toner, J. P., Swanson, R. J., Kruger, T. F. und Muasher, S. J. (1994): Sperm morphology as diagnosed by strict criteria: probing the impact of teratozoospermia on fertilization rate and pregnancy outcome in a large in vitro fertilization population. *Fertil Steril 62*; 559–567.

Grumbach, M. M. (1986): Abnormalities of sex differentiation. In: Rudolph, A. M. und Hoffmann, J. E. (Hrsg.): *Pediatrics.* Appleton and Lange, Norwalk, NY.

Grundy, C. E., Robinson, J., Gordon, A. G. und Hay, D. M. (1991): Selection of an antibody-free population of spermaotzoa from semen samples of men suffering from immunological infertility. *Hum Reprod 6*; 593–596.

Guerin, J. F., Ben Ali, H., Rollet, J., Souchir, C. und Czyba J. C. (1986). Alpha-glucosidase as a specific epididymal enzyme marker. Its validity for the etiologic diagnosis of azoospermia. *J Androl 7* (3); 156–162.

Gudermann, T. und Gromoll, J. (1993): Molekulare Aspekte des Hypogonadismus. *Internist (Berl) 34* (8); 703–711.

Guzick, D. S., Grefenstette, I., Baffone, K., Berga, S. L., Krasnow, J. S., Stovall, D. W. und Naus, G.J. (1994): Infertility evaluation in fertile women: a mode for assessing the efficacy of infertility testing. *Hum Reprod 9*; 2306–2310.

Haas, G. G. Jr. und Manganiello, P. (1987): A double-blind, placebo-controlled study of the use of methylprednisolone in infertile men with sperm-associated immunoglobulins. *Fertil Steril 47* (2); 295–301.

Haberland, G. L., Rohen, J. W., Schirren, C. und Huber, P. (1975): *Kininogenases. 2. Kallikrein.* Schattauer-Verlag, Stuttgart-New York.

Hack, M. B., Taylor, H. G., Klein, N., Eiben, R., Schatschneider, C. und Mercuri-Minich, I. (1994): School-age outcomes in children with birth weights under 750 g. *N Engl J Med 331*; 753–759.

Hadziselimovic, F. und Seguchi, H. (1983): *Cryptorchidism. Management and Implications.* Springer-Verlag, Berlin-Heidelberg-New York.

Haider, S. G. (1988): *Leydigzellen. Funktionelle Morphologie und Enzymhistochemie bei Ratte und Mensch.* Georg Thieme Verlag, Stuttgart.

Haidl, G., Hartmann, R. und Hofmann, N. (1987): Morphologische Untersuchungen der Spermatozoen bei Störungen der Motilität. *Andrologia 19* (4); 433–447.

Haidl, G. (1989): Der Effekt von Nitrendipin auf die vaskulär bedingte erektile Dysfunktion. *Med Welt 40*; 1258–1259.

Haidl, G. (1990): Macrophages in semen are indicative of chronic epididymal infection. *Arch Androl 25*; 5–11.

Haidl, G., Hofmann, N, Weidner, W. und Weiske, W. H. (1991): Demonstration of epididymally caused motility disturbances by an abnormal staining behavior of human sperm tails. *Fertilität 7*; 25–30.

Haidl, G. (1992): Möglichkeiten der männlichen Kontrazeption. *Dermatol Monatsschr 178*; 481–486.

Haidl, G. und Schill, W. B. (1992): Fertilitätsstörungen des Mannes. Teil 2: Therapeutische Möglichkeiten. *Fortschr Med 110* (9); 142–145.

Haidl, G. (1993a): Outer dense fibres: functional or structural elements? *Andrologia 25*; 13–17.

Haidl, G. (1993b): Assistierte Reproduktionstechniken. *Aktuelle Andrologie* 8/93. Fa. Bayropharm.

Haidl, G. und Schill, W. B. (1993): Changes of sperm tail morphology after kallikrein treatment. *Arch Androl 31* (1); 1–8.

Haidl, G., Badura, B., Hinsch, K.-D., Ghyczy, M., Gareiß, J. und Schill, W. B. (1993): Disturbance of sperm flagella due to failure of epididymal maturation and their possible relationship to phospholipids. *Hum Reprod 8* (7); 1070–1073.

Haidl, G. und Schill, W. B. (1994): Nonhormonal treatment of male infertility. In: Colpi, G. M. und Balerna, M. (Hrsg.): *Treating Male Infertility.* (Band 16) Prog Reprod Biol Med, Karger-Verlag, Basel; 29–37.

Haidl, G. und Schill, W. B. (1994a): Assessment of sperm chromatin condensation: an important test for prediction of IVF outcome. *Arch Androl 32*; 263–266.

Haidl, G., Romel, J. D. und Schill, W. B. (1994): Sperma-Pooling als Möglichkeit zur Erhöhung der Zahl befruchtungsfähiger Spermatozoen. *Z Hautkr 69*; 95–96.

Hall, P. F. (1988): Testicular steroid synthesis: organization and regulation. In: Knobil, E. und Neill, J. D. (Hrsg.): *The Physiology of Reproduction.* (Band 2), Raven Press, New York; 975–998.

Halliwell, B. und Gutteridge, J. M. C. (Hrsg.) (1989): *Free Radicals in Biology and Medicine.* Clarendon Press, Oxford.

Halman, L. J., Abbey, A. und Andrews, F. M. (1993): Why are couples satisfied with infertility treatment? *Fertil Steril 59*; 1046–1054.

Hamm, B. (1994): Sonography of the testis and epididymis. *Andrologia 26*; 193–210.

Handelsman, D. J. und Turtle, J. R. (1983): Testicular damage after radioactive iodine (I-131) therapy for thyroid cancer. *Clin Endocrinol (Oxf) 18* (5); 465–472.

Hänggi, W., Birkhäuser, M. H., Ledermann, B., Brandenberger, A. W. und Sieber, A. (1993): Die homologe intrauterine Insemination als Therapiemöglichkeit der andrologisch bedingten Sterilität. *Geburtsh Frauenheilkd 53* (9); 635–640.

Hanker, J. P. und Schneider H. P. G. (1989): Fertilitätschancen des behandelten infertilen Paares. In: Wulf, K. H. und Schmidt-Matthiesen, H. (Hrsg.): *Klinik der Frauenheilkunde und Geburtshilfe.* Band 2 (Schneider, H. P. G.: Sexualmedizin, Infertilität, Familienplanung), Verlag Urban-Schwarzenberg, München-Wien-Baltimore; 459–474.

Harari, O., Bourne, H., Baker, G., Gronow, M. und Johnston, I. (1995): High fertilization rate with intracytoplasmic sperm injection in mosaic Klinefelter's syndrome. *Fertil Steril 63*; 182–184.

Hargreave, T. B. und Elton, R. A. (1983): Is conventional sperm analysis of any use? *Br J Urol 55*; 780–784.

Hargreave, T. B., Kyle, K. F., Baxby, K., Roers, A. C. N., Scott, R., Tolley, D. A., Abel, B., Orr, P. S. und Elton, R. A. (1984): Randomised trial of mesterolone versus vitamin C for male infertiltiy. *Br J Urol 56*; 740–744.

Hargreave, T. B., Elton, R. B., Sweeting, V. M. und Basralian, K. (1988): Estradiol and male infertility. *Fertil Steril 49*; 871–875.

Hargreave, T. B., Aitken, R. J. und Elton, R. A. (1988a): Prognostic significance of the zona-free hamster egg test. *Br J Urol 62* (6); 603–608.

Hargreave, T. B. (1990): Questionnaire for the infertile couple. In: Hargreave, T. B.(Hrsg.) *Management of male infertility*. Eng Soon. P.G. Press, Singapore, p.3.

Hargreave, T. B. und Liakatas, J. (1991): Physical examination for varicocele. *Br J Urol 67*; 328.

Hargreave, T. B. (1994a): Human infertility. In: Hargreave, T. B. (Hrsg.): *Male Infertility*. Springer-Verlag, Berlin-Heidelberg-New York; 1–16.

Hargreave, T. B. (1994b): History and examination. In: Hargreave, T. B. (Hrsg.): *Male Infertility*. Springer-Verlag, Berlin-Heidelberg-New York; 17–36.

Hargreave, T. B. (1994c): Varicocele. In: Hargreave, T. B. (Hrsg.): *Male Infertility*. Springer-Verlag, Berlin-Heidelberg-New York; 249–267.

Hargreave, T. B. (1994d): Non specific treatment for male infertility. In: Hargreave, T. B. (Hrsg.): *Male Infertility*. Springer-Verlag, Berlin-Heidelberg-New York; 392–409.

Hargreave, T. B. (1994e): Vasectomy. In: Hargreave, T. B. (Hrsg.): *Male Infertility*. Springer-Verlag, Berlin-Heidelberg-London-New York; 366–392.

Hargreave, T. B. (1996): Genetic aspects of reproductive medicine. Andrologia, Suppl.; in press.

Harris, W. A., Harden, T. E. und Dawson, E. B. (1979): Apparent effect of ascorbic acid medication on semen metal levels. *Fertil Steril 32*; 455–459.

Haseltine, F. P. (1989): New concepts for old problems in meiosis. In: Yoshinaga, K. und Mori, T. (Hrsg.): *Development of Preimplantation Embryos and Their Environment*. Verlag Alan R Liss, New York; 3–19.

Hedinger, C. (1972): Pathophysiologische Anatomie der Fertilitätsstörungen. *Urologe (A) 11*; 201–204.

Heite, H.-J. und Wetterauer, W. (1979): Acid phosphatase in seminal fluid: method of estimation and diagnostic significance. *Andrologia 11* (2); 113–122.

Heite, H.-J. und Wokalek, H. (1980): *Männerheilkunde*. Gustav Fischer Verlag, Stuttgart-New York.

Heller, C. G., Rowley, M. J. und Heller, G. V. (1969): Clomiphene citrate: a correlation of its effects on sperm concentration and morphology, total gonadotropin and testicular cytology in normal men. *J Clin Endocrinol 29*; 638–649.

Hellerstein, D. K., Meacham, R. B. und Lipshultz, L. I. (1992): Transreactal ultrasound and partial ejaculatory duct obstruction in male infertility. *Urology 39*; 449–452.

Hellner, H. (1933): Die örtlichen Kreislaufstörungen des Hodens. *Bruns Beitr Klin Chir 158*; 225–269.

Henderson, B. E., Benton, B., Jeng, J., Ya, M. C. und Pike, M. C. (1979): Risk factors for cancer of testis in young men. *Int J Cancer 23*, 598–602.

Hendry, W. F., Levison, D., Parkinson, C. M., Parslow, J. M. und Royle, M. R. (1990): Testicular obstruction: clinico-pathological studies. *Ann R Coll Surg Engl 72*; 396–407.

Hendry, W. F., Stendronska, J. und Lake, R. A. (1982): Mixed erythrocyte-spermatozoa antiglobulin reaction (MAR test) for IgA antisperm antibodies in subfertile males. *Fertil Steril 37* (1); 108–112.

Hendry, W. F. (1994a): Azoospermia and surgery for testicular obstruction. In: Hargreave, T. B. (Hrsg.) *Male Infertility*. Springer-Verlag, Berlin-Heidelberg-London-New York, 337–363.

Hendry, W. F. und Pryor, J. P. (1992): Müllerian duct (prostatic utricle) cyst: diagnosis and treatment in subfertile males. *Br J Urol 69*; 79–82.

Henkel, R., Müller, C., Miska, W., Schill, W. B., Kleinstein, J. und Gips, H. (1995): Determination of the acrosin activity of human spermatozoa by means of a gelatinolytic technique. A simple predictive method useful for IVF. *J Androl 16*; 272–276.

Hershlag, A., Napolitano, B., Cangemi, C., Scholl, G. und Rosenfeld, D. (1994): The value of routine screening of female serum for antisperm antibodies in assisted reproductive technology cycles. *Fertil Steril 61*; 867–871.

Hewitt, G., Logan, C. J. H. und Curry, R. C. (1993): Does vasectomy cause testicular cancer? *Br J Urol 71*; 607–608.

Hill, D. L., Adler, D., Rothman, C., Surrey, M., Danzer, H. und Friedman, S. (1991): Micromanipulation in a centre for reproductive medicine. *Fertil Steril 55* (1); 36–38.

Hill, J. A., Haimovici, F., Politch, J.A. und Anderson, D. J. (1987): Effects of soluble products of activated lymphocytes and macrophages (lymphokines and monokines) on human sperm motion parameters. *Fertil Steril 47*; 460–465.

Hinney, B., Wilke, G. und Michelmann, H. W. (1993): Prognostic value of an automated sperm analysis in IVF or insemination therapy. *Andrologia 25*; 195–202.

Hinting, A., Comhaire, F., Vermeulen, L, Dhont, M., Vermeulen, A. und Vandekerckhove, D. (1990): Value of sperm characteristics and the result of in-vitro fertilization for predicting the outcome of assisted reproduction. *Int J Androl 13*; 59–66.

Hinting, A., Vermeulen, L, Comhaire, F. und Dhont, M. (1989): Pregnancy after in vitro fertilization and embryo transfer in severe immune male infertility. *Andrologia 21*; 516–518.

Hofmann, N. (1978): Piracetam - ein Pharmakon bei nachlassender Potenz? *Med Welt 29* (26), 1096–1099.

Hofmann, N. (1979): Die Beurteilung von Störungen der Spermatogenese und der männlichen Fertilität aufgrund spermatologischer Untersuchungsergebnisse. *Z Hautkr 54*; 5–14.

Hofmann, N. (1981): Kallikrein-Test. *Andrologia 13*; 265–266.

Hofmann, N., Freundl, G. und Hilscher, B. W. (1982): Über die Zuordnung der pathomorphologischen Spermabefunde zu testikulären Erkrankungen. *Akt Dermatol 8*; 191–197.

Hofmann, N. und Haider, S. G. (1985): Neue Ergebnisse morphologischer Diagnostik der Spermatogenesestörungen. *Gynäkologe 18*; 70–80.

Hofmann, N. und Freundl, G. (1986): Die mikroskopische Spermaanalyse. *Fertilität 2*; 135–143.

Hofmann, N. (1988): *Wege zur Andrologie*. Fa. TAD, Cuxhaven.

Hofmann, N. und Hilscher, B. (1991): Use of aniline blue to assess chromatin condensation in morphologically normal spermatozoa in normal and infertile men. *Hum Reprod 6*; 979–982.

Hofmann, N., Hilscher, B., Mörchen, B., Schuppe, H.-Ch. und Bielfeld, P. (1995): Comparative studies on various models of classification of morphology of sperm heads and results in in vitro fertilization - a preliminary report. *Andrologia 27*; 19–23.

Holland-Moritz, H. und Krause, W. (1992): Semen analysis and fertility prognosis in andrological patients. *Int J Androl 15*; 473–484.

Holstein, A. F. und Wulfhekel, U. (1971): Die Semindünnschnitt-Technik als Grundlage für eine cytologische Beurteilung der Spermatogenese des Menschen. *Andrologia 3* (2); 65–69.

Homonnai, Z. T., Yavetz, H., Yogev, L., Rotem, R. und Paz, G. F. (1988): Clomiphene citrate treatment in oligozoospermia: comparison between two regimens of low-dose treatment. *Fertil Steril 50* (5); 801–804.

Honig, S. C., Lipshultz, L. I. und Jarrow, J. (1994): Significant medical pathology uncovered by a comprehensive male infertility evaluation. *Fertil Steril 62*; 1028–1034.

Horstmann, E. und Wartenberg, H. (1973): *Grundlagen der Cytologie*. Verlag VEB, Jena.

Hovatta, O., Koskimies, A. I., Ranta, T., Stenman, U. H. und Seppala, M. (1979): Bromocriptine treatment of oligospermia. A double-blind study. *Clin Endocrinol 11*; 377–382.

Howard, G. C. W. und Hargreave, T. B. (1994): Normal and abnormal testicular development and descent (testicular maldescent, malignancy, cancer therapy and fertility). In: Hargreave, T. B. (Hrsg.): *Male Infertility*. Springer-Verlag, Berlin-Heidelberg-London-New York; 217–234.

Howards, S. S. (1992): Subclinical varicocele. *Fertil Steril 57*; 725–726.

Howards, S. S. und Peterson, H. B. (1993): Vasectomy and prostate cancer: chance, bias or a causal relationship? *JAMA 269*; 913–914.

Hübner, J. (1994): Evengelic ethical views on the treatment of infertility, particularly in men. In: Colpi, G. M. und Balerna, M. (Hrsg.): *Treating Male Infertility*. (Band 16), Prog Reprod Biol Med, Karger-Verlag, Basel; 292–297.

Hudson, R. W. (1988): The endocrinology of varicoceles. *Fertil Steril 49*; 199–208.

Hughes, E. G., Collins, J. P. und Garner, P. R. (1987): Homologous artificial insemination for oligoasthenospermia: a randomized controlled study comparing intracervical and intrauterine techniques. *Fertil Steril 48* (2); 278–281.

Huszar, G., Corales, M. und Vigue, L. (1988): Correlations between sperm creatine phosphokinase activity and sperm concentrations in normozoospermic and oligozoospermic men. *Gamete Res 19*; 67–75.

Huszar, G., Vigue, L. und Corales, M. (1990): Sperm creatine kinase activity in fertile and infertile men. *J Androl 11*; 40–46.

Huszar, G., Vigue, L. und Morshedi, M. (1992): Sperm creatine phosphokinase M-isoform ratios and fertilizing potential of men: a blinded study of 84 couples treated with in vitro fertilization. *Fertil Steril 57*; 882–888.

Huszar, G., Vigue, L. und Oehninger, S. (1994): Creatine kinase immunocytochemistry of human sperm-hemizona complexes: selective binding of sperm with mature creatine kinase-staining pattern. *Fertil Steril 61*; 136–142.

Huszar, G. und Vigue, L. (1994): Correlation between the rate of lipid peroxidation and cellular maturity as measured by creatine kinase activity in human spermatozoa. *J Androl 15*; 71–77.

Insler, V., Glezerman, M., Bernstein, D. und Misgau, N. (1980): Diagnosis and treatment of the cervical factor in infertility. In: Sahamoto, S., Tojy, S. und Nakayama, T. (Hrsg.): *Gynecology and Obstetrics.* Excerpta Medica, Amsterdam.

Irvine, D. S. (1995): Computer assisted semen analyses systems: sperm motility assessment. *Hum Reprod 10* (Suppl. 1); 53–59

Irvine, D. S. und Templeton, A. (1994): Donor insemination. In: Hargreave, T. B. (Hrsg.): *Male Infertility.* Springer-Verlag, Berlin-Heidelberg-New York; 427–451

Ishii, N., Mitsukawa, S. und Shirai, M. (1977): Sperm motile efficiency. *Andrologia 9* (1); 55–62.

Ivanessevich, O. (1960): Left varicocele due to reflux. *J Int Coll Surgns 34*; 742.

Jacobs, P. A., Melville, M., Ratcliffe, S., Keay, A. J. und Syme, J. (1974). A cytogenetic survey of 11 680 newborn infants. *Ann Hum Genet 37*; 359–376.

Jager, S., Kremer, J., Kuiken, J. und van Slochteren-Draaisma, T. (1980): Immunoglobulin class of anti-spermatozoal antibodies from infertile men and inhibition of in vitro penetration into cervical mucus. *Int J Androl 3* (1); 1–14.

Jakobovits, Lord I. (1994): The jewish view on procreation and conjugal relations. In: Colpi, G. M. und Balerna, M. (Hrsg.): *Treating Male Infertility.* (Band 16), Prog Reprod Biol Med, Karger-Verlag Basel; 301–302.

Jantos, C., Kleinschmidt, K., Weißbach, L. und Weidner, W. (1987): Bildgebende Sonographie der männlichen Adnexe in der Andrologie: I. Ultraschalldiagnostik von Prostata und Bläschendrüsen. *Fertilität 3*; 59–64.

Jarow, J. P. (1993): Transrectal ultrasonography of infertile men. *Fertil Steril 60*; 1035–1039.

Jeyendran, R. S., Van der Ven, H. H., Perez-Pelaez, M., Crabo, B. G. und Zaneveld, L. J. D. (1984): Development of an assay to assess the functional integrity of the human sperm membrane and its relationship to other semen characteristics. *J Reprod Fertil 70* (1), 219–228.

Job, J. C., Gendrel, D. und Roger, M. (1970): Gonadotropins and testosterone secretion in infants with undescended testes. *Pediat Aldolesc Endocrinol 6*; 130–136.

Jockenhövel, F. (1993): Hypogonadismus und Infertilität als Folge von allgmeinen Erkrankungen und Toxinen. *Internist (Berl) 34* (8); 741–755.

Johnson, M. H. (1964): Social and psychological effects of vasectomy. *Am J Psychiat 121*; 482–486.

Johnson, O. und Eliasson, R. (1987): Evaluation of a commercially available kit for the colorimetric determination of zinc in human seminal plasma. *Int J Androl 10*; 435–440.

Johnston, R. C., Kovacs, G. T., Lording, D. H. und Baker, H. W. G. (1994): Correlation of semen variables and pregnancy rates for donor insemination: a 15-year retrospective. *Fertil Steril 61*; 355–359.

Jones, R., Mann, T. und Sherins, R. (1979): Peroxidative breakdown of phospholipids by human spermatozoa, spermicidal properties of fatty acid peroxides and protective action of seminal plasma. *Fertil Steril 31*; 531–537.

Jones, R. (1989): Membrane remodelling during sperm maturation in the epididymis. *Oxf Rev Reprod Biol 11*; 285–337.

Jude-Harris, A. A. (1992): Male subfertility due to sperm antibodies: a clinical overview. *Obstet Gynecol Surv 48*; 1–8.

Jungermann, K. und Möhler, H. (Hrsg.) (1980): *Biochemie.* Springer-Verlag, Berlin-Heidelberg-New York.

Kangasniemi, M., Wilson, G., Huhtaniemi, I. und Meistrich, M.L. (1995a): Protection against procarbazine-induced testicular damage by GnRH-agonist and antiandrogen treatment in the rat. *Endocrinology 136 (8)*, 3677–3680.

Kangasniemi, M., Wilson, G., Parchuri, N., Huhtaniemi, I. und Meistrich, M.L. (1995b): Rapid protection of rat spermatogenic stem cells against procarbazine by treatment with a gonadotropin-releasing hormone antagonist (Nal-Glu) and an antiandrogen (flutamide). *Endocrinology 136 (7)*, 2881–2888.

Karger (1988).In: *Beiträge zur Urologie.* (Band 5), Karger, Basel-München; 90 ff.

Kaskar, K., Franken, D. R., Van der Horst, G., Oehninger, S., Kruger, T. F. und Hodgen G. D. (1994): The relationship between morphology, motility and zona pellucida binding potential of human spermatozoa. *Andrologia 26* (1); 1–4.

Katz, D. F., Morales, P., Samuels, S. J. und Overstreet, J. W. (1990): Mechanisms of filtration of morphologically abnormal human sperm by cervical mucus. *Fertil Steril 54* (3); 513–516.

Katz, D. F., Overstreet, J. W., Samuels, S. J., Niswander, P. W., Bloom, T. D. und Lewis, E. L. (1986): Morphometric analysis of spermatozoa in the assessment of human male infertility. *J Androl 7*; 203–210.

Katz, D. F. und Drobnis, E. Z. (1990): Analysis and interpretation of the forces generated by spermatozoa. In: Bavister, B. D., Cummins, J. und Roldan, E. R. S. (Hrsg.): *Fertilization in Mammals.* Serono Symposia 1990, Norwalk, MA; 125–137.

Ke, R. W., Dockter, M. E., Majumdar, G., Buster, J. E. und Carson S. A. (1995): Flow cytometry provides rapid and highly accurate detection of antisperm antibodies. *Fertil Steril 63*; 902–906.

Keck, C., Behre, H. M., Jockenhövel, F. und Nieschlag, E. (1994): Ineffectiveness of kallikrein in treatment of idiopathic male infertility: a double-blind, randomized, placebo-controlled trial. *Hum Reprod 9* (2);325–329.

Keck, C. und Nieschlag, E. (1993): Kryokonservierung von Spermien als Zeugungsreserve für onkologische Patienten. *Internist (Berl) 34* (8); 775–780.

Keime, S., Heitland, K., Reinhart, N. und Engel, W. (1991): Gene für Protamin 1 und 2 - Struktur und chromosomale Lokalisation. Präsentiert bei: *Dreiländertagung Fertilität und Sterilität.* Goslar 29.5. - 1.6.1991. Tagungsunterlagen: Alete wiss. Dienst.

Kennedey, W. P., Kaminski, J. M., Van der Ven, H. H., Jeyendran, R. S., Reid, D. S., Blackwell, J., Bielfeld, P. und Zaneveld, L. J. D. (1989): A simple, clinical assay to evaluate the acrosin activity of human spermatozoa. *J Androl 10* (3); 221–231.

Kerin, J. und Quinn, P. (1987): Washed intrauterine insemination in the treatment of oligospermic infertility. *Semin Reprod Endocrinol 5*; 23 ff.

Kleinschmidt, K., Jantos, C., Weidner, W. und Weißbach, L. (1987): Bildgebende Sonographie der männlichen Adnexe in der Andrologie: II. Ultraschalldiagnostik der Skrotalorgane. *Fertilität 3*; 65–69.

Kliesch et al. (1994): *Eur J Endocrinol 131*; 347–354.

Knobil, E. (1980): The neuroendocrine control of the menstrual cycle. *Recent Prog Horm Res 36*; 53–88.

Knuth, U. A., Hönigl, W., Bals-Pratsch, M., Schleicher, G. und Nieschlag, E. (1987a): Treatment of severe oligospermia with hCG/hMG. A placebo-controlled, double-blind trial. *J Clin Endocrinol Metab 65*; 1081–1087.

Knuth, U. A., Kuhne, J., Crosby, J, Bals-Pratsch, M., Kelly, R. W. und Nieschlag, E. (1989): Indomethacin and oxaprozin lower seminal prostaglandin levels but do not influence sperm motion characteristics and serum hormones of young healthy men in a placebocontrolled double-blind trial. *J Androl 10*; 108–119.

Knuth, U. A., Neuwinger, J. und Nieschlag, E. (1989): Bias to routine semen analysis by uncontrolled changes in laboratory environment - detection by long-term sampling of monthly means for quality control. *Int J Androl 12*; 375–383.

Knuth, U. A., Yeung, C. H. und Nieschlag, E. (1987 b): Computerized semen analysis: objective measurement of semen characteristics is based by subjective parameter setting. *Fertil Steril 48*; 118–124.

Knuth, U. und Nieschlag, E. (1985): Endokrinologische Aspekte der männlichen Infertilität. *Gynäkologe 18*; 63–69.

Kobayashi, T., Jinno, M., Sugimura, K., Nozawa, S., Sugiyama, T. und Iida, E. (1991 b): Sperm morphological assessment based on strict criteria and in-vitro fertilization outcome. *Hum Reprod 6* (7); 983–986.

Kobayashi, T., Matsuda, Y., Oshio, S., Kaneko, S., Nozawa, S., Mhori, H., Akihama, S. und Fujimoto, Y. (1991 a): Human acrosin: purification and some properties. *Arch Androl 27* (1); 1–16.

Kochenstein, P. (1987): Sexualtherapie: Strategien für die tägliche Praxis. *Sexualmedizin 16*; 60–65.

Kockott, G. (1987): Impotenz. *Dt Ärztebl 84*; B868 - B873.

Kockott, G. (1989 a): Diagnostik und Therapiemöglichkeiten bei seelischen Störungen als Ursache der Impotenz. *Urologe (A) 28* (5); 248–252.

Kockott, G. (1989 b): Die Psyche ist immer dabei. *Sexualmedizin 18*; 294–299.

Kogan, J. S. (1983): Fertility in cryptorchidism. In: Hadziselimovic, F. (Hrsg.): *Cryptorchidism. Management and Implications.* Springer-Verlag, Berlin-Heidelberg-New York; 71–82.

Köhn, F. M., Haidl, G. und Schill, W. B. (1991): Impotentia coeundi: Diagnostik und Therapie. *Z Hautkr 66* (11); 1026–1034.

Köhn, F. M., Henkel, R. und Schill, W. B. (1993): Pentoxifyllin stimuliert die Motilität von Spermatozoen nach Kryokonservierung. *Fertilität 9*; 79 -84.

Köhn, F. M., Mayser, P., Gründer, K. und Schill, W. B. (1995): Mykologische Untersuchungen des Seminalplasmas. *Journal für Fertilität und Reproduktion 3*; 27–28.

Köhn, F. M. und Schill, W. B. (1988): Kryospermabank München - Zwischenbilanz 1974–1986. *Hautarzt 39* (2); 91–93.

Köhn, F. M. und Schill, W. B. (1994): The alpha-sympathomimetic midodrin as a tool for diagnosis and treatment of sperm transport disturbances. *Andrologia 26*; 283-287.

Kolodny, R. C., Masters, W. H., Kolodner, R. und Toro, G. (1974): Depression of plasma testosterone levels after chronic intensive marihuana use. *N Engl J Med 290*; 872.

Kotoulas, I. G., Cardamakis, E., Michopoulos, J., Mitropoulos, D. und Dounis, A. (1994): Tamoxifen treatment in male infertility. I. Effect on spermatozoa. *Fertil Steril 61* (5); 911-914.

Krause, W., Holland-Moritz, H. und Schramm, P. (1992): Treatment of idiopathic oligozoospermia with tamoxifen - a randomized controlled study. *Int J Androl 15* (1); 14–18.

Krause, W., Schönhärl, G. und Brake, A. (1993): The variablility of measuring sperm concentration and motility as determination by computer assisted image analysis and visual estimation. *Andrologia 25*; 181–187.

Krause, W. (1977): Therapeutische Beeinflußbarkeit von Spermatogenesestörungen bei Hyperprolaktinämie ohne Hypophysenadenom. *Fortschr Med 95*; 1984–1986.

Krause, W. (1979): Die Regulation der FSH-Ausschüttung durch den Hoden. Hinweise auf die Existenz des „Inhibin". *Hautarzt 30* (1); 1–6.

Krause, W. (1980): Effect of bromocryptine in oligozoospermic men with hyperprolactinaemia. *Reproduction 4* (3); 241–246.

Krause, W. (1985): Die diagnostische Bedeutung des intravenösen Kurzzeittests mit humanem Choriongonadotropin (hCG). *Z Hautkr 60* (14); 1156–1160.

Krause, W. (1993): Die Bedeutung des „Routine-Spermiogramms". *Hautarzt 44*; 269–274.

Krause, W. (1995): Computer-assisted semen analysis systems: comparison with routine evaluation and prognostic value in male infertility and assisted reproduction. *Hum Reprod 10* (Suppl. 1); 60–66.

Krause, W. (1993): Andrologische Indikationen für assistierte Reproduktionstechniken. Wann sind durch assistierte Reproduktion erhöhte Fertilisationsraten zu erwarten? *Fortschr Med 111* (10); 164-167.

Krause, W. und Brake, A. (1992): Welche Bedeutung hat die Erweiterung des Spermatogramms durch computergestüzte Analyse (CASA)? *Dermatol Monatsschr 178*; 494–498.

Krause, W. und Riegelsberger, M. (1979): Jahreszeitliche Veränderungen der Hoden- und Hypophysenfunktion bei Männern. *Fortschr Med 97*; 578–580.

Krause, W. und Rothauge, C.-F. (1991): *Andrologie*. Ferdinand Enke Verlag, Stuttgart.

Krause, W. und Schönhärl, G. (1992): Automated analysis of human sperm motility by computer-assisted image processing. In: Colpi, G. M. und Pozza, D. (Hrsg.): *Diagnosing Male Infertily*. (Band 15) Progr Reprod Biol Med, Verlag Karger, Basel; 103–108.

Krause, W. und Weidner, W. (1978): Proteinkonzentrationen im Ejakulat bei Patienten mit chronischer Prostatitis. *Hautarzt 29* (12); 648-651.

Kremer, J. und Jager, S. (1980): Characteristics of anti-spermatozoal antibodies responsible for the shaking phenomenon, with spcial regard to immunoglobulin class and antigen-reactive sites. *Int J Androl 3*; 143–152.

Kremer, J. und Jager, S. (1992): The significance of antisperm antibodies for sperm - cervical mucus interaction. *Hum Reprod 7* (6); 781–784.

Kreuser, E. D., Klingmüller, D. und Thiel, E. (1992): Diagnostik und Prognose gonadaler Toxizität nach Chemotherapie und Bestrahlung. *Dtsch Med Wochenschr 117* (47); 1810–1817.

Kreysel, C. O. (1994): Stellenwert der Prostaglandine in der Andrologie. *Fortschritte der Medizin 112*; 203–206.

Kruger, T. F., Acosta, A. A., Simmons, K. F., Swanson, R. J., Matta, J. F. und Oehninger, S. (1988): Predictive value of abnormal sperm morphology in in-vitro fertilization. *Fertil Steril 49* (1); 112–117.

Kruger, T. F., Franken, D. R., Stander, E., Swart, Y. und Van der Merwe, J. P. (1993): Effect of semen characteristics on pregnancy rate in a gamete intrafallopian transfer program. *Arch Androl 31* (2); 127–131.

Küppker, W., Al hasani, S., Schill, T., Felberbaum, R., Bauer, O., Diedrich, C. und Diedrich, K. (1995): Ergebnisse der intracytoplasmatischen Spermatozoeninjektion bei Globozoospermie. *Journal für Fertilität und Reproduktion 3*; 27–28.

Kutteh, W. H., Kilian, M., Ermel, L. D. und Mestecky, J. (1995): Antisperm antibodies in infertile women: subclass distribution of immunoglobulin (Ig) A antibodies and removal of IgA sperm-bound antibodies with a specific IgA1 protease. *Fertil Steril 63*; 63–70.

Kvist, U., Kjellberg, S., Brörndahl, L., Hammar, M. und Roomans, G. M. (1987): Sperm nuclear zinc and chromatin stability in fertile men and in men in barren unions. *Scand J Urol Nephrol 22*; 1–7.

La Franci, S. H., Parlow, A., Lippe, B., Coustoupal, J. und Kaplan, S. (1975): Pubertal gynecomastia and transient elevation in serum estradiol levels. *Ann Dis Childh 129*; 927 ff.

Lalos, A., Lalos, O., Jacobsson, L. und van Schoultz, B. (1985): Psychological reactions to the medical investigation and surgical treatment of infertiltiy. *Gynaecol Obstet Invest 204*; 209–217.

Lange, P. H., Chang, W. Y. und Fraley, E. E. (1987): Fertility issues in the therapy of nonseminomatous testicular tumors. *Urol Clin North Am 14* (4); 731–747.

Lange, R., Michelmann, H. W. und Engel, W. (1990): Chromosomale Ursachen der Infertilität beim Mann. *Fertilität 6*; 17–28.

Laven, J. S., Haans, L. C. F., Mali, W. P. T., Egbert, R. V., Wensing, C. J. G. und Eimers, J. M. (1992): Effects of varicocele treatment in aldolescents: a randomised study. *Fertil Steril 58*, 756–762.

Leger, L., Nagel, M., (1978) Chirurgische Diagnostik. Springer-Verlag, Berlin-Heidelberg-New York

Leidenberger, F. A. (1991): *Klinische Endokrinologie für Frauenärzte.* Springer-Verlag, Berlin-Heidelberg-New York.; 241–248.

LeJeune, H., Skalli, M., Sanchez, P., Avallet, O. und Saez, J. M. (1993): Enhancement of testosterone secretion by normal adult human Leydig cells by co-culture with enriched preparations of normal adult human Sertoli cells. *Int J Androl 16* (11); 27–34.

Lemna, W. K., Feldman, G. L., Kerem, B. Ferubach, S.D., Zerkovich, E.P., O'Brien, W.E., Riordani, Y.R., Collins, F.S., Tsui, L.C. und Beaudet, A.L. (1990): Mutation analysis for heterozygote detection and prenatal diagnosis of cystic fibrosis. *N Engl J Med 322*; 291–296.

Lenzi, A., Culasso, F., Gandini, L., Lombardo, F. und Dondero, F. (1993): Placebo-controlled, double-blind, cross-over trial of glutathione therapy in male infertility. *Hum Reprod 8*; 1657–1662.

Lerchl, A., Keck, C., Spitri-Grech, J. und Nieschlag, E. (1993): Diurnal variations in scrotal temperature of normal men and patients with varicocele before and after treatment. *Int J Androl 16* (3); 195–200.

Lerner, S. E., Melman, A. und Christ, G. J. (1993): A review of erectile dysfunction: new insights and more questions. *J Urol 149*; 1246–1255.

Levitt, S. B., Kogan, S. J., Engal, R. M., Weiss, R. M., Martin, D. C. und Ehrlich, R. M. (1978): The impalpable testes, a rational approach to management. *J Urol 120*, 515–520.

Lewis, R. W. und Harrison, R. M. (1980): Contact scrotal thermography. II. Use in the infertile male. *Fertil Steril 34* (2); 259–263.

Li, S., Goldstein, M., Zhu, J. und Huber, D. (1991): The no-scalpel vasectomy. *J Urol 145*; 341–344.

Lierse, W. (1982): Gefäß- und Nervenanatomie des Penis. In: Albrecht, K. F. (Hrsg.): *Verhandlungbericht der deutschen Gesellschaft für Urologie*, 33. Tagung 1981, Springer-Verlag, Berlin-Heidelberg-New York; 8–10.

Linet, O. I. und Neff, L. L. (1994): Intracavernous prostaglandin E1 in erectile dysfunction. *Clin Invest 72*; 139–149.

Liu D. Y. und Baker, H. W. (1993): Inhibition of acrosin activity with trypsin inhibitor blocks human sperm penetration of the zona pellucida. *Biol Reprod 48* (2); 340–348.

Longcope, C. (1991): The male and female reproductive systems in thyrotoxicosis. In: Bravermann, L.E. und Utiger, R.D. (Hrsg.): *Werner und Ingbar's The Thyroid.* Lippincott, Philadelphia; 828–835.

Luanan, C. B. und Klopper, A. (1978): Antiestrogens, a review. *Clin Endocrinol 4*; 551–572.

Ludwig, M., Kümmel, C., Diemer, T. und Ringert, R. H. (1994): Ejakulatinfektionen durch sexuell übertragbare Erreger. *Urologe (A) 33*; 203–210.

Lue, T. F. und Tanagho, E. A. (1987): Physiology of erection and pharmacological management of impotence. *J Urol (Balt.) 137* (5); 829–836.

Lunenfeld, B., Olchovsky, D., Tadir, Y. und Glezerman, M. (1979): Treatment of male infertility with human gonadotrophins: selection of cases, management, and results. *Andrologia 11* (5); 331-336.

Lunglmayr, G., Viehberger, G. und Kuzmiz, R. (1986): Zytostatika und Spermatogenese. In: Krause, W. (Hrsg.): *Umwelteinflüsse auf die männliche Fertilität.* Verlag Zuckschwerdt, München-Bern-Wien-San Francisco.

Lushbaugh, C. C. und Casarett, G. W. (1976): The effects of gonadal irradiation in clinical radiation therapy: a review. *Cancer 27*; 1111–1120.

MacLeod, J., Gold, R. Z. und McLane, C. M. (1955): Correlation of the male and female factors in human infertility. *Fertil Steril 6*; 112 ff.

MacLeod, J. (1965): Seminal cytology in the presencs of varicocele. *Fertil Steril 16* (6); 735–757.

Madgar, I., Weissenberg, R., Lunenfeld, B., Karasik, A. und Goldwasser, B. (1995): Controlled trial of high spermatic vein ligation for varicocele in infertile men. *Fertil Steril 63*; 120–124.
Makler, A. (1978): A new chamber for rapid sperm count and motility estimation. *Fertil Steril 30* (3); 313–318.
Makler, A. (1980): The improved ten-micrometer chamber for rapid sperm count and motility evaluation. *Fertil Steril 33* (3); 337–338.
Mallidis, C. und Baker, H. W. (1994): Fine needle tissue aspiration biopsy of the testis. *Fertil Steril 61* (2); 367–375.
Mandat, K. M., Wieczorkiewicz, B., Gubala-Kacala, M., Sypniewski, J. und Bujok, G. (1994): Semen analysis of patients who had orchidopexy in childhood. *Eur J Pediat Surg 4*; 94–97.
Mann, T. (1964): *The Biochemistry of Semen and of the Male Reproductive Tract.* Verlag Wiley & Sons, New York.
Mard, P. A. und Colleen, S. (1978): Antimicrobial activity of human seminal fluid. *Scand J Urol Nephrol 9*; 17–23.
Marmor, D. und Duyck, F. (1995): Male reproductive potential after MOPP therapy for Hodgkin's disease: a long-term survey. *Andrologia 27*; 99–106.
Marshburn, P. B. und Kutteh, W. H. (1994): The role of antisperm antibodies in infertility. *Fertil Steril 61* (5); 799–811.
Martin, B. (1992): *Atlas of scrotal ultrasound.* Springer-Verlag, Berlin-Heidelberg-New York; 461–475.
Marwood, R. P. und Beral, V. (1979): Disappearance of spermatozoa from ejaculate after vasectomy. *Br Med J i* ; 87.
Massaras, E. (1994): Views on artifical insemination presented by archbishop of Patras. In: Colpi, G. M. und Balerna, M. (Hrsg.): *Treating Male Infertility.* (Band 16), Prog Reprod Biol Med, Karger-Verlag, Basel; 298–300.
Massey, F. J., Bernstein, G. S. und O'Fallon, W. M. (1984): Vasectomy and health: results from a large cohort study. *JAMA 252*; 1023–1029.
Masters, W. H. und Johnson, V. E. (Hrsg.) (1973): *Impotenz und Anorgasmie.* Boverts, Krüger und Stahlberg, Hamburg.
Mastrogiacomo, I., Foresta, C., Ruzza, G., Rizzotti, A., Lembo, A. und Zanchetta, R. (1983): Pathogenesis of persistent infertility in man after varicocelectomy. *Andrologia 15* (Spec. No. „Therapy"); 573–577.
Matlin, S. A. (1994): Prospects for pharmacological male contraception. *Drugs 48*; 851–863.
Matson, P. L., Yovich, J. M., Edirisinghe, W. R., Junk, S. M. und Yovich, J. L. (1995): An argument for the past and continued use of pentoxiffylline in assisted reproductive technology. *Hum Reprod 10* (Suppl. 1); 67–71.
Mauss, J., Börsch, K., Bormacher, K., Richter, E., Leyendecker, G. und Nocke, W. (1975): Effect of long-term testosterone-enanthate administration on male reproductive function. *Acta Endocrinol 78*; 373–384.
Maver, A. und Basunti, G. (1994): Therapy with antibiotic and anti-inflammatory drugs in male infertility. In: Colpi, G. M. und Balerna, M. (Hrsg.): *Treating Male Infertility.* (Band 16) Prog Reprod Biol Med, Karger-Verlag, Basel; 38–44.
McCance, D. R., Pettitt, D. J., Hanson, R. L., Jacobsson, L. T. H., Knowler, W. C. und Bennett, P. H. 81994): Birth weight and non-insulin dependent diabetes: thrifty genotype, thrifty phenotype, or surviving small baby genotype? *Br Med J 308*; 942–945.
McCormack, W. M., Lee, Y. H. und Zinner S. H. (1973): Sexual experience and urethral colonisation with genital mycoplasmas. A study in normal men. *Ann Intern Med 78*; 696–698.
McDonough, P. (1994): Pairs of observations and regression to the mean: a frequent problem in the clinical sciences. *Fertil Steril 62*; 422–423.
McMahon, A. J., Buckley, J., Taylo, A., Lloyd, S. N., Deane, R. F. und Kirk, D. (1992): Chronic testicular pain following vasectomy. *Br J Urol 69*; 188–191.
Meacham, R. B., Hellerstein, D. K. und Lipshultz, L. I. (1993): Evaluation and treatment of ejaculatory duct obstruction in the infertile male. *Fertil Steril 59*; 393–397.
Means, A. R., Fakunding, J. L., Huckings, C., Tindall, D. J. und Vitale, R.. (1976): Follicle-stimulating hormone, the sertoli cell, and spermatogenesis. *Recent Prog Horm Res 32*; 477–527.
Meistrich, M. L., Brock, V. A., Grimes, S. R., Platz, R. D. und Hnilica, L. S. (1978): Nuclear protein transition during spermatogenesis. *Fed Proc 37*; 2522–2525.
Meistrich, M. L. (1992): A method for quantitative assessment of reproductive risks to the human male. *Fundam Appl Toxicol 18* (4); 479–490.
Meizel, S. (1985): Molecules that initiate or help stimulate the acrosome reaction by their interaction with the mammalian sperm surface. *Am J Anat 174* (3); 285–302.

Menge, A. C. (1980): Clinical immunologic infertility: diagnostic measures, incidence of antisperm antibodies, fertility and mechanisms. In: Dhindsa, D. S. und Schumacher, G. F. B. (Hrsg.): *Immunological Aspects of Infertility and Fertility Regulation.* Verlag Georg Thieme, Stuttgart.

Meschede, D., Behre, H. M., Nieschlag, E. und Horst, J. (1994): Kallmann-Syndrom. Pathophysiologie und Klinik. *Dtsch Med Wochenschr 119* (42); 1436–1442.

Meschede, D., Behre, H. M. und Nieschlag, E. (1995): Endocrine und spermatological characteristics of 135 patients with bilateral megalotestis. *Andrologia 27*; 207–212.

Michelmann, H. W., Hinney, B. und Wilke, G. (1993): Vollautomatische Spermatozoenanalyse und Schwangerschaftsprognose. *Arch Gynecol Obstet 254*; 212–221.

Mikuz, G. (1978): *Orchitis.* Verlag Georg Thieme, Stuttgart.

Moghissi, K. S. (1976): Postcoital test: physiologic basis, technique, and interpretation. *Fertil Steril 27* (2); 117–129.

Moghissi, K. S. (1981): Postcoital tests. *Reproduction 5* (4); 281–294.

Mohsenian, M., Syner, F. N. und Moghissi, K. S. (1982): A study of sperm acrosin in patients with unexplained infertility. *Fertil Steril 37* (2); 223–229.

Moller, H., Knudsen, L. B. und Lynge, E. (1994): Risk of testicular cancer after vasectomy: cohort study of over 73 000 men. *Br Med J 309*; 295–299.

Molnar, J. und Papp, G. (1973): Alkohol und Fertilität aus andrologischer Sicht. *Andrologia 15*; 247–252.

Molnar, S. T. (1987): Unsere Ambulanz für Erektionsstörungen. *Sexualmedizin 16* (4); 162–169.

Montanari, G. D. und Volp, A. (1978): Bromocryptine treatment for oligospermia and asthenospermia with normal prolactin. *Lancet I.* (No. 8056); 160.

Mooney, T. O., Cole, T. M. und Chilgren, R. A. (1975): Sexual options for paraplegics and quadriplegia. Verlag Little, Brown & Co., Boston.

Morley, J.E. und Melmed, S. (1979): Gonadal dysfunction in systemic disorders. *Metabolism 28*; 1051–1073.

Mortimer, D., Leslie, E. E., Kelly, W. und Templeton, A. A. (1992): Morphological selection of human spermatozoa in vivo and in vitro. *J Reprod Fertil 64*; 391–399.

Mortimer, D., Mortimer, S. T., Shu, M. A. und Swart, R. (1990): A simplified approach to sperm-cervical mucus interaction testing using hyaluronate migration test. *Hum Reprod 5*; 835–841.

Mortimer, D., Shu, M. A., Tan, R. und Mortimer, S. T. (1989): A technical note on diluting semen for the haemocytometric determination of sperm concentration. *Hum Reprod 4*; 166–168.

Mortimer, D. (1990): Semen donor insemination. *Fertil Steril 54*; 744–745.

Mortimer, D. (1991): Sperm preparation techniques and iatrogenic failures of in-vitro fertilization. *Hum Reprod 6* (2); 173–176.

Mostofi, F. K. und Sobin, L. H. (1977): Histological typing of testis tumors. *WHO*, Genf.

Moul, J. W. und McLeod, D. G. (1989): Negative pressure devices in the explanted penile prosthesis population. *J Urol (Balt) 142* (4); 729–731.

Munro, N. C., Currie, D. C. Lindsay, K. S., Ryder, T. A., Rutman, A., Dewar, A., Greentone, M. A., Hendry, W. F. und Cole, P. J. (1994): Fertility in men with primary ciliar dyskinasia presenting with respiratory infection. *Thorax 49*; 684–687.

Naftulin, B. N., Samuels, S. J., Hellstrom, W. J., Lewis, E. L. und Overstreet, J. W. (1991): Semen quality in varicocele patients is characterized by tapered sperm cells. *Fertil Steril 56*; 149–151.

Nagai, T., Takaba, H., Miyake, K., Hirabayashi, Y. und Yamada, K. (1992): Testicular mast cell heterogeneity in idiopathic male infertility. *Fertil Steril 57* (6); 1331–1336.

Nashan, D., Jantos, C., Ahlers, D., Bergmann, M., Schiefer, H. G., Sorg, C. und Nieschlag, E. (1993): Immuno-competent cells in the murine epididymis following infection with Escherichia coli. *Int J Androl 16*; 46–52.

Naz, R. K.und Menge, A. C. (1994): Antisperm antibodies: origin, regulation, and sperm reactivity in human infertility. *Fertil Steril 61* (6); 1001–1013.

Neinhuis, H., Goldacre, M., Seagroatt, V., Gill, L. und Vessey, M. (1992): Incidence of disease after vasectomy: a record linkage retrospective cohort study. *Br Med J 304*; 743–746.

Neumann, P. J., Gharib, S. D. und Weinstein, M. C. (1994): The cost of a successful delivery with in vitro fertilization. *N Engl J Med 331*; 239–243.

Neuwinger, J., Behre, H. M. und Nieschlag, E. (1990): External quality control in the andrology laboratory: an experimental multicenter trial. *Fertil Steril 54* (2); 308–314.

Ng, I. S., Pace, R., Richard, M. V., Kobayashi, K., Kerem B., Tsui, L.C. und Beaudet, A.L. (1991): Methods for analysis of multiple cystic fibrosis mutations. *Hum Genet 87*; 613–617.

Niemi, M. und Kormano, M. (1965): Contractility of the seminiferous tubule of the postnatal rat testis. *Ann Med Exp Biol Fenn 43*; 46 ff.

Nieschlag, E., Behre, H. M., Schlingheider, A., Nashan, D., Pohl, J. und Fischedick, A. R. (1993): Surgical ligation vs. angiographic embolization of the vena spermatica: a prospective randomized study for the treatment of varicocele-related infertility. *Andrologia 25* (5); 233–237.

Nieschlag, E., Behre, H. M. und Weinbauer, G. F. (1992): Hormonal male contraception: a real chance? In Nieschlag, E. und Habenicht U. F. (Hrsg.): *Spermatogenesis - Fertilization - Contraception.* Springer Verlag, Berlin-Heidelberg-New York; 477–501.

Nieschlag, E., Hertle, L., Fischedick, A. und Behne, H. M. (1995): Treatment of varicocele: counceling as effective as occlusion of the vena spermatica. *Hum Reprod 10*; 347–353.

Nieschlag, E. und Behre, H. M. (1993): Therapie des Hypogonadismus und der Infertilität: eine kritische Wertung. *Internist (Berl) 34* (8); 756–766.

Nieschlag, E. und Freischem, C. W. (1982): Androgen therapy in hypogonadism and infertility. In: Bain, J., Schill, W. B. und Schwarzstein, L. (Hrsg.): *Treatment of male infertility.* Springer-Verlag, Heidelberg-Berlin-New York; 102 ff.

Nieschlag, E. und Knuth, U. A. (1989): Störungen der männlichen Fertilität und ihre Behandlung. In: Wulf, K. H. und Schmidt-Matthiesen, H. (Hrsg.): *Klinik der Frauenheilkunde und Geburtshilfe.* Band 2 (Schneider, H. P. G.: Sexualmedizin, Infertilität, Familienplanung), Verlag Urban-Schwarzenberg, München-Wien-Baltimore; 419–459.

Nieschlag, E. und Michel, E. (1986): Reproductive functions in grandfathers. In: Mastroianni, L. und Paulsen, C. A. (Hrsg.) *Aging, Reproduction and the Climacteric.* Plenum Press, New York; 59 ff.

Nieschlag, E. und Scriba, P. C. (1993): Hypogonadismus und Infertilität des Mannes. *Internist (Berl) 34* (8); 699–702.

Nilsson, A. und Nilsson, S. (1985): Testicular germ cell tumours after clomiphene therapy for subfertiltiy. *J Urol 134*; 560–562.

Nirapathpongporn, A., Huber, D. H. und Krieger, J. N. (1990): No-scalpel vasectomy at the Kings's birthday vasectomy festival. *Lancet 335*; 894.

ÓDonovan, P. A., Vandekerckhove, P., Lilford, R. J. und Hughes, E. (1993): Treatment of male infertility: is it effective? Review and meta-analyses of published randomized controlled trials. *Hum Reprod 8* (8); 1209–1222.

Ochsendorf, F. R., Frank, T. B., Ahrens, P. und Milbradt, R. (1996): Zusammenhang zwischen Spermatozoenmotiltiät und Zilienfunktion der Zellen des oberen Respirationstraktes. Andrologia 28; 78

Ochsendorf, F. R., Neuhauser, S., Schüttau, H. A. und Milbradt, R. (1994): Chemiluminescence in human semen after preparation with CD 45 immunobeads. Presented at *Congress on Clinical Chemiluminescence*, Berlin, 25. - 28. April 1994.

Ochsendorf, F. R., Rabenau, H., Özdemir, K., Unkelbach, U., Fenner, T., Doerr, H. W. und Milbradt, R. (1995): Chlamydial serology in andrological patients. *Human Reprod 10*, Abstr. Book 2, 92–93.

Ochsendorf , F. R. und Fuchs, J. (1993): Oxidative imbalance in male infertility. In: Fuchs, J. und Packer, L. (Hrsg.): *Oxidative Stress in Dermatology.* Verlag Marcell Dekker, New York; 489–531.

Ochsendorf , F. R. und Fuchs, J. (Hrsg.) (1996): Oxidative stress in male infertility. Verlag CRC Press, Boca Raton; in press.

Oehninger, S., Franken, D., Alexander, N. und Hodgen, G. D. (1992): Hemizona assay and its impact on the identification and treatment of human sperm dysfunctions. *Andrologia 24* (6); 307–321.

Oettle, A. G. (1950): Fibrinolytic factors in human semen. *Proc Soc Study Fertil 2*; 71 ff.

Ogura, A., Matsuda, J. und Yanagimachi, R. (1994): Birth of normal young after electrofusion of mouse oocytes with round spermatids. *Proc Natl Acad Sci USA 91*; 7460–7462.

Ohashi, K., Saji, F., Kato, M., Okabe, M., Mimura, T. und Tanizawa O. (1992): Evaluation of acrosomal status using MH61-beads test and its clinical application. *Fertil Steril 58*; 803–808.

Olsen, G. W., Bodner, K. M., Ramlow J. M., Ross, C. E. und Lipshultz, L. I. (1995): Have sperm counts been reduced 50 percent in 50 years? A statistical model revisited. *Fertil Steril 63;* 887–893.

Oner, I. und Arkan, I. (1994): The islamic view on procreation und conjugal relations. In: Colpi, G. M. und Balerna, M. (Hrsg.): *Treating Male Infertility.* (Band 16), Prog Reprod Biol Med, Karger-Verlag, Basel; 303–304.

Orgebin-Crist, M.-C. und Jahad, N. (1978): The maturation of rabbit epididymal spermatozoa in organ culture: inhibition by antiandrogens and inhibitors of ribonucleic acid and protein synthesis. *Endocrinology 103*; 46–53.

Osborn, J. C., Yates, C. A., Southwick, G.J., Kovacs, G., Downing, B., Temple-Smith, P. D. und Wood, E. C. (1991): Pregnancy following intra-fallopian insemination of spermatozoa from a male with obstructive azoospermia. *Hum Reprod 6* (3); 367–368.

Oshio, S., Ozaki, S., Ohkawa, I., Tajima, T., Kaneko, S. und Mohri, H. (1989): Mecobalamin promotes mouse sperm maturation. *Andrologia 21* (2); 167–173.

Padron, R. S. und Nodarse, M. (1980): Effects of amitryptyline on semen of infertile men. *Br J Urol 52*; 226–228.

Pajarinen, J. T. und Karhunen, P. J. (1994): Spermatogenic arrest and „Sertoli cell-only" syndrome - common alcohol-induced disorders of the human testis. *Int J Androl 17*; 292–299.

Palermo, G., Joris, H., Derde, M. P., Casmus, M., Devroey, P. und van Steirteghem, A. (1993): Sperm characteristics and outcome of human assisted fertilization by subzonal insemination and intracytoplasmatic sperm injection. *Fertil Steril 59* (4); 826–835.

Palomo, A. (1949): Radical cure of varicocele by a new technique - prelimanary report. *J Urol (Balt.) 61* (5); 604 ff.

Pampiglione, J. S., Tan, S.-L. und Campbell, S. (1993): The use of stimulated acrosome reaction test as a test of fertilizing ability in human spermatozoa. *Fertil Steril 59* (6); 1280–1284.

Paquin, R., Chapdelaine, P., Dube, J. Y. und Tremblay, R. R. (1984): Similar biochemical properties of human seminal plasma and a-1,4-glucosidase. *J Androl 5* (4); 277–282.

Parkhouse, H. und Hendry, W. F. (1991): Vasal injuries during childhood and their effect on subsequent fertility. *Br J Urol 67*; 91–95.

Parsch, E. M. und Schill, W. B. (1988): Captopril - a new approach for treatment of male subfertility? *Andrologia 20* (66); 537–538.

Paulson, D. F. (1979): Cortisone acetate versus clomiphene citrate in pre-germinal idiopathic oligospermia. *J Urol 121*; 432–434.

Payne, D., McLaughlin, K. J., Depypere, H. T., Kirby, C. A., Warnes, G. M. und Matthews, C. D. (1991): Experience with zona drilling and zona cutting to improve fertilization rates of human oocytes in vitro. *Hum Reprod 6* (3); 423–431.

Philliber, S. G. und Philliber, W. W. (1985): Social and psychological perspectives in voluntary sterilisation: a review. *Studies in Family Planning 16*; 1–29.

Phillips, D. I. W., Barker, D. J. P., Halcs, C. N., Hirst, S. und Osmond, C. (1994): Thinness at birth and insulin resistance in adult life. *Diabetologia 37*; 150–154.

Politch, J. A., Wolff, H., Hill, J. A. und Anderson, D. J. (1993): Comparison of methods to enumerate white blood cells in semen. *Fertil Steril 60* (2); 372–375.

Porst, H., Bähren, W., Lenz, M. und Altwein, J. E. (1984): Percutaneous sclerotherapy of varicoceles - an alternative to conventional surgical methods. *Br J Urol 56* (1); 73–78.

Porst, H. (1988): Stellenwert von Prostaglandin E1 (PGE 1) in der Diagnostik der erektilen Dysfunktion (ED) im Vergleich zu Papaverin und Papaverin/Phentolamin bei 61 Patienten mit ED. *Urologe (A) 27* (1); 22–26.

Pozza, D., Amodeo, S., Gregori, A., Ossanna, P. und Marchionni, L. (1994): The treatment of varicocele. In: Colpi, G.M. und Balerna, M. (Hrsg.): *Treating male infertility.* (Band 16) Prog Reprod Biol Med, Verlag Karger, Basel; 99–113.

Pryor, J. P. (1994): Treating male infertility: assessment of results of new possibilities for treatment. In: Colpi, G. M. und Balerna, M. (Hrsg.): *Treating Male Infertility.* (Band 16), Prog Reprod Biol Med, Karger-Verlag, Basel; 1–8.

Pryor, J. P. (1994b): Erectile and ejaculatory problems in infertility. In: Hargreave, T. B. (Hrsg.): *Male Infertility.* Springer-Verlag, Berlin-Heidelberg-New York; 319–336.

Pryor, J. P. und Hendry, W. F. (1991): Ejaculatory duct obstruction in subfertile males: analysis of 87 patients. *Fertil Steril 56*; 725–730.

Przybilla, B. und Schill, W. B. (1984): Nebenwirkungen von Arzneistoffen auf Sexualverhalten und Fertilität des Mannes. *Med Monatsschr Pharm (Sttgt) 7*; 197–208.

Purvis, K. und Christiansen, E. (1993): Infection in the male reproductive tract. Impact, diagnosis, and treatment in relation to male infertility. *Int J Androl 16* (1); 1–13.

Pusch, H. H. (1988): Oral treatment of oligozoospermia with testosterone undecanoate: results of a double-blind placebo-controlled trial. *Andrologia 21*; 76–82.

Puttemanns, P., Ombelet, W. und Brosens, L. (1995): Reflections on the way to conduct an investigation of subfertility. *Hum Reprod 10* (Suppl. 1); 80–89.

Ragni, G. (1995): Fertilitätsstörungen nach cytotoxischer Therapie von Lymphomen. Vortrag auf der 7.Tagung der Deutschen Gesellschaft für Andrologie, Marburg, Oktober 1995.

Rao, B., Soufir, J. C., Martin, M. und David, G. (1989): Lipid peroxidation in human spermatozoa as related to midpiece abnormalities and motility. *Gamete Res 24* (2); 127–134.

Raval, H., Slade, P., Buck, P. und Liebermann, B. E. (1987): The impact of infertility on emotions and the marital and sexual relationship. *J Reprod Infant Psychol 5*; 221–234.

Rees, J. M., Ford, W. C. L. und Hull, M. G. R. (1990): Effect of caffeine and pentoxifylline on the motility and metabolism of human spermatozoa. *J Reprod Fertil 90* (1); 147–156.

Reid, K., Surridge, D. H. C., Morales, A., Condra, M., Harris, C., Owen, J. und Fenemore, J. (1987): Double-blind trial of yohimbine in treatment of psychogenic impotence. *Lancet* II (No. 8556); 421–423.

Reijo, R., Lee, T.Y., Salo, P., Alagappan, R., Brown, L.G., Rosenberg, M., Rozen, S., Jaffe, T., Straus, D. und Horatta, O. (1995): Diverse spermatogenic defects in humans caused by y chromosome deletions encompassing a novel RNA-binding protein gene. Nature genetics *10*, 383–393.

Reinberg, A., Lagogney, M. und Cesselin, F. (1978): Circadian and circaannual rhythms in plasma hormones and other variables of five healthy young males. *Acta Endocrinol 88*; 417–427.

Retief, A. E., Van Zyl, J. A., Menkveld, R., Fox, M. F., Kotz, G. M. und Brunsnicky, J. (1994): Chromosome studies in 496 infertile males with a sperm count below 10 million/ml. *Hum Genet 66* (3); 162–164.

Riedl, P., Lunglmayr, G. und Stackl, W. (1981): A new method of transfemoral testicular vein obliteration for varicocele using a baloon catheter. *Radiology 139* (2); 323–325.

Riley, S. A., Lecarpentier, J., Mani, V., Goodman, M. J., Mandal, B. K. und Turnberg, L. A. (1987): Sulphalazine induced seminal abnormalities in ulcerative colitis: results of mesalazine substitution. *GUT 28*; 1008–1012.

Rimoin, D. L. und Schimke, R. N. (Hrsg.) (1971): *Genetic disorders of the endocrine glands.* Verlag Mosby & Co., Saint Louis.

Ritter, G., Krause, W., Geyer, R., Stirm, S. und Wiegandt, H. (1987): Glycosphingolipid composition of human semen. *Arch Biochem Biophys 257* (2); 370–378.

Roberts, A. C., McClure, R. D., Weiner, R. I. und Brooks, G. A. (1993): Overtraining affects male reproductive status. *Fertil Steril 60* (4); 686–692.

Rodriguez-Rigau, L. J., Smith, K. D. und Steinberger, E. (1978): Relationship of varicocele to sperm output and fertility of male partners in infertile couples. *J Urol (Balt.) 120* (10); 691–964.

Rogers, B. J. und Bentwood, B. J. (1982): Capacitation, acrosome reaction and fertilization. In: Zaneveld, L. J. D. und Chatterton, R. T. (Hrsg.): *Biochemistry of mammalian reproduction.* Verlag J. Wiley, New York; 203–230.

Rommerts, F. F. G. und van der Mone, H. J. (1989): Testicular steroidogenesis. In: Burger, H. G. und de Kreter, D. M. (Hrsg.): *The testis.* Raven Press, New York; 303–328.

Roosen-Runge, E. L. und Holstein, A. F. (1978): The human rete testis. *Cell Tissue Res 189*; 409–433.

Russell, L. D. (1980): Sertoli - germ cell interactions: a review. *Gamete Res 3*; 99–112.

Ryan, M., Drudy, L., Cottell, E. und Harrison, R. F. (1994): Preparation of antibody free spermtozoa by in vitro immunodepletion using immunobeads. *Andrologia 26*; 247–250.

Saez, J. M. und Forest, M. G. (1979): Kinetic of human chorionic gonadotropin-induced response of human testis. I. Plasma testosterone, implications for hCG-test. *J Clin Endocrinol 49*; 278–284.

Sanchez, R., Töpfer-Petersen, E., Aitken, F. J. und Schill, W. B. (1991): A new method for evaluation of the acrosome reaction in viable human spermatozoa. *Andrologia 23* (3); 197–203.

Sayfan, J., Helvy, A., Oland, J. und Nathan, H. (1984): Varicocele and left renal vein compression. *Fertil Steril 41*, 411–417.

Schally, A. V. und McCann, S. M. (1995): The privileges of a nobel laureate. *Fertil Steril 64*; 452.

Schellen, T. M. und Bruinse, H. W. (1980): Evaluation of the treatment with gonadotropic hormones in cases of severe and moderate oliogzoospermia. *Andrologia 12* (2); 174–178.

Schenker, J. G. und Ezra, Y. (1994): Complications of assisted reproductive techniques *Fertil Steril61* (3); 411–422.

Schieferstein, G., Bogenschütz, O. und Hook, B. (1994): Vergleichende Spermauntersuchungen bei zwei aufeinanderfolgenden Ejakulationen im Abstand von einer Stunde. *Fertilität 10*; 60–72.

Schieferstein, G. und Straile, U. (1993): Zur Frage des therapeutischen Nutzens der Varikozelen-Behandlung. *Z Hautkr 68* (2); 93–95.

Schill, W. B., Jüngst, D., Unterburger, P. und Vogt, W. (1979): Kombinierte Humangonadotropintherapie bei idiopathischer Oligozoospermie. *Fortschr d. Fertilitätsforschung 8*; 163 ff.
Schill, W. B., Parsch, E. M. und Miska, W. (1994): Inhibition of angiotensin-converting enzyme - a new concept of medical treatment of male infertility? *Fertil Steril 61*; 1123–1128.
Schill, W. B., Reiter, F., Korting, H. C. und Schweikert, H. U. (1987): Langzeittherapie der Oligozoospermie mit dem Aromatasehemmer Testolakton. *Hautarzt 38* (7); 395–399.
Schill, W. B. (1974): Quantitative determination of acrosin activity in human spermatozoa. *Fertil Steril 25* (8); 703–712.
Schill, W. B. (1979, 1979a): Recent progress in pharmacological therapy of male subfertility - a review. *Andrologia 11* (2); 77–107.
Schill, W. B. (1979, 1979b): Treatment of idiopathic oligozoospermia by kallikrein: results of a double-blind study. *Arch Androl 2*; 163–170.
Schill, W. B. (1985): Andrologie. In: Fritsch, P., Treuhwalder, B. und Schill, W. B. (Hrsg.): *Venerologie und Andrologie.* Springer-Verlag, Berlin-Heidelberg-New York; 151 ff.
Schill, W. B. (1986): Indikationen zur Akrosin-Bestimmung. *Andrologia 18* (5); 548–552.
schill, W. B. (1978): Zum Problem der Umweltbelastung aus andrologischer Sicht. *Fertilität 3*; 115–120.
Schill, W. B. (1989): Natürliche Methoden der männlichen Kontrazeption. *Fertilität 5*; 179–181.
Schill, W. B. und Köhn, F. M. (1991): Welche Umweltbelastungen beeinträchtigen die männliche Fertilität? *Z Hautkr 67* (2); 104–108.
Schill, W. B. und Miska, W. (1992): Possible effects of the kallikrein-kinin system on male reproductive functions. *Andrologia 24* (2); 69–75.
Schill, W. B. und Schillinger, R. (1987): Selection of oligozoospermic men for tamoxifen treatment by an antiestrogen test. *Andrologia 19*; 266–272.
Schirren, C. (1969): Untersuchungen zur Biochemie des menschlichen Seminalplasmas. *Dermatol Wochenschr 141* (9); 228–236.
Schirren, C. (1978): *Praktische Andrologie.* Karger-Verlag, Basel.
Schirren, C. (1981): Therapie von Störungen der Verflüssigung des Ejakulats. *Andrologia 13* (6); 590.
Schirren, C. (1982): Reduzierte Ejakulatmenge - diagnostische Überlegungen und therapeutische Ansatz- möglichkeiten. *Andrologia 14* (4); 369–370.
Schirren, C. (1989): Diagnostik und Therapie bei Störungen der männlichen Fertilität. In: Schirren, C., Bettendorf, G., Leidenberger, F. und Frick-Bruder, V. (Hrsg.): *Unerfüllter Kinderwunsch.* Deutscher Ärzte Verlag, Köln.
Schirren, C. und Gey, G. (1969): Der Einfluß des Rauchens auf die Fortpflanzungsfähigkeit von Mann und Frau. *Z Hautkr 44* (5); 175–182.
Schlegel, P. N., Chang, T. S. K. und Marshall, F. F. (1991): Antibiotics: Potential hazards to male fertility. *Fertil Steril 55*; 235–242.
Schmid, W. (1985): Genetische Ursachen der Infertilität. *Fertilität 1*; 12–16.
Schnapper, U., Pook, M., Krause, W., Florin, I. und Tuschen B. (1995): Psychologische Aspekte bei idiopathischer Infertilität. Abstrakt 5.2., 7. Jahrestagung der Deutschen Gesellschaft für Andrologie, Marburg, 28. - 30.9.1995.
Schopohl, J., Vogl, T. und Strasburger, C. J. (1993): Bildgebende Verfahren bei hypothalamisch-hypophysären Erkrankungen. *Internist (Berl) 34* (8); 733–740.
Schramm, P. (1986): Der Einfluß von Äthylalkohol auf die Fertilität beim Mann. In: Krause, W. (Hrsg.): *Umwelteinflüsse auf die männliche Fertilität.* Verlag Zuckschwerdt, München-Bern-Wien; 24–28.
Schreiber, G., Börner, A., Jahreis, G., Lauterbach, H. und Zapf, W. (1991): HCG-Test bei primärem und sekundärem Hypogonadismus. Präsentiert bei: *Dreiländertagung Fertilität und Sterilität.* Goslar 29.5. - 1.6.1991. Tagungsunterlagen: Alete wiss. Dienst., S. 112.
Schreiber, G., Zollmann, C., Reiber, V., Zepnick, H. und Lauterbach, H. (1990): Schwere Oligozoospermie als Folge einer partiellen Samenwegsobstruktion? *Z Urol Nephrol 83* (7); 359–365.
Schroeder-Printzen, I., Schroeder-Printzen, J., Weidner, W. und Ringert, R. H. (1994): Diagnostik und Therapie der erektilen Dysfunktion: eine Leistung der gesetzlichen Krankenversicherung? *Urologe (A) 33*; 252–256.
Schulze, W. und Rehder, U. (1984): Organization and morphogenesis of the human seminiferous epithelium. *Cell Tissue Res 237* (3); 395–407.
Schuppe, H. C., Müller-Mattheis, V., Hilscher, B., Zumdick, M. und Hofmann, N. (1995): Zur Bedeutung von Mastzellen bei testikulären Erkrankungen. *Journal für Fertilität und Reproduktion 3*; 50–51.

Schuppe, H. C., Neumann, N. J., Zumdick, M. und Haidl, G. (1994): Das Paqualini-Syndrom. *Z Hautkr 69*; 131–134.

Schwabe, H. R., Herrmann, R., Mathew, M., Gräf, K. J., Sander, T., Cordes, M., Nagel, R., Weißbach, L. und Huhn, D. (1992): Langfristige Toxizität der Polychemotherapie bei kurativ behandeltem Hodenkarzinom. *Dtsch Med Wochenschr 117* (4); 121–126.

Scott, L. S. und Young, D. (1962): Varicocele: a study of its effects on human spermatogenesis and of the results produced by spermatic vein ligation. *Fertil Steril 13* (4); 325–334.

Seitz, J. und Aumüller, G. (1985): Cytochemistry and biochemistry of acid phosphatases. V: Electrophoretic studies on the heterogeneity of acid phosphatases from human prostate, seminal fluid, and leukocytes. *Prostate 7* (1); 73–90.

Senturia, Y. D. und Peckham, C. S. (1990): Children fathered by men treated with chemotherapy for testicular cancer. *Eur J Cancer 26*; 429.

Shalet, S. M., Hann, I. M., Lendon, M., Morris Jones, P. H. und Beardwell, C. G. (1981): Testicular function after combination chemotherapy in childhood for acute lymphoblastic leukaemia. *Arch Dis Child 56* (4); 275–278.

Shalet, S. M. (1980): Effects of cancer chemotherapy on gonadal function of patients. *Cancer Treat Rev 7* (3); 141–152.

Shapiro, S. J. und Silber, S. J. (1979): Open-ended vasectomy, sperm granuloma, and post-vasectomy orchialgia. *Fertil Steril 32*; 546.

Sharma, R., Hogg, J. und Bromham, D. R. (1993): Is spermatozoan acrosin a predictor of fertilitzation and embryo quality in the human? *Fertil Steril 60*; 9–15. andere Seitenangabe 881–887

Sharpe, L, Black, R. J., Muir, C. S., Warner, J., Clarke, J. A. (1993): Trends in cancer of the testis in Scotland 1961–1990. *Scot Office Home Health Dep Health Bull 51*; 255 268.

Sharpe, R. M. (1990): Intratesticular control of steroidogenesis. *Clin Endocrinol 33*; 1–21.

Sharpe, R. M. und Skakkebaek, N. E. (1993): Are oestrogens involved in falling sperm counts and disorders of the male reproductive tract? *Lancet 341*; 1392–1395.

Sherins, R. J. (1995): Are semen qaulity and male fertility changing? *N Engl J Med 332*; 327–328.

Shushan, A., Eisenber, V. H. und Schenker, J. G. (1995): Subfertility in the era of assisted reproduction: changes and consequences. *Fertil Steril 64*; 459–469.

Sidney, S., Quesenberry, C. R., Sadler, M. C., Guess, H. A., Lydick, E. G. und Cattolica, E. V. (1991): Vasectomy and the risk of prostate cancer in a cohort of multiphase health checkup examinees: second report. *Cancer Causes and Control 2*; 113–116.

Sigg, G. (1991): Hodenbiopsie und männliche Sterilität. In: Doerr, Seifert und Uhlinger (Hrsg.): *Spezielle pathologische Anatomie.* (Band 21), Springer Verlag, Berlin-Heidelberg-New York; 226 ff.

Sigmund, G., Gall, H. und Bähren, W. (1987): Stop-type and shunt-type varicoceles: venographic findings. *Radiology 163* (1); 105–110.

Silber, S. J. (1995): The use of epididymal and testicular spermatozoa with intracytoplasmic sperm injection. *Hum Reprod 10*; Abstr. Book 2, 28

Skakkebaek, N. E. (1981): Cytogenetics in male hypogonadism. In: Burger, H. und De Kretser, D. (Hrsg.): *The Testis.* Raven Press, New York.

Skinner, M. K. und Griswold, M. D. (1980): Sertoli cells synthesize and secrete transferrin-like protein. *J Biol Chem 255* (20); 9523–9525.

Smith, R., Madariaga, M. und Bustos-Obregon, E. (1992): Reappraisal of the hypo-osmotic swelling test to improve assessment of semen fertility status. *Int J Androl 15*; 5–13.

Smith, S., Hosid, S. und Scott, L. (1995): Use of postseparation sperm parameters to determine the method of choice for sperm preparation for assisted reproductive technology. *Fertil Steril 63* (3); 591–597.

Snowden, R., und Mitchell, G. D. (1981): *The artificial family. A consideration of artificial insemination by donor.* Verlag George Allen and Unwin, London.

Sofikitis, N., Miyagawa, I., Sharlip, I., Hellstrom, W., Mekras, G. und Mastelou, E. (1995): Human pregnancies achieved by intra-ooplasmic injections of round spermatids (RS) nuclei isolated from testicular tissue of azoospermic men. In: AUA Meeting Abstracts. Productidsons, Las Vegas, Nevada, 0616.

Soliman, S., Daya, S.,Collins, J. und Jarrell, J. (1993): A randomized trial of in vitro fertilization versus conventional treatment for infertility. *Fertil Steril 59* (6), 1239–1244.

Southwick, G. J. und Temple-Smith, P. D. (1994): Seminal tract microsurgery: vasoepididymostomy, epididymoepididymostomy and sperm microaspiration with in vitro fertilization. In: Colpi, G. M. und Balerna, M. (Hrsg.): *Treating Male Infertility.* (Band 16) Prog Reprod Biol Med., Karger-Verlag, Basel; 135–164.

Sperling, K. und Kaden, R. (1971): Meiotic studies of the ejaculated seminal-fluid of humans with normal sperm count and oligozoospermia. *Nature 232*; 481–484.

Spiteri-Grech, J. und Nieschlag, E. (1993): Paracrine factors relevant to the regulation of spermatogenesis - a review. *J Reprod Fertil 98* (1); 1–14.

Staehler, G., Gebauer, A. und Mellin, H.E. (1978): Sonographische Untersuchung bei Erkrankungen des Skrotalinhaltes. *Urologe (A) 17*; 247–250.

Stalf, T., Sanchez, R., Schalles, U., Köhn, F. M., Khanaga, O., Turley, H., Gips, H. und Schill, W. B. (1995): Schwangerschaft und Geburt eines Kindes mit Hilfe der ICSI unter Verwendung von Spermatozoen mit 100% Stummelschwanz-Syndrom. Abstraktband, 7. Jahrestagung der Deutschen Gesellschaft für Andrologie, Marburg, 28. - 30.9.1995.

Stauber , M. (1989): Psychosoziale Aspekte der Infertilität. In: Wulf, K. H. und Schmidt-Matthiesen, H. (Hrsg.): *Klinik der Frauenheilkunde und Geburtshilfe.* Band 2 (Schneider, H. P. G.: Sexualmedizin, Infertilität, Familienplanung), Verlag Urban-Schwarzenberg, München-Wien-Baltimore; 475–482.

Steen, Y., Forssman, L., Lönnerstedt, E., Jonasson, K., Wassén, A.-C. und Lycke, E. (1994): Anti-sperm IgA antibodies against the equatorial segment of the human spermatozoon are associated with impaired sperm penetration and subfertility. *Int J Fertil 39* (1); 52–56.

Steeno, O., Knops, J., Declerck, L., Adimoelja, A. und Van de Voorde, H. (1976): Prevention of fertility disorders by detection and treatment of varicocele at school and college age. *Andrologia 8*; 47 ff.

Sterzik, K., Rosenbusch, B., Grab, D., Heyden, M., Lichtenberger, K. und Wolf, A. (1991): Die Behandlung der Oligozoospermie mit Tamoxifen führt zu keiner Verbesserung der Spermienqualität. *Zentralbl Gynäkol 113* (12); 683-688.

Stief, C. G., Bähren, W., Gall, H., Scherb, W. und Altwein, J. E. (1987): Erektile Dysfunktion. *Dt Ärztebl 84*; B862 - B867.

Stief, C. G., Bähren, W., Scherb, W., Beckert, R., Gall, H., Gallwitz, A., Thon, W. und Altwein, J. E. (1986): Schwellkörper-Autoinjektions-Therapie (SKAT) - Ein neues Konzept zur Behandlung der erektilen Dysfunktion. *Med Klin 81* (11); 375–379.

Stief, C. G., Gall, H., Scherb, W. und Bähren, W. (1988): Erectile dysfunction due to ectopic penil vein. *Urology 31* (4); 300–303.

Stief, C. G., Holmquist, F., Allhoff, A. P., Andersson, K. E. und Jonas, U. (1991): Preliminary report on the effect of the nitric oxide donor SION-1 in human cavernous tissue in vivo. *World J Urol 9*; 237–239.

Stovall, D. W., Guzick, D. S., Berga, S. L., Krasnow, J. S. und Zeleznik A. J. (1994): Sperm recovery and survival: two tests that predict in vitro fertilization outcome. *Fertil Steril 62*; 1244–1249.

Sukcharoen, N. und Keith, J. (1995): The effect of the antisperm auto-antibody-bound sperm on in vitro fertilization outcome. *Andrologia 27*; 281–289.

Susset, J. G., Tessier, C. D., Wincze, J., Bansal, S., Malhotra, C. und Schwacha, M. G. (1989): Effect of yohimbine hydrochloride on erectile impotence: a double-blind study. *J Urol (Balt.) 141* (6); 1360–1363.

Svanborg, K., Gottlieb, C., Bendvold, E. und Bygdeman, M. (1989): Variation in and interrelationship between prostaglanin levels and other semen parameters in normal men. *Int J Androl 12*; 411–419.

Sønksen, J. und Biering-Sørensen F. (1994): Semen quality in the same man before and after spinal cord injury: case report. *Paraplegia 32*;; 117–119.

Talbot, P. (1985): Sperm penetration trough oocyte, investments in mammals. *Am J Anat 174* (3); 331–346.

Tauber, R. und Johnsen, N. (1993): Die antegrade skrotale Verödung zur Behandlung der Testisvarikozele: Technik und Spätergebnisse. *Urologe (A) 32* (4); 320–326.

Terquem, A. und Dadoune, J. P. (1983): Aniline blue staining of human spermatozoa chromatin. Evaluation of nuclear maturation. In: André, J. (Hrsg.): *The sperm cell.* Martinus Nijhoff Publishers, The Hague; 249–252.

Terzoli, G., Lalatta, F., Lobbiani, A., Simoni, G. und Colucci, G. (1992): Fertility in a 47,XXY patient: assessment of biological paternity by dexoyribonucleic acid fingerprinting. *Fertil Steril 58*; 821–822.

Tesarik, J., Mendoza, C. und Carreras, A. (1993): Fast acrosome reaction measure: a highly sensitive method for evaluating stimulus-induced acrosome reaction. *Fertil Steril 59* (2); 424–430.

Thachil, J. V., Jewett, M. A. und Rider, W. D. (1981): The effects of cancer and cancer therapy on male fertility. *J Urol (Balt.) 126* (2); 141–145.

Thiele, G. (1980): *Handlexikon der Medizin.* Verlag Urban-Schwarzenberg, München-Wien-Baltimore.

Thomas R. und Reid, R. L. (1987): Thyroid disease and reproductive dysfunction: a review. *Obstet Gynecol 70; 789–798.*

Tindall, D. J., Rowley, D. R., Murthy, L., Lipshultz, L. I. und Chang, C. H. (1985): Structure and biochemistry of the Sertoli cell. *Int Rev Cytol 94*; 127–149.

Töpfer-Petersen, E. (1990): Biologie der Befruchtung. In: Braun-Falco, O. und Ring, J. (Hrsg.): Fortschritte der praktischen Dermatologie und Venerologie, (Band 12). Springer-Verlag, Berlin, Heidelberg, New York; S. 371–381.

Tomlinson, M. J., Barratt, C. L. R., Bolton, A. E., Lenton, E. A., Roberts, H. B. und Cooke, I. D. (1992): Round cells and sperm fertilizing capacity: the presence of immature germ cells but not seminal leukocytes are associated with reduced success of in vitro fertilization. *Fertil Steril 58*; 1257–1259.

Tomlinson, M. J., Barratt, C. L. R., und Cooke, I. D. (1993): Prospective study of leukocytes and leukocyte subpopulations in semen suggests they are not a cause of male infertility. *Fertil Steril 60*; 1069–1075.

Toovey, S., Hudson, E., Hendry, W. F. und Levi, A. J. (1981): Sulphasalazine and male infertility: reversibilities and possible mechanisms. *GUT 22*; 452–455.

Tournaye, H., Camus, M., Gossens, A., Liu, J., Nagy, P., Silber, S., Van Steirtegehem, A. C. und Devroey, P. (1995): Recent concepts in the management of infertility because of non-obstructive azoospermia. *Hum Reprod 10* (Suppl. 1); 115–119.

Tournaye, H., Deveroy, P., Camus, M., Van den Linden, M., Janssens, R. und Van Steirteghem, A. (1995): Use of pentoxiffyline in assisted reproductive technology. *Hum Reprod 10* (Suppl. 1); 72–79.

Tournaye, H., Janssens, R., Devroey, P. und van Steirteghem, A. (1994): The influence of pentoxifylline on motility and viability of spermatozoa from normozoospermic semen samples. *Int J Androl 17*; 1–8.

Tsai, T. C., Lin, M. C. und Cheng, C. J. (1990): A new sperm collection method for treatment of retrograde ejaculation. *Taiwan I Hsueh Hui Tsa Chih 89* (6); 484–486.

Tsirigotis, M., Yang, D., Redgment, C. J., Nicholson, N., Pelekanos, M., Craft, I. L. (1994): Assisted fertilization with intracytoplasmic sperm injection. *Fertil Steril 62*; 781–785.

Tummon, I. S., Yuzpe, A. A., Daniel, S. A. J. und Deutsch, A. (1991): Total acrosin activity correlates with fertility potential after fertilization in vitro. *Fertil Steril 56* (5); 933–938

Tur-Kaspa, I., Maor, Y., Levran, D., Yonisch, M., Mashiach, S. und Dor, J. (1994): How often should infertile men have intercourse to achieve conception? *Fertil Steril 62*; 370 375.

Turner, W. R. (1992): Congenital genito-urinary anomalies secondary to maternal drug use. In: Roos, S. N. (Hrsg): *Urology Annual 1992.* (Band 6) Verlag Norton, New York; 299–311.

Urry, R. L., Middleton, R. G. und McGavin, S. (1986): A simple and effective technique for increasing pregnancy rates in couples with retrograde ejaculation. *Fertil Steril 46* (6); 1124–1127.

Van den Saffele, J., Vermeulen, L, Schoonjans, F. und Comhaire, F. (1992): Evaluation of the hypo-osmotic swelling test in relation with advanced methods of semen analysis. *Andrologia 24*; 213–217.

Van Steirtegehm, A. C., Nagy, Z., Joris, H., Liu, J., Staessen, C., Smitz, J. et al. (1993): Higher success rate by intracytoplasmic sperm injection than by subzonal insemination: report of a second series of 300 consecutive treatment cycles. *Hum Reprod 8*; 1055–1060.

Vanderzwalmen, P., Barlow, P., Nijs, M., Bertin, G., Leroy, F. und Schoysman, R. (1992): Usefulness of partial dissection of the zona pellucida in a human in-vitro fertilization programme. *Hum Reprod 7* (4); 537–544.

Velez de la Calle, J. F. (1992): Human spermatozoa selection in improved discontinuous Percoll gradients. *Fertil Steril 56*; 737–742.

Verhoeven, G. und Franchimont, P. (1983): Regulation of inhibin secretion by Sertoli cell-enriched cultures. *Acta Endocrinol (Copenh) 102* (1); 136–143.

Vermeulen, A. und Comhaire, F. (1978): Hormonal effects of an antiestrogen, tamoxifen, in normal and oligospermic men. *Fertil Steril 29* (3); 320–327.

Verspieren, P. (1994): Male infertility treatments: a catholic moralist's point of view. In: Colpi, G. M. und Balerna, M. (Hrsg.): *Treating Male Infertility.* (Band 16), Prog Reprod Biol Med, Karger-Verlag, Basel; 288–291.

Vicari, E., Calogero, A. E., Burello, N., Moncada, M. L., Maver, A., Orlando, C., Vitali, G., Bonaffini F. und D'Agata R. (1994): Relationship of inhibin serum level to bioactive and immunoreactive FSH in oligospermic and azoospermic patients. *Andrologia 26* (3); 177–184.

Vicente, J. und Ruiz Castané, E. (1994): Transurethral endoscopic treatment of ejaculatory duct obstruction. In: Colpi, G. M. und Balerna, M. (Hrsg.): *Treating Male Infertility.* (Band 16) Prog Reprod Biol Med., Karger-Verlag, Basel; 199–205.

Vine, M. F., Margolin, B. M., Morrisson, H. I. und Hulka, B. S. (1994): Cigarette smoking and sperm density: a meta-analysis. *Fertil Steril 61* (1); 35–43.
Vogt, H. J. (1990): Konzeptionsoptimum aus andrologischer Sicht. In: Braun-Falco, O. und Ring, J. (Hrsg.): *Fortschritte der praktischen Dermatologie und Venerologie 12*. Springer-Verlag, Berlin-Heidelberg-New York; 494–495.
Vogt, H. J. und Heller, W. D. (1986): Rauchen und Fertilität. In: Krause, W. (Hrsg.): *Umwelteinflüsse auf die männliche Fertilität*. Verlag Zuckschwerdt, München-Bern-Wien-San Francisco.
Vogt, P. H. (1995). Genetic aspects of artificial fertilization. *Hum Reprod 10* (Suppl. 1); 128–137.
Wagenknecht, L. V. (1982): Obstruction in the male reproductive tract. In: Bain, J., Schill, W. B., Schwarzstein, L. (Hrsg.): *Treatment of male infertility*. Springer-Verlag, Berlin-Heidelberg-New York; 221–248.
Wagenknecht, L. V. (1994): Vasovasostomy. In: Colpi, G. M. und Balerna, M. (Hrsg.): *Treating Male Infertility*. (Band 16) Prog Reprod Biol Med., Karger-Verlag, Basel; 165–186.
Wallace, W. H. B., Shalet, S. M., Lendon, M. und Morris-Jones, P. H. (1991): Male fertility in long-term survivors of childhood acute lymphoblastic leukaemia. *Int J Androl 14* (5); 312–319.
Wang, C., Chan, C. W., Wong, K. K. und Yeung, K. K. (1983): Comparison of the effectiveness of placebo, clomiphene citrate, mesterolone, pentoxifylline, and testosterone rebound therapy for the treatment of idiopathic oligospermia. *Fertil Steril 40*; 358–365.
Wassarman, P. M. (1988): The mammalian ovum. In: Knobil, E., Neill, J. D. et al. (Hrsg.): *The Physiology of Reproduction* (Band 1), Raven Press, New York; 69–102.
Wehrmann, W., Fritz, K. und Nocke-Fink, L. (1986): GnRH-Test bei Hodenfunktionsstörungen. Untersuchungen zur Methodik und Aussagekraft bei normogonadotroper Oligozoospermie. *Z Hautkr 61* (5); 307–312.
Weidner, W., Brunner, H., Krause, W. und Rothauge, C. F. (Hrsg..) (1986): *Therapy of prostatitis*. Verlag Zuckschwerdt, München-Bern-Wien-San Francisco.
Weidner, W., Jantos, C. H. und Scheld, H. (1988): Potenzchirurgie. In: Melchior, H. (Hrsg.): *Erektionsstörungen, Organbefund und Psychodynamik*. (Band 5), *Beiträge zur Urologie*: Verlag Karger, Basel-München; 213–228.
Weidner, W. und Becker, H. C. (1988): Anamnese, Klassifikation der Erektionsstörung, Disposition, körperliche Untersuchung, Laborstatus. In: Melchior, H. (Hrsg.): *Erektionsstörungen, Organbefund und Psychodynamik*. (Band 5), *Beiträge zur Urologie*: Verlag Karger, Basel-München; 4–18.
Weidner, W. und Schiefer, H. G. (1988): Urethro-Adnexitis des Mannes und sexuell übertragbare Erreger: ein Erfahrungsbericht der Giessener Arbeitsgruppe. *Urologe A 27*; 123–131.
Weinbauer, G. F. und Nieschlag, E. (1993): Endokrine und parakrine Regulation der Spermatogenese: Was ist wichtig für den Arzt? *Internist (Berl) 34* (8); 712–718.
Weiske, W. H. (1986): Hoffnung bei Potenzverlust. *Sexualmedizin 15* (6); 270–279.
Weiske, W. H. (1989): Drei Jahre Erfahrungen mit Schwellkörperautoinjektionstherapie. *Urologe (A) 28* (5); 253–256.
Wenner, S., Haidl, G. und Schill, W. B. (1993): Spermaparameter bei 78 gesichert fertilen Männern mit spezieller Betrachtung des Anteils normaler Spermatozoen. *Fertilität 9*; 9–12.
Werner, E. (1987): Therapie und Diagnostik männlicher normogonadotroper Fertilitätsstörungen mit dem Antiöstrogen Tamoxifen. *Inaugural-Dissertation*, Frankfurt.
Wespes, E. und Schulman, C. (1993): Venous impotence: pathophysiology, diagnosis and treatment. *J Urol 149*; 1238–1245.
West, R. R. (1992): Leading article. Vasectomy and testicular cancer. *Br Med J 304*; 729–730.
Westenfelder, M. (1984): Maldescensus testis, risk for malignant degeneration. In: Kelami, A. und Pryor, J. P. (Hrsg.): *Progress in reproductive biology and medicine*. In: Operative Andrology 2, Vol. 10. Karger, Basel, 56–65.
Wetterauer, U. und Heite H.-J. (1976): Der Carnitingehalt im Sperma - ein Parameter für die Nebenhodenfunktion. *Andrologia 8*; 359–364.
Whitcomb, R. W. und Crowley, W. F. (1990): Clinical review 4: diagnosis and treatment of isolated gonadotropin-releasing hormone deficiency in men. *J Clin Endocrinol Metab 70* (1); 3–7.
WHO (1985 a): Task force on the diagnosis and treatment of infertility: Comparison among different methods for diagnoses of varicocele. *Fertil Steril 43*; 575–582.
WHO (1985 b): Special Programme of research, development and research training in human reproduction. *Fourteenth annual report*. Geneva.
WHO (1987): *WHO Laboratory manual for the examination of human semen and semen-cervical mucus interaction. Cambridge University Press*, Cambridge.

WHO (1987): Towards more objectivity in diagnosis and management of male fertility. Results of a World Health Organization multicenter study. *Int J Androl* Suppl. 7.
WHO (1989): Task force on the diagnosis and treatment of infertility: Mesterolone and idiopathic male infertility: A double-blind study. *Int J Androl 12*; 254–264.
WHO (1990): Task force on methods for the regulation of male infertility: Contraceptive efficacy of testosterone-induced azoospermia in normal men. *Lancet 336* (No 8721); 955–959.
WHO (1991 Achtung a,b): Noticeboard: vasectomy and cancer. *Lancet 338*; 1586. ???
WHO (1992 a): The influence of varicocele on parameters of fertility in a large group of men presenting presenting to infertility clinics. *Fertil Steril 57* (6); 1289–1293.
WHO (1992 b): A double-blind trial of clomiphene citrate for the treatment of idiopathic male infertility. *Int J Androl 15*; 299–307.
WHO (1993): *WHO-Laborhandbuch zur Untersuchung des menschlichen Ejakulates und der Spermien-Zervikalschleim- Interaktion.* Springer Verlag, Berlin-Heidelberg-New York.
Wilcox, A.J., Bair, D.D. et al. (1995): Fertility in men exposed prenatally to diethylstilböstrol. N Engl J Med 332, 411–416.
Wiles, P. G. (1988): Successful non-invasive management of erectile impotence in diabetic men. *Br Med J [Clin Res] 296 (6616)*; 161–162.
Wilson, J. D., Aiman, J. und MacDonald, P.C. (1980): The pathogenesis of gynecomastia. *Adv Intern Med 25*; 1–32.
Wilson, J. D. (1975): Metabolism of testicular androgens. In: Greep, R. O. und Astwood, E. B. (Hrsg.): *Handbook of Physiology: Endocrinology, Male Reproductive System* (Kap. 7; Band 5), American Physiological Society, Washington DC; 491–508.
Witherington, R. (1989): Vacuum constriction device for management of erectile impotence. *J Urol (Balt.) 141* (2); 320–322.
Witkin, S. S., Zelikovsky, G., Good, R. A. und Day, N. K. (1981): Demonstration of 11s IgA antibody to spermatozoa in human seminal fluid. *Clin Exp Immunol 44* (2); 368–374.
Wolff, H., Panhans, A., Zebhauser, M. und Meurer, M. (1992): Comparison of three methods to detect white blood cells in semen: leukocyte esterase dipstick test, granulocyte elastase enzymimmunoassay, and peroxidase cytochemistry. *Fertil Steril 58* (6); 1260–1262.
Wolff, H. H. (1995): The biologic significance of white blood cells in semen. *Fertil Steril 63*; 1143–1157.
Wolff, H. und Anderson, D.J. (1988): Evaluation of granulocyte elastase as a seminal plasma marker for leukocytospermia. *Fertil Steril 50* (1); 129–132.
Wolff, H. und Meurer, M. (1992): Therapiemöglichkeiten in der Andrologie. *Dermatol Monatsschr 178* (8); 334–339.
Wong, P. Y. (1990): Abnormal fluid transport by the epididymis as a cause of obstructive azoospermia. *Reprod Fertil Dev 2* (2); 115–127.
Wortsmann, J., Rosner, W. und Dufau, M. L. (1987): Abnormal testicular function in men with primary hypothyreodism. *Am J Med 82*; 207–212.
Wright, J., Allard, M., Lecours, A. und Sabourin, S. (1989): Psychosocial distress and infertility: a review of controlled research. *Int J Fertil 34*; 126–142.
Wu, F. C. W. (1994): Endocrinology of male infertility. In: Hargreave, T. B. (Hrsg.): *Male Infertility*. Springer-Verlag, Berlin-Heidelberg-New York; 191–215.
Yanushpolsky, E. H., Politch, J. A., Hill, J. A. und Anderson, D. J. (1995): Antibiotic therapy and leukocytospermia: a prospective, randomized, controlled study. *Fertil Steril 63*; 142–147.
Yavetz, H., Hauser, R., Yogev, L, Botchan, A., Lessing, J. B., Hommonnai, Z. T. und Paz, G. (1995): Advanced methods for evaluation of sperm quality. *Andrologia 27*; 31–35.
Yoshida, H., Naitoh, Y., Watanabe, M. und Immamura, K. (1984): Treatment of oligozoospermia with Chines herb medicine (Hachimi-Yiou-gan). In: Thompson, W., Harrison, R. F. und Bonnar, J. (Hrsg.): *The male factor in human infertility. Diagnosis and treatment.* MTP Press Ltd, Lancaster-Boston-Den Haag-Dordrecht, 155–159.
Yovich, J. M., Edirisinghe, W. R., Cummins, J. M. und Yovich, J. L. (1990): Influence of pentoxifylline in severe male factor infertility. *Fertil Steril 53* (4); 715–722.
Zao, P. Z. R., Meizel, S. und Talbot, P. (1985): Release of hyaluronidase and beta-N-acetylhexosaminidase during in vitro incubation of hamster sperm. *J Exp Zool 234* (1); 63–74.
Zhao S. C., Zhang S. und Yu R. (1992): Intravasal injection of formed in place silicon rubber as a method of vas occlusion. *Int J Androl 15*; 460–464.
Zhao S. C. (1990): Vas deferens occlusion by percutaneous injection of polyurethrane elastomer plugs: clinical experience and reversibility. *Contraception 41*; 453–459.
Zollner, U., Schleyer, M., Sütterlin, M. und Steck, T. (1995): Definition eines Grenzwertes für die Spermienmorphologie zur Vorhersage des Erfolges in der in-vitro-Fertilisation. *Journal für Fertilität und Reproduktion 3*; 49.

Anhang A
Einteilung und Ätiologie der morphologischen Anomalien

Die Morphologie des Spermatozoons ist für seine Fähigkeit zur Befruchtung einer Eizelle von großer Bedeutung. Der Anteil der normal geformten Spermatozoen im Ejakulat entspricht dem Anteil der normalen Spermiogenese im Hoden und hat prognostische Bedeutung. Dennoch werden die morphologischen Anomalien von verschiedenen Autoren höchst unterschiedlich gewertet. Einige Autoren erfassen nur den Prozentsatz der nach sehr strengen Kriterien als morphologisch absolut normal definierten Spermatozoen, die pathomorphen Spermatozoen bleiben unberücksichtigt („strictly normal sperm criteria"; Kruger et al. 1988; s. unten). Die WHO (1993) schlägt eine deskriptive Klassifikation vor, bei der zwar morphologisch normale und abnormal geformte Spermatozoen differenziert, deren Bedeutung sowie die pathophysiologischen Hintergründe aber nicht besprochen werden. Andere Autoren dagegen versuchen, von morphologischen Veränderungen Rückschlüsse auf pathophysiologische Störungen im männlichen Reproduktionstrakt zu ziehen, um daraus u. U. Therapieansätze abzuleiten (Düsseldorfer Klassifikation, s. A.3). Eine tabellarische Übersicht über die Synopsis der Nomenklatur gibt Tabelle A.2 (s. S.352).

A.1 „Strictly normal sperm criteria"

Nach Arbeiten mehrerer Arbeitsgruppen (Kruger et al. 1988 und 1993; Enginsu et al. 1993; Kaskar et al. 1994) bestimmt allein der Prozentsatz morphologisch absolut normaler Spermatozoen über die Wahrscheinlichkeit des Eintritts einer Schwangerschaft. Sind mehr als 14 % der Spermatozoen absolut normal, soll der Patient fertil sein. Liegt der Anteil absolut normaler Samenzellen zwischen 4 % und 14 %, ist er eingeschränkt fertil (G = „good pattern") und bei weniger als 4 % streng normaler Spermatozoen infertil (P = „poor pattern"). Grundlage dieser Klassifikation ist die morphologische Analyse von Spermatozoen, die nach Passage des Zervikalsekretes aus dem weiblichen Genitaltrakt isoliert wurden (Abb. A.1). Diese offenbar funktionell intakten Zellen wiesen folgende Charakteristika auf:

1) ein ovaler Kopf (4,0–6,0 μm lang, 2,4–3,5 μm breit),
2) ein gut abgrenzbares Akrosom (40–70 % des Spermatozoenkopfes),
3) keine Defekte von Mittelstück oder Schwanz,
4) keine Zytoplasmaanhänge > ½ der Kopfgröße.

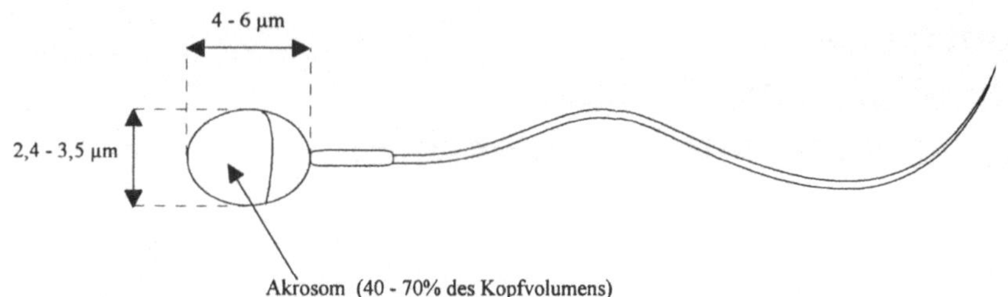

Abb. A.1. Schematische Darstellung eines nach "strictly normal sperm criteria" normalen Spermatozoons. (Nach Kobayashi et al. 1991b)

A.2 Klassifikation nach WHO

In ihrem Laborhandbuch empfiehlt die WHO eine morphologische Klassifizierung, die eine starke Gewichtung auf die funktionell wichtigen Partien des Spermatozoons (Kopf, Mittelstück, Schwanz) legt. Gleichzeitig wird dabei nach einem hierarchischen System vorgegangen: die Morphologie der Zelle wird nach der zuerst auftretenden Anomalie klassifiziert, d. h. Veränderungen des Spermatozoenkopfes vorrangig vor Defekten des Hals- und Mittelstückbereiches und des Schwanzes eingeordnet. Liegen also Defekte des Kopfes und des Mittelstücks vor, wird die Zelle nur als „abnormale Form des Kopfes" klassifiziert (WHO 1993). Grenzwertig normale spermatozoen werden als pathomorph klassifiziert.

Im Gegensatz zur Düsseldorfer Klassifikation (s. A.3) oder dem hiervon abgeleiteten, in Frankfurt angewendeten Beurteilungsschema (s.A.4) stellt die Klassifikation der WHO jedoch keinerlei Bezug zu der zugrundeliegenden Pathophysiologie her.

Detailliertere Angaben zur Beurteilung der Spermatozoenmorphologie nach WHO-Kriterien finden sich im WHO-Laborhandbuch (WHO 1993).

A.3 Düsseldorfer Klassifikation

Da die Düsseldorfer Klassifikation nach N. Hofmann nach unserem Wissen bisher der einzige umfassende Versuch ist, von der Pathomorphologie der Spermatozoen Rückschlüsse auf die Pathophysiologie der männlichen Reproduktionsorgane zu ziehen (Hofmann et al. 1982), soll sie hier ausführlicher dargestellt werden. Es wird darauf hingewiesen, daß es sich bei der Zuordnung Morphologiestörung/Pathophysiologie um eine These der Düsseldorfer Autoren handelt, die durch Vergleich der Spermatozoenmorphologien mit Hodenbiopsiebefunden erarbeitet wurden (Hofmann 1979; Hofmann und Haider 1985; Hofmann und Freundl 1986). Da derartige Untersuchungen bisher von keiner anderen Arbeitsgruppe durchgeführt wurden, ist diese These bislang nicht allgemein akzeptiert.

Nur in den seltensten Fällen findet man jedoch isolierte morphologische Störungen (an genetische Ursachen denken! Meist keine oder nur schlechte Therapiemöglichkeiten). *Meistens* beobachtet man *polysymptomatische* Störungen der Morphologie der Spermatozoen, *die in der Regel besser therapeutisch anzugehen sind*, da sie sich heterogen ausbilden!

Es werden 3 Hauptgruppen morphologischer Störungen unterschieden:

- *Überstreckungsstörungen*: Spermatozoen mit isolierten Überstreckungsstörungen (Abbildung s. Tabelle A.2) weisen in der Regel eine hervorragende Motilität (Geradlinigkeit der Bewegung, Geschwindigkeit) auf. Sie werden durch das Zervikalsekret nur wenig gefiltert und sind in ihrer Penetrationsrate nur geringfügig eingeschränkt (Hofmann et al. 1982). Oft jedoch sind Überstreckungsstörungen mit Flagellumstörungen II. Grades (= Abknickung mit oder ohne Aufdrehung des Schwanzes) kombiniert, was die Motilität der Samenzellen stark beeinträchtigt, sie sind meist immotil.

Pathophysiologie: Die Elongation der Samenzellen findet im adluminalen Bereich des tubulären Epithels statt. Sie wird teils durch spezifische Anlagen der Sertoli-Zellen selbst, teils durch die umgebenden Sertoli-Zellen gesteuert. Überstreckungsstörungen der Spermatozoen liegen in der Regel Störungen dieser Funktionen der Sertoli-Zellen zugrunde, welche meist mit Schäden der myoiden Filamente der Lamina propria einhergehen. Der Grad der Funktionsstörung der Sertoli-Zellen korreliert mit dem Grad der Formstörungen der Spermatozoen. Mögliche Ursachen für gestörte Funktionen der Sertoli-Zellen sind:

  - Varikozelenorchidopathie,
  - allgemeine Durchblutungsstörungen,
  - Thermoregulationsstörungen,
  - vegetative Dysregulation,
  - Traumen,
  - operative Eingriffe,
  - seltener Entzündungen.

- *Akrosomdefekte*: Da bei den Spermatozoen mit Akrosomdefekten die starre, formgebende Akrosomkappe fehlt oder nur rudimentär ausgebildet ist, kommt es aufgrund der Wirkung des Zellturgors auf die verformbare, dehnbare Membran des postakrosomalen Segments zu einer weitgehenden Abrundung des Zellkörpers der Samenzelle. Akrosomdefekte treten in den meisten Fällen in Kombination mit Störungen der Chromatinkondensation auf.

Pathophysiologie: Akrosomdefekte können auf Störungen der Steroidbiosynthese der Leydig-Zellen zurückgeführt werden. In der Regel ist dabei der letzte Schritt der Steroidbiosynthese, die Funktion der Steroid-3β-ol-Dehydrogenase (s. Anhang B) gestört. In der Folge kommt es zu einer Anhäufung von Testosteronvorstufen, die ihrerseits – wenngleich weit weniger wirksam als

Testosteron selbst – androgene Wirkung haben. Diese Form der Störung kann mit Ausfällen der Spermatogonien kombiniert sein.
Mögliche Ursachen für einen Block der Funktion der Leydig-Zellen sind:

- „unkomplizierte" Dystopie,
- anlagebedingte Schäden (z. B. genetisch determiniert),
- toxische Einflüsse,
- infektiös-toxische Einflüsse,
- Entzündungen.

Verschiedene Untersuchungen zeigten, daß akrosomdefekte Samenzellen zur Akrosomreaktion, einer Voraussetzung zur Eizellbefruchtung, nicht in der Lage sind (Heywinkel et al. 1993). Störungen der Akrosomentwicklung sind einer Therapie nicht zugänglich.

- *Flagellumstörungen*: Während Überstreckungsstörungen und Akrosomdefekte ausschließlich testikulär entstehen, sind die Störungen des Flagellums teils testikulär, teils epididymal bedingt. Letztere lassen sich mittels der Shorr-Färbung als blau-grün gefärbte Flagellen erkennen. Der Prozentsatz normal geformter und gefärbter Flagellen im Präparat der Shorr-Färbung sollte mit der prozentualen globalen Spermatozoenmotilität annähernd übereinstimmen! Ist der Quotient

$$\frac{\%\ \text{(Spermatozoen mit normal geformten, normal gefärbten Flagellen)}}{\%\ \text{(global motile Spermatozoen)}}$$

jedoch deutlich größer als 1, d. h. finden sich prozentual mehr Samenzellen mit normal geformten und gefärbten Flagellen im Ejakulat als motile Zellen, so sind folgende Störfaktoren als Ursache der Motilitätsstörung zu erwägen:

- gestörte Ejakulation; Spermagewinnung in ein Kondom; Fehler beim Transport der Probe (z. B. Kälte); Streß; unsaubere Gefäße,
- hohe Bakterienbelastung des Spermas ($> 10^5$ Keime/ml)
- Anheftung der Keime an die Spermatozoen (Vorkommen: pathogene Keime und deren Toxine bei unspezifischen Genitalinfektionen; testikuläre Entzündungen),
- Toxine; Medikamente; hohe Wärmeexposition (z. B. Arbeiter am Hochofen!),
- kleines Volumen („nachlassende" Motilität); saurer pH („nachlassend und immotil"); zu hohe Spermatozoenkonzentration („aneinanderschlagend, immotil"),
- Viskosipathien,
- Immunopathie (Charakteristika: „shaking phenomenon"; trotz Elastizität und Kraft nicht vorwärtskommend; distinkte Agglutinationen teils mit Agglomeration).

Agglomerationen treten als nichtimmunologisch bedingte Phänomene auch bei Koagulopathien und Viskosipathien auf!

Neben diesen Hauptgruppen morphologischer Störungen differenziert die Düsseldorfer Klassifikation auch Kombinationen von Überstreckungsstörungen und Akrosomdefekten. Diesen liegen sowohl Störungen der Leydig-Zellfunktion als auch Störungen der Sertoli-Zellen zugrunde, wobei meist auch Störungen der basalen Geschlechtszellen zu beobachten sind. In der Regel sind solche morphologischen Muster prognostisch sehr ungünstig, da therapeutisch meist nicht beeinflußbar!
Darüber hinaus werden in der Düsseldorfer Klassifikation in Abhängigkeit vom Ausprägungsgrad der Störung verschiedene Schweregrade der Pathomorphologien unterschieden:

- *Störungen I. Grades:*
  - Kopf-/Mittelstück: leichte Deformierung (postakrosomal oder insgesamt überstreckt) mit oder ohne Akrosomdefekt (reduziertes, aber noch vorhandenes leicht zugespitztes Akrosom).
  - Flagellum: strukturelle Schaftstörung testikulären Ursprungs (faserige, unscharfe Kontur, knitterig gelagert; Endstück sehr dünn oder abgebrochen); kaum Therapiemöglichkeiten!

Gestörtes Färbeverhalten (normale Form des Flagellums, aber Anfärbbarkeit nur mit Hämalaun, nicht mit scharlachrot → verwaschen blau-grüne Färbung der pathologischen Flagellen bei der Shorr-Färbung).

- *Störungen II. Grades*
  - Kopf-/Mittelstück: stärkere Deformierung (längere postakrosomale Ausziehung mit terminaler Zuspitzung) mit oder ohne Akrosomdefekte (starke Reduzierung des Akrosoms und damit verbunden Abrundung des Kopfes).
  - Flagellum: Abknickung des Schaftes (in der Halsregion, am Ende des Mittelstückes oder im Verlauf des Schwanzes, teils mit Aufrollung). *Spermatozoen mit scharf abgeknicktem Flagellum* sind immotil und werden vorwiegend bei den Überstreckungsstörungen angetroffen!
- *Störungen III. Grades*
  - Kopf-/Mittelstück: starke stielförmige Deformierung (ausgeprägte Überstreckung des postakrosomalen Segments) teils mit terminaler Auftreibung.
  - Flagellum: schwere rudimentäre Anlagestörung des gesamten terminalen Segmentes (Kaulquappenschwanz). *Diese Form der Störung tritt meist isoliert oder in Kombination mit Akrosomdefekten* auf; die Spermatozoen sind völlig immotil → keine Therapie möglich!

Kombinationsschäden leichter Art:

- Überstreckungsstörungen + Flagellumstörung II. Grades,
- Überstreckungssyndrom + Akrosomdefekt,
- Akrosomdefekt + Flagellumstörung II. Grades.

Kombinationsschäden schwerer Art (therapeutisch sehr ungünstig!):

- Flagellumstörungen II. Grades isoliert als Syndrom oder kombiniert mit Akrosomdefekt,

- Flagellumstörung I. Grades (faserige Kontur) + sonstiger Defekt. Das Syndrom der Nichtanfärbbarkeit des Flagellums hat eine unterschiedliche Prognose in Abhängigkeit vom Nebenhodenbefund!

Als Sonderformen morphologischer Störungen werden ferner *Mehrfach-* und *Stummelformen* klassifiziert (s. A.6) und das Vorkommen von *Zytoplasmaanhängen* erfaßt, wenngleich deren pathophysiologische Bedeutung unklar ist. Das Auftreten von Zweier- oder Dreierformen weist auf Störungen der Teilungsschritte während der intratestikulären Spermatogenese hin. In der Regel finden sich dabei Kombinationen mit Akrosomdefekten oder mit Syndromen der Überstreckung bei gleichzeitigem Akrosomdefekt. Solche Zellen können das Zervikalsekret nur erschwert penetrieren (Mortimer et al. 1992). Häufig wird in Assoziation zu den Doppelformen gleichzeitig eine verstärkte Exfoliation von Spermatogenesezellen beobachtet. Eine therapeutische Beeinflußbarkeit dieser morphologischen Störung ist nicht gegeben (Hofmann et al. 1982). Sie wird gehäuft bei Varikozelenorchidopathien, genitalen Entzündungen, aber auch bei Atopien beobachtet. Ihre Bedeutung jedoch ist unklar (Übersicht: Flechel und Hofmann 1982).
Finden während der Spermatidendifferenzierung vorderes und hinteres Zentriol nicht zueinander, resultiert ein stummelförmiges Spermatozoon, dessen Kopfsegment lediglich aus einer schmalen Implantationsfläche oberhalb des Mittelstücks besteht. Derartige Samenzellen sind in der Regel hochmotil und treten leicht in das Zervikalsekret über, zur Befruchtung der Eizelle sind sie jedoch nicht in der Lage (Stummelform, Mikroform).
Zum besseren Verständnis sind die verschiedenen in der Düsseldorfer Klassifikation unterschiedenen Pathomorphologien in Tabelle A.2 schematisch dargestellt.

A.4 Frankfurter Nomenklatur

Da die Düsseldorfer Klassifikation nach unserem Wissen bislang die einzige ist, bei der Rückschlüsse der Pathomorphologie auf die Pathophysiologie möglich scheinen, wird die Spermatozoenmorphologie an der Universitätsklinik Frankfurt in Anlehnung an diese Originalklassifikation beurteilt. Aus Gründen der Praktikabilität werden dabei jedoch einzelne Klassen der genannten Originalklassifikation zu größeren Gruppen zusammengefaßt. Die Klassifikation nach den Kriterien der WHO (1993), die die morphologischen Störungen in erster Linie nach der Lokalisation der Störung (Kopf–Mittelstück–Flagellum–Zytoplasmatropfen) einteilt, wird durch Einführung von Übergruppierungen und Beibehaltung einer hierarchischen Beurteilung erhalten. Eine Gegenüberstellung der Düsseldorfer, der WHO sowie der in Frankfurt praktizierten Klassifikation findet sich in A.6.

Einteilung der Spermatozoenmorphologien in Frankfurt

Anomalien des Kopfes:

- *Leichte Überstreckungsstörung* (= Tapering-Form). Pathophysiologie: leichte Störungen der Funktionen der Sertoli-Zellen.

- *Schwere Überstreckungsstörung*. Pathophysiologie: Sertoli-Zellschaden.
- *Akrosomdefekt*(= amorphe Form). Pathophysiologie: Leydig-Zellschaden, Störung der Steroidbiosynthese.
- *Kombination von Überstreckungsstörung und Akrosomdefekt* (= Ü-/A-Form). Pathophysiologie: kombinierte Störung, umfassende Schädigung im Bereich der Testes.
- *Sonstige Kopfveränderungen*. Da Pathophysiologie und prognostische Bedeutung der recht selten auftretenden Mikro-, Makro-, Stauchkopf- und Mehrfachformen (= Doppelkopf- und/oder Doppelschwanzformen, die nach Hofmann stets gemeinsam auftreten) unklar sind, werden die Häufigkeit dieser morphologischen Störungen gemeinsam als sonstige Kopfveränderungen erfaßt. Bei gehäuftem Auftreten einzelner dieser Störungen wird die Art der Störung vermerkt.

Anomalien von Hals- und Mittelstück

- *Mittelstückveränderungen*. Pathologische Veränderungen im Bereich des Halsstücks sind aufgrund dessen geringer Größe nicht nachweisbar und werden daher bei der Beurteilung der Spermatozoenmorphologie nicht erfaßt. Dagegen sind Defekte des Mittelstücks bei genauer lichtmikroskopischer Betrachtung (1000fache Vergrößerung) zu erkennen: sie stellen sich in der Regel als Kaliberschwankungen dar. Ebenfalls als Mittelstückveränderungen werden Abknickungen des Spermatozoenflagellums an der Basis des Spermatozoenkopfs bei ansonsten normaler Kopfmorphologie gewertet (= Flagellumstörung II. Grades nach Hofmann). Ist die Abknickung des Flagellums mit einer Überstreckung des Spermatozoonkopfs kombiniert, was die Regel ist, wird diese morphologische Störung als schwere Überstreckung klassifiziert und der Befund der abgeknickten Flagellen - sofern er häufiger zu beobachten ist - handschriftlich im Befundbogen ergänzt.
  Pathophysiologie: Die Ätiologie der Mittelstückveränderungen ist unklar; oxidativer Streß als pathophysiologische Ursache wird diskutiert (Rao et al. 1989; Aitken et al. 1993).

Schwanzdefekte

- Flagellumstörungen:
  Als Spermatozoen mit Flagellumstörungen werden nur die Samenzellen klassifiziert, die durch schwere Defekte ihrer terminalen Anlage (= Stummelschwanzformen mit kurzem oder abgebrochenem oder aufgerolltem Flagellum) charakterisiert sind. Leichte Störungen der Flagellenstruktur (= Flagellumstörungen I. Grades nach Hofmann), wie z. B. Kaliberschwankungen entlang des Flagellums bzw. seine abnorme Färbbarkeit in der Shorr-Färbung, werden unabhängig von der Beurteilung der morphologischen Störungen separat erfaßt und gesondert im Befundbogen angegeben.

Pathophysiologie: Schwere Flagellumstörungen sind vermutlich genetisch bedingt, leichte Schwanzdefekte dagegen beruhen meist auf einer Schädigung im Bereich des Nebenhodens.

Zytoplasmatropfen

Unter diesem Befund werden die Spermatozoen aufgeführt, denen bei sonst normaler Morphologie von Kopf, Mittelstück und Flagellum im Bereich des postakrosomalen Segmentes und des Mittelstücks ein mehr oder minder grosser Zytoplasmatropfen anhaftet.

Pathophysiologie: Vermutlich liegt in solchen Fällen eine Störung der (unter der Kontrolle durch die Sertoli-Zellen stehenden) Spermiation im Bereich der Tubuli vor, so daß Reste des zytoplasmas der Sertoli-Zelle gemeinsam mit den Spermatozoen abgesondert werden. Die Bedeutung des Zytoplasmatropfens jedoch ist unklar, so daß bei der morphologischen Beurteilung die Konzentration auf der pathologischen Kopfform liegt und Zytoplasmatropfen nur bei isoliertem Auftreten erfaßt werden.

A.5 Therapieprognosen

Die prognostische Bedeutung der einzelnen Formstörungen ist bisher nicht ausreichend untersucht. Zweifelsfrei sind monosymptomatische Störungen, d. h. das fast ausschließliche Vorkommen einer morphologischen Anomalie, prognostisch ungünstiger als polysymptomatische Störungen. Akrosomdefekte, die Kombination von Überstreckung und Akrosomdefekt sowie die Kaliberschwankungen der Flagellen sind einer Therapie in der Regel nicht zugänglich. Je stärker ausgeprägt die Schädigung ist, d. h. je höher der prozentuale Anteil der jeweiligen pathomorphen Form, desto ungünstiger ist die Prognose. Überstreckungsstörungen lassen sich in Abhängigkeit von der zugrundeliegenden Ursache des Sertoli-Zellschadens behandeln, z. B. bei Varikozelenorchidopathie. Über die Beeinflussung von Mittelstückveränderungen liegen in der Literatur bisher keine Mitteilungen vor. Die abnorme Anfärbbarkeit der Flagellen kann möglicherweise durch eine antientzündliche Behandlung oder durch Pentoxifyllin beseitigt werden. Ist die pathologische Anfärbbarkeit jedoch mit einer erhöhten Zahl devitaler Zellen kombiniert, ist keine Therapiemöglichkeit gegeben.

Um an dieser Stelle den Zusammenhang zwischen den verschiedenen Morphologieklassen und dem evtl. dahinter zu vermutenden pathophysiologischen Hintergrund deutlich zu machen, wird in Tabelle A.1 die an der Düsseldorfer These ausgerichtete Zuordnung zwischen der Art der morphologischen Störung, dem pathophysiologischen Hintergrund und der Therapieprognose zusammengefaßt.

Tabelle A.1. Frankfurter Klassifikation

Morphologische Störung	Pathophysiologischer Hintergrund	Therapieprognose
Leichte Überstreckungsstörung (= Tapering-Form)	Leichte Störung der Sertolizel-Funktion	In Abhängigkeit von der Ursache der Störung
Schwere Überstreckungsstörung	Sertoli-Zel-Schaden	Ungünstig
Akrosomdefekt (= amorphe Form)	Störung der Leydig-Zel-Funktion (= Steroidbiosynthese)	Ungünstig
Kombination von Überstreckungsstörung und Akrosomdefekt (= Ü-/A-Form)	Störung der Leydig- und Sertoli-Zel-Funktionen	Sehr ungünstig
Sonstige Kopfveränderungen	Unbekannt	Bedeutung unklar
Störungen im Bereich des Mittelstücks (= Mittelstückveränderte)	Oxidative Belastung ?	Bedeutung unklar
Schwere Flagellumstörungen	Genetisch bedingt	Keine Therapiemöglichkeit

Leider werden von den verschiedenen andrologisch tätigen Zentren nach wie vor teils recht unterschiedliche Bezeichnungen für die verschiedenen pathologischen Morphologiestörungen der Spermatozoen verwendet. Die nachfolgende tabellarische Gegenüberstellung der Düsseldorfer Klassifikation und der von der WHO sowie in Frankfurt verwendeten Begriffe soll den Umgang mit der Terminologie vereinfachen.

A.6 Synopsis der Nomenklatur der Spermatozoenmorphologie

Bei der Einteilung der spermatozoen besteht ein wesentlicher Unterschied zwischen den „strictly normal sperm criteria"/WHO-Klassifikationen und der Düsseldorfer/Frankfurter klassifikation darin, daß grenzwertig normal geformte Samenzellen bei ersteren als pathologisch, bei letzteren als normal eingeordnet werden.

Eine Übersicht über die Nomenklatur der Spermatozoenmorphologie nach WHO, der Düsseldorfer und Frankfurter Klassifikation gibt Tabelle A.2.

Tabelle A.2. Synopsis der Nomenklatur der Spermatozoenmorphologie (Abbildungen nach Hofmann 1988)

Abbildung	Morphologie	Nomenklatur nach WHO	Düsseldorfer Nomenklatur	Frankfurter Nomenklatur
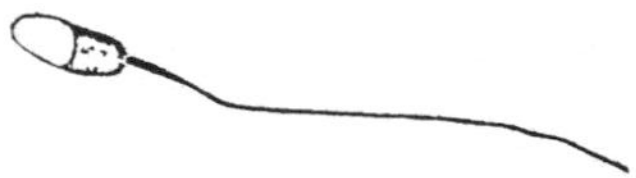	Insgesamt oder postakrosomal überstreckt	*Kopfanomalien* d.h. abnorme Form und/oder Größe des Kopfes: Zigarrenförmig	Überstreckungsstörung I. Grades	Leichte Überstreckung (= Tapering-Form)
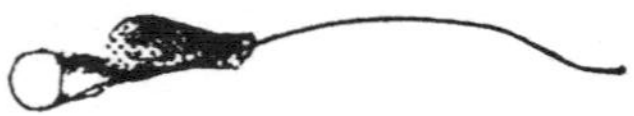	Länger ausgezogenes postakrosomales Segment mit terminaler Zuspitzung; häufig mit persistierendem Zytoplasmaanhang	Birnenförmig	Überstreckungsstörung II. Grades	Schwere Überstreckung
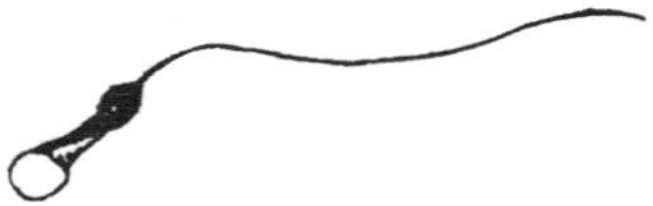	Stiel- oder schaftförmige Überstreckung des postakrosomalen Segments; teils mit terminaler Auftreibung	Birnenförmig	Überstreckungsstörung III. Grades	
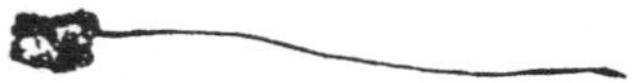	Völlig deformierter Kopf, mit oder ohne Akrosomdefekte	Amorph	Amorphe Form	Akrosomdefekt (= amorph)
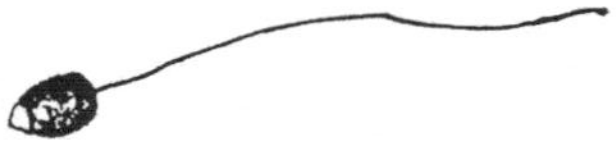	Nur rudimentäres Akrosom, jedoch keine Überstreckung (klein, noch etwas zugespitzt)	Amorph	Akrosomdefekte I. Grades	
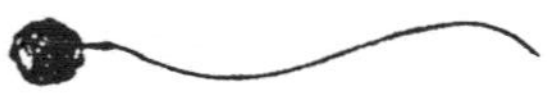	Akrosom ist kaum mehr zu erkennen; Zelle nahezu abgerundet (Extremfall: Rundkopfspermium ohne jegliches Akrosom)[b]	Amorph	Akrosomdefekte II. Grades	

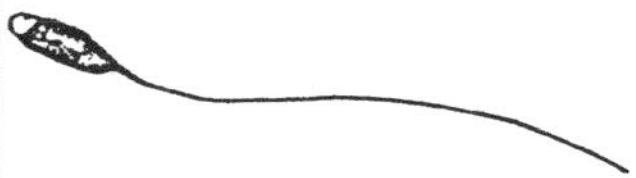	Keine oder nur leichte Deformierung, jedoch leichte Überstreckung; Akrosom nur rudimentär ausgebildet	*Kopfanomalien* d. h. abnorme Form und/ oder Größe des Kopfes: Zigarrenförmig, amorph	Überstreckungsstörung mit Akrosomdefekt (I. Grades)	Ü-/A-Form (=Kombination von Überstreckung und Akrosomdefekt)
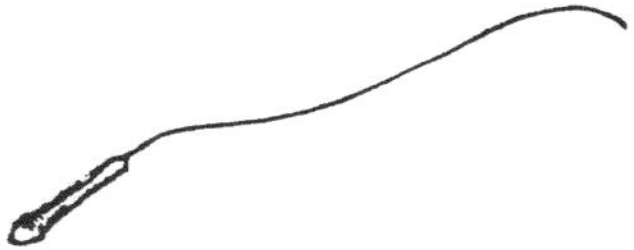	Ausgeprägte Überstrekkung, zugespitztes, stark reduziertes Akrosom	Zigarrenförmig, amorph	Überstreckungsstörung mit Akrosomdefekt (II. Grades)	
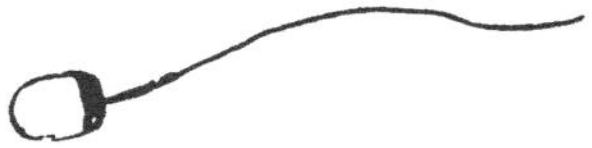	Gestauchtes, abgeflachtes postakrosomales Segment	Abnorme Kopfform	Stauchform	Stauchformen s. *sonstige Kopfveränderungen*
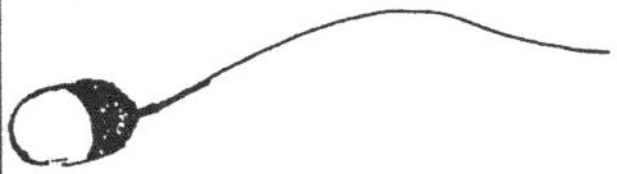	Zu großer Kopf mit oder ohne Deformierung	Zu groß	Megaloform	Makroform s. *sonstige Kopfveränderungen*
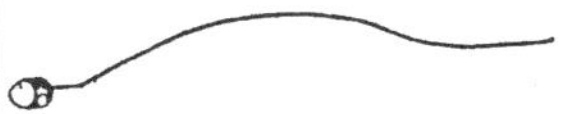	Zu kleiner Kopf mit oder ohne Deformierung	Zu klein	Stummelform	Mikroform s. *sonstige Kopfveränderungen*
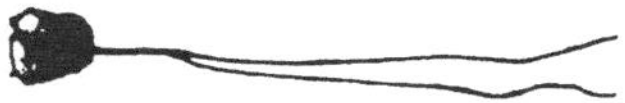	Doppelter Kopf, evtl. auch doppelter Schwanz	Doppelkopf	Zweierform	Doppelkopf s. *sonstige Kopfveränderungen*
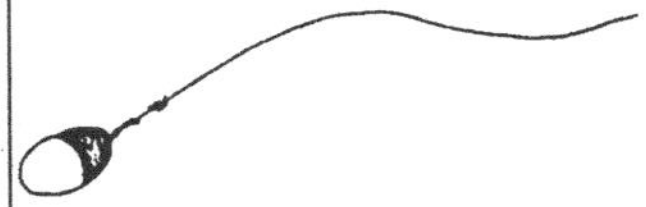	Mittelstück gering verbreitert, dabei fragmentiert	*Hals-und Mittelstückanomalien*[a] Mittelstückdefekte	Mittelstückveränderungen	Mittelstückveränderungen

Tabelle A.2. (*Forts.*)

Abbildung	Morphologie	Nomenklatur nach WHO	Düsseldorfer Nomenklatur	Frankfurter Nomenklatur
	Abgeknickter Flagellumschaft, häufig mit Zytoplasmarest; oft bei Überstreckungsformen	Abnorm ansetzender, abgeknickter Schwanz (auch fehlender Schwanz)	Flagellumstörung II. Grades	
	Zytoplasmareste; meist distal des Mittelstücks[a]	*Zytoplasmatropfen* (wenn größer als 1/3 der normalen Kopfgröße)	Zytoplasmatropfen	Zytoplasmatropfen
	Faserige, unscharfe Kontur des Flagellums; Endstück sehr dünn, evtl. abgebrochen; evtl. untypisches Färbeverhalten	*Schwanzanomalien*[c] d. h. Kaliberschwankungen, haarnadelförmiger Schwanz	Flagellumstörung I. Grades	Schwanzveränderungen, leicht[c]
	Schwere Störung der terminalen Anlage (= lediglich rudimentär angelegter Schwanz): z.B. Kaulquappenschwanz, Schwanzsporn, Kringelschwanz	Aufgerollter gebrochene, kurze Schwänze	Flagellumstörung II. Grades	Schwanzveränderungen, schwer
	Doppelschwänze	Doppel- und Mehrfachschwänze	Zweierformen	Zweierformen s. *sonstige Kopfveränderungen*

[a]Die Bedeutung der Zytoplasmaanhänge im Bereich des Mittelstücks ist bislang unklar. Bei der morphologischen Beurteilung der Samenprobe wird daher in erster Linie Wert auf die Erfassung der pathologischen Kopfformen gelegt. Nur bei isoliertem Auftreten von *Zytoplasmatropfen* bei normalev kopfmorphologie werden diese erfaßt.

[b]Nahezu vollständig abgerundete Spermatozoen ohne Akrosom werden als Rundkopfspermatozoen bezeichnet. Ein zahlenmäßiges Überhandnehmen dieser ausgeprägten Form der Akrosomdefekte II. Grades (Düsseldorfer Nomenklatur) wird als *Globozoospermie* bezeichnet. Spermatozoen mit *Doppelschwänzen* haben in der Regel auch einen Doppelkopf; beide Formen (Doppelschwanz bzw. Doppelkopf) werden daher als Zweierform bezeichnet. Es handelt sich hierbei um Samenzellen, bei denen Störungen während der Zellteilung zu einer unvollständigen Trennung der beiden Tochterzellen führten.

[c]Die leichten Schwanzveränderungen (= Kaliberschwankungen und/oder abnormales Färbeverhalten in der Shorr-Färbung) werden in der Frankfurter Klassifikation *nicht* bei der Beurteilung der Verteilung morphologischer Störungen, sondern separat als Hinweis auf eine evtl. einer Asthenozoospermie zugrunde liegende Nebenhodenschädigung erfaßt.

Anhang B
Physiologie der Steroidhormone

Zu der Klasse der Steroidhormone, die in verschiedenen Organen gebildet werden, zählen die

- Mineralkortikoide der Nebennierenrinde: C_{21}-Steroide mit Einfluß auf den Elektrolythaushalt, Hauptvertreter ist das Aldosteron.
- Glukokortikoide der Nebennierenrinde: C_{21}-Steroide mit Einfluß auf Glukoneogenese und Proteolyse, Hauptvertreter ist das Kortisol.
- Androgene des Hodens und der Nebennierenrinde: C_{19}-Steroide mit Einfluß auf die Spermatogenese, auf die Entwicklung und Ausbildung der primären und sekundären Geschlechtsmerkmale, Hauptvertreter ist das Testosteron.
- Östrogene der Ovarien (beim Mann des Hodens): C_{18}-Steroide mit aromatischem Ring A, die Einfluß auf die Funktion des Uterus haben und im Regelkreis der Keimdrüsenhormone eine negative Regulation der hypothalamischen Funktion bewirken, Hauptvertreter ist das Östradiol.

B.1 Biosynthese der Sexualhormone (= Androgene und Östrogene)

Zwischen den männlichen und den weiblichen Sexualhormonen besteht eine enge Beziehung, sie werden z. T. über gemeinsame Reaktionswege (z. B. den $\Delta 5$-Weg) gebildet! Dies erklärt, warum in den Testes (bzw. im Ovar oder in geringerem Maß auch in der Nebennierenrinde) sowohl männliche als auch weibliche Keimdrüsenhormone gebildet werden können.

Ausgangsstoff der Biosynthese der Sexualhormone ist entweder das in der Leber, in der Darmmukosa oder den Nebennieren aus Acetyl-CoA (über Mevalonat, Squalen und Lanosterin) gebildete oder aber das durch die Nahrungsaufnahme dem Körper exogen zugeführte *Cholesterin*. Dieses wird u. a. im Bereich der Nebennierenrinde zu Gestagenen metabolisiert, die ihrerseits als Vorstufen der Androgenbildung durch die Leydig-Zwischenzellen dienen. Abbildung B.1 stellt eine schematische Übersicht der an der Biosynthese der Sexualhormone beteiligten Reaktionsschritte dar. Untersuchungen (Zellfraktionierungsexperimente) bezüglich der intrazellulären Lokalisation der Androgenbildung zeigten, daß die an der Umwandlung von Cholesterin zu Pregnenolon beteiligten Enzyme in den Mitochondrien der Leydig-Zwischenzellen vorliegen. Dagegen finden sich die an der Umsetzung von Pregnenolon

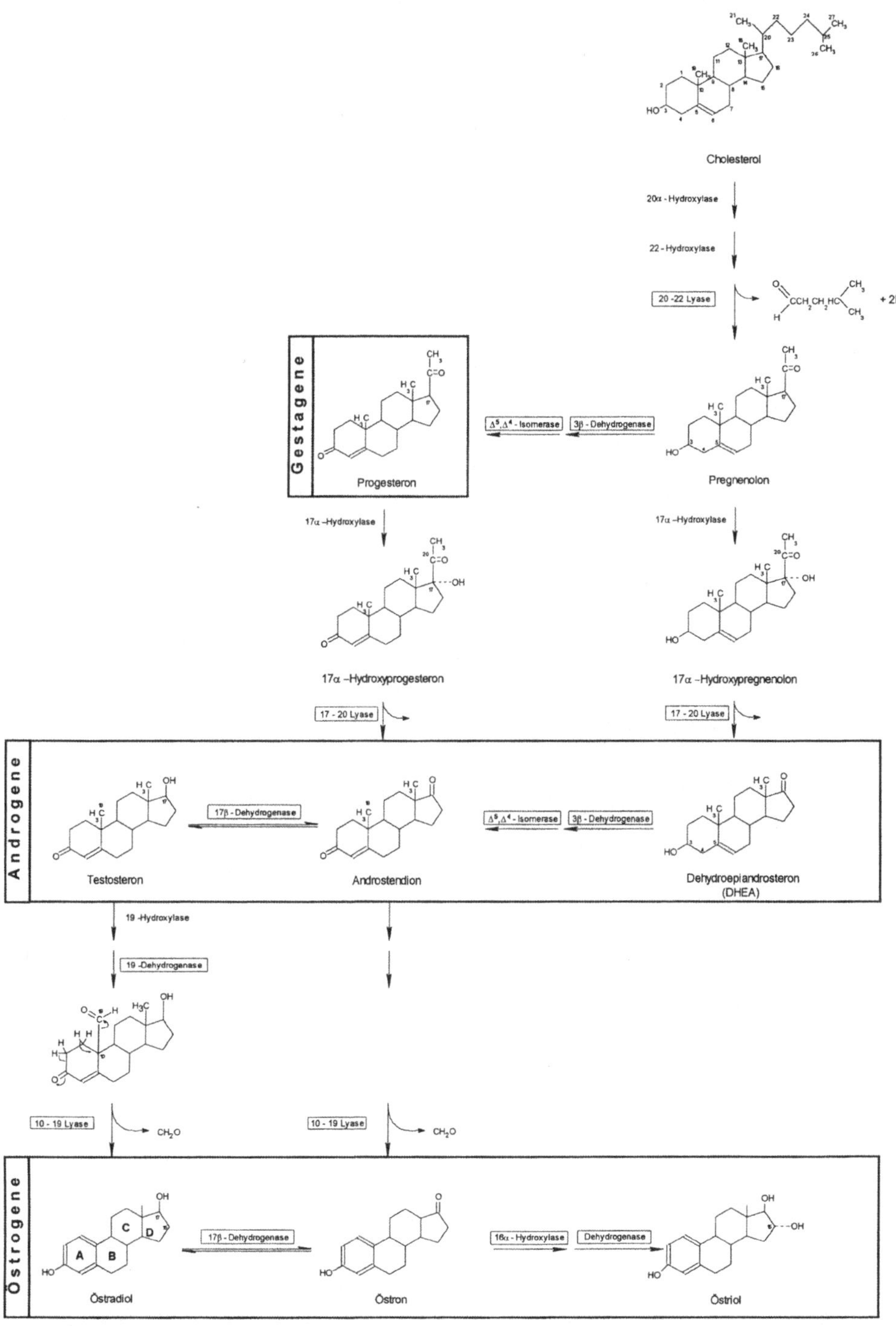

Abb. B.1. Biosynthese von Androgenen und Östrogenen. (Nach Jungermann und Möhler 1980)

zum Androgen beteiligten Enzymsysteme im dem über weite Areale der syntheseaktiven Leydig-Zellen ausgebreiteten glatten endoplasmatischen Retikulum. Da die funktionelle Kapazität dieser Enzyme zur Umwandlung des gesamten gebildeten Pregnenolons nicht in der Lage ist, werden vom Hoden auch Androgenvorstufen, wie 17-α-OH-Progesteron oder Dehydroepiandrosteron (DHEA), sezerniert (Hall 1988; Rommerts und van der Moen 1989).
Wie in Abb. B.1 zu erkennen, sind die *Biosynthesewege der Östrogene und der Androgene eng miteinander verflochten.* So können die weiblichen Sexualhormone in der männlichen Gonade durch Hydroxylierungen, Dehydrogenierungen und Lyse des C_{19}-Kohlenstoffatoms aus den Androgenen gebildet werden. Etwa 20 % der männlichen Östrogene sind testikulären Ursprungs und werden durch Konversion aus Testosteron gebildet!
Die Bedeutung dieser Verflechtung von Androgen- und Östrogenbildung wird deutlich, wenn man die Folgen einer deutlich vermehrten oder verminderten Androgenbildung betrachtet:

- Ist die testikuläre Synthese von Testosteron reduziert (z. B. aufgrund einer Hypogonadotropinämie), so kommt es – da die Menge der Östrogene nur zum geringeren Teil (20 %) vom Testosteron als Vorstufe abhängt – zu einer Verschiebung des Testosteron-Östrogen-Gleichgewichtes in Richtung der Östrogene und damit zu einer verstärkten Ausprägung weiblicher Merkmale (Feminisierung).
- Ist die Testosteronsynthese normal, wird das Hormon jedoch – z. B. aufgrund eines funktionellen Defektes der 5α-Reduktase – nicht zu Dihydrotestosteron metabolisiert, oder liegt beim Patienten eine Hypergonadotropinämie vor, so kommt es zu einer Anhäufung des Androgens und damit verbunden zu einer verstärkten Konversion des Testosterons zu Östrogenen, deren Wirkungen dann insbesondere angesichts einer evtl. fehlenden Androgenwirkung des Testosterons zur Feminisierung führen.

Dieser Zusammenhang zwischen Androgenen und Östrogenen sollte bei einem therapeutischen Eingriff in den Androgenhaushalt eines Patienten stets berücksichtigt werden!
Darüber hinaus unterliegt die Steuerung der Biosynthese und der Ausschüttung der Steroidhormone aus den verschiedenen endokrinen Organen im männlichen Organismus einem komplexen Regelkreis, an dem die Hirnanhangsdrüsen beteiligt sind. So wird die Bildung und Freisetzung von Kortisol durch das hypophysäre Kortikotropin (ACTH), die des Androsterons durch Angiotensin und die des Testosterons durch die Gonadotropine gesteuert (s. 3.8.2).

B.2 Wirkungsmechanismen der Steroidhormone

In den Zielorganen wirken die Steroidhormone nicht über Rezeptoren an der Zelloberfläche, sondern nach Diffusion in die Zielzelle, Bindung an einen zytoplasmatischen, hormonspezifischen Rezeptor und anschließender Translokation des Steroidhormon-Rezeptor-Komplexes in den Zellkern, wo dieser auf komplexe Weise durch Derepression die Transkription bestimmter Gene induziert (Clark et al. 1992). Alle Steroidhormone wirken letztendlich über diese in Abb. B.2 schematisch dargestellte Aktivierungskaskade. Sie üben ihre Wirkung zielgerichtet aus, da nur die Zellen des Erfolgsorgans die steroidhormonspezifischen Rezeptorproteine aufweisen und damit nur diese Zellen auf das jeweilige Steroidhormon ansprechen.

Wirkungsmechanismus von Testosteron

Testosteron nimmt unter den Steroidhormonen insofern eine Sonderstellung ein, da es - bevor es in der Zelle des Erfolgsorgans mit dem spezifischen Rezeptormolekül reagieren kann - zunächst aktiviert werden muß (Abb. B.3). Die Aktivierung des Androgens Testosteron wird dadurch erreicht, daß es im Zytosol oder an der Kernmembran der Zielzelle durch enzymatisch katalysierte Reduktion der Δ^4-Doppelbindung (Enzym: Δ^4-5α-Reduktase) zu seiner wirksamen Form, dem 5α-Dihydrotestosteron, umgewandelt wird (Wilson 1975). *Eine derartige Aktivierung eines Steroidhormons innerhalb der Zielzelle ist nur für das Testosteron bekannt!*

B.3 Metabolismus der Sexualhormone

Die Inaktivierung der Androgene erfolgt in der Leber durch Reduktion zu Androsteron und Ätiocholanon (= 17-Ketosteroide) und anschließende Konjugation vorwiegend mit Sulfat. Auch die Östrogene werden in der Leber durch Konjugation mit Glucuronsäure oder Sulfat inaktiviert. Die entstandenen Metaboliten werden jeweils mit dem Urin ausgeschieden (s. Abb. B.4).

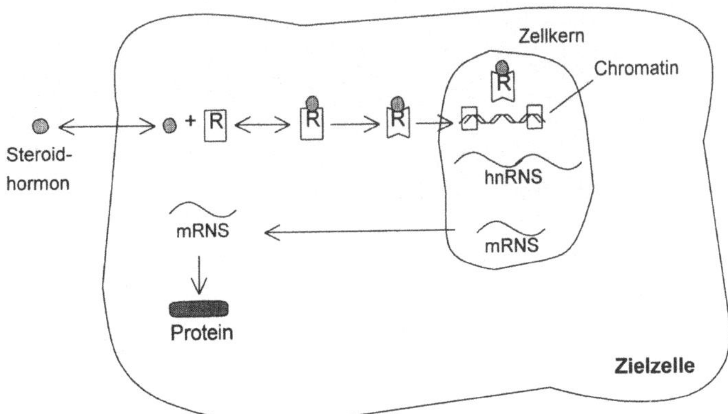

Abb. B.2. Wirkungsmechanismus der Steroidhormone: Induktion der Transkription spezifischer Gene. *R* hormonspezifischer Rezeptor, der nach Anlagerung des Hormons seine Konformation ändert, dann in den Zellkern wandert und dort die Transkription in Gang setzt. (Nach Jungermann und Möhler 1980)

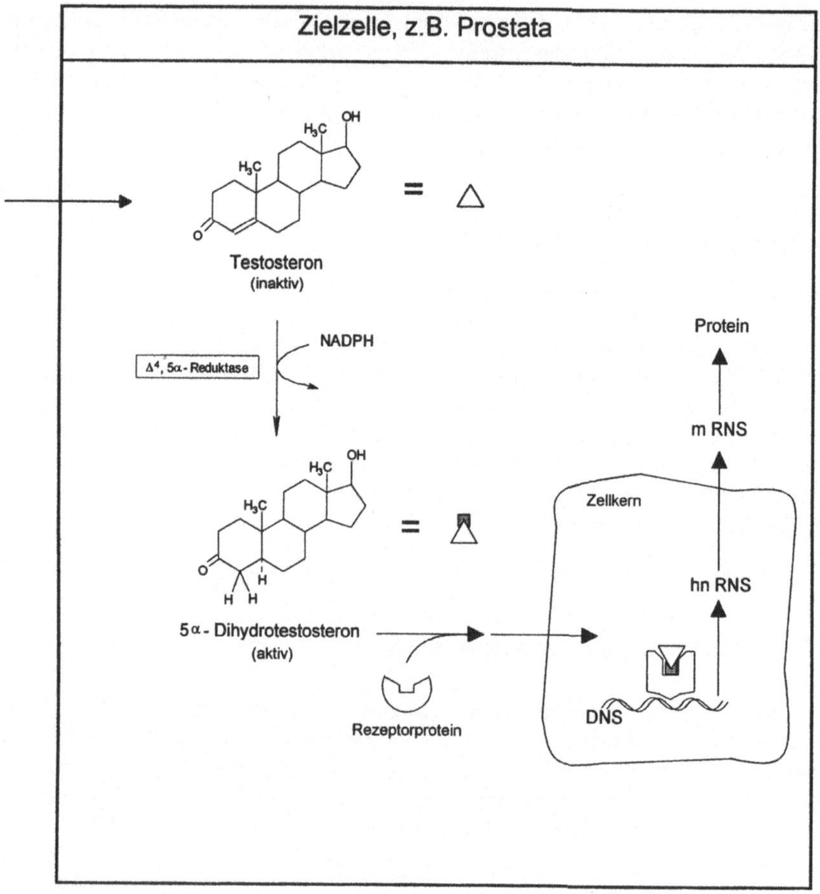

Abb. B.3. Wirkungsmechanismus von Testosteron in der Zielzelle. Das inaktive Testosteron wird in der Zielzelle zunächst durch Reduktion zu 5α-Dihydrotestosteron aktiviert. *DNS* Desoxyribonukleinsäure; *hnRNS* heterogene nukleare Ribonukleinsäure; *mRNS* Messenger-Ribonukleinsäure. (Nach Jungermann und Möhler 1980)

B.4 Hormonmuster bei infertilen Männern

Anhand der Konstellation der Blutplasmawerte der 3 wichtigsten Sexualhormone (FSH, LH und Testosteron) kann in vielen Fällen auf die der Fertilitätseinschränkung zugrundeliegende pathophysiologische Störung geschlossen werden (Tabelle B.1).

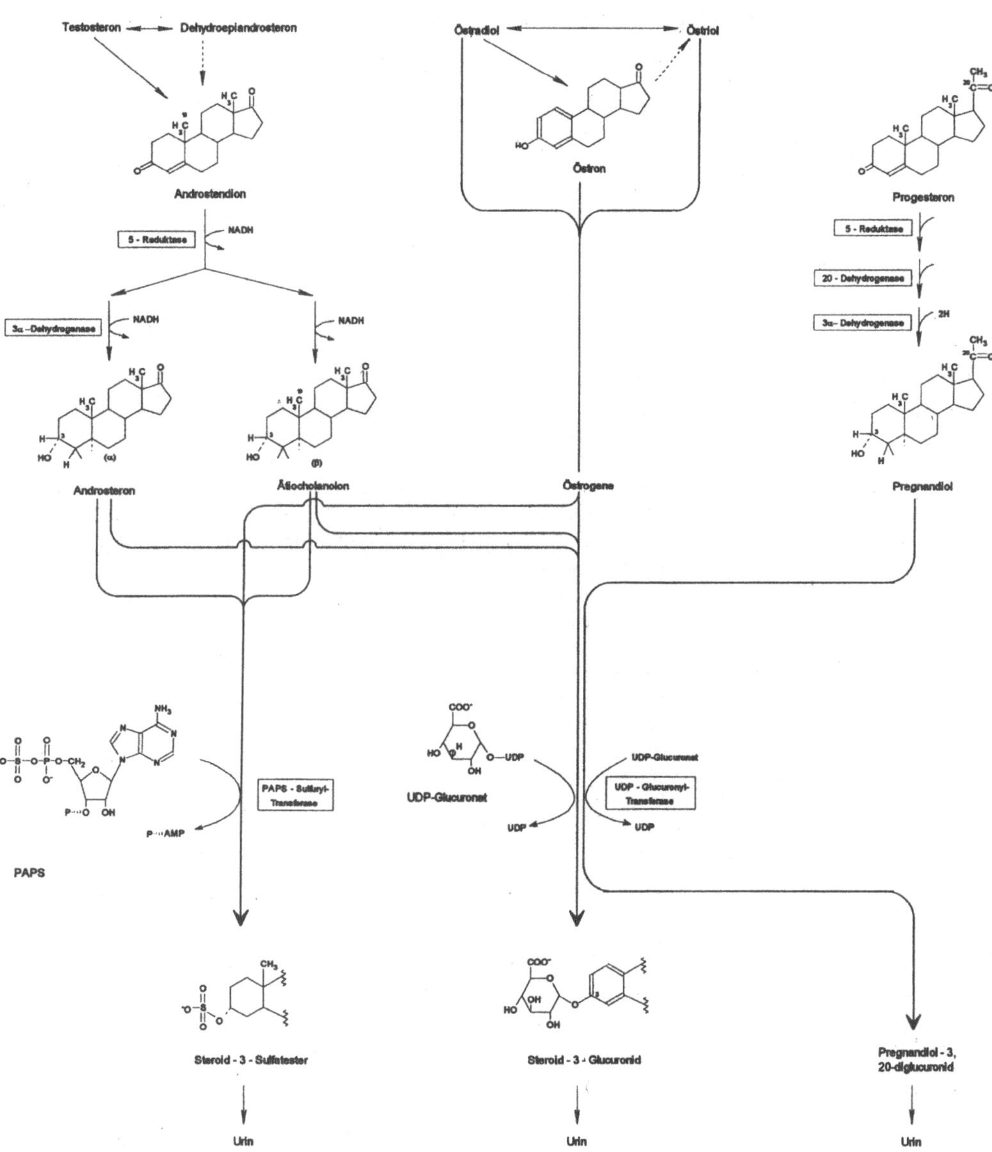

Abb. B.4. Inaktivierung von Androgenen, Östrogenen und Gestagenen in der Leber und Ausscheidung durch die Niere. (Nach Jungermann und Möhler 1980)

Tabelle B.1. Konstellationen der Serumhormonspiegel bei verschieden bedingten Fertilitätsstörungen

FSH	LH	Testosteron	Ursachen/Folgen
↑	N	N	Hinweis auf eine Schädigung der Sertolizellen bzw. der Tubuli seminiferi (Hodenkanälchen): a) gestörte Reifung der Samenzellen b) mangelnde Inhibinproduktion und darüber fehlende Hemmung der FSH-Sekretion
↑	↑	↓	Hypergonadotroper Hypogonadismus (= primäre Hodenschädigung) a) Klinefelter-Syndrom (numerische Chromosomenaberration): zunehmende Sklerosierung des Bindegewebes und Schädigung der Hodenkanälchen; Manifestation in der Pubertät, b) Keimzellaplasie: angeboren oder erworben (durch Noxen); die Sertoli-Zellen sind zwar vorhanden, es fehlen aber die Spermiogenesezellen ("Sertoli-cell-only-syndrome"), c) angeborene Anorchie: die Hodenfunktion ist bereits pränatal verloren gegangen (frühembryonale Hoden müssen jedoch vorhanden gewesen sein, da sonst keine männliche Entwicklung stattgefunden hätte), d) Noonan-Syndrom: phänotypische Züge des Ullrich-Turner-Syndroms, aber männlicher Genotypus ohne nachweisbare Chromosomenanomalie; unzureichende Entwicklung der Hodenkanälchen, e) myotonische Dystrophie: autosomal dominant vererbtes Muskelleiden; fortschreitende Muskelschwäche in den endokrinen Drüsen; Hodenatrophie mit psychischen Veränderungen
↓	↓	↓	Hypogonadotroper Hypogonadismus 1.) Angeborene hypothalame und hypophysäre Störung a) Kallmann-Syndrom: fehlende LH-RH-Sekretion bei gleichzeitig fehlender Geruchswahrnehmung (Anosmie), b) Laurence-Moon-Bardet-Biedl-Syndrom: genetisch determinierte Anomalie mit Dysfunktion des Zwischenhirns bei gleichzeitiger Unterfunktion der Hypophyse (aber normale hypophysäre Reaktion bei LH-RH-Test): klassisches Bild des Hypogonadismus bei Fettsucht, Kleinwuchs, geistigen Entwicklungsstörungen, immer Retinitis pigmentosa, Leydig-Zelinsuffizienz u. a., c) Prader-Labhart-Willi-Syndrom: mangelnde LH-Synthese; zusätzlich Minderwuchs, Adipositas, Diabetes mellitus, Schwachsinn u. a. 2.) Erworbene Störungen (z.B. durch Tumoren) a) Hypophysenadenom, b) Meningeom, c) Kraniopharyngeom

Tabelle B.1 (*Forts.*)

FSH	LH	Testosteron	Ursachen/Folgen
N	↓	↓	Sogenannte fertile Eunuchen (Pasqualini-Syndrom): isolierter LH-Mangel; daher hypoplastische Leydig-Zellen und unterentwikkelte Geschlechtsmerkmale, aber normale oder nur testosteronabhängige Störung der Spermatogenese, LH-RH stimuliert die LH-und FSH-sekretion, aber kein "response" nach Clomifen
N	↑	↑	Partielle Androgenresistenz: Der Feedback-Mechanismus ist durch einen Rezeptordefekt auf hypothalamisch-hypophysärer Ebene ausgeschaltet, die hohen LH-Spiegel verursachen eine verstärkte testikuläre Östrogenbildung
N	↑	N	Kompensierte Leydig-Zellinsuffizienz: verminderte Funktionsreserve der Leydig-Zellen bei einer erhöhten LH-Sekretion; meist in Verbindung mit einer gestörten Spermatogenese
N	N	N	Andere nichtendokrine Fertilitätsstörungen: z. B. retrograde Ejakulation, angeborenes Fehlen der Vasa deferentia; geschädigtes Ejakulationssystem
N/↓	N/↓	↓	Bei oligospermen Männern ein Hinweis auf eine partielle Insuffizienz der Gonadotropinsekretion: häufig durch Erkrankungen des Hypothalamus und der Hypophyse; ggf. in Verbindung mit einer Hyperprolaktinämie. Zu bedenken ist auch, daß die SHBG-Konzentration erniedrigt sein kann und das "freie" Testosteron normal ist.

Anhang C
Erläuterungen zu einzelnen Methoden der Routinediagnostik

C.1 Handhabung der Zytometer

Das in der Praxis am weitesten verbreitete Zytometer, mit dessen Hilfe, die Zellkonzentration einer Suspension bestimmt werden kann, ist die *Neubauer-Kammer.*

Aufgrund der auf dem Kammerboden eingravierten Netzeinteilung sowie des definierten Abstands zwischen der unteren Kammerfläche und dem aufzulegenden Deckglas (Abb. C.1) ist die mikroskopische Betrachtung eines definierten Volumens einer Zellsuspension möglich. Somit kann in einfacher Weise die Zahl der in diesem definierten Volumen vorhandenen Partikel (= Zellen) ausgezählt und darüber die Partikelkonzentration der Suspension errechnet werden.

Betrachtung der äußeren Felder der Neubauer-Kammer

Zur Bestimmung der Konzentration an Leukozyten (oder sonstigen Rundzellen) in der Probe empfiehlt es sich, bei 160- bis 200facher Vergrößerung die in den äußeren Feldern der Neubauer-Kammer vorliegenden Zellen auszuzählen. In den Ecken der Kammereinteilung finden sich hierfür 4 Großquadrate, die ihrerseits jeweils in 16 Kleinquadrate mit einer Kantenlänge von je 250 µm unterteilt sind (Abb. C.1 b). Das bedeutet:

- Fläche eines Kleinquadrates: 0,0625 mm^2,
- Anzahl der Kleinquadrate: 64 in 4 Großquadraten zusammengefaßt (= die 4 Eckbereiche der Kammereinteilung),
- Höhe der Kammer: 0,1 mm.

Daraus ergibt sich für die äußeren Felder der Neubauer-Kammer:

- Volumen über jedem Kleinquadrat der äußeren Kammer = 0,00625 mm^3,
- Volumen über jedem der 4 Großquadrate der äußeren Kammer = 0,1 mm^3,
- Volumen der gesamten äußeren Kammer (d. h. bei Zählung aller 4 Großquadrate) = 0,4 mm^3.

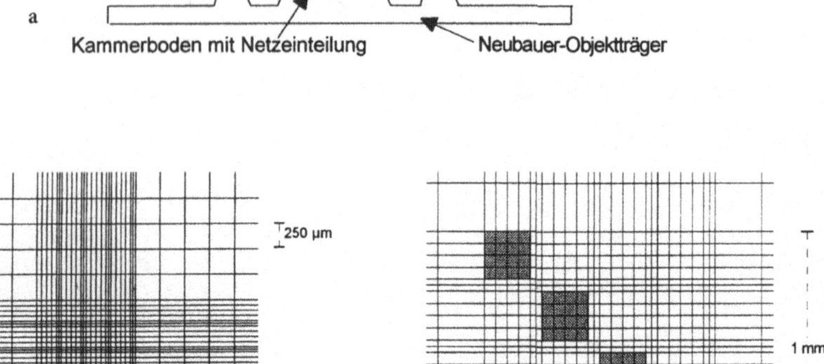

Abb. C.1a–c. Schematische Darstellung einer Neubauerkammer. **a** Querschnitt durch die Kammer, die auf ihrer Unterseite in Felder definierter Größe eingeteilt ist, **b** Aufsicht auf die Unterteilung der Kammer, **c** Aufsicht auf die Feinunterteilung im inneren Bereich der Kammer

Betrachtung der inneren Felder der Neubauer-Kammer

Aufgrund ihrer geringen Zelldimensionen sind die menschlichen Spermatozoen bei 200facher Vergrößerung nur mit Mühe zu erkennen. Der Einsatz einer höheren Vergrößerung (400fach) und die Verwendung der inneren Netzeinteilung der Neubauer-Kammer erleichtern hier die Zählung.

Im inneren Bereich der Kammer finden sich 16 Kleinquadrate mit einer Kantenlänge von 200 µm, die ihrerseits nochmals in je 16 Kleinstquadrate mit einer jeweiligen Kantenlänge von 50 µm unterteilt sind (Abb. C.1 c). Das bedeutet:

- Fläche eines Kleinstquadrates: 0,0025 mm^2,
- Anzahl der Kleinstquadrate: 256 in 16 Großquadraten zusammengefaßt,
- Höhe der Kammer: 0,1 mm.

Daraus ergibt sich für die innere Netzeienteilung der Neubauer-Kammer:

- Volumen über jedem Kleinstquadrat des inneren Feldes = 0,00025 mm^3,
- Volumen über jedem der 4 Großquadrate des inneren Feldes = 0,004 mm^3,
- Volumen über der gesamten inneren Kammer = 0,064 mm^3.

Aus den genannten Abmessungen der Kammer ergeben sich zur Berechnung der Partikelkonzentration in der untersuchten Suspension folgende Multiplikationsfaktoren, mit denen die Zahl der in bestimmten Feldern der Kammer ausgezählten Zellen multipliziert werden muß, um die Zellkonzentration der Suspension in Zellen/ml zu erhalten:

- bei Zählung aller Zellen, die in der *gesamten inneren Kammer* vorliegen 15 625,
- bei Zählung aller Zellen, die in der *gesamten äußeren Kammer* vorliegen 2500.

Makler-Kammer

Ein anderes, gerade in der Andrologie häufig verwendetes Zytometer ist die *Makler-Kammer* (Makler et al. 1978, 1980). Sie ist im Vergleich zur Neubauer-Kammer wesentlich teurer und bietet u. E. für die Routinebestimmung der Spermatozoenkonzentration keine wesentlichen Vorteile. Beim Einsatz mancher EDV-gestützter Spermatozoenanalysegeräte jedoch ist die Verwendung der Makler-Kammer zwingend vorgeschrieben, da aufgrund des geringeren Abstandes zwischen Kammerboden und Deckglas von nur 10 μm (im Vergleich zu 100 μm bei der Neubauer-Kammer) ein Übereinanderliegen bzw. -schwimmen von Samenzellen ausgeschlossen werden kann. Aufgrund der Dicke des Deckglases kann die Kammer nicht mit einem 40fach vergrößernden Objektiv betrachtet werden. Die Zählung der Spermatozoen gestaltet sich daher, insbesondere bei Zählung mehrer Proben hintereinander, anstrengender als bei der Neubauer-Kammer.

Die auf dem Kammerboden eingravierte feine Netzeinteilung der Makler-Kammer zeigt Quadrate der Kantenlänge 0,1 mm. Die Höhe der Kammer beträgt 10 μm. Das bedeutet:

- Fläche eines Kleinquadrates: 0,01 mm^2,
- Höhe der Kammer: 0,01 mm.

Daraus ergibt sich für die Makler-Kammer:

- Volumen über jedem Kleinquadrat = 0,0001 mm^3.

Bei Zählung der in 10 Kleinquadraten der Makler-Kammer vorliegenden Zellen und Multiplikation der erhaltenen Zahl mit 1 Mio. erhält man ohne große Rechnerei sofort die Zellkonzentration der untersuchten Suspension in Mio./ml.

Allgemeine Hinweise

Wird die Probe vor Befüllen des Zytometers in irgendeiner Weise vorbehandelt (z. B. verdünnt durch den Zusatz von NaCl- und Formaldehydlösung, wie es im andrologischen Labor zur Bestimmung der Spermatozoenkonzentration des Ejakulates gehandhabt wird), so muß eine evtl. aus dieser Vorbehandlung resultierende Verdünnung bzw. Konzentrierung bei der Bestimmung der Zellkonzentration mit eingerechnet werden!

Um eventuelle Fehler bzw. Ungenauigkeiten beim Auszählen möglichst vernachlässigbar klein zu halten, sollte stets darauf geachtet werden, daß ein ausreichend großes Volumen der Probe betrachtet und ausgezählt wird. Sollte z. B. die vorläufige Untersuchung des Ejakulats eine überproportional hohe oder niedrige Spermatozoenkonzentration ergeben, ist die Vorverdünnung der Probe entsprechend anzupassen. Das heißt, bei Proben mit mehr als 100 Mio. Spermatozoen/ml sollte das Ejakulat zur Auszählung mindestens 1:50 verdünnt werden (d. h. 1860 μl 0,9%ige NaCl-Lösung plus 100 μl 2%ige Formaldehydlösung plus 40 μl verflüssigtes, gemischtes Ejakulat). Bei Proben dagegen, die weniger als 20 Mio. Spermatozoen/ml aufweisen, sollte das Ejakulat zur Auszählung höchstens 1:10 verdünnt werden (d. h. 1,7 ml 0,9%ige NaCl-Lösung plus 100 μl Formaldehydlösung plus 200 μl verflüssigtes, gemischtes Ejakulat).

Als Grundregel sollte man sich angewöhnen, darauf zu achten, daß in dem im Zytometer betrachteten Volumen mindestens 60–70 Zellen gezählt werden sollten.

Bei Ejakulaten mit extrem geringen Spermatozoenkonzentrationen sollten die Samenzellen ggf. vor der Auszählung im Zytometer durch Zentrifugation (100 μl Ejakulat, 600 g, 10 min), Abnehmen der Hälfte des Volumens an Überstand (50 μl) und anschließender Resuspendierung des Pellets im verbleibenden Überstand angereichert werden. Die Spermatozoenkonzentration wird dann wie gewohnt im Zytometer unter Berücksichtigung des zusätzlichen Konzentrierungsschrittes (um den Faktor 2) bestimmt.

Besonderes Augenmerk sollte scheinbar spermatozoenlosen Ejakulaten gewidmet werden. Bei diesen ist die Beurteilung „Azoospermie" erst dann zulässig, wenn auch nach einer mindestens 10fachen Konzentrierung der Zellen im Ejakulat - durch Zentrifugation von 1 ml Ejakulat, Abnahme von 900 μl des Zentrifugationsüberstandes (Seminalplasma) und Resuspendierung des Zellpellets in den verbleibenden 100 μl - im Volumen der gesamten inneren Neubauer-Kammer (= 0,064 mm^3) keine Spermatozoen nachweisbar sind (s. hierzu auch 8.2.1)!

C.2 Färbungen zur morphologischen Differenzierung

Hämatoxylin-Eosin-Färbung (nach Paula Meyer)

Hämatoxylin ist der in der Histologie am häufigsten verwendete Kernfarbstoff. Die Substanz ist farblos und muß zunächst durch Dehydrierung und Beizung oder Schwermetallkomplexbildung in den eigentlichen Farbstoff, das Hämalaun, überführt werden. Die Kernfärbung kommt am besten in saurem Milieu zustande, in dem sich das positiv geladene Hämalaun an die Phosphorgruppen der Nukleinsäuren des Chromatins anlagert. Zur Stabilisierung der Färbung und insbesondere zur Verbesserung der Haltbarkeit des Präparates muß jedoch ein pH-Wert > 5 eingestellt werden, da sich der Farbkomplex im Alkalischen deutlich schlechter löst.

Färbeschema:

- Ausstrich an der Luft trocknen lassen (mindestens 5 h),
- kurz in absolutem Methanol (frisch!) fixieren,

- Ausstrich an der Luft trocknen (mindestens 2 h),
- 5–10 min Hämalaun (nach P. Meyer),
- kurz in Leitungswasser schwenken,
- 5 min in Aqua dest. (frisch!) differenzieren, dabei gelegentlich bewegen,
- nochmals kurz in frisches Aqua dest. eintauchen und schwenken,
- den abgetropften Ausstrich in 0,25%ige wäßrige Eosinlösung überführen und 15–30 s färben,
- in Aqua dest. (frisch!) differenzieren (gelegentlich bewegen),
- nochmals in frisches Aqua dest. eintauchen, bis ein bläulicher Unterton der Färbung sichtbar ist,
- gefärbten Ausstrich an der Luft trocknen.

Fixierbad (= Methanol) und die Färbelösungen (Hämalaun, Eosin) sollten mindestens wöchentlich, bei Bedarf auch häufiger, erneuert werden.

Chemikalien: Hämalaun nach Meyer (s. Anhang D, Bezugsquellenregister).

Modifizierte Papanicolaou-Färbung

Aufgrund der unterschiedlichen Färbung basophiler und acidophiler Zellkomponenten erlaubt die Papanicolaou-Färbung eine detaillierte Untersuchung des Kernchromatinmusters der Zellen. Unter anderem in der Gynäkologie wird sie vielfach zur zytologischen Routinediagnostik eingesetzt. Zur Darstellung männlicher Keimzellen sind einige Modifikationen der ursprünglichen Färbemethode notwendig, die im nachfolgend dargestellten, von der WHO empfohlenen Färbeschema berücksichtigt sind:

Reagenzien

EA-50 (äquivalent zu EA-36), Orange G6-Lösungen und Hämatoxylinpräparationen sind bei den üblichen Lieferfirmen erhältlich. Angaben zur Eigenherstellung (die in der Regel deutlich billiger ist) finden sich im WHO-Laborhandbuch (WHO, 1993).
Scotts Lösung: 0,04 M $NaHCO_3$ und 0,08 M $MgSO_4 \cdot 7\,H_2O$ in Aqua dest. Diese ist nur zu verwenden, wenn das gewöhnliche Leitungswasser sehr hart ist.
Saurer Alkohol: 2 ml HCl konz. plus 300 ml 99,5%iger Ethanol plus 100 ml Aqua dest.

Färbeschema:

- Ausstrich an der Luft trocknen lassen (mindestens 5 h),
- 5–15 min in Ether/Alkohol (Ether und 95%iger Ethanol zu gleichen Teilen) fixieren,
- je 10 s in absteigender Alkoholreihe inkubieren (80-, 70-, 50%iger Ethanol,
- 10 s Aqua dest.,
- exakt 3 min Harris oder Meyers Hämatoxylin,
- 3–5 min fließendes Leitungswasser,
- 2 s saurer Alkohol,
- 3–5 min fließendes Leitungswasser,

- 4 min Leitungswasser (oder ggf. Scotts Lösung),
- 1 s Aqua dest.,
- je 10 s in aufsteigender Alkoholreihe entwässern (50-, 70-, 80-, 90%iger Ethanol),
- 2 min Orange-G6-Lösung,
- 2mal je 10 s 95%igen Ethanol,
- 5 min EA-50-Lösung,
- 3mal je 5 s 95%iger Ethanol,
- 2 min 99,5%iger Ethanol,
- 3mal je 1 min Xylol.

C.3 Shorr-Färbung

Mit Hilfe des Resultats der Shorr-Färbung (nach N. Hofmann) kann die Funktion der Spermatozoenmembran beurteilt werden. In der Regel besteht eine gute Korrelation zwischen dem prozentualen Anteil der Spermatozoen mit nichtpathologischer Färbung und der Globalmotilität der Samenzellen. Nach Hofmann et al. (1988) ist eine pathologische Färbung der Spermatozoenschwänze mit einer Fehlfunktion des Nebenhodens assoziiert (s. 8.4.4).

Färbeschema:

- Ausstrich 10 min in absolutem Ethanol fixieren,
- 1 min 70%iger Ethanol,
- Ausstrich an der Luft trocknen (es darf kein Alkohol ins Hämalaun kommen!),
- 10 min Hämalaun (nach P. Meyer),
- 3 min in fließendem Leitungswasser differenzieren,
- 10 s in 70%igen Ethanol entwässern,
- 10 s in 95%igem Ethanol entwässern.
- Ausstrich nach dem Ethanol sofort in die Shorr-Färbelösung umsetzen!
- 1 min Shorr-Färbelösung,
- 2mal je 10 s in 95%igem Ethanol differenzieren,
- in absolutem Ethanol entwässern,
- 3mal in (jeweils frischen) absoluten EtOH tauchen,
- 2 mal je 5 min Xylol,
- Ausstrich an der Luft trocknen, ggf. einbetten.

Chemikalien: Hämalaun nach Meyer, Shorr-Färbelösung (s. Anhang D).

C.4 Anilinblaufärbung

Mit Hilfe der Anilinblaufärbung kann der Zustand der Chromatinkondensation der Spermatozoen beurteilt werden. Die für normal entwickelte reife Spermatozoen charakteristische starke Kondensation des Kernchromatins ist für die Nichtanfärbbarkeit dieser Zellen mit saurem Anilinblau verantwortlich. Bei

Spermatozoen dagegen, deren Reifung und Entwicklung durch Störfaktoren beeinträchtigt wurde, kommt es in der Regel zu einer unvollständigen oder gänzlich ausbleibenden Kondensation des Kernchromatins, was sich in einer Anfärbbarkeit dieser Spermatozoen mit saurem Anilinblau widerspiegelt.

Als Fixiermittel wird eine 3%ige phosphatgepufferte (0,2 mol) wäßrige Glutardialdehydlösung verwendet, die sich wie folgt zusammensetzt:

- 20 ml 0,8 M NaH_2PO_4-Lösung (wäßrig),
- 80 ml 0,8 M Na_2HPO_4-Lösung (wäßrig),
- 252 ml Aqua dest.,
- 48 ml 25%ige Glutardialdehydlösung (wäßrig).

Als Färbemittel dient eine saure Anilinblaulösung, die durch Lösen von 5 g Anilinblau (solid) in 100 ml Aqua dest. (pH 3,5) hergestellt wird.

Färbeschema:

- luftgetrockneten Ausstrich 30 min in der 3%igen phosphatgepufferten Glutardialdehydlösung fixieren,
- 5 min in der sauren (pH 3,5!) 5%igen Anilinblaulösung färben,
- 10 min in fließendem Leitungswasser differenzieren,
- Ausstrich an der Luft trocknen.

Chemikalien: 25%ige Glutardialdehydlösung, Anilinblau (s. Anhang D).

C.5 Triple-stain-Färbung

Die Triple-stain-Technik ermöglicht es, die Fähigkeit der Spermatozoen zur Akrosomreaktion zu beurteilen, d. h. den Anteil der Spermatozoen zu ermitteln, die entweder spontan innerhalb einer bestimmten Zeit oder aber nach vorheriger Inkubation unter Umgebungsbedingungen, die üblicherweise die Akrosomreaktion induzieren, ihren akrosomalen Inhalt freisetzten.

Voraussetzung für die Akrosomreaktion ist jedoch eine erfolgreiche Kapazitation der Spermatozoen. Da im Seminalplasma u. a. sog. Dekapazitationsfaktoren vorliegen, die in vivo eine vorzeitige Kapazitazition der Samenzellen verhindern sollen, müssen die Samenzellen der zu untersuchenden Ejakulatprobe zunächst isoliert und von anhängenden Seminalplasmaresten befreit werden. Hierzu werden ca. 500 µl Ejakulat zentrifugiert. Das erhaltene Zellpellet wird in 3 ml Medium (s. unten) resuspendiert, erneut abzentrifugiert und schließlich in 500 µl Medium aufgenommen (Zentrifugationen: 10 min, 400 g, Raumtemperatur). Die so erhaltene Spermatozoensuspension wird in 2 Portionen gleichen Volumens geteilt. Eine der Portionen wird unmittelbar nach 3stündiger Inkubation bei 37 °C entsprechend unten erläuterter Vorgehensweise gefärbt. Die andere dagegen wird zunächst zur Induktion der Akrosomreaktion über Nacht in den Kühlschrank (4 °C) gestellt. Erst am nächsten Tag wird sie dann gefärbt, nachdem sie ebenfalls zunächst zur Kapazitation 3 h bei 37 °C im Brutschrank inbubiert wurde.

Reagenzien

- Medium: Earl's Salt Solution (s. C.6)
- Trypanblaulösung: 2 % Trypanblau in Earl's Salt Solution lösen, klarfiltrieren,
- Glutaraldehydlösung: 3 Vol.-% Glutaraldehyd in Earl's Salt Solution,
- Bismarck-Braunlösung: 0,8 % Bismarck brown Y in Aqua dest. lösen und mit HCl auf pH 1,8 titrieren (erst mit HCl konz., dann mit 2N HCl), anschließend filtrieren. In dunkler Flasche aufbewahren.
- Rosé-Bengal-Lösung: 0,8% Bengal Rosa in 0,1 M Tris lösen, anschließend mit HCl auf pH 5,6 titrieren. Filtriert in dunkler Flasche maximal 4 Tage aufbewahren.

Färbung 1 und Fixierung

- 250 µl Samenzellsuspension werden mit 200 µl 2%iger Trypanblaulösung versetzt und 15 min bei 37 °C inkubiert,
- 3 ml Medium untermischen und die Suspension 10 min bei 400 g zentrifugieren,
- Zellpellet in 200 µl 3%iger Glutaraldehydlösung resuspendieren und 20 min bei 37 °C inkubieren,
- 2 ml Medium untermischen und die Suspension 10 min bei 400 g zentrifugieren,
- Zentrifugationsüberstand bis auf einen Rest von ca. 10 µl abnehmen, das Pellet in den verbleibenden 10 µl resuspendieren,
- die 10 µl gefärbter Zellen auf einem gesäuberten, fettfreien Objektträger ausstreichen und an der Luft trocknen lassen.

Färbung 2 und 3:

- Ausstrichpräparat 5 min in 40 °C warmer Bismarck-Braunlösung färben,
- 3mal je 3 min in jeweils frischem Aqua dest. differenzieren,
- 40 min bei Raumtemperatur in Bengal-Rosalösung färben,
- 3mal je 3 min in jeweils frischem Aqua dest. differenzieren,
- 10 s 50%iger Ethanol,
- 10 s 70%iger Ethanol,
- 10 s 100%iger Ethanol.

C.6 FITC-Markierung

Die Färbung der Samenzellen mit FITC-markiertem Pisum-sativum-Agglutinin bietet ebenfalls die Möglichkeit, die Fähigkeit der Spermatozoen zur Akrosomreaktion zu beurteilen.

Die im Seminalplasma lokalisierten Dekapazitationsfaktoren werden dabei zunächst durch Isolierung der Samenzellen entfernt. Hierzu werden 500–1000 µl Ejakulat zentrifugiert, das Zellpellet in 2 ml albuminhaltigem Medium (s. unten) resuspendiert, erneut zentrifugiert und schließlich in 500 µl albuminhaltigem Medium aufgenommen (Zentrifugationen: 10 min, 400 g, Raumtemperatur). Die so erhaltene Spermatozoensuspension wird mit Medium auf eine Spermatozoenkonzentration von $3 \cdot 10^6$ Spermatozoen/ml verdünnt und in 2 Portionen à 500 µl geteilt. Nach 3stündiger Inkubation bei 37 °C (zur Kapazitation) wird eine der beiden Portionen mit 10 µmol/l Ionophor A23187 (5,5 µl einer Lösung von 0,5 mg A23187 in 1 ml DMSO-haltigem Medium; DMSO-Gehalt: 10 %) versetzt, die andere als Negativkontrolle mit 5,5 µl 10%igem DMSO-Medium. Beide Parallelproben werden erneut 1 h bei 37 °C inkubiert und anschließend zunächst mit Hoechst 33258 (Vitalfärbung), dann mit FITC-markiertem Pisum-sativum-Agglutinin (FITC-PSA) gefärbt.

Da davon ausgegangen werden kann, daß nur die funktionell besten Spermatozoen zur Befruchtung der Oozyte in der Lage sind, ist ggf. die Fähigkeit zur Akrosomreaktion allein dieser Samenzellen von Interesse. In diesem Fall ist der Analyse eine Selektion der funktionell besten Samenzellen durch z. B. „swim-up" (s. 5.1) voranzustellen.

Medium:

- Earl's Salzlösung, komplementiert mit Glukose (2,78 mM), Natriumpyruvat (0,33 mM), Natriumlactat (21,4 mM) und HEPES (20 mM),
- albuminhaltigem Medium werden ferner 10 mg Humanalbumin/ml Medium zugesetzt (1 %).

Vitalfärbung:

- beiden Ansätzen werden jeweils 10 µl Hoechst-33258-Färbelösung (Konzentration der Färbelösung: 50 µg/ml in Aqua dest.) zugesetzt,
- 10 min bei Raumtemperatur inkubieren (die Proben müssen dabei im Dunklen stehen!),
- 10 min bei 500 g zentrifugieren, Überstand verwerfen und Zellpellet in albuminfreiem Medium resuspendieren,
- erneut 10 min bei 500 g zentrifugieren, Überstand verwerfen und Zellpellet in 500 µl albuminfreiem Medium aufnehmen.

  Cave: Albumin muß sorgfältig ausgewaschen werden; Reste vorhandenen Albumins verstärken die Hintergrundfluoreszenz!

- 100 µl der Zellsuspension auf einem Objektträger leicht verstreichen, lufttrocknen,
- Ausstrich 15 min in 100%igem Methanol fixieren und lufttrocknen.

Lagerung des Hoechst-gefärbten Ausstrichpräparats bei 4 °C über Nacht ist möglich.

Fluoreszenzfärbung:

- Färbelösung: 50 µg/ml FITC-PSA in Phosphatpuffer (pH 7,4) [5 mg FITC-markiertes PSA in 1 ml Aqua dest. lösen (= Stammlösung), 1:100 mit PBS (pH 7, 4) verdünnen (= gebrauchsfertige Lösung)],
- Ausstrichpräparat mit 150 µl FITC-PSA-Lösung überschichten, 30 min bei Raumtemperatur inkubieren (in Feuchtekammer, im Dunkeln!), Ausstrichpräparat durch 10maliges, vorsichtiges Tauchen in Aqua dest. von überschüssigem Farbstoff freiwaschen.

Um ein verfrühtes Ausbleichen der Präparate zu verhindern, wird empfohlen, bei reduzierter Beleuchtung zu arbeiten, die Präparate sollten – sofern möglich-stets im Dunklen inkubiert und aufbewahrt werden. Für die mikroskopische Betrachtung werden die Ausstriche mit 20 µl Antioxidationsmittel [2,23 mmol 1,4-Diazabicyclo(2.2.2)oktan in glycerinhaltigem PBS (50 Vol.-% Glycerin in PBS, pH 7, 4)] überschichtet und mit einem Deckglas abgedeckt. Im Gegensatz zu einem Einbettungsmittel wird das Antioxidationsmittel jedoch nicht fest, die Präparate sind daher sofort auszuwerten.

Zur fluoreszenzmikroskopischen Differenzierung vitaler und devitaler Zellen ist eine Anregungswellenlänge von 330–380 nm bei einem Analysatorfilter von 420 nm, zur FITC-Fluoreszenz eine Anregung mit 450–490 nm bei einem Sperrfilter von 520 nm erforderlich.

C.7 Reaktionsschemata der biochemischen Untersuchungen

Sowohl der Bestimmung der Fruktosekonzentration als auch der Bestimmung der Zitratkonzentration liegen gekoppelte enzymatische Tests zugrunde. Die enzymatischen Umsetzungen der in ihrer Konzentration zu bestimmenden Parameter (Fruktose/Zitrat) selbst sind nicht mit optischen Methoden erfaßbar. Durch Kopplung dieser Reaktionen mit einer enzymatischen Reduktion von NAD bzw. NADP als Indikatorreaktion kann die Konzentration der Parameter über die im Verlauf der gekoppelten Umsetzung – in stöchiometrischem Verhältnis – gebildeten und mit Hilfe optischer Methoden erfaßbaren Mengen an reduziertem NADH bzw. NADPH ermittelt werden. Dies ist aufgrund der unterschiedlichen optischen Eigenschaften der oxidierten bzw. reduzierten Formen der Nikotinamide möglich (Abb. C.2).

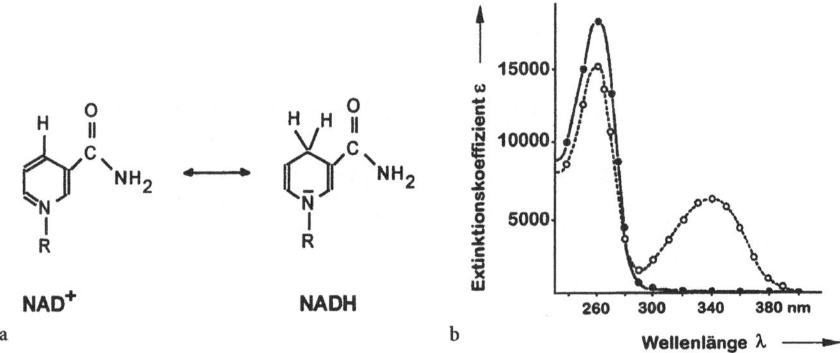

Abb. C.2a,b. Strukturformeln (**a**) und Absorptionsspektren (**b**) der reduzierten und der oxidierten Form der Nikotinamid-Nukleotide (•–•–• oxidierte, ○–○–○ reduzierte Form)

Biochemie der Fruktosebestimmung (Reaktionsschema)

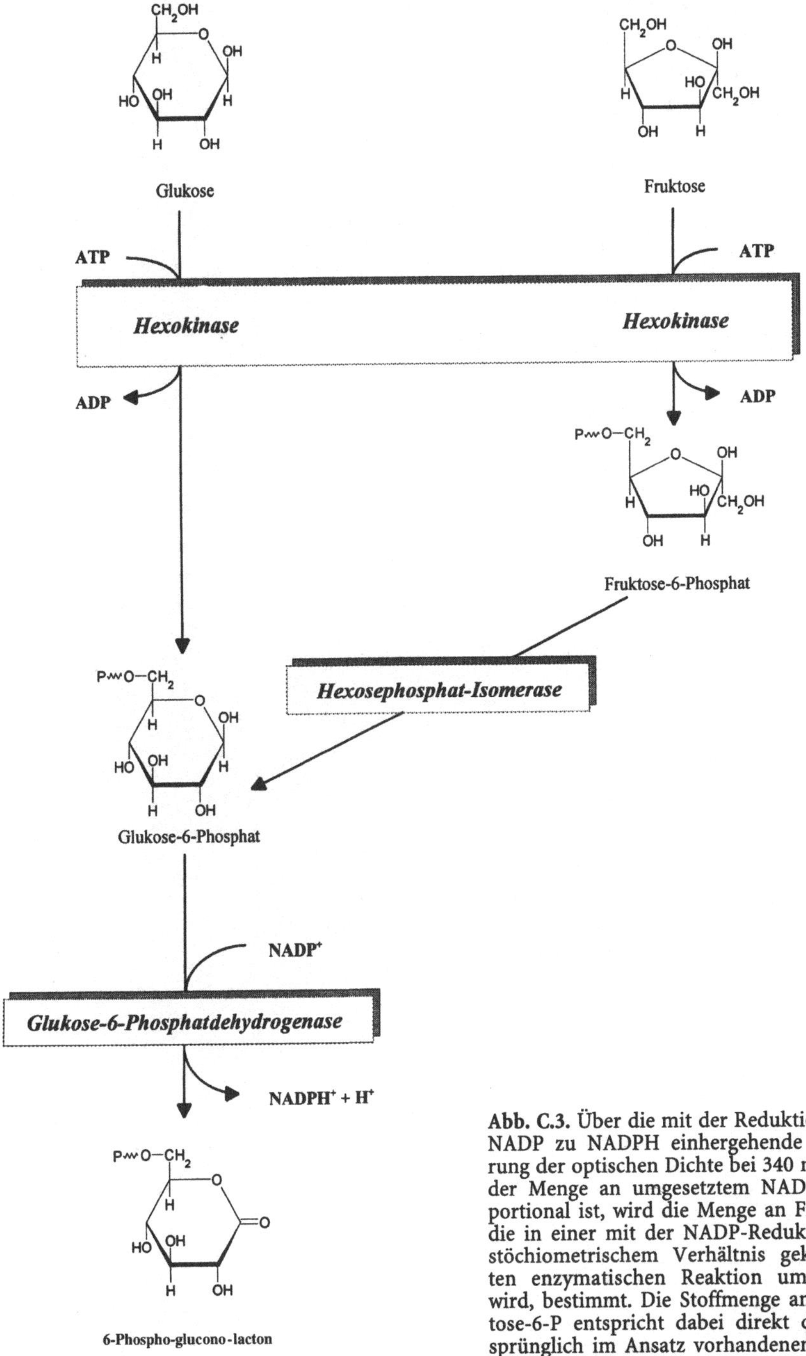

Glukose

Fruktose

ATP

ATP

Hexokinase

Hexokinase

ADP

ADP

Fruktose-6-Phosphat

Hexosephosphat-Isomerase

Glukose-6-Phosphat

$NADP^+$

Glukose-6-Phosphatdehydrogenase

$NADPH^+ + H^+$

6-Phospho-glucono-lacton

Abb. C.3. Über die mit der Reduktion von NADP zu NADPH einhergehende Änderung der optischen Dichte bei 340 nm, die der Menge an umgesetztem NADP proportional ist, wird die Menge an Fru-6-P, die in einer mit der NADP-Reduktion in stöchiometrischem Verhältnis gekoppelten enzymatischen Reaktion umgesetzt wird, bestimmt. Die Stoffmenge an Fruktose-6-P entspricht dabei direkt der ursprünglich im Ansatz vorhandenen Stoffmenge an Fruktose

Biochemie der Citratbestimmung (Reaktionsschema)

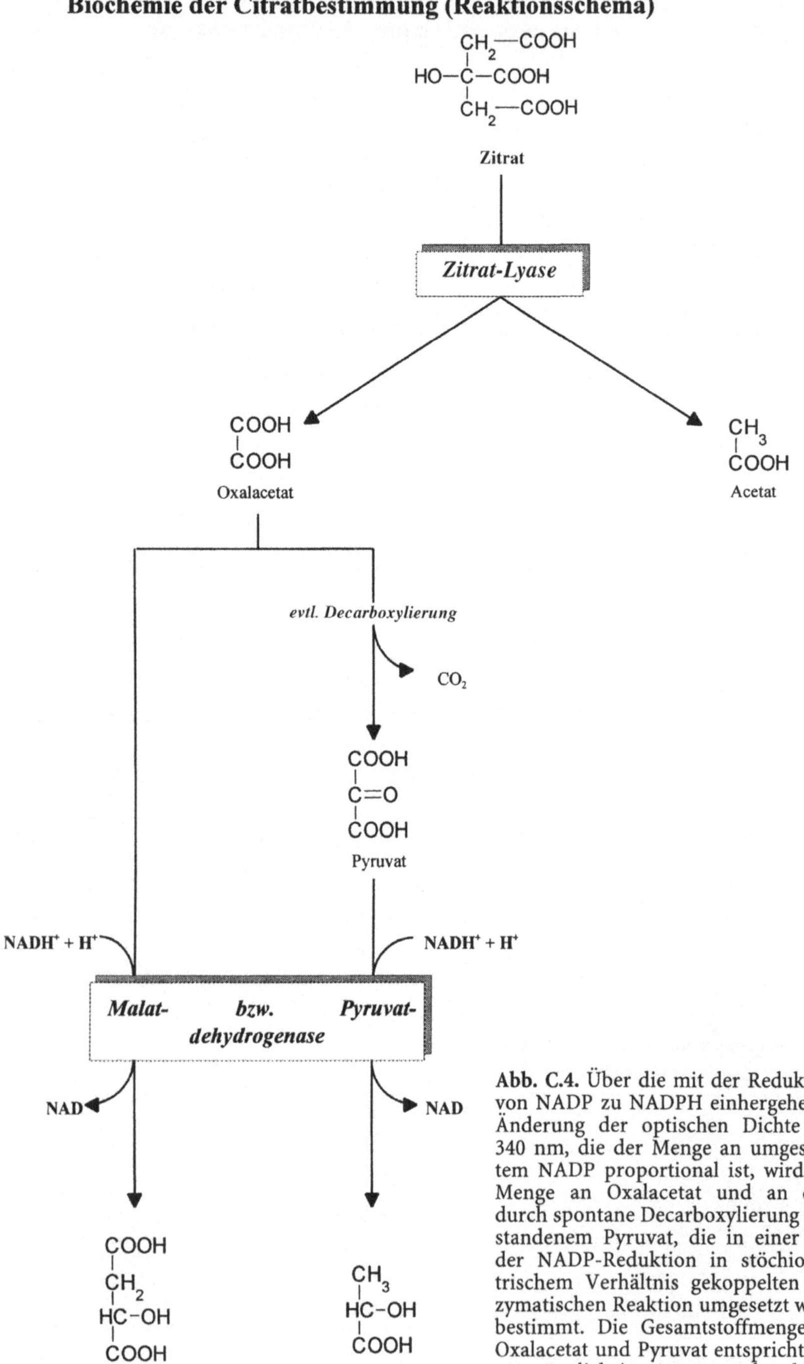

Abb. C.4. Über die mit der Reduktion von NADP zu NADPH einhergehende Änderung der optischen Dichte bei 340 nm, die der Menge an umgesetztem NADP proportional ist, wird die Menge an Oxalacetat und an evtl. durch spontane Decarboxylierung entstandenem Pyruvat, die in einer mit der NADP-Reduktion in stöchiometrischem Verhältnis gekoppelten enzymatischen Reaktion umgesetzt wird, bestimmt. Die Gesamtstoffmenge an Oxalacetat und Pyruvat entspricht der ursprünglich im Ansatz vorhandenen Stoffmenge an Zitrat

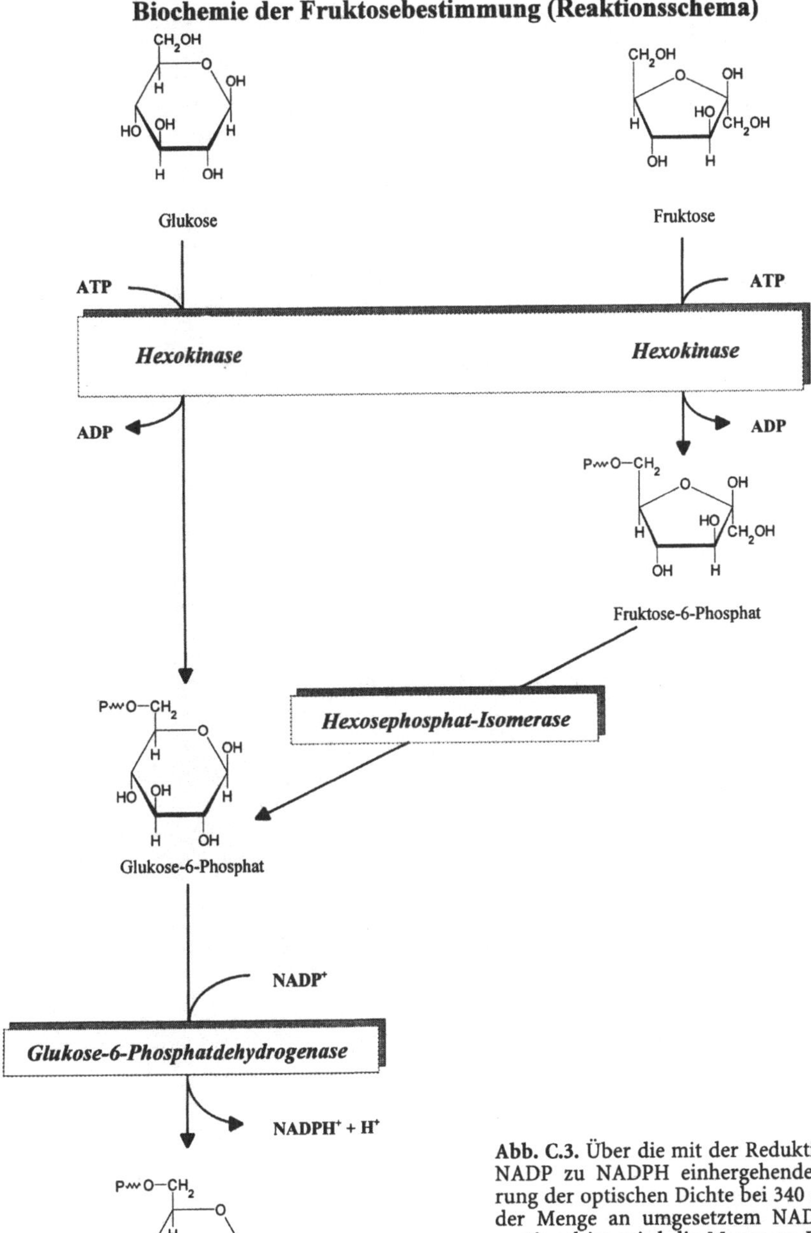

Abb. C.3. Über die mit der Reduktion von NADP zu NADPH einhergehende Änderung der optischen Dichte bei 340 nm, die der Menge an umgesetztem NADP proportional ist, wird die Menge an Fru-6-P, die in einer mit der NADP-Reduktion in stöchiometrischem Verhältnis gekoppelten enzymatischen Reaktion umgesetzt wird, bestimmt. Die Stoffmenge an Fruktose-6-P entspricht dabei direkt der ursprünglich im Ansatz vorhandenen Stoffmenge an Fruktose

Biochemie der Citratbestimmung (Reaktionsschema)

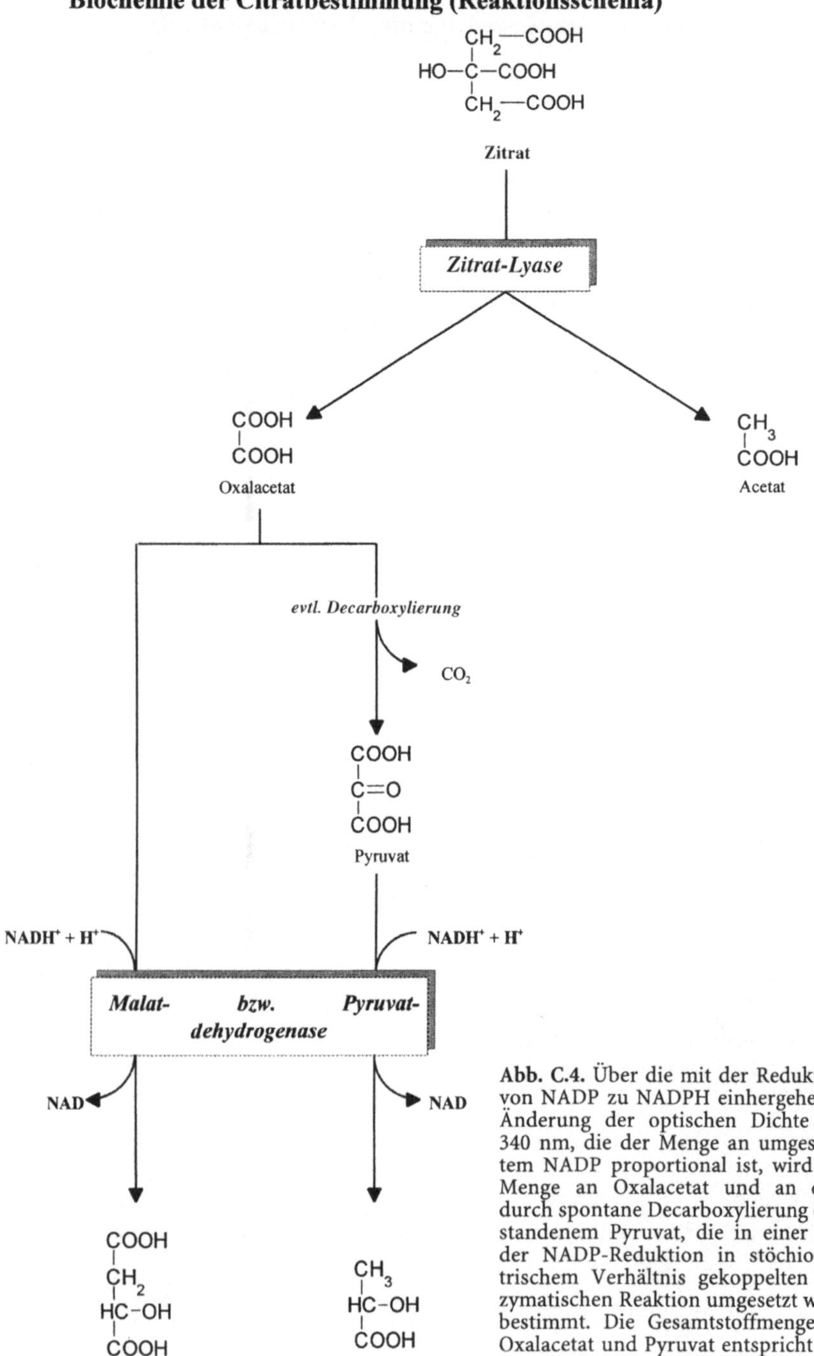

Abb. C.4. Über die mit der Reduktion von NADP zu NADPH einhergehende Änderung der optischen Dichte bei 340 nm, die der Menge an umgesetztem NADP proportional ist, wird die Menge an Oxalacetat und an evtl. durch spontane Decarboxylierung entstandenem Pyruvat, die in einer mit der NADP-Reduktion in stöchiometrischem Verhältnis gekoppelten enzymatischen Reaktion umgesetzt wird, bestimmt. Die Gesamtstoffmenge an Oxalacetat und Pyruvat entspricht der ursprünglich im Ansatz vorhandenen Stoffmenge an Zitrat

Wie Abb. C.2 a zeigt, ist im NADH die (im NAD vorliegende) aromatische Natur des Pyridinrings aufgehoben. Dadurch bedingt ändert sich die Lichtabsorption des Nikotinamids bei Chemischer Reduktion in charakteristischer Weise: das Dihydropyridinsystem (= NADH) besitzt ein breites Absorptionsspektrum bei 340 nm, während das Pyridinsystem (= NAD) hier nicht absorbiert (s. Abb. C.2 b). Der Anstieg der Lichtabsorption bei 340 nm ist daher der im Verlauf der Reaktion aus NAD gebildeten Menge an NADH und über die stöchiometrische Kopplung mit einer enzymatischen Umsetzung der Menge an dem zu bestimmenden Parameter proportional (Abb. C.3 und C.4)!

Anhang D
Bezugsquellennachweis

Produktbeschreibung	Produktbezeichnung laut Hersteller/Lieferant	Hersteller
Kondome zur Samengewinnung	**Male Factor Pack** non-spermicidal polyurethane condom	Apex Medical Technologies Inc. San Diego, CA 92121, USA
Einmalejakulatgefäße (Kunststoff)	**Ejakulatgefäße der Fa. Prodimed, steril**	Prodimed Bd Lebègue F-60530 Neuilly-en-Thelle
	Plastic Specimen Cups	
Zytometer	**Neubauerkammer**	Sefi Medical Instruments Israel
	Maklerkammer	diverse Hersteller
Pipetten für viskose Medien	Kolbenhubpipetten Pipetten mit positiver Verdrängungstechnik	diverse Hersteller
pH-Papier	**Spezial-pH-Indikatorpapier (pH 6.4-8.0)** Abstufung 0.2-0.3 pH-Einheiten	E. Merck Frankfurter Str. 250 D-64271 Darmstadt
Testkits zur Bestimmung der Fruktosekonzentration	**D-Glukose/D-Fruktose** Test zur enzymatischen Bestimmung von D-Glukose/D-Fruktose in Lebensmitteln unnd anderen Probenmaterialien (UV-Methode)	Boehringer Mannheim GmbH D-68298 Mannhein
	FructoScreen	BioScreen, Inc.

Lieferant	Artikelnummer
FertiPro N.V. Gentbruggekouter 26 B-9050 Gentbrugge Belgien	Artikel-Code: Male Factor Pack™
Fertility Technologies, Inc. 313 Speen St. USA -Natick, MA 01760	AP-MFP-130
Fa. Omnia Pro Medico GmbH Grusonstr. 3–5 D-60314 Frankfurt/Main	120600
Fertility Technologies, Inc. 313 Speen St. USA -Natick, MA 01760	CS-03-8650
Laborfachhandel Stephan Gück Uwestr. 3 D-22525 Hamburg Fertility Technologies, Inc. 313 Speen St. USA- Natick, MA 01760	
Laborfachhandel	
	9557
Boehringer Mannheim GmbH D-68298 Mannheim	139 106
Fertility Technologies, Inc. 313 Speen St. USA-Natick, MA 01760 Boehringer Mannheim GmbH D-68298 Mannheim	

Produktbeschreibung	Produktbezeichnung laut Hersteller/Lieferant	Hersteller
Testkits zur Bestimmung der Zitratkozentration	**Zitronensäure** Test zur enzymatischen Bestimmung von Zitronensäure in Lebensmitteln und anderen Probenmaterialien (UV-Methode)	Boehringer Mannheim GmbH D-68298 Mannheim
	CitricScreen	BioScreen, Inc.
Testkit zur Bestimmung der Zinkkonzentration	**Zink-Bestimmung** 5-Br. PAPS-Zinkkompl., mit Enteiweißung	Wako Chemical GmbH Nissanstr. 2 D-41468 Neuss
Kontrollseren zum Zinkbestimmungstest	**Control Serum I** **Control Serum II**	
Testkit zur Bestimmung der Granulozytenelastase per ELISA	**Merck Immunoassay PMN-Elastase** (2h-Version), ELISA	E. Merck Frankfurter Str. 250 D-64271 Darmstadt
5-mg-Substrattabletten zur Bestimmung der Aktivität der sauren Phosphatase	**p-Nitrophenol-Phosphat Tabletten** (Di-Natrium-Salz)	Sigma Chemie GmbH Grünwalder Weg 30 D-82041 Deisenhofen
Tests zur Beurteilung der Penetrationsfähigkeit der Samenzellen	**Penetrak** mit Rinderzervikalsekret gefüllte Teströhrchen	BioChem ImmunoSystems Merzhauser Str. 134 79100 Freiburg
	Tru-Trax	Hamagen
Testkits für den Nachweis von spermiengebundenen Spermatozoenantikärpern	**SpermMar IgA**	FertiPro N.V. Gentbruggekouter 26 B-9050 Gentbrugge
	MarScreen IgA	BioScreen, Inc.
	Immunobead Rabbit Anti-Human Colostrum IgA (a) Reagent 50 mg	Irvine Scientific 2511 Daimler Street Santa Ana, CA 921705, USA
	ImmunoSpheres a bead-immunoassay for detection of sperm reactive antibodies (IgA, IgG, and IgM)	Bioscreen, Inc
Positive und negative Spermatozoenantikörperkontrollseren	**Sperm Antibody Controls** positive and negative controls	BioScreen, Inc.
	Positive-male serum/semen from subject exhibiting antisperm antibodies Kontrollserum zum Irvine Scientific-Immunobead-Test	Irvine Scientific 2511 Daimler Street Santa Ana, CA 921705 USA cat# 15390
Enzym-Immuno-Assay für den Nachweis von Spermatozoenantikörpern	**ImmunoScreen** direct sperm antibdoy test for quantitative and qualitative determination of sperm-reactive immunoglobulines in human semen	BioScreen, Inc.

Lieferant	Artikelnummer
Boehringer Mannheim GmbH D-68298 Mannheim	139 076
Fertility Technologies, Inc. 313 Speen St. USA-Natick, MA 01760	BS-CITRIC
Wako Chemical GmbH Nissanstr.2 D-41468 Neuss	435-14909 410-00101 416-00201
E. Merck Frankfurter Str. 250 D-64271 Darmstadt	1.12589.0001
Sigma Chemie GambH Grünwalder Weg 30 D-82041 Deisenhofen	N9389
Serono Diagnostics GmbH/ Biochem Immunosystems Merzhauser Str. 134 D-79100 Freiburg	Penetrak-Test
Hamagen Charlottesville Virginia, USA	Artikel-Code: HT-QC-BEADS
Stephan Gück Uwestr. 3 D-22525 Hamburg	Artikel Code: SpermMar IgA
Fertility Technologies, Inc. 313 Speen St. Natick, MA 01760, USA	Artikel-Code: BS-MAR-A
Laboserv GmbH Diagnostica Am Zollstock 2 D-35392 Giessen	Anfrage beim Lieferanten erforderlich
Fertility Technologies, Inc. 313 Speen St. Natick, MA 01760, USA	Artikel-Code: BS-ISA
Fertility Technologies, Inc. 313 Speen St. Natick, MA 01760, USA	Artikel-Code: BS-P/N-CTL
Laboserv GmbH Diagnostica Am Zollstock 2 D-35392 Giessen	Anfrage beim Lieferanten erforderlich
Fertility Technologies, Inc. 313 Speen St. Natick, MA 01760, USA	Artikel-Code: BS-Immuno

Produktbeschreibung	Produktbezeichnung laut Hersteller/Lieferant	Hersteller
Testkit zur Beurteilung der Fähigkeit der Samenzellen zur Akrosomreaktion	**Acrobeads Test**	
Testkit zur Bestimmung der Konzentration peroxidase-positiver Rundzellen	**LeucoScreen**	BioScreen, Inc
Spermienpräparation: Medien	**Earls Salt Solution (EBSS)**	
Spermienpräparation: Dichtegradientenmedien	**Percoll**	
	Ficoll, Nycodenz	
Spermienpräparation: Glaswollfiltrationsäulen	**SpermFertil**	Mello Ltd. Curzon House Southernhay West GB-Exeter EX4 3LY
Spermienpräparation: Gelfiltration	**SpermPrep**	
Hämalaunfärbelösung	**Hämalaun** nach Meyer	E.Merck Frankfurter Str. 250 D-64271 Darmstadt
Shorr-Färbelösung	**Shorr-Färbelösung**	E. Merck Frankfurter Str. 250 D-64271 Darmstadt
25%ige Glutardialdehydlösung	**25%ige Glutardialdehydlösung**	E. Merck Frankfurter Str. 250 D-64271 Darmstadt
Anilinblaufärbelösung	**Wasserblau-Standard**	Fluka
FITC-markiertes Lektin	**Lectin from Pisum sativum** FITC-labeled	Sigma Chemie Gmbh Grünwalder Weg 30 D-82041 Deisenhofen
Beads für die Hämozytometerqualitätskontrolle	**Accu-Beads** Suspensionen bekannter Latexpartikelkonzentrationen	Hamilton Thorne
"Strictly normal sperm criteria"-Lernhilfen	**SpermMorph** gefärbte Objektträgerpräparate zur Erlernung der SNSC und zur Qualitätskontrolle im andrologischen Labor	

Lieferant	Artikelnummer
Fertility Technologies, Inc. 313 Speen St. Natick, MA 01760, USA	Artikel-Code: PA-ACRO
Fertility Technologies, Inc. 313 Speen St. Natick, MA 01760, USA	Artikel-Code: PA-ACRO
Stephan Gück Uwestr. 3 D-22525 Hamburg Gibco BRL GmbH Life technologies Postfach 1212 D-76339 Eggenstein-Leopoldshafen	
Stephan Gück Uwestr. 3 D-22525 Hamburg allgemein Firmen, die Nährmedien liefern	
Mello Ltd. Filiale Deutschland Johannweg 2 D-35753 Greifenstein	SpermFertil
Stephan Gück Uwestr. 3 D-22525 Hamburg	
E. Merck Frankfurter Str. 250 D-64271 Darmstadt	9249
E. Merck Frankfurter Str. 250 D-64271 Darmstadt	9275
E. Merck Frankfurter Str. 250 D-64271 Darmstadt	4239
Fluka Chemie Messerschmittstr. 17 D-89231 Neu-Ulm	95290
Sigma Chemie Gmbh Grünwalder Weg 30 D-82041 Deisenhofen	L-0770
Fertility Technologies, Inc. 313 Speen St. USA-Natick, MA 01760	Artikel-Code: HT-QC-BEADS
Fertility Technologies, Inc. 313 Speen St. USA-Natick, MA 01760	Artikel-Code: MQM-SM-QC-SET

Produktbeschreibung	**Produktbezeichnung laut Hersteller/Lieferant**	**Hersteller**
Thermografiefolie für den Varikozelennachweis	**Thermografiefolie zum Nachweis von Skrotum-Varikozelen** Desinfektionsmittel	FertilPro N.V. Gentbruggekouter 26 B-9050 Gentbrugge Belgium
Vakuumtherapie bei Impotenz	**Inno-Vital** System	
	Erec Aid System	Osbon medical systems Post Office Drawer 1478 Augusta, GA 30903, USA

Lieferant	Artikelnummer
FertilPro N.V. Gentbruggekouter 26 B-9050 Gentbrugge Belgium	VaricoScreen VaricoClean
Innocept Medizintechnik GmbH Overbecker Str. 103 D-46514 Schermbeck	Inno-Vital System
Heise Medizintechnik Berghofer Straße 201 D-44269 Dortmund	Erec-Aid System

Sachverzeichnis

Springer-Verlag und Umwelt

Als internationaler wissenschaftlicher Verlag sind wir uns unserer besonderen Verpflichtung der Umwelt gegenüber bewußt und beziehen umweltorientierte Grundsätze in Unternehmensentscheidungen mit ein.

Von unseren Geschäftspartnern (Druckereien, Papierfabriken, Verpackungsherstellern usw.) verlangen wir, daß sie sowohl beim Herstellungsprozeß selbst als auch beim Einsatz der zur Verwendung kommenden Materialien ökologische Gesichtspunkte berücksichtigen.

Das für dieses Buch verwendete Papier ist aus chlorfrei bzw. chlorarm hergestelltem Zellstoff gefertigt und im pH-Wert neutral.